Thiele/Büche/Roth/Bettig
Pflegewirtschaftslehre
für Krankenhäuser, Pflege-, Vorsorge- und Rehabilitationseinrichtungen

Pflegewirtschaftslehre

für Krankenhäuser, Pflege-, Vorsorge- und Rehabilitationseinrichtungen

von

Prof. Dr. Günter Thiele
Dr. Volker Büche, Dipl.-Pflegewirt (FH)
Dr. Monika Roth, Dipl.-Pflegewirtin (FH)
Prof. Dr. Uwe Bettig, MPH

3., neu bearbeitete und erweiterte Auflage

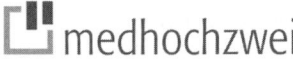 medhochzwei

Bibliografische Informationen der Deutschen Nationalbibliothek

Die Deutsche Nationalbibliothek verzeichnet diese Publikation in der Deutschen Nationalbibliografie; detaillierte bibliografische Daten sind im Internet über http://dnb.d-nb.de abrufbar.

ISBN 978-3-86216-003-7

© 2010 medhochzwei Verlag, Heidelberg

Satz: preXtension, Grafrath
Druck und Bindung: Beltz Druckpartner GmbH & Co. KG
Printed in Germany

Vorwort zur 3. Auflage

Relativ kurze Zeit nach Erscheinen der zweiten Auflage liegt nun die dritte Auflage unseres Buches vor.

Ergänzt haben wir das Buch um die noch fehlende Organisation, in denen professionelle Pflegekräfte tätig sind, um die Vorsorge- oder Rehabilitationseinrichtungen.

Wiederum haben wir Texte aktualisiert bzw. überarbeitet. Die einzelnen Teile des Buches sind so aufgebaut worden, dass sie unabhängig voneinander gelesen und durchgearbeitet werden können.

Herrn Prof. Dr. Uwe Bettig haben wir als Mitautor in unser Team aufgenommen. Frau Monika Roth und Herr Büche haben in der Zeit zwischen der zweiten und dritten Auflage erfolgreich in den Gesundheitswissenschaften promoviert.

Dem medhochzwei Verlag und seinen Vertreterinnen, Frau Ass. jur. Julia Rondot sowie Frau Annette Kerstein haben wir für die wiederum unkomplizierte Zusammenarbeit zu danken.

Unseren Ehepartnern und unseren Familien ist dieses Buch gewidmet.

Berlin, Freiburg im Breisgau, im November 2009

Günter Thiele, Volker Büche, Monika Roth, Uwe Bettig

Vorwort zur 2. Auflage

Nach gut einem Jahr ist es notwendig geworden, eine Neuauflage unseres Buches zu fertigen. Es schmeichelt natürlich, dass bereits jetzt die 2. Auflage der *Pflegewirtschaftslehre* heraus gebracht werden muss. Im Wesentlichen haben wir in dieser Neuauflage eine Aktualisierung vorgenommen sowie einige weitere Anpassungen an das DRG-System.

Seit Mitte des Jahres 2006 hat sich im Gesundheitsbereich einiges getan. Das Gesetz zur Stärkung des Wettbewerbs in der gesetzlichen Krankenversicherung (GKV-Wettbewerbsstärkungsgesetz) ist zum 1. April 2007 in Kraft getreten.

Die Reform der Pflegeversicherung ist abgeschlossen worden. Der Sachverständigenrat zur Begutachtung der Entwicklung im Gesundheitswesen hat sein Gutachten 2007 zum Thema Kooperation und Verantwortung vorgelegt. U. a. wird dort auch die Entwicklung der Zusammenarbeit der Gesundheitsberufe erörtert.

Diese Neuerungen sowie die Äußerungen des Sachverständigenrates müssen so interpretiert werden, dass der Gesundheits- und Pflegebereich in Deutschland weiterhin in Richtung einer stärkeren Modernisierung (Kooperation und Verantwortung) „umgebaut" wird und wirtschaftliche Fragen sowohl für die Leistungserbringer als auch für die Leistungsempfänger (die Patienten, die Pflegebedürftigen) weiterhin eine hohe Aktualität behalten.

Deshalb ist es wichtig, dass wir die Pflegewirtschaftslehre auch weiterhin ausbauen und diesem Fach eine noch stärkere empirische Orientierung geben. Dies bleibt unsere zukünftige Aufgabe.

Zunächst haben wir, dem Hüthig Jehle Rehm Verlag und insbesondere seinen Mitarbeiterinnen, Frau Ass. jur. Julia Rondot sowie Frau Annette Kerstein, für die wiederum unkomplizierte Zusammenarbeit zu danken.

Unseren Ehepartnern und unseren Familien ist wiederum dieses Buch gewidmet.

Freiburg im Breisgau, im Oktober 2007

Günter Thiele, Volker Büche, Monika Roth

Vorwort zur 1. Auflage

Die professionell Pflegenden haben sich in den letzten Jahren in ihren Einrichtungen immer stärker mit wirtschaftlichen Fragen bei ihren pflegerischen Handlungen auseinander zu setzen. Deshalb ist es notwendig, dass sich die Pflege aus ihrer Perspektive mit wirtschaftlichen Problemen beschäftigt und dazu auch eigene Antworten findet. Die Pflegewirtschaftlehre als Teil einer Besonderen Betriebswirtschaftslehre befindet sich als Fach an Hochschulen in Deutschland im Aufbau und Ausbau. Für die Zukunft ist für dieses Fach die Anschlussmöglichkeit an Nursing Administration herzustellen, damit auch im Rahmen der Globalisierung ein internationaler Austausch bei der Bewältigung wirtschaftlicher Probleme eher stattfinden kann. Bei diesem Austausch ist natürlich zu beachten, dass in den einzelnen Ländern u. a. unterschiedliche sozialrechtliche Bestimmungen bestehen, die auch dazu führen können, dass bei ähnlichen Problemlagen unterschiedliche Lösungswege aufgrund der rechtlichen Regelungen gefunden werden müssen.

Dieses Buch knüpft an die „Pflegewirtschaftlehre für das Krankenhaus" an und ist eine Weiterentwicklung in Bezug auf die Ausdehnung der einbezogenen Einrichtungen: neben dem Krankenhaus, die Stationären Pflegeeinrichtungen sowie die Ambulanten Pflegeeinrichtungen. Die Ausführungen beschränken sich wiederum auf pflegewirtschaftliche Grundzüge zu den genannten Einrichtungen.

Die Konzeption des Buches folgt dem Ansatz von Dieter Schneider (1994 und 1995). Eine Weiterentwicklung dieses Ansatzes ist unter dem Titel „Institutionenökonomie und Betriebswirtschaftslehre" (*Horsch/Meinhövel/Paul* 2005) erschienen.

Schneider versteht die Betriebswirtschaftslehre als eine Einzelwirtschaftstheorie der Institutionen. Es wird davon ausgegangen, dass die Einkommensunsicherheit der Menschen diese zum wirtschaftlichen Handeln bewegt. Diese Unsicherheit kann durch Institutionen und durch institutionelle Regelungen reduziert werden.

Aus diesen Überlegungen ergibt sich der Aufbau des Buches.

Nach den Grundlagen wird auf den Zusammenhang zwischen Unternehmen und Markt sowie die Marktzufuhr eingegangen. Dann erfolgt der Blick auf die Nicht-Markt-Prozesse mit den jeweiligen Strukturen und Regeln. Abschließend werden ausgewählte betriebswirtschaftliche Prozesse vorgestellt. Diese Gliederung wird beibehalten für die drei betrachteten Einrichtungen: das Krankenhaus, die Stationären Pflegeeinrichtungen sowie die Ambulanten Pflegeeinrichtungen.

Als ehemalige Studierende der Fachrichtung Pflegemanagement ist es uns ein großes Anliegen, das Thema Betriebswirtschaft in den Institutionen der Pflege präsenter zu machen. Die betriebswirtschaftlichen Aspekte unterscheiden sich durch die Ausrichtung auf ein Individuum grundsätzlich von der industriell-betrieblichen Betrachtung der Leistungserbringung (z. B. Fließbandproduktion). Die Berufsgruppe der Pflege wird unter ökonomischen Aspekten häufig als größter Ausgabeposten gesehen. Die Pflegenden sind aber in den Institutionen der Pflege eine der primären Dienstleistungserbringer. Sie erbringen ihre Dienstleistung in vielen unterschiedlichen Bereichen einer Pflegeeinrichtung und gewährleisten diese in der Regel rund um die Uhr. Die Sozialgesetzgebung gibt dabei den finanziellen Rahmen vor. Aufgabe der Pflege wird sein, sich jetzt und in Zukunft mit Wissen und Kompetenz über betriebswirtschaftliche Zusammenhänge im Verteilungskampf um die knappen Ressourcen adäquat und mit der dafür notwendigen Fachsprache zu positionieren. Dieses Buch soll als Grundlage dazu einen Beitrag leisten, um die Entwicklung einer eigenen betriebswirtschaftlichen Disziplin im pflegewissenschaftlichen Kontext zu fördern.

Danksagung

Dem Hüthig Jehle Rehm Verlag mit seinen Mitarbeiterinnen, Frau Ass. jur. Julia Rondot sowie Frau Annette Kerstein sei wiederum für die sehr gute Zusammenarbeit in den letzten Jahren gedankt.

Meine Frau, Dipl.-Pflegewirtin Sabine Sickau, begleitet nun die Entwicklung der Pflegewirtschaftslehre von den Anfängen bis zur heutigen Zeit. Ihre kritischen Fragen und Anregungen haben mich sicher oft in meinen Vorstellungen erschüttert, aber der Sache war es dienlich, wenn ich mich von meinen Vorstellungen, vielleicht manchmal unter Murren, verabschiedete. Ihr möchte ich wiederum dieses Buch widmen.

Günter Thiele

Wir danken Prof. Dr. Thiele für die Aufnahme als Mitautoren dieses Buches. Ferner seinem offenen Umgang bzgl. unserer Denkanstöße aus der Praxis und dem Diskurs innerhalb des Studiums mit dem anfänglich sehr weit entfernten Fach Pflegewirtschaftslehre.

Unseren Familien danken wir für die große Unterstützung und das Verständnis, dass wir uns vom Familienleben etwas zurück zogen um die Zeit in das vorliegende Buch zu investieren. Zusätzlich danken wir Frau Kerstin Schramm und Frau Manuela Steinbach für die lebhaften inhaltlichen Diskussionen, deren Ergebnisse mit in dieses Buch einflossen. Ihnen zusammen widmen wir dieses Buch.

Monika Roth und Volker Büche

Inhaltsverzeichnis

Abkürzungsverzeichnis

AbgrV	Abgrenzungsverordnung
AfA	Absetzung für Abnutzung
AHK	Anschaffungs- oder Herstellungskosten
AR-DRG	Australian Refined – National Diagnosis Related Group dt.: Diagnosebezogene Fallgruppe (ehemaliges australisches System)
ARGEBAU	Arbeitsgemeinschaft für Städtebau, Bau- und Wohnungswesen
BA	Business Administration
BAnz	Bundesanzeiger
BauGB	Baugesetzbuch
BauNVO	Baunutzungsverordnung
BMGS	Ministerium für Gesundheit und Soziale Sicherung
BPflV	Bundespflegesatzverordnung
BW	Baden-Württemberg
BWI-Bau	Betriebswirtschaftliches Institut der Bauindustrie GmbH
CD	Corporate Design
DIN	Deutsche Industrie-Norm (festgelegt durch das Deutsche Institut für Normung e. V.)
DKG-NT	Deutsche Krankenhausgesellschaft – Nebenkostentarif
DKR	Deutsche Kodierrichtlinien
DRG	Diagnosis Related Group, dt.: Diagnosebezogene Fallgruppe
EBM	Einheitlicher Bewertungsmaßstab
EFQM	European Foundation for Quality Management
EN	Europäische Normenbehörde
FIM	Functional Independence Measure
FPÄnG	Gesetz zur Änderung der Vorschriften zum diagnose-orientierten Fallpauschalensystem für Krankenhäuser (Fallpauschalenänderungsgesetz)
FPG	Gesetz zur Einführung des diagnose-orientierten Fallpauschalensystems für Krankenhäuser (Fallpauschalengesetz)
FPV	Fallpauschalenvereinbarung
G-BA	Gemeinsamer Bundesausschuss
G-DRG	German (Refined) – Diagnosis Related Group, dt.: Diagnosebezogene Fallgruppe (deutsches System)

GG	Grundgesetz
GKV	Gesetzliche Krankenversicherung bzw. die Spitzenverbände der Krankenkassen
GmbH	Gesellschaft mit beschränkter Haftung
GMG	Gesetz zur Modernisierung der gesetzlichen Krankenversicherung (GKV-Modernisierungsgesetz)
GOÄ	Gebührenordnung für Ärzte
GoB	Grundsätze ordnungsmäßiger Buchführung
GSG	Gesundheitsstrukturgesetz
HBFG	Hochschulbauförderungsgesetz
HeimMinBauV	Heim Mindest Bau Verordnung
HGB	Handelsgesetzbuch
HOAI	Honorarordnung für Architekten und Ingenieure
IBLV	Innerbetriebliche Leistungsverrechnung
ICD	International Classification of Diseases
ICPM	International Classification of Procedures in Medicine
IGeL	Individuelle Gesundheitsleistungen
ISO	Internationale Organisation für Normung
IQWiG	Institut für Qualität und Wirtschaftlichkeit im Gesundheitswesen
KH	Krankenhaushäufigkeit
KHBV	Krankenhausbuchführungsverordnung
KHEntG	Krankenhausentgeltgesetz
KHG	Krankenhausfinazierungsgesetz
KHRG	Krankenhausfinazierungsreformgesetz
KTQ®	Kooperation für Transparenz und Qualität im Gesundheitswesen
LBO	Landesbauordnung
LEP®	Methode der Leistungserfassung in der Pflege
LKA	Leistungs- und Kalkulationsaufstellung
LKHG	Landeskrankenhausgesetz
LPflG	Landespflegegesetz
LQV	Leistungs- und Qualitätsvereinbarung
MDC	Major Diagnostik Category, dt.: Hauptdiagnosekategorie
MDK	Medizinischer Dienst der Krankenkasse
NAZ	Nettoarbeitszeit
NMDS	Nursing Minimum Data Set
OPS	Operationen- und Prozedurenschlüssel
PBV	Pflege-Büchführungsverordnung
PflegeheimFVO	Pflegeheimförderungsverordnung
PIS	Personalinformationssysteme
PKV	Private Krankenversicherung bzw. Verband der privaten Krankenversicherung
PPR	Pflege-Personalregelung
PQsG	Pflege-Qualitätssicherungsgesetzes

QM	Qualitätsmanagement
RAI	Resident Assessment Instrument
RAZ	Regelmäßige Arbeitszeit pro Woche
SAZ	Soll-Arbeitszeit
SGB V	Fünftes Sozialgesetzbuch (Gesetzliche Krankenversicherung)
SGB XI	Elftes Sozialgesetzbuch (Soziale Pflegeversicherung)
SGB XII	Zwölftes Sozialgesetzbuch (Sozialhilfe)
tacs®	Tätigkeit/Analyse/Controlling/System – Leistungserfassungsmethode für Dienstleistungen im Gesundheitswesen
TÜV	Technischer Überwachungsverein
UQM	Umfassendes Qualitätsmanagement
VOB	Verdingungsordnung für Bauleistungen
VOL	Verdingungsordnung für Leistungen
VD	Verweildauer
VK	Vollkraft
VUV	Vereinfachtes Umlageverfahren
WFT	Wochenfeiertag

Teil I: Grundlagen der Pflegewirtschaftslehre

1 Entwicklungslinien und Basiskonzepte der Betriebswirtschaftslehre

Im ersten Kapitel wird als Einstieg auf historische Aspekte eingegangen. Daneben werden (ausgewählte) theoretische Ansätze der Betriebswirtschaftslehre vorgestellt. **1**

1.1 Entwicklungslinien der Betriebswirtschaftslehre

Die Geschichte der *Allgemeinen Betriebswirtschaftslehre* wird anhand der Phasen: Aufbau, Ausbau und Interdisziplinarität erläutert. **2**

1.1.1 Aufbauphase: ca. 1900 bis 1945

Mit der zunehmenden Industrialisierung des *Deutschen Reiches* vor und nach der **3** Jahrhundertwende und mit dem Wachstum der Unternehmen (Kapital, Personal) stellte sich für die Unternehmer und die Unternehmen zunehmend das *Problem der Steuerung* ihres Betriebes. Sie benötigten dafür vor allem auch Personal, das in der Lage war, diese Steuerung im kaufmännischen Bereich mit wahrzunehmen. So entstanden um die Jahrhundertwende die ersten Handelshochschulen, die diese Fachkräfte ausbildeten. Die theoretischen Grundlagen der Betriebswirtschaftslehre prägten vor allem die Probleme in den Unternehmen, sie bestimmten den Gegenstandsbereich, die Forschung und die Modellbildung/Theorieformulierung und damit die Entwicklung der Betriebswirtschaftslehre in Deutschland (vgl. *Wöhe* 1993, S. 72 ff.).

Die Herausbildung der Betriebswirtschaftslehre als Wissenschaft ist im engen **4** Zusammenhang mit dem *Bedarf an hoch qualifizierten Kaufleuten* (Managern) in den Wirtschaftsunternehmen zu sehen. Deshalb kam es zu den Gründungen der Handelshochschulen. Diese Situation war z. B. in den USA ähnlich. Die Bezugsdisziplin zur deutschen Betriebswirtschaftslehre ist dort Business Administration. Die nachfolgende Tabelle 1 zeigt den Vergleich zwischen Deutschland und den USA im Hinblick auf die Anfänge der hochqualifizierten Ausbildung von Managern.

Tab. 1: Betriebswirtschaftliche Ausbildungsgänge USA/Deutschland

Quelle: Staehle 1994, S. 5

	USA	Deutschland
Fachgebietsbezeichnung	Business Administration	Betriebswirtschaftslehre (früher: Handelswissenschaft)
Institutionen, an denen dieses Fach gelehrt wird	1881 Wharton School of Commerce and Finance, Universität von Pennsylvania 1908 Harvard Business School ab 1918 Gründungswelle von Business Schools	1898 Handelshochschule Leipzig 1906 Handels-Hochschule Berlin 1914 WiSo-Fakultät an der Universität Frankfurt (1919 Köln) ab 1945 Gründung weiterer WiSo-Fakultäten
Abschluss, Diplom	Bachelor of Arts (Science) in Business Adm. BA Master of Arts (Science) in Business Adm. MBA Doctor of (Philosophy in) Business Adm. DBA, Ph. D.	Diplom-Kaufmann, Diplom-Ökonom, Diplom-Handelslehrer Dr. oec., Dr. rer. pol. Dr. habil. (Privatdozent)

5 In den *20er Jahren des 20. Jahrhunderts* (Weimarer Republik), hatten die Unternehmen zunächst mit der Inflation (Währungsreform 1923), dann im Zuge des Wirtschaftsaufschwungs mit zunehmender Spezialisierung und Automation (Rationalisierung) zu tun. Auch diese Herausforderungen schlugen auf die Betriebswirtschaftslehre als wissenschaftliche Disziplin durch, etwa in der Bearbeitung von Fragen der Bewertung (Bilanztheorie), der Kalkulations- und Preispolitik sowie der Finanzierung und Liquiditätspolitik.

6 In den *30er und frühen 40er Jahren* des nationalsozialistischen Systems agierten die Unternehmen in einer gelenkten Wirtschaft. Die Betriebswirtschaftslehre befasste sich deswegen vor allem mit den Fragen des Rechnungswesens. Die theoretischen Grundlagen für die Produktions- und Kostentheorien wurden in jenen Jahren gelegt. Daneben wurden auch Fragen der betrieblichen Preispolitik erörtert.

7 Für die Aufbauphase der Betriebswirtschaftslehre sind besonders drei Namen hervorzuheben, weil sie als *Begründer dieser Wissenschaftsdisziplin* anzusehen sind:

- Eugen Schmalenbach (1873-1955),
- Wilhelm Rieger (1878-1971) und
- Heinrich Nicklisch (1876-1946).

8 *Schmalenbach,* dem die Betriebswirtschaftslehre ihren Namen verdankt, verfolgte mit seinen Ansätzen den *Leitgedanken der Wirtschaftlichkeit.* Er trat dafür ein, dass sich die Betriebswirtschaft für den Betrieb und nicht für den Unternehmer zu interessieren habe. Für seinen Antipoden *Rieger* stand die *Rentabilität* im Mittelpunkt seiner Ansätze. Der Gegensatz zwischen beiden wird in einer Äußerung *Schmalenbachs* deutlich: „Die Frage lautet tatsächlich nicht: „Wie verdiene ich

2

am meisten?" sondern: „Wie fabriziere ich diesen Gegenstand mit der größten Ökonomie?" (zit. nach *Wöhe* 1993, S. 28).

Nicklisch verfolgte mit seinen Ansätzen die *Idee der Betriebsgemeinschaft.* Er **9** sah in den Betrieben „Sozialgebilde" und war davon überzeugt, dass es für das betriebswirtschaftliche Gestalten wichtig ist, eine Sozialphilosophie zu haben. Er stellte den Menschen in den Mittelpunkt seiner Ausführungen.

1.1.2 Ausbauphase: ab 1945

Im Zusammenhang mit dem Auf- und Ausbau der Sozialen Marktwirtschaft in **10** der Bundesrepublik Deutschland *nach dem Zweiten Weltkrieg* standen für die Betriebswirtschaftslehre die Bereiche „Absatz", „Markt" und „Werbung" im Vordergrund der Forschung und Theoriebildung. Daneben wurden Fragen der „Unternehmensführung" und der „Gestaltung der Organisation" erörtert. Diese Weiterentwicklung der Betriebswirtschaftslehre als Wissenschaft ist vor allem mit dem Namen *Erich Gutenberg* (1897-1984) verbunden. *Gutenberg* hat mit seinem Werk ein erstes geschlossenes theoretisches System für die Betriebswirtschaftslehre vorgelegt. Für ihn stand die (Produktivitäts-)Beziehung zwischen Faktoreinsatz – z. B. Arbeitskräfte (Input) – und Faktorertrag – z. B. erzielter Gewinn (Output) – im Vordergrund.

1.1.3 Phase der Interdisziplinarität: ab 1970

Mit der *etwa 1970 einsetzenden Phase* war die Öffnung der Betriebswirtschafts- **11** lehre zu den sozialwissenschaftlichen Disziplinen verbunden. Im Hinblick auf im Betrieb zu treffenden Entscheidungen wurden auch *sozialwissenschaftliche Erkenntnisse* mit berücksichtigt. Die Komplexität des Betriebes und deren Vernetzung mit der Umwelt versuchten viele Theoretiker mit Hilfe systemischer Ansätze zu beschreiben.

In Ergänzung zu den bisherigen Ausführungen unterscheidet *Wunderer* (2000, **12** S. 42 ff.) bei der Beschreibung der Entwicklungslinien der deutschen Betriebswirtschaftslehre entsprechend der *chronologischen Abfolge* zwischen sechs Phasen:

1. Ethiken und Techniken des „ehrbaren Kaufmanns"
2. Optimale Nutzung der Betriebselemente „Kapital" und „Arbeit"
3. Management durch betriebliche Instrumentalfunktionen
4. Optimale Kombination der Produktionsfaktoren
5. Führung von/durch Individuen oder Management von Systemen
6. Betriebswirtschaftslehre als ökonomische Theorie.

Die weitere Umschreibung dieser Phasen ist der Abbildung 1 zu entnehmen. **13**

1. Ethiken und Techniken des »ehrbaren Kaufmanns«	– Zeitraum: um 1900 – Gegenstand: ethische Prinzipien, praktischnormative Verhaltensregeln, Bilanzwesen, Handelssprachen
2. Optimale Nutzung der Betriebselemente »Kapital« und »Arbeit«:	
2a. BWL als kapitalorientierte Führungslehre	– Zeitraum: 1900–1930 (erste Phase) – Gegenstand: Kosten- und Leistungsrechnung – Vertreter: Rieger
2b. BWL als arbeitsorientierte Managementlehre	– Zeitraum: ab 1920 – Gegenstand: effektiver und effizienter Einsatz des Faktors »Arbeit« – Vertreter: Schär, Nicklisch, Fischer, Prion, Hoffmann
3. Management durch betriebliche Instrumentalfunktionen	– Zeitraum: ab 1916 – Gegenstand: Gestaltung betrieblicher Funktionen, v. a. Planung, Organisation und Kontrolle – Vertreter: Fayol, Nordsieck, Kosiol, Grochla
4. Optimale Kombination der Produktionsfaktoren	– Zeitraum: ab 1950 – Gegenstand: Verhältnis von Faktoreinsatz – Faktorertrag – Vertreter: Gutenberg und Schüler
5a. Führung von/durch Individuen (Entscheidungstheorie)	– Zeitraum: ab 1965 – Gegenstand: Willensbildung und -durchsetzung in Organisationen – Vertreter: Heinen, Kirsch, Witte
5b. BWL als Management von Systemen (Systemtheorie)	– Zeitraum: ab 1965 – Gegenstand: Aufbau und Funktionsweise von Unternehmen unter Berücksichtigung zentraler Umweltaspekte – Vertreter: Ulrich, Bleicher, Gomez/Probst
5c. Führung als strukturierte Interaktionsbeziehung	– Zeitraum: ab 1970 – Gegenstand: Führung durch Strukturen (strukturelle Führung) und in Strukturen (interaktive Führung) – Vertreter: Türk, Neuberger, Steinle, Reber, Weibler, Wunderer
6. BWL als Erklärung ökonomischen (Einfluss-)Handelns (ökonomische Theorie)	– Zeitraum: ab 1975 – Gegenstand: Institutionelle Arrangements und individuelles Verhalten in Organisationen – Vertreter: Laux, Picot, Sadowski, Schneider, Backes-Gellner

Abb. 1: Entwicklung der Betriebswirtschaftslehre
Quelle: Wunderer 2000, S. 46

Die ökonomische Theorie (siehe Punkt 6 der Abbildung 1) ist im Zusammenhang mit der Institutionenökonomik zu betrachten (vgl. *Horsch/Meinhövel/Paul* 2005). Die institutionalistischen Denkansätze sind verbunden mit den folgenden Theorien: Property-Rights-Theorie, Transaktionskostentheorie und Principal-Agent-Theorie. **14**

Die Property-Rights-Theorie setzt sich aus ökonomischer Perspektive mit dem Eigentum an Sachen und Dienstleistungen auseinander. Mit dem Prozess der Schaffung und Übertragung von Verfügungsrechten befasst sich die Transaktionskostentheorie. Die Principal-Agent-Theorie setzt sich mit den wirtschaftlichen Folgen der Beziehung zwischen dem Auftraggeber (Principal) und dem Beauftragten (Agent) auseinander. **15**

1.2 Basiskonzepte der Betriebswirtschaftslehre

In der *über hundertjährigen Geschichte der Betriebswirtschaftslehre* gibt es unterschiedliche Auffassungen darüber, was Erkenntnisobjekt der Betriebswirtschaft ist. Einige vertreten die Ansicht, dass die Betriebswirtschaft sich auf die „wirtschaftliche" Seite des Betriebes zu beschränken habe. Andere meinen, dass die Betriebswirtschaft darüber hinaus auch sozialwissenschaftliche Erkenntnisse bei der Lösung ihrer Probleme zu berücksichtigen habe. Etwa zeitgleich mit dieser Sicht auf das Erkenntnisobjekt der Betriebswirtschaft formulierten bestimmte Vertreter des Faches eine „systemorientierte Unternehmungsführungslehre". Legt man diese Sichtweisen der Betriebswirtschaftslehre zugrunde, so kann zwischen einem **16**

- *ökonomischen* Konzept,
- *sozialwissenschaftlichem* Konzept und
- *Führungslehre*-Konzept

unterschieden werden (vgl. *Hopfenbeck* 2000, S. 39 ff.). Die konkrete Ausformung dieser Konzepte soll am *faktortheoretischen Ansatz* von *Gutenberg,* am *Entscheidungsansatz* von *Heinen* sowie am *Systemansatz* von *Ulrich* deutlich gemacht werden.

1.2.1 Zum ökonomischen Konzept: der faktortheoretische Ansatz

Für *Gutenberg* besteht der Betrieb aus den Bereichen „Leistungserstellung" und „Finanzierung". Mit dem von ihm entwickelten *System* produktiver Faktoren wird im Kombinationsprozess der Faktorertrag erzielt. Zu den produktiven Faktoren rechnet er die *Elementarfaktoren* und die *dispositiven Faktoren.* **17**

Werkstoffe (z. B. Kohle), *Betriebsmittel* (z. B. Maschinen) und *objektbezogene Arbeitsleistungen* (z. B. Arbeitskräfte, die unmittelbar das Produkt herstellen) bilden die Elementarfaktoren. Die *Geschäftsleitung* sowie die *Planung und Organisation* zählen zu den dispositiven Faktoren. Mit Hilfe dieser Faktoren (etwa durch deren Kombination) wird der Faktorertrag gewonnen. Abbildung 2 verdeutlicht noch einmal den Zusammenhang. **18**

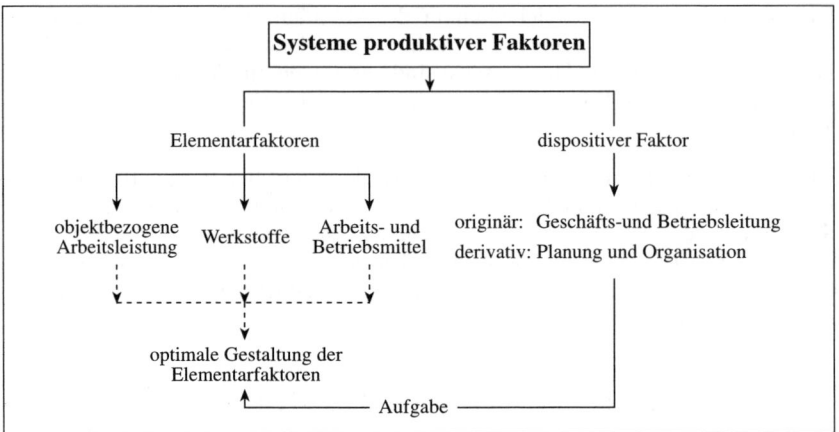

Abb. 2: Faktortheoretischer Ansatz
Quelle: Hopfenbeck 2000, S. 45

19   In das ökonomische Konzept der Betriebswirtschaftslehre ist auch der Ansatz von *Schneider* einzuordnen, der den Ausführungen zur Pflegewirtschaftslehre zugrunde liegt.

1.2.2 Zum sozialwissenschaftlichen Konzept: Der entscheidungsorientierte Ansatz

20   *Heinen* stellt in das Zentrum seiner Überlegungen die Frage, *wie betriebswirtschaftliche Entscheidungen getroffen werden.* Dazu listet er zunächst die betriebswirtschaftlichen Entscheidungstatbestände (für den Industriebetrieb) auf und systematisiert sie. Dann untersucht er sie auf ihre rationalen Lösungsmöglichkeiten hin. *Heinen* (1976, S. XV) schreibt dazu: „Das Geschehen in Betriebswirtschaften (Unternehmungen) zeigt sich in einem veränderten Licht: Entscheidungsprozesse einzelner Menschen und Gruppen werden als eigentliche „Triebkräfte" des Geschehens erkannt; quantitative Hilfsmittel für Entscheidungsvorgänge (Unternehmensforschung, Statistik, EDV usw.) gewinnen an Forschungsinteresse; sozialwissenschaftliche Determinanten des Entscheidungsverhaltens (Gesellschaft, Gruppenstrukturen, Persönlichkeitsmerkmale, aber auch Wirtschaftsordnung, Wirtschaftslage usw.) treten als diejenigen Faktoren hervor, ohne die eine realitätsnahe Abbildung komplexer wirtschaftlicher Entscheidungssituationen nicht möglich erscheint." Dieser **entscheidungsorientierte Ansatz** zielt darauf ab, *Entscheidungsabläufe zu erklären und Entscheidungsträgern Empfehlungen für ihr Handeln zu geben.* Die besonderen Verdienste dieses Ansatzes werden darin gesehen, dass er reale Entscheidungssituationen betrachtet und an der Entwicklung empirisch gestützter Theorien zum Entscheidungsverhalten interessiert ist. Die Abbildung 3 zeigt die Phasen des Entscheidungsprozesses im Überblick auf.

6

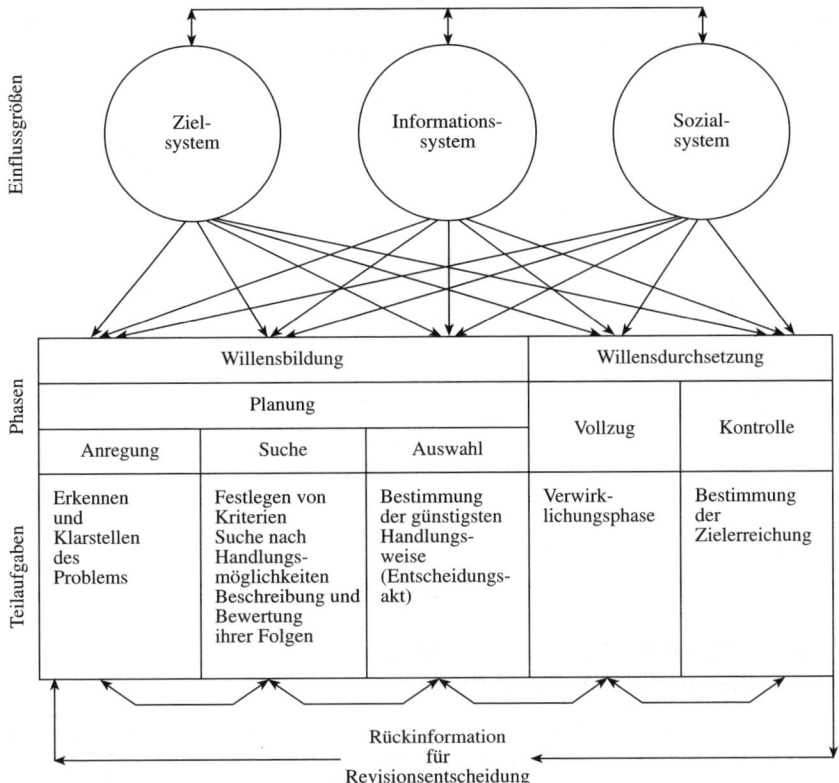

Abb. 3: Phasen eines Entscheidungsprozesses
    Quelle: Hopfenbeck 2000, S. 47

Heinen legt seinen Überlegungen einen umfassenden Begriff des „Entscheidens" **21** zugrunde: von der Problemerkennung bis zur Ausführung und Kontrolle bzw. von der Willensbildung bis zur Willensdurchsetzung.

1.2.3 Betriebswirtschaftslehre als Führungslehre: Der systemorientierte Ansatz

Ulrich hat mit diesem Ansatz auf die Erkenntnisse der Systemtheorie zurückge- **22** griffen und den Betrieb als produktives soziales System, speziell als kyberneti- sches System gesehen: „(Unternehmen sind) dynamische Systeme, die als offene Verhaltenssysteme Störungen mittels Steuerungs- und Regelungsvorgängen so zu kompensieren vermögen, dass eine selbstständige Rückkehr des Systems in den Bereich zulässiger Abweichungen möglich ist" *(Raffee* 1993, S. 33).

Ein Arbeitssystem lässt sich nach REFA (siehe Glossar) mit den Systemelemen- **23** ten nach der Abbildung 4 (systemorientierter Ansatz) beschreiben. Ausgangs punkt bildet die Arbeitsaufgabe. Nach der Eingabe – dem Input – produziert (Ar- beitsgegenstand) der Mensch mit den Betriebsmitteln (z. B. Maschinen) den Output. Die Produktion und das Produktionsergebnis werden mit bestimmt durch den Arbeitsablauf und die Umwelt des Unternehmens.

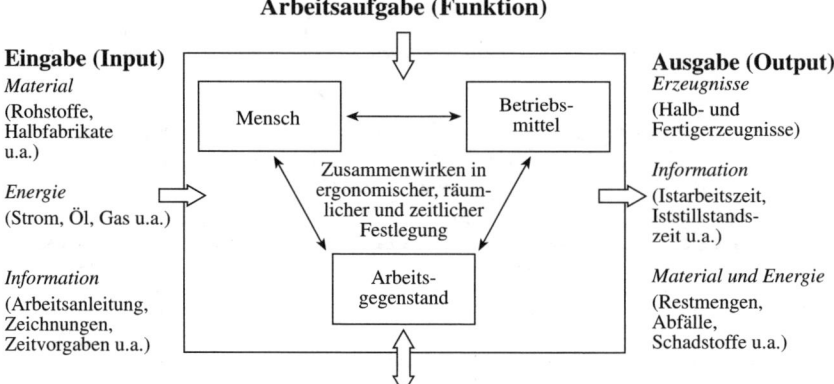

Abb. 4: *Systemorientierter Ansatz*
Quelle: Hopfenbeck 2000, S. 56

1.3 Betriebswirtschaftslehre sozialer Dienstleistungsinstitutionen

24 In den bisherigen Ausführungen zur Allgemeinen Betriebswirtschaftslehre war Untersuchungsobjekt der *privatwirtschaftliche Betrieb,* der seine Aufgaben im Rahmen der verfassungsrechtlich garantierten Rechte wie Gewerbefreiheit usw. wahrnimmt. Gegenstand der Öffentlichen Betriebswirtschaftslehre ist der Betrieb im öffentlichen Sektor (vgl. *Reichard* 1999, S. 47 f.; *Brede* 2001). Im öffentlichen Sektor werden durch diese Betriebe „öffentliche Aufgaben" wahrgenommen. Zu diesen öffentlichen Aufgaben gehören auch die Aufgaben im sozialen Dienstleistungsbereich. Für die Institutionen der Pflege gilt ein eingeschränkter verfassungsrechtlicher Rahmen. Sie haben bei ihrer Aufgabenwahrnehmung besondere staatliche Regelungen zu beachten. Der Staat hat zu garantieren, dass z. B. diese Aufgaben flächendeckend für alle Bürger erreichbar ausgeübt werden. Diesen Sicherstellungsauftrag des Staates gibt es für die Krankenhausversorgung, die Versorgung mit Vorsorge- oder Rehabilitationseinrichtungen und für die Versorgung mit Pflegeeinrichtungen.

25 Die Öffentliche Betriebswirtschaftslehre trennt zwischen drei Betriebstypen:
- Öffentliche Verwaltungen
- Öffentliche Unternehmen
- Non-Profit-Organisationen.

26 Diese Betriebstypen werden den folgenden *Teildisziplinen* zugeordnet:
- Betriebswirtschaftslehre der öffentlichen Verwaltung
- Betriebswirtschaftslehre der öffentlichen Unternehmen
- Betriebswirtschaftslehre der Non-Profit-Organisationen.

Diese Teildisziplinen entwickelten sich insbesondere *nach dem 2. Weltkrieg*. Mit   **27**
Beginn der 90er Jahre fand verstärkt betriebswirtschaftliches Denken im öffentlichen Sektor Anwendung. Auch aus diesem Grund hat sich neben der Allgemeinen Betriebswirtschaftslehre die Öffentliche Betriebswirtschaftslehre herausgebildet. Von den Betrieben, die Gegenstand der Öffentlichen Betriebswirtschaftslehre sind, werden u. a. auch soziale Dienstleistungen erbracht. Einen Versuch, diese zu definieren, hat *Pantenburg* (1996, S. 88) unternommen. Danach „kann das Begriffspaar soziale Dienstleistung bedeuten, dass ein Mensch als Versorgungssubjekt (sog. externer Faktor) eine Dienstleistung erfährt. Die Leistung ist primär personenbezogen, nicht objektbezogen. Hinzu kommt die Hilfsbedürftigkeit bzw. Unselbstständigkeit einer Person im Sinne einer sichtbaren oder artikulierten (Not-)lage, in der die Dienstleistung die Lebenssituation des Bedürftigen verbessert."

Tab. 2: Einrichtungen und Dienste der Freien Wohlfahrtspflege 2004

Quelle: Bundesarbeitsgemeinschaft der Freien Wohlfahrtspflege 2006, S. 14

	Einrichtun-gen	Betten/Plät-ze	Vollzeit-beschäft.	Teilzeit-beschäft.
1. Gesundheitshilfe	7 882	227 442	231 792	136 575
2. Jugendhilfe	34 406	1 915 782	146 037	129 023
3. Familienhilfe	7 646	47 208	20 040	47 017
4. Altenhilfe	15 796	517 788	166 474	200 829
5. Behindertenhilfe	14 285	499 390	133 157	109 673
6. Hilfe für Personen in besonderen sozialen Situationen	7 233	76 249	15 157	10 882
7. Weitere Hilfen	8 047	240 209	30 375	21 834
8. Aus-, Fort- und Weiterbildungsstätten für soziale und pflegerische Berufe	1 542	95 731	8 218	7 854
Gesamt	**98 837**	**3 619 799**	**751 250**	**663 687**
9. Selbsthilfegruppen und Gruppen des bürgerbürgerschaftlichen Engagements	34 923	-	2 363	4 419
Gesamt mit Selbsthilfe	**133 760**	**3 619 799**	**753 613**	**668 106**

Diese sozialen Dienstleistungen werden zum überwiegenden Teil von den Ver-   **28**
bänden der Freien Wohlfahrtspflege, dem Diakonischen Werk, dem Deutschen Roten Kreuz, dem Deutschen Caritasverband, der Arbeiterwohlfahrt, dem Deutschen Paritätischen Wohlfahrtsverband und der Zentralwohlfahrtsstelle der Juden in Deutschland angeboten. Für diesen Bereich entwickelt sich das Fach Sozialwirtschaftslehre (vgl. *Wendt* 2002; *Arnold/Maelicke* 2009).

Einrichtungen

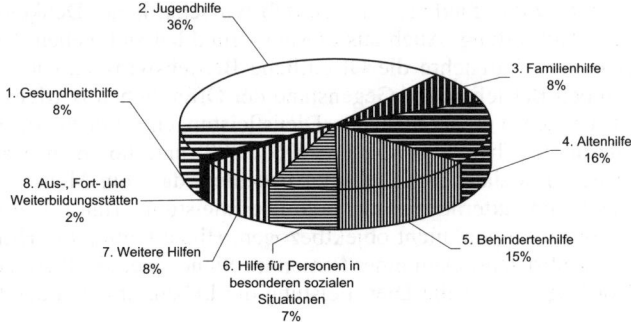

Betten/Plätze

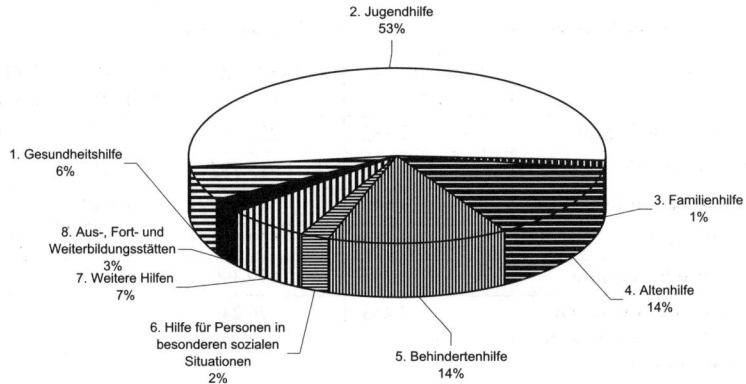

Beschäftigte

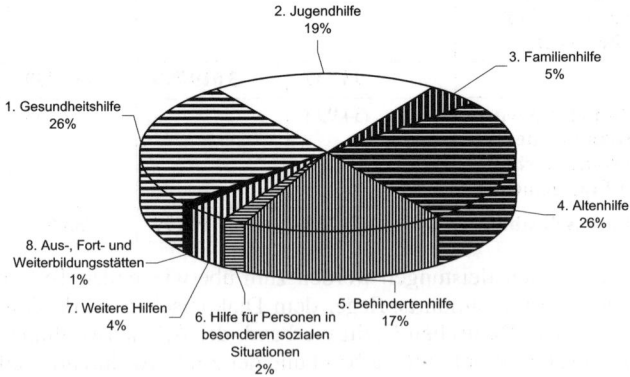

Abb. 5: Einrichtungen und Dienste der Freien Wohlfahrtspflege nach Arbeitsbereichen

Quelle: Bundesarbeitsgemeinschaft der Freien Wohlfahrtspflege 2006, S. 16

Das Angebot der Freien Wohlfahrtspflege erstreckte sich im Jahr 2004 auf 98 837   **29**
Einrichtungen mit 3 619 799 Betten bzw. Plätze. In diesen Einrichtungen waren
751 250 Personen Vollzeitbeschäftigt.

Weitere Einzelheiten sind Tabelle 2 und Abbildung 5 zu entnehmen.   **30**

Die sozialen personenbezogenen Dienstleistungen sind durch *drei Merkmale* ge-   **31**
kennzeichnet:

- durch die Immaterialität,
- durch die Leistungsfähigkeit des Dienstleistungsanbieters und
- durch die Integration des externen Faktors.

Mit diesen Merkmalen sind bestimmte betriebswirtschaftliche Folgen verbunden   **32**
(vgl. Abbildung 6).

Besonderheiten von Dienstleistungen	Umschreibung und betriebswirtschaftliche Implikationen
Immaterialität	Die Leistungen sind nicht materiell und sinnlich nicht wahrnehmbar.
Nichtlagerfähigkeit	Der Konsument der Dienstleistung nimmt sie in Anspruch, wenn sie produziert wird; uno actu-Prinzip. Konsequenzen: − Koordination zwischen Produktion und Nachfrage ist erforderlich. − Kapazitäten sind flexibel zu gestalten. − Management der kurzfristigen Nachfrage. − Leerkosten können entstehen.
Nichttransportfähigkeit	Die Dienstleistungen können nicht an einem anderen Ort konsumiert werden. Konsequenzen: − Die gleichmäßige räumliche Verteilung ist zu gewährleisten. − Überall sollte gleiche Qualität anzutreffen sein.
Leistungsfähigkeit des Dienstleistungsanbieters	Zur Erbringung der Dienstleistung ist eine spezifische Leistungsfähigkeit erforderlich. Konsequenzen: − Dokumentation spezifischer Dienstleistungskompetenzen; Die Leistungsfähigkeiten von Personal und Ausstattung sind hervorzuheben. − Differenzierter Einsatz von Herstellungskomponenten. Die Produktion erfolgt personalintensiv. Zu den Herstellungskomponenten zählt auch die Sachausstattung und die allgemeine Organisationskapazität.
Integration des externen Faktors	Der Patient/der Bewohner/der zu Pflegende wirkt bei der Produktion mit. Einige Konsequenzen: − Standardisierung von Leistungen. − Asymmetrische Informationsverteilung.

Abb. 6: Besonderheiten von Dienstleistungen
Quelle: eigene Zusammenstellung und Ergänzung nach Meffert/Bruhn 2000, S. 53

33   Im Zusammenhang mit dem Merkmal der „Immaterialität", d. h. der meist nicht sinnlichen Wahrnehmung, ist das produktseitige Problem der Qualitätsmessung und Qualitätsbewertung verbunden; patientenorientiert die Prüfbarkeit, Präsentation der Leistungen, emotionale Bindung z. B. an das Krankenhaus sowie konkurrenzorientiert die Profilierung gegenüber den Mitbewerbern. Das Merkmal der „Nichtlagerfähigkeit" impliziert, dass eine flexible Anpassung an Nachfrageänderungen nur schwierig möglich ist. Daneben ist die permanente Leistungsbereitschaft sicherzustellen. Dies führt im Ergebnis mit zu Leerkosten, d. h. Personalkosten entstehen obwohl z. B. kein Patient zu behandeln ist. Das „uno-actu-Prinzip" (Merkmal der „Nichttransportfähigkeit"), d. h. Produktion und Konsumtion erfolgen simultan, hat mit zur Konsequenz, dass eine dezentrale Produktion schwer möglich ist. Für den Patienten ist überall eine annähernd gleiche Qualität zu gewährleisten.

34   *Merkmal der „Leistungsfähigkeit des Dienstleistungsanbieters":* Zur Erbringung von z. B. Krankenhausleistungen sind vom Krankenhaus spezifische Leistungsfähigkeiten im Hinblick auf menschliche Fähigkeiten bereitzuhalten. Dieses Merkmal von Dienstleistungen führt mit dazu, dass Produktivitätsverbesserungen nur im bestimmten Maße und nur in bestimmten Bereichen möglich sind. Daneben ist der wichtige Punkt zu beachten, dass die Leistungen individuell erbracht werden und dieses auch vom Patienten so wahrgenommen wird. Die Standardisierbarkeit von Leistungen hat in diesem Punkt ihre Grenzen.

35   Das *Merkmal der „Integration des externen Faktors"* (des Patienten) erfordert im Krankenhaus eine personalintensive „Produktion", wobei dieses Personal entsprechend qualifiziert sein muss, um die Ziele des Krankenhauses zu erreichen. Im Hinblick auf die patientenorientierten Probleme ist zu beachten, dass Vertrauen und persönliche Kommunikation einen hohen Stellenwert genießen.

2   Pflegewirtschaftslehre – eine Einführung

36   Ziel dieses Kapitels ist es, einen Beitrag zur theoretischen Fundierung und zur konkreten Entwicklung einer „Pflegewirtschaftslehre" zu leisten.

37   Mit der Schaffung der Pflegeversicherung und weiterer grundlegender gesetzlichen Änderungen im Sozial- und Gesundheitswesen wie z. B. der Aufhebung des Selbstkostendeckungsprinzips und der Einführung von leistungsorientierten Entgelten hat sich die soziale Realität so weit verändert, dass zukünftige Manager im Pflegebereich in ihrem Studium über die (klassische) „Krankenhausbetriebswirtschaftslehre" hinaus sich mit der Betriebswirtschaft der Vorsorge- oder Rehabilitationseinrichtungen und der Pflegeeinrichtungen vertraut machen müssen. Die (zukünftigen) Arbeitsplätze sind auch in diesen Institutionen angesiedelt. Einen Überblick über die Institutionen, die Gegenstand der Pflegewirtschaftslehre sind, vermittelt Abbildung 7.

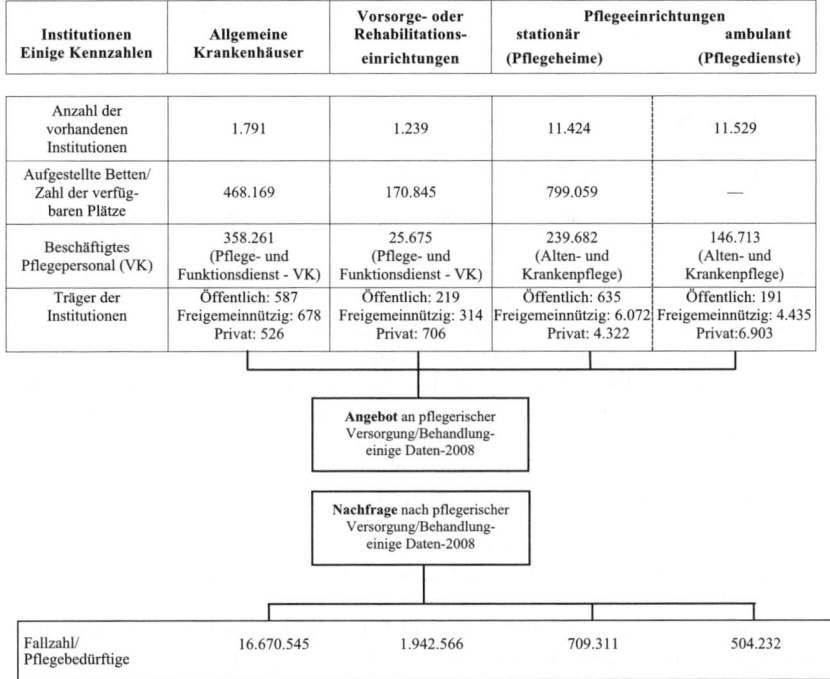

Institutionen Einige Kennzahlen	Allgemeine Krankenhäuser	Vorsorge- oder Rehabilitations-einrichtungen	Pflegeeinrichtungen stationär (Pflegeheime)	ambulant (Pflegedienste)
Anzahl der vorhandenen Institutionen	1.791	1.239	11.424	11.529
Aufgestellte Betten/ Zahl der verfüg-baren Plätze	468.169	170.845	799.059	—
Beschäftigtes Pflegepersonal (VK)	358.261 (Pflege- und Funktionsdienst - VK)	25.675 (Pflege- und Funktionsdienst - VK)	239.682 (Alten- und Krankenpflege)	146.713 (Alten- und Krankenpflege)
Träger der Institutionen	Öffentlich: 587 Freigemeinnützig: 678 Privat: 526	Öffentlich: 219 Freigemeinnützig: 314 Privat: 706	Öffentlich: 635 Freigemeinnützig: 6.072 Privat: 4.322	Öffentlich: 191 Freigemeinnützig: 4.435 Privat:6.903

Angebot an pflegerischer Versorgung/Behandlung-einige Daten-2008

Nachfrage nach pflegerischer Versorgung/Behandlung-einige Daten-2008

Fallzahl/ Pflegebedürftige	16.670.545	1.942.566	709.311	504.232

Abb. 7: Institutionen, die den Gegenstand der Pflegewirtschaftslehre bilden

Quelle: eigene Zusammenstellung nach den Angaben von: Statistisches Bundesamt 2009 und Statistisches Bundesamt 2008

Auf der Angebotsseite stellen ca. 25 600 Institutionen mit ca. 1 440 000 Betten **38** bzw. Plätzen ihre Leistungen zur Verfügung. In ihnen sind ca. 770 000 Pflegeper-sonen tätig. 19 830 000 Fälle werden jährlich in diesen Institutionen behandelt bzw. versorgt.

Dem beschäftigten Pflegepersonal in den erwähnten Institutionen kommt bei der **39** Leistungserbringung für die 19,8 Millionen Fälle eine zentrale Bedeutung zu, da sie beim „Produktionsprozess" den Patienten bzw. den Bewohner zeitlich lange im Vergleich zu anderen Berufsgruppen begleiten.

2.1 Wissenschaftstheoretische Ausgangspunkte

Die wissenschaftstheoretischen Ausgangspunkte werden anhand der *drei Aspekte* **40** *der Forschung* dargelegt:

- Entdeckungszusammenhang
- Begründungszusammenhang
- Verwendungszusammenhang.

Im Rahmen des *Entdeckungszusammenhangs* konzentrieren sich die Ausführun- **41** gen auf die Abgrenzung des Forschungsgegenstandes und die Vorstellung eines

13

Paradigmas. Im Rahmen des *Begründungs- und Verwendungszusammenhang* werden Themenbereiche der Pflegewirtschaftslehre vorgestellt.

2.1.1   Entdeckungszusammenhang

2.1.1.1   Pflegewirtschaftliche Handlungen

42   Im Rahmen des Entdeckungszusammenhangs ist zu erläutern, *welche Handlungen in den genannten Institutionen als (pflege-)wirtschaftlich bezeichnet werden.* *Schneider* vertritt folgende Sichtweise zu den wirtschaftlichen Handlungen: „Wirtschaften wird hier mit dem Einkommensaspekt menschlicher Tätigkeiten gleichgesetzt. Oder wenn wir von den Zahlungen auf die dahinterliegenden Gütervorgänge zurückgehen, kann Wirtschaftstheorie als Kürzel benutzt werden für die Lehre von den Bestimmungsgründen der Tauschverhältnisse zwischen Sachen und Diensten heute und in Zukunft und den Anwendungsmöglichkeiten von Tauschverhältnissen bei der Verteilung von Rechten und Pflichten" (*Schneider* 1994, S. 18). Er stellt damit die Bestimmungsgründe der *Tauschverhältnisse zwischen Sachen und Dienstleistungen* in den Mittelpunkt.

43   Es soll in den folgenden Ausführungen der Versuch unternommen werden, diese ökonomische Sichtweise auf die Institutionen der Pflegewirtschaft zu übertragen. Hierzu sind die angebotenen Leistungen genauer zu betrachten. In diesen sozialen Institutionen werden Krankheiten und Pflegebedürftigkeiten behandelt. Die Nachfrager (Patienten/Bewohner) sind aufgrund ihrer physischen und psychischen Gebrechen gezwungen, die Leistungen dieser Institutionen in Anspruch zu nehmen. Von einer grundsätzlichen Warte aus betrachtet, weist der Produktionsprozess in den sozialen Einrichtungen viele Gemeinsamkeiten mit einem Industriebetrieb auf. Im Unterschied zur Sachgüterproduktion in einem Industriebetrieb findet Wirtschaften in einem Pflegewirtschaftsbetrieb jedoch unter anderen Bedingungen statt.

44   Im Folgenden wird am Beispiel der Pflegedienstleistung eine Besonderheit herausgearbeitet, die belegen soll, *dass pflegewirtschaftliches Handeln* sich von anderem wirtschaftlichen Handeln *unterscheidet.* Diese Besonderheit hat Auswirkungen auf den Pflegebetrieb, wie beispielsweise auf die Aufbau- und Ablauforganisation oder auf die Personaleinsatzplanung.

45   Bei personenbezogenen Dienstleistungen wirkt der externe Faktor (z. B. der Patient im Krankenhaus) bei der Produktion mit. „Der charakteristische Unterschied zu den internen Produktionsfaktoren ist [...] darin zu sehen, dass sich der externe Faktor der autonomen Disponierbarkeit durch den Produzenten entzieht" (*Corsten* 1997, S. 124). Die *Mitwirkung des externen Produktionsfaktors* bei der Leistungserstellung hat zur Folge, dass das Leistungsergebnis nicht allein vom Bemühen des Leistungsanbieters abhängt. Dies bedeutet aber auch, dass eine mögliche Schlechtleistung (oder Ausbleiben des Leistungserfolgs) nicht eindeutig auf das Verhalten des Anbieters zurückgeführt werden kann. Hierdurch wird eine Leistungskontrolle erschwert.

46   Der Produzent von personenbezogenen Dienstleistungen – der Pflegebetrieb – wird daran interessiert sein und ist darauf angewiesen, dass Tauschverhältnisse mit dem externen Faktor zustande kommen. Es werden Rechte getauscht, indem z. B. der Patient im Krankenhaus einen Behandlungsvertrag abschließt. Daneben werden aber auch (persönliche) Dienste getauscht und zwar unter besonderen Bedingungen.

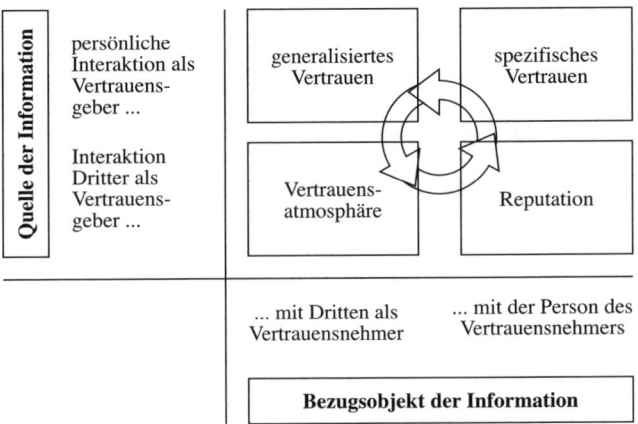

Abb. 8: *Informationskategorien bei der Bildung der Vertrauenserwartung*
Quelle: Ripperger 1998, S. 99

Pflegewissenschaftler beschreiben das Verhältnis von Pflegenden zum Gepfleg-   **47** ten wie folgt: „Die Beziehung zwischen Pflegenden und denen, die Pflege brauchen, ist in einem besonderen Maße von physischer und emotionaler Intimität und einer kontinuierlichen sozialen Präsenz geprägt" (*Robert Bosch Stiftung* 1996, S. 11). Damit diese Beziehung zustande kommt und auf Dauer besteht, ist zunächst einmal Vertrauen zwischen Pflegenden und Gepflegten erforderlich. *Was ist aber Vertrauen aus der Sicht der Ökonomie?* Vertrauen ist ein Mechanismus zur Stabilisierung unsicherer Erwartungen (vgl. *Ripperger* 1998) (siehe hierzu die Ausführungen zur Einzelwirtschaftstheorie der Institutionen). Dieser Mechanismus kommt dort zur Anwendung, wo Menschen mit Unsicherheit konfrontiert werden. Die Plazierung von Vertrauen ist ein Entscheidungsprozess. Zu diesem Prozess gehören die Vertrauenserwartung und die Vertrauenshandlung. Der Vertrauensgeber geht von einer Vertrauenserwartung aus. Mit dieser Erwartung wird die subjektive Wahrscheinlichkeit umschrieben, die der Vertrauensgeber der Absicht vertrauenswürdigen Verhaltens durch den Vertrauensnehmer beimisst. Die Vertrauenshandlung ist objektiv nachvollziehbares, kooperatives Verhalten. Im Zusammenhang mit der Pflegetätigkeit im Pflegebetrieb ist der Patient der Vertrauensgeber und der Pflegende der Vertrauensnehmer. Der Patient befindet sich im Krankenhaus in einer für ihn unsicheren Situation, er hat eine bestimmte Vertrauenserwartung und verfügt nur über unvollständige Informationen. „Durch sein Vertrauen setzt er sich willentlich über diesen Informationsmangel hinweg, d. h. er extrapoliert seine vorhandenen Informationen aus der Vergangenheit in die Zukunft" (*Ripperger* 1998, S. 99). Seine Vertrauenserwartung besteht darin, dass er davon ausgeht, dass alles zu seinem Besten geschieht. Der externe Faktor, der Patient, hat keine Möglichkeit der sicheren Kontrolle der pflegerischen Leistung, da er als pflegerischer Laie der Professionalität, der Fachkompetenz der Pflegekraft vertraut. Diese Hoffnung wird z. B. durch den guten Ruf eines Krankenhauses genährt. Formal kann bei der Bildung der Vertrauenserwartung zwischen bestimmten Informationskategorien getrennt werden (vgl. Abbildung 8).

48   Diese Kategorien sind miteinander verbunden und überlappen sich. Der Patient als Vertrauensgeber verlässt sich bei seiner Vertrauenserwartung auf den Ruf, die Reputation eines Hauses. Die *Reputation* bezieht sich auf die öffentlichen Informationen über eine Institution. Davon zu trennen ist die Vertrauensatmosphäre. Bei seinen Ermittlungen über den Ruf eines Hauses verlässt sich der Patient auch auf Erfahrungen von Dritten, z. B. Verwandten, Nachbarn, die diese in der Institution gesammelt haben. Die Vertrauensatmosphäre bezieht sich auf diese Informationen. „Je höher der Anteil positiver Erfahrungen mit Vertrauensbeziehungen innerhalb eines sozialen Systems ist, um so besser ist auch die Qualität seiner Vertrauensatmosphäre" (*Ripperger* 1998, S. 139).

49   Während sich die Reputation und die Vertrauensatmosphäre auf Erfahrungen von Dritten stützen, sind das *generalisierte* und das *spezifische Vertrauen* Informationskategorien, die an die persönlichen Erfahrungen des Vertrauensgebers – des Patienten – anknüpfen. Das generalisierte Vertrauen signalisiert die grundsätzliche Vertrauensbereitschaft des Vertrauensgebers, unabhängig von einer bestimmten Situation. Ein Patient wird einem Haus mit einer guten Reputation und einer qualitativ guten Vertrauensatmosphäre sein allgemeines (generalisiertes) Vertrauen entgegen bringen. Das Umgekehrte gilt natürlich auch. So wird ein Patient voraussichtlich ein Krankenhaus nicht aufsuchen, über das bekannt wurde, dass der Chefarzt der Chirurgie schon etliche Komplikationen bei Operationen hatte.

50   In diesem Zusammenhang wird ein grundsätzliches Problem mit der Vertrauenserwartung angesprochen. *Orientiert sich der Patient bei seinen Entscheidungen am Arzt oder an der Pflegeperson?* Für die hier angesprochenen Pflegeinstitutionen kann diese Frage unterschiedlich beantwortet werden. In den Pflegeinstitutionen kommt es entscheidend darauf an, dass die spezifische Vertrauenserwartung des Vertrauensgebers, des Patienten, erfüllt wird. Und dies ist abhängig von verschiedenen Faktoren. Das spezifische Vertrauen „bezieht sich auf die subjektive Einschätzung der Vertrauenswürdigkeit einer bestimmten Person in einer spezifischen Situation und ist in dieser Hinsicht gegenwartsorientiert." Das spezifische Vertrauen besteht aus den zwei Merkmalen: *situations-* und *personenspezifischem Vertrauen.* Mit ersterem werden die konkreten Merkmale einer Situation erfasst, das personenspezifische Vertrauen stellt ab auf Charakteristika des Vertrauensnehmers, z. B. der Qualifikation der Pflegekraft. In den konkreten Merkmalen einer Situation spiegelt sich auch die vorhandene Aufbau- und Ablauforganisation einer Institution wieder. Möglicherweise wird es bei negativer Wahrnehmung durch den Patienten nicht zur Vertrauenshandlung kommen, weil die Erwartungen nicht erfüllt wurden. Konsequenterweise müsste in einem solchen Fall der Krankenhausaufenthalt des Patienten vom Patienten beendet werden. Die Tatsache, dass nach der Krankenhausaufnahme weniger gewechselt wird, könnte als Indiz für eine ausreichende Qualität gewertet werden. Allerdings könnte es auch eine Reaktion darauf sein, die verhindern will, dass noch mehr Erwartungen nicht erfüllt werden. Ein Krankenhaus hat eine gewisse Monopolstellung in der

Behandlung. Ist es das einzige Krankenhaus in der Umgebung, so könnte dies eine Erklärung dafür sein, dass nicht das Krankenhaus gewechselt wird. Damit wird eine heimatferne Behandlung vermieden, sozusagen das kleinere Übel gewählt.

Demgegenüber kommt es bei den Einrichtungen nach der Pflegeversicherung häufiger zum Abbruch der Vertrauensbeziehung.   **51**

Nach der Bildung der Vertrauenserwartung durch den Vertrauensgeber – den Patienten – kann es zur Vertrauenshandlung kommen. Die *Vertrauenshandlung* ist das objektiv nachvollziehbare, kooperative Verhalten. Tauschverhältnisse auf der Beziehungsebene finden statt. Zu diesen Tauschverhältnissen, der Einbeziehung des externen Faktors, wird es nur kommen, wenn die Bedingungen für diese Tauschverhältnisse „stimmen". Dies ist der entscheidende Unterschied zur Sachgüterproduktion. Die erwähnten Informationskategorien, insbesondere das spezifische Vertrauen mit seinen zwei Merkmalen, spielen dabei eine wichtige Rolle.   **52**

2.1.1.2 Paradigma: Einzelwirtschaftstheorie der Institutionen

Neben vorstehenden Betrachtungen zu den Besonderheiten der Pflegedienstleistung stellt sich für die Pflegewirtschaftslehre auch die *Frage nach der Einordnung in den Bereich der Wissenschaften*. Gehört sie in den Bereich der *speziellen Betriebswirtschaftslehren* oder ist sie ein Teilgebiet der Pflegewissenschaft? In der Denkschrift „*Pflegewissenschaft. Grundlegung für Lehre, Forschung und Praxis*" (*Robert Bosch Stiftung* 1996) werden als angrenzende Wissenschaften zur Pflegewissenschaft die Medizin, die Gesundheitswissenschaften und die Sozialwissenschaften angeführt. Die Wirtschaftswissenschaften werden hier nicht explizit erwähnt. Zum gegenwärtigen Zeitpunkt ist es wohl angebracht, als Ausgangsdisziplin für die Pflegewirtschaftslehre die Betriebswirtschaftslehre zu wählen und diese um die spezifische Perspektive der Pflegewissenschaft (wie sie im Zusammenhang mit der Pflegedienstleistung erläutert wurde) zu erweitern.   **53**

Das im Folgenden zugrunde liegende Paradigma, die Einzelwirtschaftstheorie der Institutionen, hat primär die gewinnorientierten Unternehmen im Blick. Pflegerische Leistungen werden aber zum überwiegenden Teil von nicht-gewinnorientierten Unternehmen angeboten. Die freigemeinnützigen und die staatlichen Organisationen bzw. Einrichtungen dominieren das Leistungsangebot. Deshalb ist nach der Vorstellung der Grundzüge des Paradigmas die *Frage nach der Übertragbarkeit auf diesen Bereich* zu klären.   **54**

Ausgangspunkt der wirtschaftlichen Überlegungen zum Handeln der Menschen ist für *Schneider* (1995, S. 1 ff.) deren Einkommensunsicherheit. Dabei geht er davon aus, dass die Menschen unvollständig informiert sind und auch eine Ungleichverteilung des Wissens besteht. Dadurch, dass Menschen beim Einkommenserwerb und deren Verwendung ihre ursprünglich beabsichtigten Ziele verfehlen können, versuchen sie, diese Unsicherheit zu reduzieren (vgl. *Höflacher* 1999, S. 4 ff.). Mit Hilfe von Institutionen kann die Einkommensunsicherheit verringert werden. Der Begriff der „Institutionen" wird sowohl für Regel- als auch für Handlungssysteme verwendet.   **55**

56 Regelsysteme ordnen das Handeln der Menschen. So bildet das Grundgesetz ein Regelsystem, in dem u. a. festgelegt wurde, welche Rechte und Pflichten die Menschen in unserem Staat haben. Innerhalb dieser normativen Festlegungen vollzieht sich das menschliche Handeln. Nach diesem Ansatz werden Unternehmen und Märkte als Handlungssysteme gekennzeichnet. „Elemente des Handlungssystems „Unternehmung" sind Unternehmungsprozesse, worunter durch das Ausüben von Unternehmerfunktionen gelenkte Handlungsabläufe zu verstehen sind. Die Unternehmungsprozesse umfassen das Durchführen von Marktprozessen, Marktzufuhrhandlungen sowie die Ergebnisermittlung und -verteilung. Diese Prozesse werden durch Unternehmungsregeln und durch die Unternehmungsstruktur geordnet" (*Höflacher* 1999, S. 4). Der hier angesprochene Zusammenhang wird durch Tabelle 3 noch einmal deutlich.

Tab. 3: Unternehmung als Institution – Handlungssystem

Quelle: Höflacher 1999, S. 4

Unternehmung	
Elemente: Unternehmungsprozesse Durch Ausüben von Unternehmerfunktionen gelenkte Handlungsabläufe (Marktprozessfähigkeiten, Marktzufuhrhandlungen, Gewinnermittlung und -verteilung)	
Unternehmungsregeln Z. B. Regelsysteme, die aus der Wirtschaftsordnung folgen (beispielsweise Mitbestimmung)	**Unternehmungsstruktur** Gesamtheit faktischer Einflussgrößen, zum Beispiel unternehmungsspezifische Ressourcen

57 Für das Handlungssystem „Unternehmung" sind die *Unternehmensregeln* und die *Unternehmensstruktur* soweit von entscheidender Bedeutung, als sie die Unternehmensprozesse beeinflussen. Zu den Unternehmensregeln zählen die normativen Festlegungen auf der Ebene der Unternehmen sowie im Markt. Zur Unternehmensstruktur zählen z. B. die Merkmale der Märkte, in denen das Unternehmen tätig ist. Hier wird auf die Gesamtheit der faktischen Einflussgrößen abgestellt, die auf das unternehmerische Handeln Einfluss ausüben.

58 Zum Handlungssystem „Markt" zählen analog dem System „Unternehmung" die *Marktregeln* und die *Marktstruktur*. Die Tabelle 4 zeigt den Zusammenhang auf.

Tab. 4: Markt als Institution – Handlungssystem

Quelle: Höflacher 1999, S. 4

Markt	
Elemente: Marktprozesse Durch Ausüben von Unternehmerfunktionen gelenkte Handlungsabläufe (Wissensänderungen, Verhandlungen, Austausch von Verfügungsrechten)	
Marktregeln Z. B. Regelsysteme, die aus der Wirtschaftsordnung folgen	**Marktstruktur** Gesamtheit faktischer Einflussgrößen, zum Beispiel Inhalt der Marktgegenstände (beispielsweise Wettbewerbsrecht)

59 *Der Zusammenhang zwischen den Unternehmens- und den Marktprozessen* ist aus der Perspektive der Unternehmen darin zu sehen, dass diese Unternehmen auf verschiedenen Märkten sowohl als Anbieter als auch als Nachfrager agieren. Die Unternehmen führen dabei Marktprozesse durch. Dabei haben sie natürlich die Marktregeln und die Marktstruktur zu beachten und in ihre Überlegungen mit einzubeziehen. Diese Zusammenhänge führen zu einer Verzahnung zwischen den Unternehmens- und Marktprozessen.

Von den Marktprozessen sind die *Marktzufuhrhandlungen* zu trennen. Die **60** Marktzufuhr umfasst die Errichtung der Leistungsbereitschaft, das Erstellen der Leistungen durch die planvolle Kombination der Produktionsfaktoren: Diensten und Sachen sowie am Ende des Marktprozesses den realen Vollzug der im Rahmen der Marktprozesse getauschten Verfügungsrechte.

Zur Frage der Übertragbarkeit dieser Überlegungen auf den Non-Profit-Sektor **61** wird ausgeführt (vgl. *Höflacher* 1999, S. 9), dass dieser Ansatz grundsätzlich geeignet ist, auch für diesen Sektor zur Anwendung zu kommen. Insbesondere die enge Verzahnung zwischen „innerbetriebliche(n) Sachverhalte(n) und äußeren Rahmenbedingungen" (ebenda), der eher typisch ist für diesen Sektor, kann mit diesem Ansatz abgebildet werden.

Für den *Krankenhausbereich* zeigt sich diese Verzahnung z. B. bei der Verände- **62** rung der Krankenhausfinanzierung. Ändert der Gesetzgeber bzw. die Bundesregierung die äußeren Rahmenbedingungen, so hat das einzelne Krankenhaus sich darauf einzustellen. Die Veränderungen der Marktregeln wirken sich auf die Unternehmensprozesse aus. So hat die Veränderung der Krankenhausfinanzierung in den letzten Jahren mit bewirkt, dass die Verweildauer der Patienten in den Krankenhäusern gesunken ist (vgl. *Lebok* 2000). Dadurch kam es u. a. zu Änderungen der Ablauforganisation in den Krankenhäusern.

2.1.2 Begründungs- und Verwendungszusammenhang

In diesem Abschnitt soll das *Verhältnis von Theorie und Praxis* sowie die Frage **63** nach der *politisch-praktischen Verwendung* der gewonnenen wissenschaftlichen Aussagen angesprochen werden.

Die mit der grundlegend veränderten sozialen Realität begründete Notwendigkeit **64** der Bildung des Faches „Pflegewirtschaftslehre" für das Studium des Pflegemanagements bildet nur die eine Seite der Medaille. Im Hinblick auf die andere Seite (der Medaille) bleibt zu bedenken, dass es notwendiger denn je ist, den theoretischen Weg zu beschreiten und zur Modellbildung zu gelangen. „Dieser Weg macht(e) sie [die Betriebswirtschaftslehre] weniger anfällig gegenüber dem Vorwurf, die Theorie hinke der Praxis stets hinterher. Er ermöglicht(e) es, neue Strömungen in der Unternehmenspraxis unmittelbar zu klassifizieren, einzuordnen und damit einer Beurteilung sowie Empfehlung zugänglich zu machen" (*Weber* 1996, S. 80). Diese Aussage für den Bereich der (Allgemeinen) Betriebswirtschaftslehre gilt auch im besonderen Maße für die Pflegewirtschaftslehre. „Neue Strömungen in der Unternehmenspraxis" berühren aus der wirtschaftlichen Perspektive die Institutionen der Pflege. Die wissenschaftliche Auseinandersetzung mit diesen „neuen Strömungen" – wie z. B. dem Prozessmanagement – fehlt.

Für ein *Forschungsprogramm zur ökonomische Analyse* von Non-Profit-Unterneh- **65** men schlägt *Höflacher* (1999, S. 10) exemplarisch *fünf Aufgabenbereiche* vor:

19

1. Entwurf einer Ideal- und Realtypologie, um die verschiedenen Institutionen des Non-Profit-Bereichs in einen Kontext einordnen zu können;
2. Untersuchung des Einflusses der Unternehmensregeln und der -struktur auf die Unternehmensprozesse;
3. Untersuchung des Einflusses der Marktregeln und der -struktur auf die Unternehmensprozesse;
4. Untersuchung der spezifischen Merkmale, die bewirken, dass Non-Profit-Unternehmen eher als gewinnorientierte Unternehmen geeignet sind, bestimmte Güter (Vertrauensgüter) anzubieten;
5. Untersuchung der Merkmale, die Non-Profit-Unternehmen besonders befähigen, öffentliche Güter bereitzustellen.

66   Neben diesen Fragen haben *Badelt/Österle* (1998, S. 98 ff.) den Aspekt „Sozialpolitik und Institutionenwahl" erörtert. Auch dieser Zusammenhang ist für die Pflegeinstitutionen von Bedeutung, geht es doch mit darum, zu klären, welche Institutionen (in öffentlicher, in privater oder in freigemeinnütziger Trägerschaft) bestimmte Aufgaben wahrnehmen sollten.

67   Im Hinblick auf den *Verwendungszusammenhang* könnten diese Forschungsergebnisse in rechtliche Regelungen einfließen und auf der betrieblichen Ebene mit dazu beitragen, dass Vorstellungen und Ziele wirkungsvoller erreicht werden können.

2.2   Pflegewirtschaftslehre in Abgrenzung zu Managementwissen und Leadership

68   Ein Paradigma der Betriebswirtschaftslehre fasst die Betriebswirtschaftslehre als Management von Systemen auf. Vertreter dieser Richtung wie *Ulrich* oder *Bleicher* sprechen deshalb auch von einer Managementlehre. Mit der Überschrift „Von der Betriebswirtschaftslehre zur Managementlehre" (*Bleicher* 1996, S. 23) zeigt er in seinem Buch *„Das Konzept Integriertes Management"* den sich vollziehenden Wandel in der Betriebswirtschaftslehre aus der Sicht des systemorientierten Paradigmas an. Anhand der unternehmerischen Wertschöpfung soll verdeutlicht werden, wo die Trennlinie zwischen Pflegewirtschafts- und Managementlehre liegen könnte.

69   Orientiert man sich bei der Aufteilung zwischen Pflegewirtschaftslehre und Managementlehre an der Abbildung 9, so wäre der *mittlere obere Bereich* mit dem Begriff des „Nutzens" eher der Managementlehre zuzuordnen. Der *mittlere untere Bereich* mit dem Begriff der „Kosten" wäre eher im Bereich der Pflegewirtschaftslehre anzusiedeln. Beide Bereiche stehen natürlich in einer wechselseitigen Beziehung zueinander und tragen mit zur unternehmerischen Wertschöpfung bei. Mit dieser eher pragmatisch-orientierten Abgrenzung und Vorgehensweise wird die kontroverse Diskussion, ob die Betriebswirtschaftslehre ein disziplinäres Erkenntnisinteresse am Wirtschaften oder eine interdisziplinäre Managementwissenschaft ist, nicht geführt (vgl. *Bleicher* 1995, S. 92 ff.; *Wunderer* 1995).

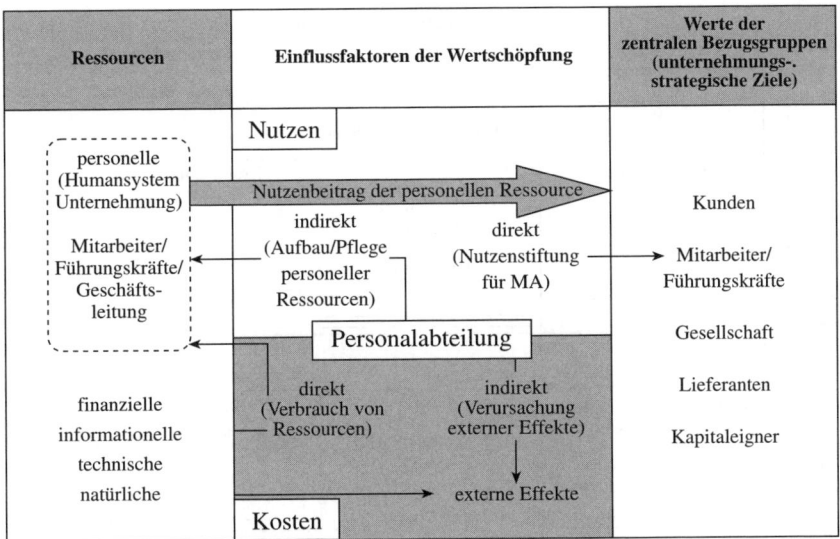

Abb. 9: Beitrag des Personalmanagements zur unternehmerischen Wertschöpfung
Quelle: Wunderer/Dick 2000, S. 70

Das Fach „Managementlehre" als eigenständige wissenschaftliche Disziplin gibt **70**
es nicht. *Staehle* (1994, S. 4) schreibt hierzu: „Der Begriff Managementlehre ist
eine deutsche Erfindung; er ist m.W. von Illetschko [...] in die betriebswirtschaftliche Literatur eingeführt worden, und zwar bezeichnet er damit ein Teilgebiet
der Business Administration (BA), das sich mit Leitungsfragen und -funktionen
beschäftigt [...] Dieses Forschungsgebiet bezeichne ich im Folgenden als Management, die hierüber gesammelten Forschungsergebnisse als Managementwissen." *Staehle* spricht also nicht von Managementlehre sondern von Managementwissen. Für den bereits erwähnten Integrationsansatz hat *Bleicher* das Konzept
des integrierten Managements vorgelegt. Auf den *Krankenhausbereich* hat *Braun*
(1998) dieses Konzept übertragen (vgl. Abbildung 10).

Zur *Frage der Übertragbarkeit* führt *Braun* (1998, S. 25) aus: „Mit der weitge- **71**
henden Übertragung des Konzepts von Bleicher wird nicht der Unterschied zwischen öffentlich gebundenen Krankenhäusern und privatwirtschaftlichen Unternehmen geleugnet. Allerdings sind die Gemeinsamkeiten in der Managementper-
spektive ausreichend, um die Übertragung zu legitimieren." Während auf der
Ebene des normativen*und* strategischen Managements Fragen der Planung und
Gestaltung im Vordergrund stehen, geht es im *operativen Management* um die
Umsetzung von konzipierten Vorhaben – um das Tagesgeschehen. Das Erfolgs-
kriterium auf der operativen Ebene wäre die Effizienz (*Verhältnis Input-Output*;
die zentrale Frage lautet: *Tun wir die Dinge richtig?*), auf der strategischen Ebene
die Effektivität (*Zielwirksamkeit*; die zentrale Frage lautet: *Tun wir die richtigen
Dinge?*) und auf der normativen Ebene die *Responsivität*- das sozialökonomische Wertberücksichtigungspotenzial der Unternehmung (vgl. *Ulrich* 1995,
S. 190 ff.).

Horizontale Integration

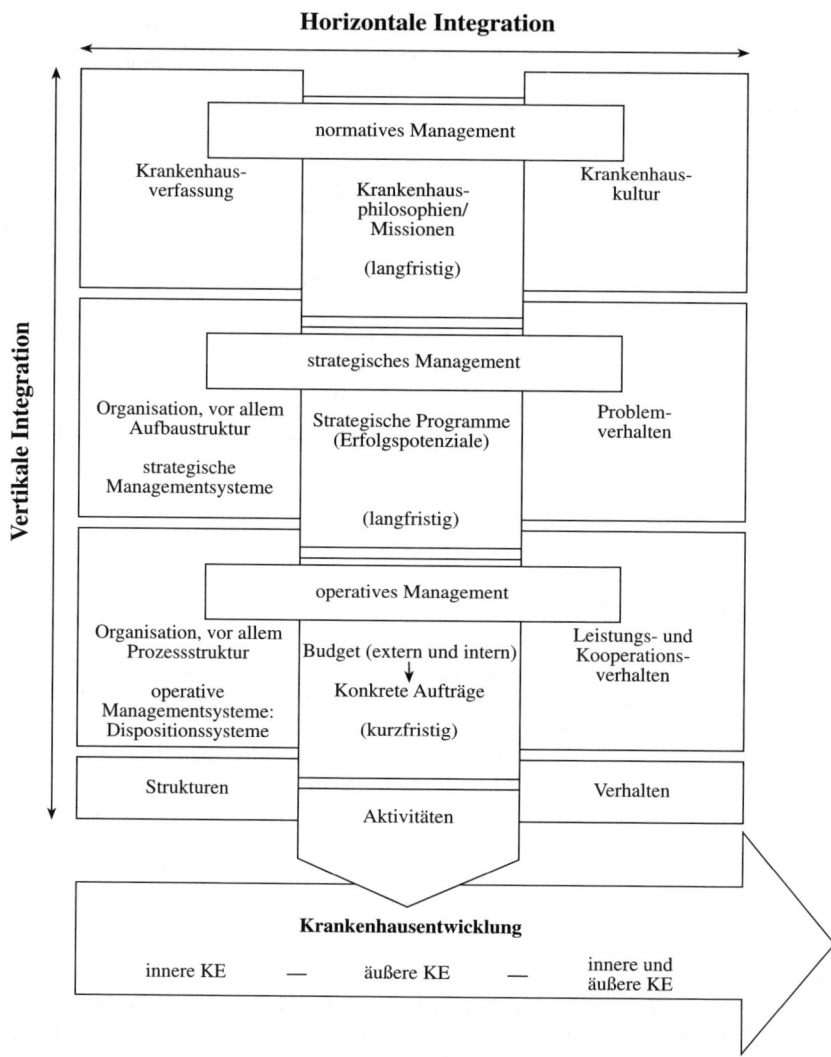

Abb. 10: Konzept des integrierten Krankenhausmanagements
Quelle: Braun 1998, S. 25

72 Für ein Managementwissen der Pflege könnten diese bisherigen Überlegungen zum Management die Ausgangsbasis sein. Der *Gegenstand des Managementwissens der Pflege* wäre wie bei den pflegewirtschaftlichen Handlungen in den Spezifika der Pflege zu suchen, wie dies im Zusammenhang mit dem Produktionsprozess erläutert wurde. Das Pflegemanagement hat den externen Faktor– den Patienten – in seine Überlegungen mit einzubeziehen. Der angesprochene Vertrauensaustausch wird sich nur vollziehen, wenn auch im Rahmen des spezifischen Vertrauens die Voraussetzungen dafür geschaffen wurden, dass sich das situations- und personenspezifische Vertrauen bilden kann. Für das situationsspezifische Vertrauen sind die Voraussetzungen u. a. in der Aufbau- und Ablauforganisation im Krankenhaus auch durch das Pflegemanagement zu schaffen. Das personenspezifische Vertrauen, die Vertrauenserwartung des Patienten, wird in diesem Bereich erfüllt, wenn erfahrbar qualifiziertes Pflegepersonal in der konkreten Situation arbeitet. Für die Ausführungen zum spezifischen Vertrauen gilt, dass es zu den Tauschverhältnissen eher kommt, wenn auch die zeitliche Dimension dabei beachtet wird. Die Beziehung zwischen Pflegendem und Gepflegtem ist durch die Intimität und kontinuierliche Präsenz gekennzeichnet.

Womit setzt sich Leadership auseinander? „Leadership heißt, neue Möglichkeiten erschließen und umsetzen oder umsetzen lassen, sowie die unternehmerischen Veränderungsprozesse so gestalten, dass Werte für die Kunden geschaffen und dadurch auch die übrigen Partner der Unternehmung zufriedengestellt werden" (*Hinterhuber/Krauthammer* 2005, S. 16). Leadership zielt damit eher ab auf das visionäre Denken, Managementwissen eher auf den strategisch-operativen Bereich. Legt man diese Abgrenzung einmal zugrunde (Abbildung 11), so soll abschließend erörtert werden, was dies für das Pflegemanagement bedeuten könnte. **73**

Bei der idealtypischen Zuordnung, wie sie vorgenommen wurde, ist zu bedenken, dass in der personellen Umsetzung z. B. ein(e) Pflegemanager(in) auch Elemente des Leadership in sich vereinigen müsste. **74**

Im Rahmen der *Umstrukturierung einer Fachabteilung im Krankenhaus* hätte z. B. ein Pflegemanager eine Vision zu entwickeln, wie in der neuen Abteilung die Pflege zukunftsfähig gestaltet werden kann. Dabei hätte sie ihre Mitarbeiter in ihre Überlegungen mit einzubeziehen. Neben der Entwicklung einer Vision muss der Manager dafür sorgen, dass die Abteilung bis zur Umstrukturierung ihre Aufgaben weiterhin erfüllt. **75**

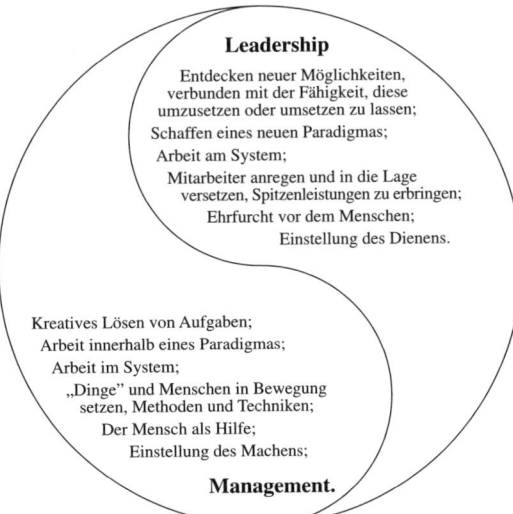

Leadership
Entdecken neuer Möglichkeiten,
verbunden mit der Fähigkeit, diese
umzusetzen oder umsetzen zu lassen;
Schaffen eines neuen Paradigmas;
Arbeit am System;
Mitarbeiter anregen und in die Lage
versetzen, Spitzenleistungen zu erbringen;
Ehrfurcht vor dem Menschen;
Einstellung des Dienens.

Kreatives Lösen von Aufgaben;
Arbeit innerhalb eines Paradigmas;
Arbeit im System;
„Dinge" und Menschen in Bewegung
setzen, Methoden und Techniken;
Der Mensch als Hilfe;
Einstellung des Machens;
Management.

Abb. 11: Die Einheit von Management und Leadership
Quelle: Hinterhuber/Krauthammer 2005, S. 17

76   Die zu Beginn herausgearbeitete gesellschaftliche Bedeutung der Pflege ist mit ein Argument, um die wissenschaftliche Disziplin Pflegewirtschaftslehre auf- und auszubauen. Die Ausführungen zur Einzelwirtschaftstheorie der Institutionen zeigen, dass ein theoretischer Rahmen in den Grundzügen besteht, um die Disziplin weiterzuentwickeln.

2.3   Forschungsmethoden

2.3.1 Betriebswirtschaftliche Methoden und Modelle

77   Forschungsmethoden der Pflegewirtschaftslehre haben sich grundsätzlich an den Methoden der Allgemeinen Betriebswirtschaftslehre zu orientieren. Sollen Erkenntnisse über die wirtschaftlichen Handlungen im Betrieb gewonnen werden, so kann dies grundsätzlich

- empirisch-analytisch oder
- hermeneutisch

geschehen. Im Rahmen des empirisch-analytischen Vorgehens kann nach der induktiven bzw. der deduktiven Methode vorgegangen werden. Mit Hilfe des induktiven Folgerns werden aus Erfahrungen und beobachtbaren Tatbeständen typische Erscheinungen gesucht, um so Erklärungen der Wirklichkeit zu geben. Der entgegengesetzte Weg wird bei der deduktiven Methode gegangen. Durch Abstraktion von den realen Dingen wird durch Setzen von Annahmen (Prämissen) versucht, bestimmte logische Schlussfolgerungen zu ziehen. Die genaue Umschreibung der grundlegenden Forschungsmethoden der Betriebswirtschaftslehre und deren Kritik ist der Tabelle 5 entnehmen.

Tab. 5: Forschungsmethoden der Betriebswirtschaftslehre

Quelle: zusammengestellt nach Raffée 1993, S. 11 ff.

Methoden der Betriebswirtschaftslehre	Kurze inhaltliche Umschreibung	Kritik (einige Aspekte)
Hermeneutik	„Die Hermeneutik lässt sich als Methode des nachfühlenden Verstehens" ... charakterisieren" (S. 14). „Für den Bereich des sozialen Lebens wird die Methode des Verstehens als eine der Methode des Erklärens überlegene Alternative offeriert, weil sie im Gegensatz zur Methode des Erklärens nicht nur die äußere Ordnung von Tatsachen analysiere, sondern darüber hinaus die inneren Kräfte der Lebenssituation erschließe, indem sie den Zugang zu ihrem Sinn weise ..." (S. 14).	„Problematisch erscheint jedoch der methodologische Anspruch der Hermeneutik, mit der Methode des Verstehens eine Grundlagenmethode der Geistes- bzw. Kulturwissenschaften (einschließlich der Betriebswirtschaftslehre) zur Verfügung zu stellen, für die teilweise sogar eine Überlegenheit gegenüber der Methode des Erklärens reklamiert wird. Einmal kann nämlich eine durch „Verstehen" herbeigeführte Identifikation eines Sachverhalts eine Erklärung dieses Sachverhalts nicht ersetzen, sondern sie stellt gewissermaßen lediglich ein Vorstadium der Erklärung dar... Ferner können Verstehensprozesse als besondere Formen von Wahrnehmungsprozessen selbst zum Gegenstand wissenschaftlicher Erklärung werden ..." (S. 14).
Induktion	„Nach dieser Auffassung besteht die betriebswirtschaftliche Methode im Wesentlichen darin, Einzelbeobachtungen mittels eines induktiven Schlusses bzw. eines Indikationsprinzips zu verallgemeinern, um auf diese Weise zum Nachweis von Gesetzmäßigkeiten zu gelangen" (S. 15).	Es ist das Verdienst des Wissenschaftstheoretikers Karl Popper (1902 bis 1995), der gezeigt hat, dass „Gesetzmäßigkeiten auf induktivem Wege nicht zu begründen sind" (S. 15). Karl Popper (1971, S. 3): „Bekanntlich berechtigen uns noch so viele Beobachtungen von weißen Schwänen nicht zu dem Satz, dass alle Schwäne weiß sind."
Deduktion axiomatisch-deduktiv	„Die axiomatisch-deduktive Methode lässt sich verstehen als eine nichtempirische Methode der Modellanalyse ... Typisches Kennzeichen einer solchen Modellanalyse ist ein Vorgehen, bei dem zuerst grundlegende Annahmen getroffen werden, die empirisch nicht weiter überprüft werden, und dass dann durch logische Verknüpfung aus diesen Annahmen Schlussfolgerungen abgeleitet werden, die lediglich besagen, was empirisch gelten müsste, wären die Annahmen empirisch gehaltvoll" (S. 16).	„Die axiomatisch-deduktive Methode läuft ... auf eine logische Möglichkeitsanalyse hinaus, deren Ergebnisse ohne eindeutigen oder bestenfalls nur von begrenztem empirischen Informationsgehalt sind" (S. 16).

26

Tab. 5: (Fortsetzung)

Methoden der Betriebswirtschaftslehre	Kurze inhaltliche Umschreibung	Kritik (einige Aspekte)
deduktivnomologisch	„Nach diesem Schema wird eine Aussage, die einen gegebenen, zu erklärenden Sachverhalt beschreibt, das Explanandum, aus einer erklärenden Aussagenmenge, dem Explanans, logisch abgeleitet und damit erklärt ... Das Explanans beinhaltet dabei zwei verschiedene Arten von Aussagen, nämlich mindestens eine, meist als Wenn-Dann-Aussage formulierte nomologische (Gesetzeshypothese) und mindestens eine singuläre, deskriptive Aussage, der entnommen werden kann, ob die von der Wenn-Komponente der nomologischen Hypothese postulierten Bedingungen faktisch vorliegen ...“ (S. 18).	„Kritiker der deduktiv-nomologischen Erklärungsmethode wenden u. a. ein, dass eine logische Ableitung des Explanandum aus dem Explanans nur auf der Basis deterministischer Gesetzmäßigkeiten möglich sei, die aber in den Sozialwissenschaften praktisch nicht vorkämen ...“ (S. 19, 20).
deduktive Deutungsansätze	„Deutungsansätze lassen sich häufig als nicht-nomologische Ansätze deduktiver Erklärungen verstehen, die sich allgemeiner, jedoch nicht gesetzesartiger Aussagen bedienen, aus denen letztlich die interessierenden Sachverhalte gefolgert und dadurch erklärt werden. Daher lassen sich Deutungen vielfach so systematisieren, dass sie ein dem deduktiv-nomologischen Erklärungsmodell ähnliches logisches Schema aufweisen ...“ (S. 23). Die interessierenden Sachverhalte werden als zweckorientierte Handlungen oder als Resultate gesellschaftlich-historischer Prozesse gedeutet (vgl. ebenda, S. 23).	„Weitere Schwächen des sinnrationalen Deutungsansatzes liegen u. a. darin, dass mit seiner Hilfe immer nur absichtsgeleitete Aktivitäten nicht aber unbeabsichtigte Nebenwirkungen dieser Aktivitäten erklärt werden können“ (S. 24).

Da es in der Betriebswirtschaftslehre nicht wie z. B. in den Naturwissenschaften **78**
möglich ist, mit Hilfe von Experimenten Hypothesen zu überprüfen und empirische Erkenntnisse zu gewinnen, bedient man sich (wie auch in anderen Disziplinen) der Modellbildung: „Die betriebswirtschaftliche Forschung ist bestrebt, mit
Hilfe von Modellen die komplexen Zusammenhänge der wirtschaftlichen Wirklichkeit zu vereinfachen, um sie überschaubar zu machen und um am Modell zur
Erkenntnis von Grundzusammenhängen und Prozessen zu gelangen, die in den
konkreten Betrieben durch die Vielzahl der Einflüsse verdeckt sind" (*Wöhe* 1993,
S. 36 f.).

Nach der *Art der Aussage* werden die folgenden *Modelle* unterschieden: **79**

- *Beschreibungsmodelle:* Damit werden die empirisch fassbaren Erscheinungen in einem Betrieb beschrieben.
- *Erklärungsmodelle:* Damit werden Ursachen erklärt bzw. Ursache-Wirkungs-
  Verhältnisse beschrieben. Dazu werden Hypothesen aufgestellt und auf empirischer Grundlage getestet.
- *Entscheidungsmodelle:* Damit versucht man, diejenigen Mittel zu identifizieren, mit deren Hilfe angestrebte Ziele optimal erreicht werden können.

2.3.2 Empirisches Forschungsprogramm für öffentliche Unternehmen

Für die Öffentliche Betriebswirtschaftslehre besteht bislang eine empirisch ge- **80**
stützte Theorie der öffentlichen Institutionen nicht. „Daher gilt es ein Forschungsprogramm zu entwickeln, welches Aussagen über Zusammenhänge und
Wirkungen empirisch relevanter Bestimmungsgrößen öffentlicher Unternehmen
macht, deren Bewährung an der Realität zu prüfen ist" (*Stein* 1999, S. 120 f.).
Der Aufbau eines solchen Forschungsprogramms soll im Folgenden vorgestellt
werden (vgl. Abbildung 12).

Die Kontext-Variablen bilden den Ausgangspunkt mit dem Auftrag bzw. mit den **81**
zu erreichenden Zielen. Die nächste Ebene bildet die Variablen der Organisation
ab mit bestimmten Dimensionen der Organisationsstruktur und der Organisati-
onsstrategie. Bei den Leistungsvariablen wird unterschieden zwischen den *branchenneutralen* und den *branchenspezifischen Leistungsvariablen*. Letztere haben
das spezifische Leistungsprogramm einer öffentlichen Unternehmung zum Gegenstand. Die branchenneutralen Leistungsvariablen zielen eher auf das „Wie"
der Aufgabenwahrnehmung ab. Die *prozessualen Variablen* haben die qualitative
Zielsetzung auf institutioneller Ebene zum Gegenstand, die *personellen Variablen* die qualitative Zielsetzung auf individueller Ebene. Mit den *ökonomischen
Variablen* wird auf allgemein anerkannte ökonomische Größen im Zusammenhang abgestellt. Die *generellen Variablen* geben die Stellung des öffentlichen
Unternehmens in der Marktwirtschaft wieder.

Mit Hilfe dieses Forschungsansatzes können auch für den Bereich der Pflegewirt- **82**
schaftslehre Erkenntnisse in den unterschiedlichen Pflegeinstitutionen gewonnen
werden.

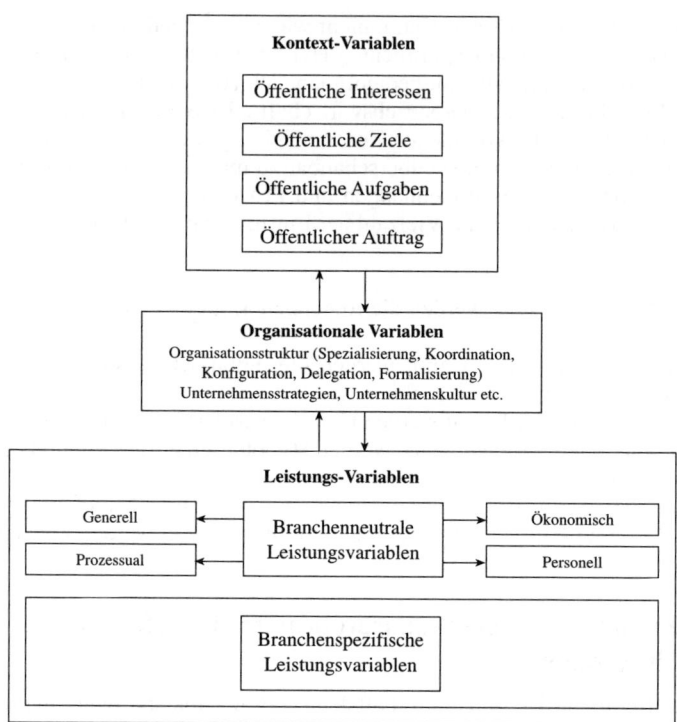

Abb. 12: Variablen und Variablenstruktur eines empirischen Forschungsprogramms
öffentlicher Unternehmen
Quelle: Stein 1999, S. 121

Teil II: Unternehmen und Markt – Krankenhaus

3 Unternehmensprozesse der Pflegeeinrichtungen

Wie bereits im Zusammenhang der „Einzelwirtschaftstheorie der Institutionen" **83** dargelegt, werden im Handlungssystem „Unternehmung" die *drei Unternehmerfunktionen*

- Übernahme von Einkommensunsicherheit,
- Suche und Erzielung von Gewinnen und
- Durchsetzen von Änderungen

ausgeübt. Diese Unternehmerfunktionen werden dabei wesentlich beeinflusst durch die Unternehmensprozesse. Die Unternehmensprozesse spiegeln die *Gesamtheit der faktischen Einflussgrößen* wieder, die mit beeinflusst werden durch die Unternehmensstruktur und die Unternehmensregeln. Diese Unternehmensprozesse sollen jetzt für den Pflegewirtschaftsbereich erläutert werden.

3.1 Unternehmensstruktur der Pflegeeinrichtung Krankenhaus

Im Rahmen des Abschnitts zur Unternehmensstruktur wird zunächst erörtert, **84** welchen gesetzlichen Auftrag (Aufgaben) bzw. welche Ziele von Krankenhäusern verfolgt werden (im Teil III werden analog die ambulanten und stationären Pflegeeinrichtungen behandelt). Im Zusammenhang damit wird das produzierte Produkt erörtert. Schließlich wird dargelegt, in welche Kategorie der Güter die Pflegeleistungen einzuordnen sind.

3.1.1 Aufgaben und Ziele des Krankenhauses

Allgemein wird der Sinn eines Krankenhausaufenthaltes in der Heilung oder Lin- **85** derung einer Krankheit gesehen. Daneben spielt die Aufgabe der Geburtshilfe eine bedeutende Rolle. Um diese Aufgabe zu erfüllen, wird mit der Krankenhaus-Gesetzgebung das Ziel verfolgt, eine wirtschaftliche und bedarfsgerechte Versorgung der Bevölkerung mit Krankenhausleistungen zu gewährleisten. Daneben haben die zugelassenen Krankenhäuser, soweit sie dazu in der Lage sind, die Pflicht, alle Patienten zu behandeln, die der Behandlung bedürfen. Von dieser *gesetzlichen Zielsetzung* sind die *Ziele des „Unternehmens Krankenhaus"* zu trennen, wobei die Zielebenen sich natürlich ergänzen.

86   Die Entscheidung, welche Ziele das Unternehmen Krankenhaus anstrebt, liegt letztlich beim Krankenhausträger. Dabei ist von Bedeutung, dass es *drei Typen von Krankenhausträgern* gibt:

- öffentliche Träger,
- frei-gemeinnützige Träger,
- privat-wirtschaftliche Träger.

87   Diese Träger verfolgen in ihrer je spezifischen Aufgabenstellung unterschiedliche unternehmerische Ziele (vgl. Tabelle 6).

Tab. 6: Träger und Zielsetzungen von Krankenhäusern

Quelle: Thiele/Koch 1998, S. 60

Kriterien	Träger		
	Öffentliche Krankenhäuser	**Freigemeinnützige Krankenhäuser**	**Private Krankenhäuser**
Grundlegende Merkmale **bundesweiter Gesetzgebung**	Krankenhäuser sind Einrichtungen, in denen Krankenhaus-Behandlung oder Geburtshilfe geleistet werden, die sowohl ärztliche und pflegerische Hilfeleistungen als auch eine Unterbringung und Pflege umfassen können (§ 107 SGB, § 2 KHG). Ziel der grundlegenden Krankenhaus-Gesetzgebung ist die Sicherstellung einer **wirtschaftlichen und bedarfsgerechten** Versorgung (§ 1 Abs. 1 KHG).		
Landesweite Gesetzgebung	Pflicht aller zugelassenen Krankenhäuser, jeden Patienten aufzunehmen, der entsprechender Versorgung bedarf und zu dessen Behandlung das Krankenhaus nach seinem nach dem Krankenhausplan oder sonstigen Regelungen vorgegebenen Leistungsvermögen in der Lage ist.		
Trägerschaft (Eigentümer)	**Öffentliche Hand** in Form öffentlich-rechtlicher Gebietskörperschaften (Bund, Land, Kreis, Gemeinde) oder sog. Parafici (Gesetzliche Rentenversicherung, gesetzliche Krankenversicherung, gesetzliche Unfallversicherung)	**Freie, gesellschaftliche Kräfte** (Kirchen, Wohlfahrtsverbände, Genossenschaften, Stiftungen oder gemeinnützige Vereine)	**Privates Rechtssubjekt**
Unternehmensziel	**Prinzip der Bedarfsdeckung (Sachziel) Erfüllung gesundheitspolitischer Ziele** (z. B. einen **Versorgungsauftrag**, des **Lehr- und Ausbildungsauftrages** und des öffentlich-wirtschaftlichen Dienstprinzips im Rahmen der öffentlichen Daseinsfürsorge Gebunden an den Landeskrankenhausplan	**Prinzip der Bedarfsdeckung (Sachziel) Freiwillige Teilnahme** an der gemeinwirtschaftlichen Aufgabe der Gesundheitsversorgung **Erfüllung des Versorgungsauftrages** und des öffentlich-wirtschaftlichen Dienstprinzips im Rahmen der öffentlichen Daseinsfürsorge **Erfüllung des Lehr- und Ausbildungsauftrags**	**Erwerbsprinzip (Formalziel) Einzelwirtschaftliche Rentabilität durch Umsatz- und Gewinnmaximierung zugunsten der Kapitaleigner**
Sicherstellungsauftrag (§ 1 KHG)	Nach dem **Subsidiaritätsprinzip** sind die **Kommunen verpflichtet,** für eine ausreichende Versorgung der Bevölkerung mit Krankenhausleistungen zu sorgen, falls ein unzureichendes Versorgungsangebot besteht.	Keine Verpflichtung	Keine Verpflichtung

Zu unterscheiden sind: **88**
- Bedarfswirtschaftliche Krankenhausträger (öffentliche und frei-gemeinnützige Krankenhäuser). Die Wahrnehmung der Aufgabe der Bedarfsdeckung steht im Vordergrund.
- Erwerbswirtschaftliche Krankenhausträger (privat-wirtschaftliche Krankenhäuser). Zielsetzung für den Betrieb eines Krankenhauses ist die Erzielung eines Gewinns.

Diese Unterscheidung besagt aber nicht, dass die öffentlichen und frei-gemein-   **89**
nützigen Krankenhäuser in ihren Unternehmen auch Überschüsse erzielen dürfen. Die Besonderheit gegenüber den erwerbswirtschaftlich betriebenen Krankenhäusern besteht in der Gewinnverwendung: Die privatwirtschaftlichen Krankenhäuser dagegen lassen die öffentlichen und frei-gemeinnützigen Krankenhäuser diese Überschüsse im Rahmen des Gemeinnützigkeitsrechts (vgl. *Knorr/Klaßmann* 2000, 2 ff.) wieder in die Einrichtung Krankenhaus zurückfließen.

Zum Sicherstellungsauftrag nach § 1 KHG ist zu bemerken, dass dieser Auftrag   **90**
von den Krankenhäusern in öffentlicher Trägerschaft zu erfüllen ist, wenn sich die freigemeinnützigen und privaten Träger aus der Aufgabe zurückziehen.

3.1.2 Produkt der Pflegeinstitution Krankenhaus

Im Zusammenhang mit der Zielsetzung der Pflegeinstitutionen ist das von ihnen   **91**
erzeugte Produkt – der Output- zu sehen. Dieses Produkt ist Ergebnis der betrieblichen Leistungserstellung, das definiert werden kann als spezifisch zweck-gebundene Mengenabgrenzung zum Austausch von Sachen und Verfügungsrechten.

Das Ergebnis der Tätigkeit im Krankenhaus liegt zumeist in der positiven Beein-   **92**
flussung des Gesundheitszustandes des Patienten. Die Besonderheit von Dienstleistungen bringt es mit sich, dass dieses „Produkt" nicht quantifiziert werden kann. Deshalb greift die Betriebswirtschaft auf Indikatoren zurück, mit deren Hilfe der Output des Krankenhauses erfasst werden kann.

Als solche Output-Indikatoren werden angesehen (vgl. *Breyer/Zweifel/Kifman*   **93**
2003, S. 329 ff.):
- die Anzahl der Patienten und Behandlungsfälle,
- die Anzahl der Pflegetage bzw. Berechnungstage,
- die Menge der eingesetzten Sachen und Verfügungsrechte,
- die Menge der medizinischen und pflegerischen Einzelleistungen.

Für den Bereich der Pflege ist mit der sogenannten Pflege-Personalregelung   **94**
(PPR; Aufhebung der PPR mit dem 2. GKV-Neuordnungsgesetz) ein weiteres tätigkeitsspezifisches Instrument entwickelt worden, um den Pflegeaufwand bei den unterschiedlichen Patientenstrukturen in einem Krankenhaus zu ermitteln. Pflegeleistungsindikatoren sind danach:
- Leistungen für die allgemeine und spezielle Pflege (A- und S-Pflege)
- Anzahl der Krankenhausaufnahmen,
- Anzahl der Stundenfälle und tagesklinischen Fälle,
- Anzahl der gesunden Neugeborenen.

3.1.3 Pflegeleistungen als meritorische Güter

95 Allgemein sind private Güter durch die Kriterien Ausschließbarkeit und Rivalität gekennzeichnet. Nach dem letzten Kriterium kommt nur dem Konsumenten der Nutzen aus einem von ihm erworbenen Gut zu. Das Ausschlussprinzip besagt, dass mit der Zahlung des Kaufpreises der Konsum möglich ist; im Falle der Nichtzahlung wird man vom Konsum ausgeschlossen.

96 Die genannten Kriterien treffen für die rein öffentlichen Güter nicht zu. So kann man das Gut „Landesverteidigung" mit in Anspruch nehmen, ohne das man zur Finanzierung des Gutes beigetragen hat. Der eigene Konsum dieses Gutes schränkt auch den Nutzen der Mitkonsumenten nicht ein.

97 Die meritorischen Güter sind *zwischen den privaten und öffentlichen Gütern* anzusiedeln. Das Ausschlußprinzip kommt bei ihnen nicht zum Tragen. Zum Angebot dieser Güter durch den Staat kommt es, weil davon ausgegangen wird, dass die Staatsbürger als Konsumenten diese Güter nicht so nachfragen würden, um eine als ausreichend anzusehende Versorgung zu gewährleisten. Es wird davon ausgegangen, dass der Konsument wie bei dem Kauf eines privaten Gutes eher auf den unmittelbaren Nutzen, als auf die eher mittel- bis langfristig zu erwartenden Vorteile für ihn setzt. Die Sozialversicherung und damit die *Krankenhaus- und Pflegeleistungen* (als Teil der Sozialversicherung) werden als meritorisches Gut angesehen. In der Bundesrepublik Deutschland genießt fast die gesamte Bevölkerung den Versicherungsschutz der Gesetzlichen Krankenversicherung und der gesetzlichen Pflegeversicherung. Die Kranken- bzw. die Pflegeversicherung berechtigt nach Zahlung von entsprechenden Beiträgen zur Inanspruchnahme auch von Leistungen. Die Beitragshöhe der Versicherung ist so ausgestaltet, dass soziale Komponenten mit berücksichtigt werden. Im Gegensatz zu einer privaten Versicherung oder zur Rentenversicherung gilt hier nicht das Äquivalenz-Prinzip *Leistung-Gegenleistung,* sondern das *solidaritäts-orientierte Versicherungsprinzip.*

98 Die Krankenversicherung wurde im Zuge der Industrialisierung des Deutschen Reichs vom Staat *1883* als Pflichtversicherung eingeführt. Denn man war davon ausgegangen, dass die einzelne Arbeitskraft für diesen Bereich der Risikovorsorge von sich aus keinen Versicherungsschutz abschließen würde, da mit der Beitragszahlung der Konsum des Gutes „Gesundheit" nicht unmittelbar verbunden war, sondern immer nur zum jeweiligen Zeitpunkt einer Krankheit stattfand. Es ist also dem „verdienstvollen Eingriff des Staates" (*Zimmermann/Henke* 2001, S. 50) zuzuschreiben, dass in diesem Sinne die Konsumentensouveränität korrigiert und die Versicherungspflichtigen gezwungen wurden, ihre Beiträge abzuführen. Für das einzelne Unternehmen „Krankenhaus" bedeutet dies, dass es die *Kosten seiner Leistungen überwiegend aus diesen Zwangsbeiträgen der Versicherten, d. h. über Entgelte der Krankenkassen finanziert.*

3.2 Unternehmensregeln der Pflegeeinrichtungen

99 Wie bereits im Zusammenhang mit der *Einzelwirtschaftstheorie der Unternehmung* erläutert wurde, werden Unternehmensprozesse zum einen durch die Unternehmensstruktur und zum anderen durch die Unternehmensregeln gesteuert. Dies gilt auch für die Pflegeeinrichtungen. Diese Regeln werden durch das *Ma-*

nagement und/ oder durch *Trägerentscheidungen* getroffen. Zum Teil sind diese Regeln auch in *bestimmten gesetzlichen Bestimmungen* (z. B. haben kommunale Krankenhäuser ihre Organisation nach den Vorgaben der jeweiligen Landeskrankenhausgesetze auszurichten) festgelegt worden.

Diese Unternehmensregeln sind im Zusammenhang mit den wahrzunehmenden **100** Aufgaben im Unternehmen zu sehen. Deshalb wird zunächst auf die allgemeinen Aufgaben im Krankenhaus und in den Pflegeeinrichtungen eingegangen. Daran anschließend auf die Variablen der Organisationsstruktur eines Unternehmens. Abschließend werden noch einige Rechtsformen von sozialen Dienstleistungsunternehmen in öffentlicher Trägerschaft erläutert.

3.2.1 Aufgabenmerkmale des Krankenhauses

Die Aufgaben der Pflegeeinrichtungen lassen sich für das *Krankenhaus* festma- **101** chen an den *Diagnosen.*

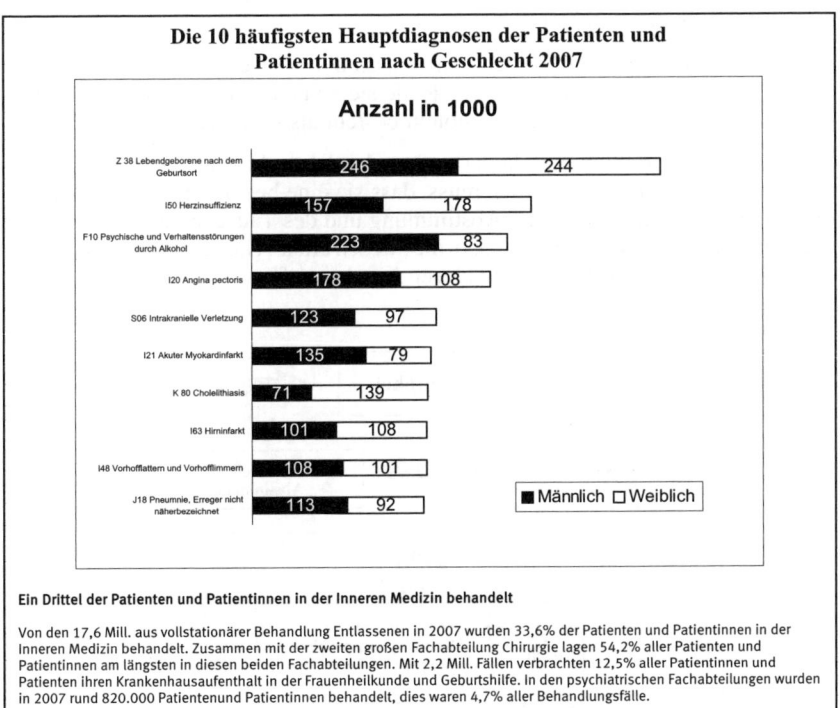

Abb. 13: *Hauptdiagnosen der Patienten im Krankenhaus 2007*
        Quelle: Statistisches Bundesamt 2009, S. 24

Von den ca. 17,6 Mill. behandelten Patienten, deren Verweildauer bei ca. 8,3 Ta- **102** gen lag, waren ca. 53,4 % Frauen. Die durchschnittliche Verweildauer von Patienten mit psychiatrischen Erkrankungsbild lag bei 20,8 Tagen.

3.2.2 Variable der Organisation

103   In den Ausführungen zur Organisation werden die grundlegenden Begriffen zur „Organisation" dargelegt. Zunächst wird erläutert, warum es organisatorische Probleme gibt. Daran anschließend wird auf den instrumentellen und den institutionellen Organisationsbegriff eingegangen. Im nächsten Abschnitt erfolgt schließlich der Blick auf die Gestaltungsinstrumente der Organisation – die Regeln zur Aufbauorganisation und zur Ablauforganisation.

3.2.2.1 Begriffe zur „Organisation"

104   Zu der Frage, warum es überhaupt organisatorische Probleme gibt, führen die Autoren *Picot/Dietl/Franck* (1997, S. 1-25) aus, dass Menschen aufgrund der knappen Ressourcen wirtschaften müssen. Arbeitsteilung und Spezialisierung sowie Tausch und Abstimmung dienen dazu, dass Knappheitsproblem zu bewältigen. Bei diesen Grundelementen des Wirtschaftens treten aber in der Umsetzung Mängel auf, die soweit wie möglich zu beseitigen sind. Es bestehen Koordinations- und Motivationsprobleme.

105   Das Koordinationsproblem besteht darin, dass die Wirtschaftsakteure nicht über ausreichend Wissen verfügen, welche Rolle sie einnehmen müssen, um zum Unternehmensziel beizutragen. Das Problem besteht also im Nichtwissen.

106   Das Motivationsproblem besteht darin, dass den Wirtschaftsakteuren die Motivation erst einmal vermittelt werden muss, dass sie eine bestimmte Art der Arbeitsteilung, der Spezialisierung, der Abstimmung und des Tausches auch bereitwillig einhalten. Das Problem besteht also im Nichtwollen. Die nachstehende Abbildung 14 zeigt den Zusammenhang dieser Aspekte auf.

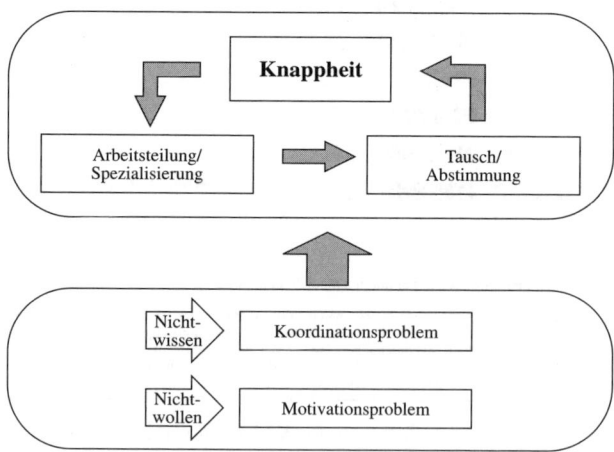

Abb. 14: Organisationsproblem
   Quelle: Picot/Dietl/Franck 1997, S. 10

Zusammenfassend lässt sich damit sagen: „Das Organisationsproblem lässt sich   **107**
als Problem der Mängelbeseitigung im Prozess des Wirtschaftens definieren.
Mängel im Bereich der Arbeitsteilung/Spezialisierung manifestieren sich als
nicht ausgeschöpfte Produktivitätspotenziale. Mängel im Bereich der Abstimmung und des Tausches manifestieren sich als wieder verspielte Produktivitätsge-
winne. Mängelbeseitigung setzt Koordination (die Versorgung der Akteure mit
entsprechenden Informationen zu ihrer Rolle) und Motivation (das Schaffen von
Anreizen für Akteure zum Spielen ihrer Rolle) voraus" (*Picot/Dietl/Franck* 1997,
S. 9). Legt man diese Sichtweise zugrunde, so ist die *Organisation im Unternehmen ein Instrument, um die genannten Mängel zu beseitigen.* Die Unternehmung
hat aus dieser Perspektive eine Organisation. Aus der Institutionensicht wird die
Unternehmung als ein soziales System angesehen. Dieses soziale System Unter-
nehmung *ist* eine Organisation. In der nachfolgenden Gegenüberstellung wird der
Unterschied zwischen diesen beiden Perspektiven der Organisation deutlich (vgl.
Tabelle 7).

Tab. 7: Organisationsbegriffe

Quelle: eigene Zusammenstellung nach Schreyögg 1996, S. 4 ff.

Kriterien	Instrumenteller Organisations-begriff	Institutioneller Organisations-begriff
Funktionaler Organisationsbegriff	Organisation ist ein Instrument der Führung. Damit werden die Leistungsprozesse im Betrieb im Hinblick auf das angestrebte Ziel gesteuert.	Organisation wird aus der Ge-samtperspektive des Systems, der Institution, gesehen.
	Organisation wird als ein Instru-ment der Führung gesehen.	
Konfigurativer Organisationsbegriff	Die Organisation bildet das „Ge-häuse" der Unternehmung. Dieses feste Gefüge (Konfiguration) ist allen anderen Maßnahmen vorge-lagert.	
Drei Zentralelemente *des Organisationsbegriffs:*		
Spezifische Zweckori-entierung		Organisationen sind auf spezifi-sche Ziele hin ausgerichtet.
Geregelte Arbeitstei-lung		Die in den Organisationen prakti-zierte Arbeitsteilung wird in Er-wartungen (Rollen, Stellenbe-schreibungen) festgehalten. Das Handeln der Organisationsmit-glieder soll sich daran planmäßig ausrichten.
Beständige Grenzen		Organisationen unterscheiden zwischen Innenwelt und Außen-welt (Umwelt). Sie kann nur be-stehen, wenn sie sich zur Außen-welt abgrenzt.

Ausgehend vom *instrumentellen Organisationsbegriff* werden im Folgenden die   **108**
Instrumente der Aufbau- und der Ablauforganisation kurz vorgestellt, die eingesetzt werden, um die Organisation zu gestalten. Mit der Aufbauorganisation wird
die Strukturierung der Unternehmung umschrieben: *Welche Arbeitsteilung, wel-*

che Spezialisierung bei der wahrzunehmenden Aufgabe wird vorgenommen? Die *Ablauforganisation* zielt auf den Prozess der Aufgabenwahrnehmung: *Wie können die Abläufe im Hinblick auf den angestrebten Unternehmenszweck am besten gestaltet werden?*

3.2.2.2 Die Aufbauorganisation

109   Im Hinblick auf die Aufbauorganisation wird eingegangen auf die Aufgabenverteilung, auf die Verteilung von Entscheidungsrechten sowie auf die Verteilung von Weisungsrechten.

110   Im Mittelpunkt der organisatorischen Regelungen steht die Aufgabe. Die Gesamtaufgabe wird im Unternehmen in Teilaufgaben zerlegt. Im Rahmen der Aufgabenverteilung geht es um die Bildung von Teilaufgaben und die Bildung von organisatorischen Einheiten als Träger dieser Teilaufgaben. Die Teilung der Aufgaben kann nach der Mengen- oder nach der Artenteilung erfolgen. Die *Mengenteilung* kommt infrage, wenn es sich eher um gleichartige Aufgaben handelt und z. B. eine Aufteilung der Aufgaben nach Buchstaben möglich ist.

111   Die *Artenteilung* wird bei dem Wesen nach unterschiedlichen Teilaufgaben vorgenommen. Im Rahmen der Artenteilung erfolgt zunächst die Aufgabenanalyse und dann die Aufgabensynthese, d. h. dass Teilaufgaben zu sinnvollen organisatorischen Einheiten zusammengefasst werden. Die Aufgabenanalyse kann anhand folgender Gliederungsmerkmale vorgenommen werden (Abbildung 15):

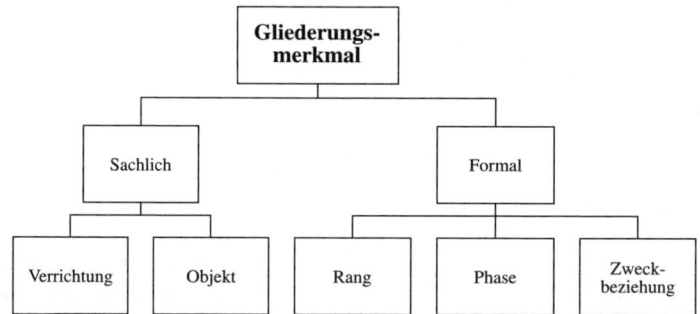

Abb. 15: Gliederungsmerkmale der Aufgabenanalyse
Quelle: Jung 2001, S. 249

112   Im Rahmen der sachlichen Gliederung werden Aufgaben nach der *Verrichtung* (welche Tätigkeiten sind zu erledigen?) und nach dem *Objekt* (welche Endleistungen werden erledigt?) unterschieden.

113   Bei der formalen Trennung der Aufgaben wird unterschieden zwischen:

*   dem *Rang der Aufgabe* (Entscheidungs- oder Ausführungsaufgabe): Im Allgemeinen wird eine Aufgabe erst nach der Entscheidung ausgeführt; z. B. wird entschieden, dass der Patient noch einmal operiert werden muss. Nach der Entscheidung erfolgt die Ausführung, die Operation.

- der *Phase des Entscheidungsprozesses* (Planungs-, Realisations- oder Kontrollaufgabe): grundsätzlich werden Aufgaben in dieser Reihenfolge bearbeitet; z. B. wird die Operation erst geplant, dann realisiert und abschließend kontrolliert.
- der *Zweckbeziehung* (Primär- oder Sekundäraufgabe): Primäraufgaben tragen unmittelbar zur eigentlichen Betriebsleistung bei, Sekundäraufgaben nicht; z. B. gehört die fachgerechte Betäubung des Patienten zur Primäraufgabe der Operation, da sonst die Operation nicht durchzuführen wäre – das Gespräch des Chirurgen mit dem Patienten nach der Operation wäre dann eine Sekundäraufgabe.

Im Rahmen der Aufgabensynthese werden Teilaufgaben so zusammengefügt, **114** dass organisatorische Einheiten gebildet werden können. Ausgangspunkt für eine organisatorische Einheit ist die Stelle. „Die Stelle wird definiert als ein Aufgabenkomplex, der von einer dafür qualifizierten Person unter normalen Umständen bewältigt werden kann" (*Picot/Dietl/Franck* 1997, S. 167). Den Zusammenhang zwischen Aufgaben und Stellen zeigt die nachstehende Abbildung 16.

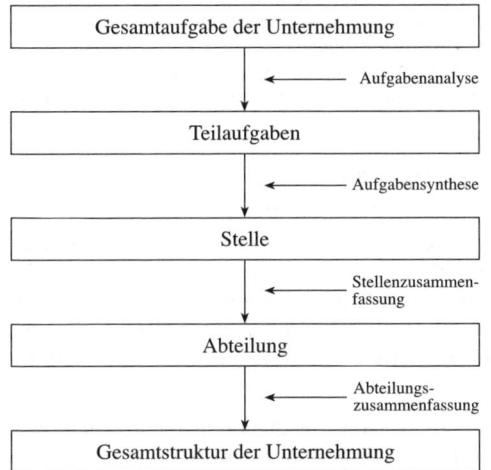

Abb. 16: Zusammenhang zwischen Aufgabe und Stelle
Quelle: Jung 2001, S. 248

Im Rahmen der organisatorischen Regelungen wird eine Stelle mit Rechten und **115** Pflichten ausgestattet, den sogenannten Kompetenzen. Stellen können dabei mit verschiedenen Arten von Kompetenzen ausgestattet sein (siehe Abbildung 17).

- **Ausführungskompetenz** (Erledigung von übertragenen Aufgaben unter Beachtung zeitlicher und verfahrensmäßiger Restriktionen),
- **Verfügungskompetenz** (Zugriffsrecht auf bestimmte Informationen, Materialien, Werkzeuge, Maschinen, die sich außerhalb des Arbeitsplatzes befinden),
- **Antragskompetenz** (Initiativrecht zur Auslösung von Entscheidungsprozessen über bestimmte Fragen an anderer Stelle),
- **Entscheidungskompetenz** in der Form von
  - Maßnahmenkompetenz (Entscheidungsrecht im Hinblick auf bestimmte Aktionen innerhalb eines gegebenen Rahmens),
  - Richtlinienkompetenz (Recht zur Setzung genereller Rahmenbedingungen für das Handeln Dritter; kann das Organisationsrecht einschließen),
- **Anordnungskompetenz** (Recht, andere in bestimmten Fragen zu einem Tun oder Unterlassen anzuweisen),
- **Mitsprachekompetenz** (Recht zur Mitwirkung bei Entscheidungen anderer Stellen in Form von
  - Mitberatungsrecht (Anhörungsrecht),
  - Mitentscheidungsrecht (Kollegialentscheidung mit unterschiedlichen Abstimmungsregeln; Vetorecht als stärkste Ausprägung),
  - Fachentscheidungsrecht (Kompetenz, bestimmte Aspekte von größeren Problemen abschließend entscheiden zu können, etwa Zustimmungsbedarf des Sicherheitsingenieurs, des Umweltschutzbeauftragten oder des Betriebsrats bei bestimmten Betriebsveränderungen),
- **Stellvertretungskompetenz** (das Recht, die Unternehmung insgesamt nach außen zu vertreten oder das Recht, für andere Stelleninhaber bei deren Verhinderung zu handeln).

Abb. 17: Stellen und Kompetenzen

Quelle: Picot/Dietl/Franck 1997, S. 167 f.

116 Bei den Stellen ist zwischen *drei Arten* zu unterscheiden. Leitungsstellen sind mit Entscheidungs- und Weisungsrechten ausgestattet. Mit Ausführungskompetenzen sind die Ausführungsstellen konzipiert worden. Diese Stellen haben auch ein Zugriffsrecht auf die Infrastruktur im Unternehmen. Stabstellen sind nicht in die Linienorganisation eingeordnet und verfügen über Informations- und Anhörungsrechte.

117 Im Rahmen der Verteilung von Entscheidungsrechten geht es um die Frage, wer mit welchen Kompetenzen ausgestattet wird: *Wer hat welche Entscheidungsrechte in der Unternehmung?* Bei der Klärung dieser Frage kann zwischen zwei grundlegenden Prinzipien getrennt werden, der Delegation und der Partizipation. Im Rahmen der *Delegation* ist zu klären, welche organisatorische Einheiten welche inhaltlichen Gestaltungsbefugnisse erhalten. Mit dem Delegationsgrad wird ausgesagt, je mehr Entscheidungsrechte auf nachgeordnete Ebenen verlagert werden, desto höher ist der Delegationsgrad. Damit verbunden sind auch die Qualifikationsanforderungen an nachgeordnete Stellen. Diese steigen mit zunehmendem Qualifikationsgrad. Mit der *Partizipation* wird die Frage der Beteiligung der nachgeordneten Stellen an der Entscheidungsfindung der übergeordneten Ebene angesprochen. Die Partizipation kann schwach ausgeprägt sein (es besteht ein Anhörungsrecht) oder es besteht ein hoher Partizipationsgrad. Die Gruppe kann autonom entscheiden. Die *Abstufungen der Partizipation* sind Abbildung 18 zu entnehmen.

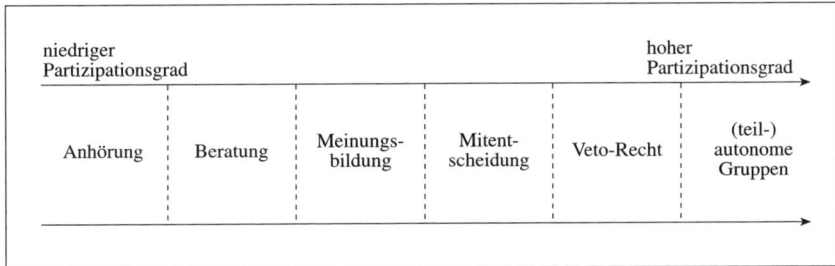

Abb. 18: Abstufungen der Partizipation
    Quelle: Picot/Dietl/Franck 1997, S. 172

Die bisher geschaffene Struktur (Aufgabenverteilung, Verteilung von Weisungs-   **118**
rechten) wird mit der Verteilung von Weisungsrechten konkretisiert. Zu trennen
ist zwischen *zwei Grundformen* der Gestaltung des Weisungsrechts:

- dem Einlinien-System und
- dem Mehrliniensystem.

Das auf den Franzosen *Fayol* (1916) zurückgehende Einlinien-System besagt,   **119**
dass nach dem Prinzip der „Einheitlichkeit der Auftragserteilung" die nachgeordnete Stelle nur von einer vorgesetzten Organisationseinheit Weisungen erhält.
Abbildung 19 zeigt dieses System.

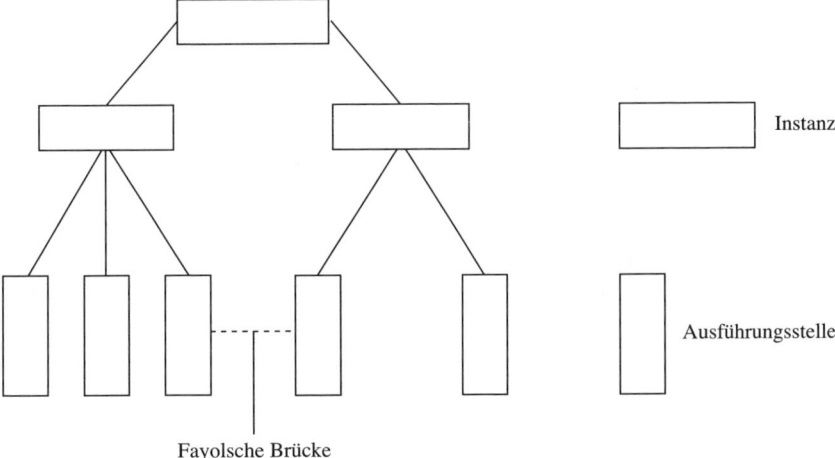

Abb. 19: Einliniensystem
    Quelle: Picot/Dietl/Franck 1997, S. 174

Das auf den Amerikaner *Taylor* (1913) zurückgehende *„Funktionsmeistersys-*   **120**
tem" oder Mehrliniensystem besagt, dass der nachgeordnete Mitarbeiter von
mehreren fachlich spezialisierten Vorgesetzten fachliche Weisungen erhalten
darf. Abbildung 20 veranschaulicht dieses System.

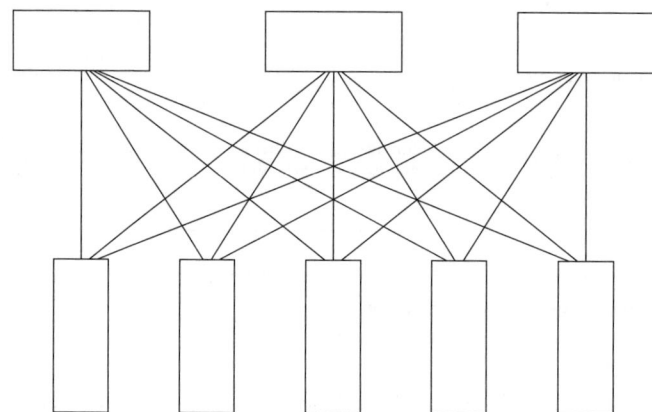

Abb. 20: Mehrliniensystem
Quelle: Picot/Dietl/Franck 1997, S. 178

121   *Stabstellen* sind zur Unterstützung der Leitungsfunktion eingerichtet worden. Sie haben beratende Funktion und sind nicht mit Weisungsrechten ausgestattet. Abbildung 21 zeigt das Stabliniensystem.

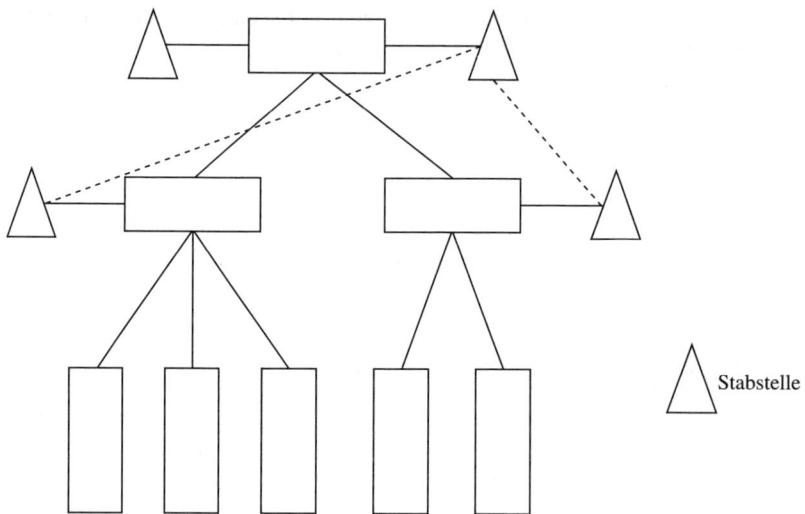

Abb. 21: Stabliniensystem
Quelle: Picot/Dietl/Franck 1997, S. 176

3.2.2.3 Die Ablauforganisation

Ging es bisher um den Aufbau, die Ausstattung mit Rechten und Pflichten, so steht im Rahmen der Ablauforganisation der organisatorische Prozess der Aufgabenerfüllung im Mittelpunkt. Bei der Gestaltung der Ablauforganisation werden u. a. die folgenden Ziele verfolgt (vgl. *Hopfenbeck* 2000, S. 340): **122**

- hohe Auslastung der Kapazitäten,
- Minderung der Lagerbestände,
- kurze Durchlaufzeit der produzierten Produkte,
- hohe Termintreue sowie
- kundengerechte Problemlösung.

Diese *stellen- und projektbezogenen Ziele* verdeutlicht noch einmal die Abbildung 22. **123**

Hauptziele der Ablauforganisation

Stellenbezogen
Maximierung der
Kapazitätsauslastung

Auf der Ebene der Instanzen durch
- Verringerung der Wartezeit
- Verringerung der Zahl der Ausführenden
- Erhöhung der Anzahl der bearbeiteten Gegenstände

Auf der Ebene der Sachmittel durch
- Verringerung der Leerzeit
- Verringerung der Anzahl der Sachmittel
- Erhöhung der Anzahl der zu bearbeitenden Gegenstände

Auf der räumlichen Ebene
- Ergonomische Gestaltung des Arbeitsplatzes
- Verringerung der Anzahl von Wegen zwischen den Arbeitsräumen

Projektbezogen
Minimierung der
Durchlaufzeiten durch

- Verringerung der Bearbeitungszeit
- Verringerung der Transportzeit
- Verringerung der Wartezeit

- Erhöhung der Zahl der Ausführenden
- Erhöhung der Sachmittel

Ziel abwägen: Streben nach optimaler Gesamtlösung

Abb. 22: Hauptziele der Ablauforganisation
Quelle: Hopfenbeck 2000, S. 341

Aus Abbildung 22 ist zu entnehmen, dass das Ziel der Maximierung der Kapazitätsauslastung dem Ziel der Minimierung der Durchlaufzeiten entsprechen oder auch widersprechen kann. Die Unternehmensleitung wird bei Gestaltung der Ablauforganisation daran interessiert sein, die Kapazitäten im Unternehmen möglichst optimal auszulasten. Dies impliziert z. B. die Reduktion von Leerzeiten und die Erhöhung der Anzahl der zu bearbeitenden Gegenstände. Auf der anderen Seite wird die Unternehmensleitung bestrebt sein, die Durchlaufzeiten im Rahmen der Produktion der Produkte möglichst zu minimieren. Deshalb ist sie z. B. bestrebt, die verschiedenen Zeiten zu verringern und die Anzahl der Personen – die Aufgaben ausführen – zu erhöhen, um dieses Ziel zu erreichen. **124**

3.2.2.4 Formen der Unternehmensverfassung von sozialen Dienstleistungsunternehmen – einige Beispiele

125 Der Blick konzentriert sich hier auf die Rechtsformen des privaten Rechts. Zum Einstieg soll im Folgenden ein Überblick über die Rechtsformen und die Betriebsformen von Einrichtungen im Bereich der sozialen Dienstleistungen gegeben werden (vgl. Tabelle 8).

Tab. 8: Rechts- und Betriebsformen

Quelle: Bauer 2001, S. 75

	Beispiele für Träger und ihre *Rechtsformen*	Beispiele für *Betriebsformen*

öffentlich	– Gemeinden, Landkreise, Bundesländer, Bund;·
	– öffentliche Unternehmen:
	  – rechtsfähige Körperschaften (Gemeindezweckverbände, Sozialversicherungen);
	  – Öffentlich-rechtliche Anstalten (Deutsche Bundesbank, Landesrundfunkanstalten);
	– Stiftungen des öffentlichen Rechts
		Allgemeiner Sozialdienst, Städtische Kindergärten, Altenheime, Krankenhäuser, Freizeitheime, Obdachlosenunterkünfte; Landeskrankenhäuser, Justizvollzugsanstalten, Staatliche Erziehungsheime; Bundesanstalt für Arbeit, Bundesversicherungsanstalten

privat-gemeinnüt-zig	– eingetragene Vereine, Arbeitsgemeinschaften, Landesverbände, Fachverbände, Spitzenorganisationen und Europa-Vertretung der Freien Wohlfahrtspflege; – gemeinnützige Stiftungen des Privat-rechts;· – gemeinnützige GmbHs; – gemeinnützige Genossenschaften	Altenheime, Kinderkrippen und Kindergärten, Horte, Wohngruppen, Familienferienstätten, Sozialstationen, Behindertenwerkstätten, Erziehungsberatungsstellen, Schuldnerberatungsstellen, Bahnhofsmissionen, Essensdienste, Sozialzentren, Fach- und Hochschulen, Rettungsdienste, Krankenhäuser von Freien Trägern der Wohlfahrtspflege
privat-gewerblich	Einzelkaufmann; Personengesellschaften (OHG, KG); Kapitalgesellschaften (AG, KgaG, GmbH); Genossenschaften; Stiftungen des Privatrechts	Ambulante Altenpflegedienste, Altenheime, -stifte, -residenzen, Kindertagesstätten, Kinder- und Jugendheime, Kliniken in privatgewerblicher Trägerschaft

126 In den weiteren Ausführungen liegt der Fokus auf den *Rechtsformen des öffentlichen Rechts*. Vom öffentlichen Recht wird gesprochen, wenn sich die Teilnehmer im Rechtsverkehr in einem Über-/Unterordnungsverhältnis befinden; auf der einen Seite der Staat, auf der anderen Seite der Bürger. Als Rechtsformen mit eigener Rechtsfähigkeit werden geführt: Körperschaften des öffentlichen Rechts, Anstalten des öffentlichen Rechts und Stiftungen des öffentlichen Rechts. Körperschaften in Form von Gebiets- oder Personenkörperschaften besitzen die Allzuständigkeit und sind mit Hoheitsgewalt ausgestattet (z. B. der Bund, die Länder, die Gemeinden).

Anstalten haben Mitglieder und verfolgen einen bestimmten Verwaltungszweck   **127**
(z. B. Rundfunkanstalten, die Bundesversicherungsanstalt für Angestellte). Stiftungen sind Vermögensmassen. Sie entstehen durch einen Stiftungsakt (z. B. Stiftung preußischer Kulturbesitz). Tabelle 9 zeigt weitere Einzelheiten zu den erwähnten Rechtsformen des öffentlichen Rechts.

Tab. 9: Rechtsformen des öffentlichen Rechts

Quelle: Knorr/Wernick 1991, S. 63

	Juristische Personen		
	Körperschaft d. ö. R.	**Anstalt d. ö. R.**	**Stiftung d. ö. R.**
Rechtsfähigkeit	rechtsfähig	rechtsfähig	rechtsfähig
Haftung	Haftung beschränkt auf das Vermögen der Körperschaft d. ö. R.	Haftung beschränkt auf das Vermögen der Anstalt d. ö. R.	Haftung beschränkt auf das Vermögen der Stiftung d. ö. R.
Organe	gesetzlich unterschiedlich geregelt	gesetzlich unterschiedlich geregelt. Organleihe durch den Träger möglich	Stiftungsvorstand nach dem jeweiligen Landesstiftungsgesetz (als kommunale Stiftung Verwaltung durch Organe der kommunalen Körperschaft)
Mitgliedschaft	mitgliedschaftliche Organisation. Mitgliedschaft gesetzlich verankert	keine mitgliedschaftliche Organisation –Träger ist eine Körperschaft d. ö. R.	keine mitgliedschaftliche Organisation – keine juristische Verbindung mit einem Träger
Zweck	Verfolgung öffentlicher Zwecke, u. U. auch mit hoheitlichen Mitteln	Verfolgung öffentlicher Zwecke, nicht notwendig mit hoheitlichen Mitteln (Daseinsvorsorge)	Verfolgung öffentlicher Zwecke, nicht notwendig mit hoheitlichen Mitteln (Daseinsvorsorge)
Sonstiges	–/–	–/–	Stiftungsaufsicht nach jeweiligem Landesrecht

Als Rechtsformen *ohne eigene Rechtsfähigkeit* werden der Regie- und der Eigen-   **128**
betrieb geführt (vgl. Tabelle 10).

Tab. 10: Rechtsformen ohne eigene Rechtspersönlichkeit

Quelle: Knorr/Wernick 1991, S. 64

	Regiebetrieb	Eigenbetrieb
Rechtsfähigkeit	rechtlich unselbstständiger Bestandteil der Trägerverwaltung	rechtlich unselbstständiger Bestandteil der Trägerverwaltung mit organisatorischer und wirtschaftlicher Selbstständigkeit
Haftung	es haftet die Trägerverwaltung	es haftet die Trägerverwaltung
Organe	keine eigenen Organe	Funktionsträger, die teilweise Organstellung haben nach Eigenbetriebs-/Kommunalrecht: – Gemeinderat – Krankenhausausschuss – Gemeindedirektor – Betriebsleitung
Mitgliedschaft	–/–	–/–
Zweck	Erfüllung von Aufgaben i.R. gesetzlich festgelegter oder freiwillig übernommener Aufgaben des Verwaltungsträgers	Erfüllung von Aufgaben i.R. gesetzlich festgelegter oder freiwillig übernommener Aufgaben des Verwaltungsträgers
Sonstiges	–/–	Verwendung dieser Rechtsform muss gesetzlich zugelassen sein

129   Ein Regiebetrieb ist rechtlich und wirtschaftlich unselbstständig. Wird ein Krankenhaus in dieser Rechtsform geführt, so ist dieses in die Haushaltssatzung bzw. in den Haushaltsplan einer Gemeinde eingeordnet und kann von sich aus nicht selbstständig handeln, sondern ist dazu auf die Vertreter angewiesen, die die Gemeinde rechtlich nach außen vertreten.

130   Bei einem Eigenbetrieb besteht auch diese rechtliche Unselbstständigkeit. Nach der Eigenbetriebsverordnung des jeweiligen Bundeslandes ist aber ein eigenständiges wirtschaftliches Handeln möglich.

131   Die Baden-Württembergische Krankenhausgesellschaft (BWKG) führte im Jahr 2006 (vgl. zum Folgenden: BWKG Mitteilung 168/2007) eine Erhebung zur Rechtsform und Trägerstruktur der Krankenhäuser durch. An der Erhebung beteiligten sich 226 der 253 BWKG-Mitgliedskrankenhäuser.

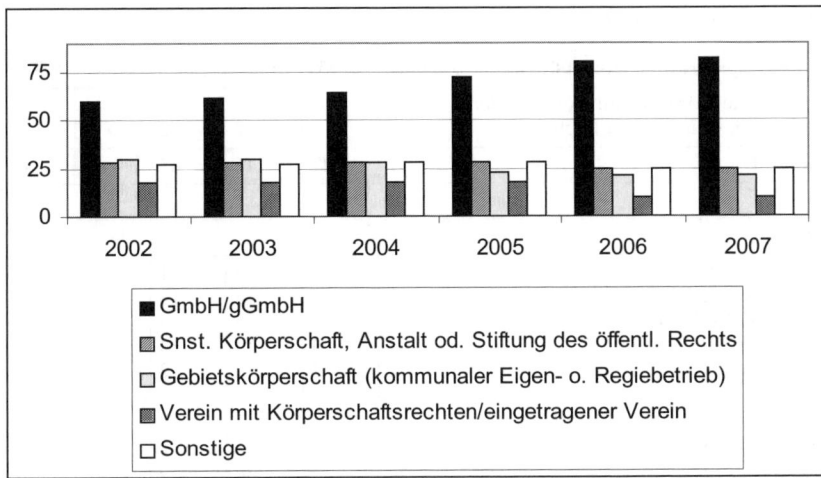

Abb. 23: Zahl der Krankenhausträger nach deren Rechtsform
Quelle: BWKG Mitteilung 168/2007

Wie aus der Abbildung 23 zu entnehmen ist, werden die Krankenhäuser nach die-   **132**
ser Auswertung am häufigsten in der Rechtsform der GmbH bzw. gGmbH geführt. Danach kommen verschiedene Rechtsformen des öffentlichen Rechts.

Im Hinblick auf die Krankenhausstandorte nach Trägergruppen und Rechtsfor-   **133**
men zeigt sich folgendes Bild (vgl. Tabelle 11).

Tab. 11: Zahl der Krankenhausstandorte nach Trägergruppe und Rechtsform des
Krankenhausträgers
Quelle: BWKG Mitteilung, 168/2007

Trägergruppe / Rechtsform	2002	2003	2004	2005	2006	2007
öffentlich						
GmbH / gGmbH	32	36	44	54	65	68
Gebietskörperschaft (Eigen-, Regiebetrieb)	64	61	54	44	36	33
Sonstige Körperschaft, Anstalt oder Stiftung des öffentlichen Rechts	21	21	21	21	20	20
Gesamt	**117**	**118**	**119**	**119**	**121**	**121**
freigemeinnützig						
GmbH / gGmbH	20	20	20	19	25	25
Verein mit Körperschaftsrechten / eingetragener Verein	14	14	14	14	9	9
Sonstige Körperschaft, Anstalt oder Stiftung des öffentlichen Rechts	6	6	6	6	6	6
Stiftung des privaten Rechts	3	3	3	3	3	3
AG / gAG	1	1	1	1	1	1

Tab. 11: (Fortsetzung)

Trägergruppe / Rechtsform	2002	2003	2004	2005	2006	2007
Öffentliche Körperschaft, Anstalt oder Stiftung des kirchlichen Rechts	3	3	2	2	1	1
Gesamt	**47**	**47**	**46**	**45**	**45**	**45**
privat						
GmbH / gGmbH	22	21	22	21	23	23
GmbH & Co. KG	13	13	13	13	13	13
GbR / BGB-Gesellschaft	5	5	5	5	5	5
Einzelinhaber	4	4	4	4	4	4
Stiftung & Co. KG	2	2	2	2	2	2
KG	1	1	1	1	1	1
Verein mit Körperschaftsrechten /eingetragener Verein	1	1	1	1	1	1
Gesamt	**48**	**47**	**48**	**47**	**49**	**49**
gemischt						
GmbH / gGmbH	12	14	12	15	11	11
Gesamt	**224**	**226**	**225**	**226**	**226**	**226**

134 Bei den öffentlichen, den freigemeinnützigen wie den privaten Krankenhausträgern ist zumeist die Rechtsform der GmbH bzw. gGmbH für das Krankenhaus gewählt worden. An Bedeutung verloren bei den öffentlichen Krankenhausträgern hat die Rechtsform des Eigen- bzw. Regiebetriebes. Bei den freigemeinnützigen Krankenhausträgern ist dies der eingetragene Verein.

135 Für die privaten Krankenhausträger ist neben der Rechtsform der GmbH die Rechtsform der GmbH & Co. KG von besonderer Bedeutung. Als gemischte Rechtsform zwischen Personen- und Kapitalgesellschaft wird die GmbH & Co. KG bezeichnet. Die GmbH ist der Komplementär (Vollhafter), die Kommanditisten sind die GmbH-Gesellschafter.

4 Marktzufuhr

136 Damit das Unternehmen „Krankenhaus" an den Marktprozessen teilnehmen kann, muss es seine Leistungsbereitschaft für den Markt signalisieren und damit die Marktzufuhr sicherstellen.

137 Aus den verschiedenen Komponenten der Marktzufuhr wird im Folgenden die *Errichtung der Leistungsbereitschaft* herausgegriffen. Die Errichtung der Leistungsbereitschaft verkörpert sich in der *Krankenhausplanung* und im *Krankenhausbau*.

4.1 Krankenhausplanung

Nach der Erläuterung des herkömmlichen Konzepts der Krankenhausplanung wird die *morbiditätsorientierte Krankenhausplanung* vorgestellt. Die zukunftsorientierte Praxisstudie für die Krankenhausplanung in *Nordrhein-Westfalen* mit ihrer Modellstruktur wird anschließend erörtert. Zuletzt wird die unterschiedliche Vorgehensweise der Bundesländer im Überblick aufgezeigt. Im Zusammenhang mit der Krankenhausplanung ist die Bildung von Versorgungsgebieten zu sehen.   **138**

4.1.1 Herkömmliches Konzept der Krankenhausplanung

In § 6 **Krankenhausfinanzierungsgesetz** (KHG) ist festgelegt, dass die Länder zur Verwirklichung der in § 1 KHG genannten Ziele „bedarfsgerechte Versorgung der Bevölkerung mit leistungsfähigen", „eigenverantwortlich wirtschaftende Krankenhäuser" Krankenhauspläne und Investitionspläne aufstellen.   **139**

§ 6 KHG
Krankenhausplanung und Investitionsprogramme

(1) Die Länder stellen zur Verwirklichung der in § 1 genannten Ziele Krankenhauspläne und Investitionspläne auf; Folgekosten, insbesondere die Auswirkungen auf die Pflegesätze, sind zu berücksichtigen.

(2) Hat ein Krankenhaus auch für die Versorgung der Bevölkerung anderer Länder wesentliche Bedeutung, so ist die Krankenhausplanung insoweit zwischen den beteiligten Ländern abzustimmen.

(3) Die Länder stimmen ihre Krankenhausplanung auf die pflegerischen Leistungserfordernisse nach dem Elften Buch Sozialgesetzbuch ab, insbesondere mit dem Ziel, Krankenhäuser von Pflegefällen zu entlasten und dadurch entbehrlich werdende Teile eines Krankenhauses nahtlos in wirtschaftlich selbstständige ambulante oder stationäre Pflegeeinrichtungen umzuwidmen.

(4) Das Nähere wird durch Landesrecht bestimmt.

Die Zielsetzung „bedarfsgerechte Versorgung der Bevölkerung mit Krankenhausleistungen" ist insofern ein Problem, als diese Größenordnung nicht objektiv feststellbar ist. Im Rahmen der normativen Festsetzung der *Plandaten* sprechen *Haubrock et al.* (1997, S. 162) deshalb auch von einem „Krankenhausangebotsplan". In diesem „Krankenhausangebotsplan" ist nach dem herkömmlichen Konzept die Größe „Planbetten" die zentrale Orientierungsmarke, die auf Grund einer politischen Entscheidung festgelegt wird. Die in dem Plan ausgewiesene Anzahl der Planbetten für ein Land dokumentiert die „bedarfsgerechte Versorgung der Bevölkerung mit Krankenhausleistungen".   **140**

Seit 1994 haben die Länder nach § 6 Abs. 3 KHG ihre Krankenhausplanung auf die „pflegerischen Leistungserfordernisse" hin abzustimmen. Mit dieser Bestimmung soll erreicht werden, dass von den Krankenhäusern keine Kapazitäten (Betten) mehr bereitgehalten werden, die nach dem *Pflegeversicherungsgesetz* (SGB XI) von Pflegeeinrichtungen betreut werden müssen.   **141**

Aus der Perspektive der Marktzufuhr interessiert die Frage, wie sich in den Bedarfsplänen der Länder der Bettenbedarf ermitteln lässt.   **142**

143 „Die Krankenhauspläne der Bundesländer unternehmen den Versuch, aufgrund einer analytischen Bestandsaufnahme von vier sogenannten Bedarfsdeterminanten und deren Einfluss auf den zukünftigen Bedarf an Betten zu gewichten und den zukünftigen Entwicklungsverlauf der benötigten Betten mittels Trendbewertung abzuschätzen. Der prognostizierte Zeitraum umfasst mehrere, in der Regel um die fünf Jahre. Die definierten Determinanten sind:

- die *Bevölkerungsentwicklung* als Einwohnerzahl im Prognosezeitraum,
- die *Krankenhaushäufigkeit* (KH) als Zahl der Patienten pro tausend Einwohner,
- die *Verweildauer* (VD) als Zahl der Pflegetage durch die Zahl der Patienten,
- der *Bettenausnutzungsgrad* als Zahl der Pflegetage mal 100 durch die Zahl der Betten mal 365" *(Werner/Voltz* 1994, S. 242).

144 Diese *Bedarfsdeterminanten* werden miteinander zu der sogenannten „*Bettenformelnach Hill-Burton*„ verknüpft (vgl. Formel 1).

$$\text{Betten} = \frac{\text{Bevölkerung} \times \text{KH} \times \text{VD}}{365 \times \text{Bettenauslastung}}$$

Formel 1: Hill-Burton Formel
Quelle: Werner/Voltz 1994, S. 241

145 Zu den einzelnen Elementen dieser Formel ist folgendes zu bemerken (vgl. Krankenhausplan 2000 Baden-Württemberg. Rahmenplanung. Teil 1: Grundlagen – Verfahren – Ergebnisse. Medizinische Fachplanungen. Beschluss der Landesregierung vom 15. November 1999):

146 **Auslastungsgrad:** Beim Auslastungsgrad geht es darum, normativ festzulegen, wie stark die tatsächlich belegbaren Betten im Jahresdurchschnitt ausgelastet sein sollen. Üblicherweise wird von einer Normalauslastung von 85 v. H. ausgegangen. Am Beispiel von *Baden-Württemberg* wird nachvollziehbar, wie sich die Bettennutzung von 1990 bis 2008 entwickelt hat (vgl. Abb. 24).

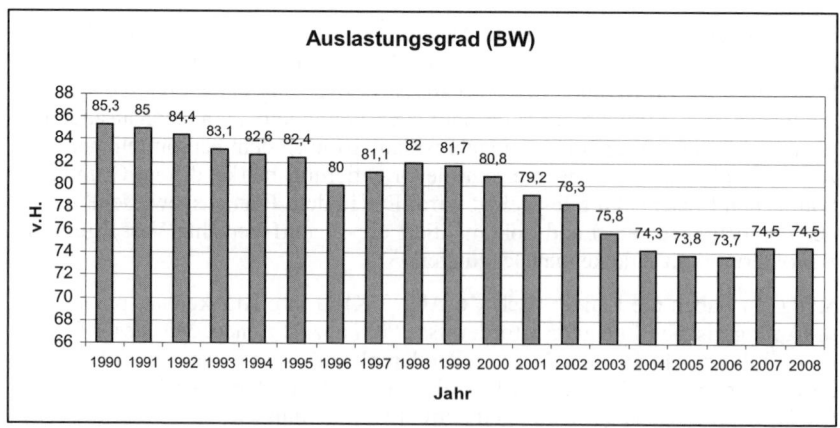

Abb. 24: Bettennutzung in Krankenhäusern in Baden-Württemberg 1990 bis 2008
Quelle: Stat. Landesamt BW, eigene Zusammenstellung

Verweildauer: Mit der Verweildauer wird die durchschnittliche Liegezeit eines   **147**
Patienten im Krankenhaus bzw. in einer Fachabteilung umschrieben. Sie ergibt
sich aus der Division der Anzahl der Pflegetage durch die Anzahl der Fälle. Die
nachstehende Abbildung 25 zeigt, wie sich die Verweildauer im gleichen Zeitraum entwickelt hat.

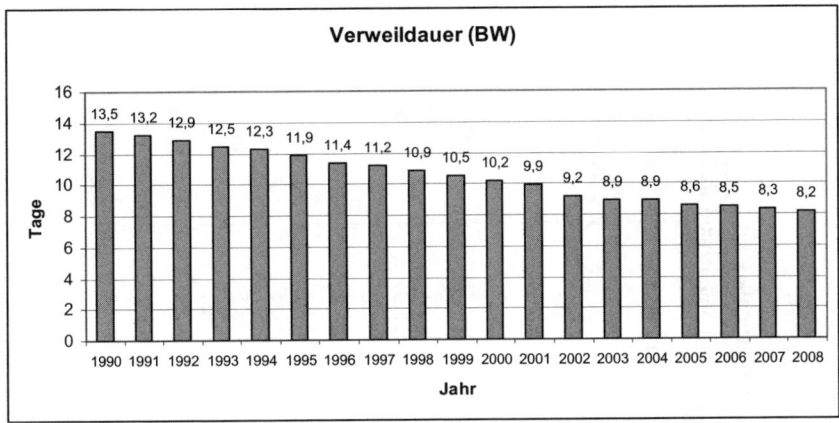

Abb. 25: Verweildauer in Krankenhäusern in Baden-Württemberg 1990 bis 2008
Quelle: Stat. Landesamt BW, eigene Zusammenstellung

Krankenhaushäufigkeit: Bei der Ermittlung der Krankenhaushäufigkeit wird   **148**
die Anzahl der Krankenhausfälle in einem Jahr zur Einwohnerzahl von 1 000 ins
Verhältnis gesetzt. Bei der Zahl der Krankenhausfälle wird von einem fachabtei-
lungsbezogenen Fallbegriff ausgegangen. Planungsmethodisch wird zwischen
der *Bedarfshäufigkeit* (Zahl der im Gebiet wohnenden Patienten) und der *Versor-
gungshäufigkeit* (unter Berücksichtigung der Patientenwanderungen im Gebiet zu
versorgender Patienten) getrennt. Tabelle 12 zeigt, wie sich die Krankenhaushäufigkeit in *Baden-Württemberg* entwickelt hat.

Tab. 12: Krankenhaushäufigkeit 1993 bis 2003 in Baden-Württemberg
Quelle: Stat. Landesamt BW 1999, S. 24; Stat. Landesamt BW 2005, S. 28; Stat. Landesamt BW 2008, S. 38

Jahr	– entlassene vollstationäre Patienten ohne Stundenfälle –					
	im Land behandelte Patienten		alle in der BRD behandelten Patienten aus Ba-Wü	im Land behandelte Patienten		alle in der BRD behandelten Patienten aus Ba-Wü
	insgesamt	aus Ba-Wü		insgesamt	aus Ba-Wü	
	Anzahl			je 1 000 Einwohner[1]		
1993	1 594 289	1 477 655	1 544 381	156,4	144,9	151,5
1994	1 674 597	1 557 840	1 628 803	163,4	152,0	158,9
1995	1 711 845	1 597 573	1 666 636	166,3	155,2	161,9
1996	1 729 787	1 615 960	1 689 054	167,2	156,2	163,3
1997	1 763 075	1 645 618	1 718 645	169,7	158,4	165,4
1998	1 821 379	1 694 554	1 771 957	175,0	162,8	169,5
1999	1 837 498	1 696 500	1 774 681	175,8	162,3	169,8
2000	1 865 960	1 738 854	1 819 486	177,7	165,6	172,8
2001	1 871 790	1 739 562	1 823 509	177,2	164,7	172,0
2002	1 880 296	1 750 278	1 832 899	176,8	164,6	171,9
2003	1 884 932	1 753 412	1 835 382	176,5	164,2	171,6
2004	1 884 749	1 750 926	1 836 182	176,0	163,6	171,3
2005	1 886 404	1 747 385	1 830 664	175,8	162,8	170,5
2006	1 892 471	1 754 560	1 838 776	176,2	163,4	171,2
2007	1 937 131	1 791 508	2)	180,2	166,7	2)

[1] Auf 1 000 der mittleren Bevölkerung Baden-Württembergs.
2) Lag bei Redaktionsschluss noch nicht vor.

Einwohnerzahl: Eine sehr wichtige Determinante bei der Ermittlung des Betten-   **149**
bedarfs stellt die *zukünftige Einwohnerzahl* dar. Sie wird durch eine Prognose des
jeweiligen Statistischen Landesamtes ermittelt. Bei dieser Prognose ist die Veränderung in der Altersstruktur der Bevölkerung ein wichtiger Bestandteil, denn
die Wahrscheinlichkeit eines Krankenhausaufenthalts steigt mit zunehmendem
Lebensalter der Menschen. Wiederum am *Beispiel Baden-Württemberg* wird die
Entwicklung und die Prognose der Einwohnerzahl gezeigt (s. Abbildung 26).

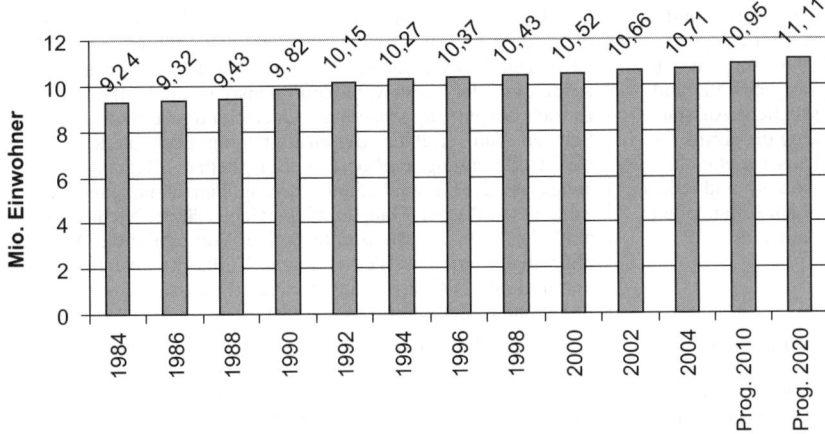

Abb. 26: Bevölkerungsentwicklung 1984 bis 2020 in Baden-Württemberg
    Quelle: Stat. Landesamt BW, eigene Zusammenstellung

Kritisch muss zu dieser Form der Ermittlung des Bettenbedarfs eines Bundeslan-   **150**
des für die Krankenhäuser festgehalten werden, dass mit dieser Vorgehensweise
grundsätzlich der Status-quo-Zustand des Bettenbestandes fortgeschrieben wird.
Des weiteren ist kritisch anzumerken, dass bei dieser Berechnungsformel Morbi-
ditätsdaten keine Rolle spielen (vgl. dazu Abb. 27).

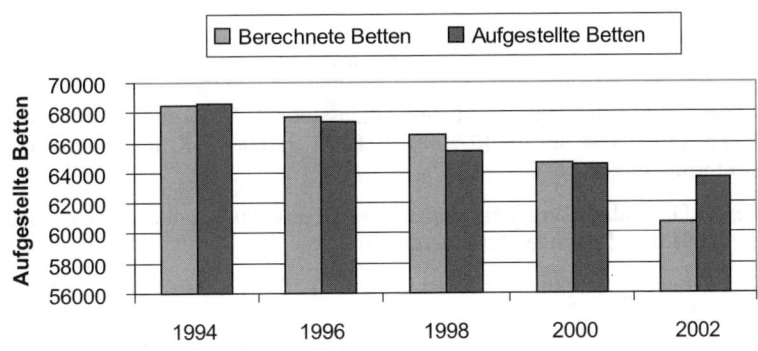

Abb. 27: Bettenberechnung nach Hill-Burton und aufgestellte Betten in Baden-
    Württemberg
    Quelle: Stat. Landesamt BW, eigene Berechnung

151 Seit die *Krankenhausstatistik-Verordnung* die Länder zwingt, diese Daten zu erheben, ist es möglich, die Planung auf dieser Grundlage vorzunehmen. Tabelle 13 zeigt einen Überblick über die erhobenen Daten.

Tab. 13: Krankenhausstatistik-Verordnung im Überblick

Quelle: eigene Zusammenstellung

Teile	Erhebungsmerkmale nur für den Krankenhausbereich
Teil I Grunddaten Ab Berichtsjahr 1990: Angaben über die personelle und sachliche Ausstattung der Krankenhäuser sowie über die voll- und teilstationär behandelten Patienten.	Krankenhaustypen, Art des Trägers, Ausbildungsstätten, Medizinischtechnische Großgeräte, Nicht bettenführende Fachabteilungen, Dialyseplätze, Tages- und Nachtklinikplätze, Einrichtungen der Intensivmedizin/Intensivbetten, Notfallbetten, Einrichtungen zur Behandlung Querschnittgelähmter und Schwerbrand verletzter, Bettenausstattung, Fachabteilung nach Fachrichtung/ Fachbereich, Belegbetten, Pflegetage, Nutzungsgrad der Betten, Patientenzugang, Patientenabgang, Fallzahl, Verweildauer, Hauptamtliche Gebietsärzte, Nichthauptamtliche Ärzte, Assistenzärzte in einer Weiterbildung, Ärzte ohne abgeschlossene Weiterbildung, Vollkräfte im Jahresdurchschnitt, Nichtärztliches Personal, Entlassene teilstationäre Patienten, Entbindungen und Geburten.
Teil II Diagnosen Ab Berichtsjahr 1993: Angaben über die vollstationären Fälle im Krankenhaus	Geschlecht, Geburtsmonat, Geburtsjahr, Zu- und Abgangsdatum im Krankenhaus, Sterbefall (ja/nein) Hauptdiagnose (vierstelliger ICD- 10-Schlüssel), wurde im Zusammenhang mit der Hauptdiagnose operiert? (ja, nein) Fachabteilung, in der der Patient am längsten gelegen hat, Wohnort des Patienten.
Teil III Kostennachweis Ab Berichtsjahr 1990: Angaben über die Selbstkosten der Krankenhäuser nach Kostenarten der letzten abgeschlossenen Rechnungsperiode.	Personalkosten, Nicht zurechenbare Personalkosten, Sachkosten, Zinsen für Betriebsmittelkredite, Kosten des Krankenhauses insgesamt, Kosten der Ausbildungsstätten, Gesamtkosten, Abzüge, Bereinigte Kosten, Zusätzliche Selbstkosten.

152 Die letzte Novellierung der Krankenhausstatistik-Verordnung erfolgte am 25.3.2009 durch das am 18.12.2008 in Kraft getretene Krankenhausfinanzierungsreformgesetz (KHRG).

153 Im Teil I: Grunddaten ergaben sich lt. der Deutschen Krankenhausgesellschaft (März 2009) u. a. folgende Veränderungen:

- Das Erhebungsmerkmal „Zulassung nach § 30 der Gewerbeordnung" wurde mit aufgenommen.
- Für Auszubildende wird zusätzlich erhoben, ob diese in einem direkten Beschäftigungsverhältnis mit dem Krankenhaus oder der Vorsorge oder Rehabilitationseinrichtung stehen.
- Für ärztliches und nichtärztliches Personal ist nachzuweisen, ob diese Personen hauptamtlich oder nicht direkt beim Krankenhaus beschäftigt sind.

- Das Institutionskennzeichen des Krankenhauses wird als Hilfsmerkmal ergänzt und hierdurch eine Verknüpfung der Grunddaten der amtlichen Krankenhausstatistik mit den Daten des § 21 KHEntgG ermöglicht.

Im Teil II: Diagnosen ergaben sich u. a. folgende Veränderungen: **154**

- Wesentliche Änderungen ergaben sich hier nicht.

Im Teil III: Kostennachweis ergaben sich u. a. folgende Veränderungen: **155**

- Wesentliche Änderungen ergaben sich hier nicht.

4.1.2 Morbiditätsorientierte Krankenhausplanung

Der *Hamburger Senat* war zur Umsetzung dieses Planungskonzepts deswegen **156** auch in der Lage, weil im Stadtstaat über sechs Jahre hinweg entsprechende Daten gesammelt und ausgewertet worden sind. Das *Verfahren zur Ermittlung des Bedarfs an Krankenhausbetten* erfolgte in folgenden *zwei Schritten:*

- **Trendberechnung** für den Bedarf an Krankenhausleistungen: Nach den medizinischen Fachgebieten getrennt, wurde zunächst die bereits erwähnte *Hill-Burton Formel* mit ihren Determinanten verwendet und die entsprechenden Werte ermittelt. Diese „Rohprognose" diente als Ausgangsbasis für den zweiten Schritt.
- **Expertenverfahren:** Dieser zweite Schritt bestand aus *zwei Elementen:* einer *schriftlichen Befragung* und einer *Expertenkonferenz.* In der schriftliche Befragung erhielten Hamburger Krankenhausärzte zunächst die Rohprognose für den Planungszeitraum. Daneben wurden ihnen die Diagnosedaten für die Jahre 1988/1990 und 1992 für die zehn häufigsten Krankheitsgruppen eines Fachgebiets übersandt. Zur Abschätzung des Anteils der vor- und nachstationären Behandlung, der ambulanten Operationen wurden ihnen ebenfalls ausgewählte Einzeldiagnosen übersandt und schließlich erhielten sie ausgewählte Einzeldiagnosen, um den Anteil von Fallpauschalen abzuschätzen. Auf der Grundlage dieser Daten wurden in einer Expertenkonferenz die möglichen Ergebnisse diskutiert. Moderator dieser Konferenz war ein ausgewählter Fachvertreter der entsprechenden wissenschaftlichen Fachgesellschaft. Mit Hilfe dieser Konferenz sollte der **Versorgungsbedarf** auf möglichst gut fundierter Grundlage abgeschätzt werden.

Als *Resümee* dieses Vorgehens wurde von Beteiligten und Kritikern der alten **157** Planungsmethode genannt, dass dieser Weg es ermögliche, die neuen therapeutischen Behandlungsformen in die Betrachtung mit einzubeziehen. Zudem habe die frühzeitige Beteiligung der Betroffenen dafür gesorgt, dass die Planung transparent und nachvollziehbar geworden sei und im Ergebnis die Planung von den Beteiligten auch umgesetzt werde. Dieses *Beispiel aus Hamburg* zeigt, dass ein morbiditätsorientierter Planungsprozess und damit eine realitätsnähere Planung möglich ist.

4.1.3 Zukunftsorientierte Praxisstudie für die Krankenhausplanung

158 Eine weitere Methode zur Vorausberechnung des Versorgungsbedarfs und zur Ableitung der Versorgungskapazitäten ist im Bundesland Nordrhein-Westfalen zur Anwendung gekommen. Die zukunftsorientierte Praxisstudie für die Krankenhausplanung ist Ende 2000 veröffentlicht worden. Das der Studie zugrundeliegende Prognosemodell ist der nachstehenden Abbildung 28 zu entnehmen.

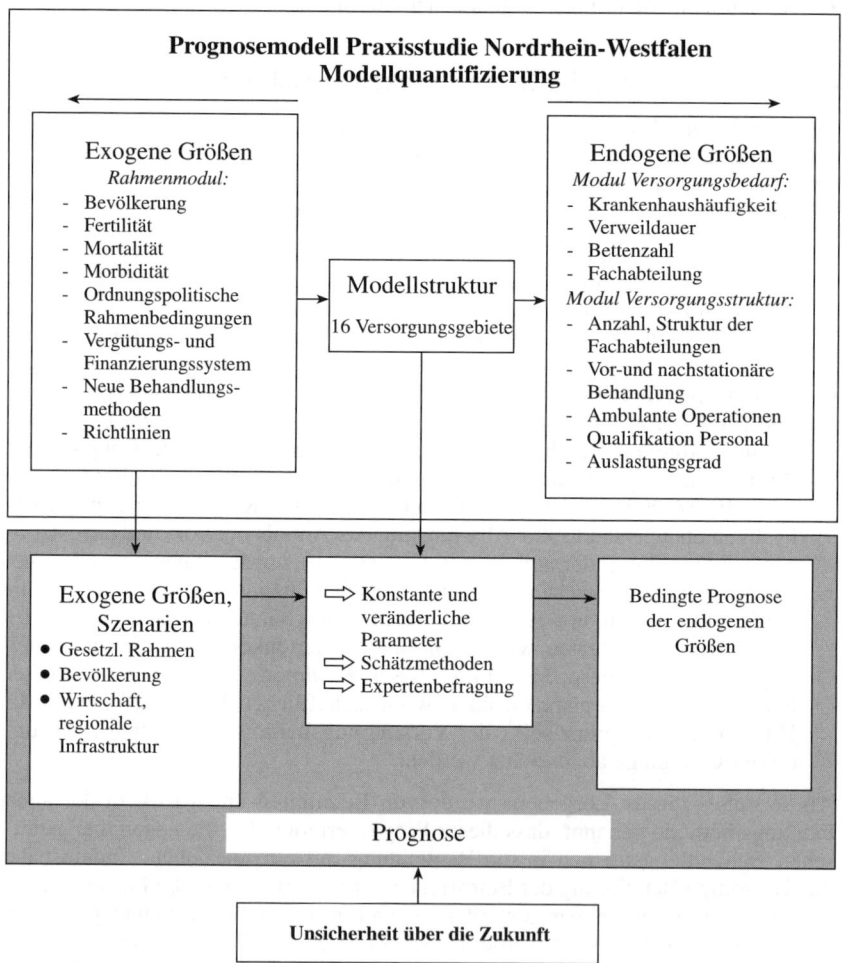

Abb. 28: Prognosemodell Praxisstudie Nordrhein-Westfalen

Quelle: Krankenhausgesellschaft Nordrhein-Westfalen und Ärztekammern Nordrhein und Westfalen-Lippe 2000, S. 32

Zur Ermittlung des zukünftigen Bedarfs an Krankenhausleistungen werden bei den exogenen Größen *vier Gruppen von Einflussfaktoren* unterschieden: **159**

- Bevölkerungszahl und -struktur,
- Morbidität,
- medizinisch-technischer und pflegerischer Fortschritt,
- institutioneller Rahmen.

Bei den *endogenen Größen* wird unterschieden zwischen den Komponenten des Versorgungsbedarfs und den Komponenten der *Versorgungsstruktur*. Diese Modellstruktur lässt erkennen, dass im Gegensatz zur herkömmlichen Methode die Situation im Versorgungsgebiet besser und umfassender abgebildet wird. **160**

Die Bedarfsprognose knüpft an diese Überlegungen an. „Die Bedarfsprognose setzt sich aus unterschiedlichen Elementen zusammen. Im Einzelnen gehören hierzu: **161**

- das theoretische Modell, das die Entwicklung des Versorgungsbedarfs in Abhängigkeit von demographischen, sozialen, institutionellen und ökonomischen Entwicklungen darstellt und daraus abgeleitet die Versorgungskapazitäten erklärt, die Methode zur empirischen Umsetzung des Modells,
- Daten für die Quantifizierung der Modellstruktur sowie
- die Prognose der exogenen Größen" (ebenda, S. 30 f.).

4.1.4 Überblick zur Krankenhausplanung in den einzelnen Bundesländern

Im Vorfeld wurde deutlich, dass jedes Bundesland eine eigene Vorgehensweise zur Krankenhausplanung beschreiten kann. Folgende Tabelle 14 zeigt eine Zusammenstellung für die Bundesländer. **162**

Tab. 14: Zusammenfassung der Krankenhauspläne in den Bundesländern

Quelle: Deutsche Krankenhausgesellschaft 2004, S. 29 (Auszug)

Bundesland	Datengrundlage	Methodik/Gutachten
BW	Amtliche Statistik	Hill-Burton-Formel
BAY	Amtliche Statistik; KH-Plan	Hill-Burton-Formel ohne Prognose für Fallzahl
B	Diagnose- und operationsbezogene Daten	Vergleichsmethode; Hill-Burton-Formel; morbiditätsorientierte Methode
BR	Daten der AOK-Versicherten aus '98 und '99; Ist-Daten aus '00 und '01	Arbeitsgruppe; Rüschmann-Gutachten

Tab. 14: (Fortsetzung)

Bun-des-land	Datengrundlage	Methodik/Gut-achten
HB	Diagnosestatistik; Morbiditätsprognose	Bevölkerungsentwick-lung, Prognosen zu Verweildauer, Fall-zahl, etc.
HH	IGES-Gutachten; Amtliche Statistiken; Experten-mainungen	IGES-Methode, Len-kungsruppe Kranken-hausplan
HE	Leistungsdaten aus den Jahren 1990 bis 2001	Hill-Burton-Formel; Trendexploration der Fallzahl- und Ver-weildauerentwicklung
MVP	KH-Plan; Bevölkerungsprognose	Bedarfsprognose durch Sozialministeri-um
NIE	KH-Plan	Trendexploration nach tatsächlich zu versor-gendem Bedarf grund-sätzlich auf Landes-ebene; 2-Jahres-Pro-gnose
NRW	Diagnosestatistik	Basis. Hill-Burton-Formel
RP	Amtliche Statistiken; Einschätzungen von Experten	Gebera-Gutachten; Hill-Burton-Formel
SAAR	KH-Plan	Rüschmann-Methode
SA	KH-Plan	Hill-Burton-Formel
SAA	Krankenhausperspektivplan 2006; Entwicklung der letzten Jahre	Rüschmann-Methode; Einschätzung des Mi-nisteriums
SH	KH-Plan	Rüschmann-Methode
TH	KH-Plan; Amtliche Statistiken [IGSF-Gutachten]	Beske-Methode

163 Im Folgenden werden die angesprochenen Methoden zur Bettenbedarfsplanung kurz erläutert:

- Hill-Burton-Formel:
  „Die aus den USA stammende Hill-Burton-Formel existiert inzwischen seit annähernd 60 Jahren und wird nach wie vor überwiegend zur Ermittlung des Bettenbedarfs herangezogen. Als Determinanten fließen [wie bereits in Rn. 139 ff.] beschrieben die Einwohnerzahl, Verweildauer, Krankenhaushäu-figkeit und Bettennutzungsgrad (Auslastungsgrad) in die Formel ein" (*Deut-sche Krankenhausgesellschaft* 2009, S. 13).

- Dornier/IGES-Gutachten:
  „Das vom Stadtstaat Hamburg bei Dornier und IGES in Auftrag gegebene
  Gutachten basiert auf der Hill-Burton-Formel. Im Vordergrund dieses Gut-
  achtens steht die Berücksichtigung des Morbiditätsfaktors, die durch die Einbeziehung von Expertenmeinungen erreicht wird. Die Ermittlung des Bettenbedarfs geschieht damit im Gegensatz zu bisherigen Ansätzen auf prognosti-
  zierten Werten. Das Prognoseverfahren an sich verläuft in zwei Schritten. Zunächst erfolgt für jedes medizinische Fachgebiet eine Fortschreibung der bestehenden Statistiken von Fallzahlen und Verweildauern. In einem zweiten
  Schritt werden die ermittelten Ergebnisse einem Kreis von medizinischen Experten vorgelegt. Die den Experten vorgestellten Ergebnisse werden zudem
  durch weitere Informationen aus der Diagnosestatistik über fachgebietsbezo-
  gene Fakten ergänzt. Auf dieser Grundlage wird der Expertenkreis gebeten,
  eine Einschätzung zu den Einflussfaktoren auf die Fallzahlen und die Verweildauern abzugeben" (*Deutsche Krankenhausgesellschaft* 2009, S. 14).
- IGSF/Beske-Gutachten:
  „Ein weiterer Ansatz stammt von Professor Dr. Fritz Beske vom Institut für Ge-
  sundheits-System-Forschung (IGSF), der mit Hilfe der Krankenhausdiagnose-
  statistik eine Prognose der Krankenhaushäufigkeit durchgeführt hat. Unter der
  Annahme, dass die Morbidität nach Alter und Geschlecht gleich bleibt, geht die
  zuvor ermittelte Bevölkerungsvorausschätzung in das Prognosemodell mit ein.
  Die Verweildauer wird, wie bei dem Dornier/IGES-Gutachten, durch eine
  Trendextrapolation bestimmt. Im Anschluss an dieses Verfahren werden ebenfalls Expertenbefragungen zu den Ergebnissen durchgeführt. Die Ermittlung des
  Bedarfs erfolgt standortbezogen. Neben dem Faktor Morbidität bezieht Beske –
  im Gegensatz zu z. B. IGES – die Wirtschaftlichkeit in die Gutachtenmethodik
  mit ein. Diese wird an der Höhe der Fallkosten gemessen" (ebenda).
- Rüschmann (GSbG)-Gutachten:
  „Das Rüschmann-Gutachten (Professor Dr. Hans-Heinrich Rüschmann, Gesellschaft für Systemberatung im Gesundheitswesen) bietet mit seiner Bench-
  mark-Methode einen, nach eigenen Angaben, leistungsorientierten Ansatz in
  der Krankenhausplanung. Hierzu werden die den Krankenkassen verfügbaren
  Daten nach § 301 SGB V verwendet, anhand derer Krankheitsgruppen, ähnlich den DRGs, gebildet werden. Auf dieser Basis wird eine Ermittlung des
  Substitutionspotentials durch ambulante, vor-, nach- und teilstationäre Behandlung durchgeführt. Der Benchmarking-Ansatz fordert, dass nach der
  Analyse alle Krankenhäuser das gleiche Substitutionspotential wie die 25 %
  der Krankenhäuser mit dem derzeit höchsten Substitutionspotential besitzt.
  Die durch den Ansatz ermittelte Prognose wird durch eine geschätzte Morbi-
  ditätsentwicklung (Fortschreibung der bisherigen Morbiditätsstruktur) ergänzt bzw. korrigiert. Auch die Prognose der Verweildauer erfolgt durch den
  25 %-Ansatz, wobei davon ausgegangen wird, dass die Krankenhäuser zukünftig die gleiche Verweildauer besitzen wie die 25 % der Krankenhäuser
  mit der aktuell geringsten Verweildauer. Anhand der gewonnenen Werte für
  Fallzahl und Verweildauer wird zuletzt der zukünftige Bedarf an Planbetten
  berechnet" (*Deutsche Krankenhausgesellschaft* 2009, S. 14 f.).
- BASYS/I+G-Gutachten:
  „Das von der Krankenhausgesellschaft Nordrhein-Westfalen in Auftrag gegebene Gutachten von BASYS und I+G ähnelt dem bereits beschriebenen

IGSF-Gutachten, das aus zwei Schritten besteht, die beide übernommen werden. Der Unterschied liegt darin, dass nicht nur die krankenhausbezogene Morbidität, sondern die bevölkerungsbezogene Morbidität zur Prognose hinzugezogen wird, die anhand von Survey und Registerdaten ermittelt wird. Die Ergebnisse werden jedoch nicht zur Ermittlung des zukünftigen Bedarfs an Betten, sondern lediglich zur Feststellung eines Zusammenhangs von Morbidität und Krankenhausinanspruchnahme verwendet. Ein zukünftiger Bettenbedarf wird in diesem Gutachten nicht berechnet" (*Deutsche Krankenhausgesellschaft* 2009, S. 15).

- Gebera-Gutachten:
  „Die Gesellschaft für betriebswirtschaftliche Beratung mbH (GEBERA) hat in den vergangenen Jahren im Auftrag der Länder Rheinland-Pfalz (2003), Thüringen (2005) und Saarland (2005) vorbereitende Gutachten zur Krankenhausplanung erstellt. Die Berechnungen zum zukünftigen Bettenbedarf in den Ländern erfolgten anhand der Hill-Burton-Formel. Als bedarfsbeeinflussende Determinanten wurde insbesondere die demographische Entwicklung in Verbindung mit Morbiditätsanalysen berücksichtigt. Die Darstellung und Quantifizierung der bedarfsbeeinflussenden Determinanten basieren auf Material- und Literaturrecherchen und Expertenbefragungen" (ebenda).

4.1.5 Versorgungsgebiete

164 Im Folgenden ist noch auf einen weiteren Aspekt der Krankenhaus-Planung einzugehen: die Bildung von *Versorgungsgebieten*. Im Landeskrankenhausgesetz (§ 6 Abs. 1 LKHG) von *Baden-Württemberg* heißt es beispielsweise: Der Krankenhausplan bildet Versorgungsgebiete. Er ordnet darin die bedarfsgerechten Krankenhäuser in ein gegliedertes Versorgungssystem verschiedener Leistungsstufen ein.

165 Mit jeder Leistungsstufe sind andere Aufgabenstellungen der Krankenhäuser verbunden (vgl. Tabelle 15).

166 Bei diesem *Leistungsstufensystem* wird in Baden-Württemberg getrennt zwischen der *Grund-, Regel-, Zentral- und Maximalversorgung*. Je nach Stufe ist ein einzelnes Krankenhaus für Aufgaben der Grundversorgung oder umfassendere Aufgaben zuständig. Dieses differierende Aufgabenspektrum wirkt sich natürlich auch auf die Aufgabentiefe und -breite des Pflegedienstes eines Krankenhauses aus. Die Zuordnung zu den Leistungsstufen bildet für den einzelnen Krankenhausträger eine wichtige Orientierungshilfe für die Leistungserstellung. Aufgrund seiner autonomen Entscheidung bleibt es aber dem Träger eines Hauses unbenommen, mit eigenen finanziellen Mitteln auch über die zugeschriebene Leistungsstufe hinaus das Haus auszustatten.

167 Am *Beispiel des Universitätsklinikums Freiburg in Baden-Württemberg* soll gezeigt werden, wie für ein Krankenhaus seine Funktion und Leistungserstellung in einem Krankenhausplan festgeschrieben worden ist (vgl. Abbildung 29).

Tab. 15: Leistungsstufen und Aufgabenstellung

Quelle: Krankenhausplan III des Landes Baden-Württemberg (1989) und eigene
Ergänzungen

Leistungsstufensystem	Aufgabenstellung – Grundaussagen
Maximalversorgung	„In den Krankenhäusern der Maximalversorgung sind alle Fachgebiete und ggfs. Teilgebiete, die eine hochdifferenzierte Diagnostik und Therapie erfordern, durch hauptamtlich tätige Krankenhausärzte vertreten. Diese Krankenhäuser gewährleisten somit eine umfassende Versorgung durch die jeweiligen Fachgebiete. Intensivüberwachungs- und Intensivbehandlungseinheiten sind hier in der Regel fachgebunden. Die Zahl der Intensivbetten insgesamt sollte etwa 8 v. H. der Gesamtbettenzahl des Krankenhauses betragen. Sie kann im Einzelfall auch darüber liegen" (S. 43 f.). „Die Bettenzahl liegt in der Regel über 1 000; die typische Größenordnung liegt bei etwa 1 500 bis 1 700 Betten" (S. 44).
Zentralversorgung	„Sie dienen in erster Linie der Versorgung im Regionalbereich oder – bei großer Bevölkerungsdichte – auch im Mittelbereich. In den Krankenhäusern der Zentralversorgung wird diejenige Behandlung durchgeführt, die höhere Anforderungen an die personelle und technisch-apparative Ausstattung eines Krankenhauses stellt. Dabei kann nach Teilgebieten differenziert werden. Folgende Fachgebiete sollen als selbstständige Abteilungen oder Kliniken vertreten sein: Innere Medizin, Chirurgie, Frauenheilkunde/Geburtshilfe, Anästhesie, Radiologie, Hals-, Nasen-, Ohrenheilkunde, Augenheilkunde, Neurologie, Urologie, Orthopädie, Pädiatrie, Pathologie. Unter bestimmten fachlichen Voraussetzungen und örtlichen Bedingungen können auch die Fachgebiete Psychiatrie, Dermatologie, Mund-, Kiefer- und Gesichtschirurgie, Neurochirurgie vertreten sein" (S. 41 f.).
Regelversorgung	„In einem Krankenhaus der Regelversorgung sollen in der Regel mindestens die Fachgebiete Innere Medizin, Chirurgie, Frauenheilkunde/Geburtshilfe, Anästhesie, Radiologische Diagnostik vertreten sein. In größeren Krankenhäusern kann auch nach Teilgebieten differenziert werden. Die Fachgebiete Hals-, Nasen-, Ohrenheilkunde, Augenheilkunde, Urologie können je nach Bedarf vertreten sein. An größeren Krankenhäusern können unter bestimmten fachlichen Voraussetzungen und örtlichen Bedingungen auch die Fachgebiete Neurologie, Psychiatrie, Orthopädie, Pädiatrie, Pathologie vorgehalten werden" (S. 40 f.).
Grundversorgung	„Krankenhäuser der Grundversorgung dienen der Versorgung im Nahbereich. Sie sollen die Grundversorgung in den Fachgebieten Innere Medizin, Allgemeine Chirurgie und Frauenheilkunde/Geburtshilfe durchführen." (S. 38)

Status: Hochschulklinik (§ 108 Nr. 1 SGB V) mit HBFG-Förderung
Trägerschaft: öffentlich
Leistungsstufe: Maximalversorgung

Fachgebiet	Planmäßige Betten / Plätze	
	IST am 01.01.2009	SOLL (fortgeschrieben)
Vollstationäre Allgemeinversorgung		
Augenheilkunde	51	51
Chirurgie	282	282
Frauenheilkunde u. Geburtshilfe	94	94
Hals-Nasen-Ohrenheilkunde	65	65
Haut- u. Geschlechtskrankheiten	50	50
Innere Medizin	309	309
Kinderheilkunde	119	119
Mund-Kiefer-Gesichtschirurgie	30	30
Neurochirurgie	85	85
Neurologie	80	80
Nuklearmedizin (Therapie)	17	17
Orthopädie	63	63
Psychotherapeutische Medizin	17	17
Strahlentherapie	40	40
Urologie	40	40
Sonstige/Allgemein	0	0
Zwischensumme 1	1342	1342
Vollstationäre Psychiatrische Versorgung		
Psychiatrie (Erwachsene)	120	120
davon: niederschwelliger Entzug	0	0
Kinder- und Jugend-Psychiatrie	23	23
Zwischensumme 2	143	143
Teilstationäre Versorgung		
Tagesklinik Augenheilkunde	0	0
Tagesklinik Chirurgie	0	0
Tagesklinik Haut- u. Geschl. Krankh.	10	10
Tagesklinik HNO	0	0
Tagesklinik Innere Medizin	36	36
Tagesklinik Neurochirurgie	6	6
Tagesklinik Pädiatrie	6	6
Tagesklinik Psychiatrie Erwachsene	28	28
Tagesklinik Psychiatrie Kinder/Jugend	8	8
Tagesklinik Strahlentherapie	0	0
Zwischensumme 3	94	94
Dialyse	20	20
Betten/Plätze insgesamt	1399	1399
Intensivbetten vorhanden		
Festlegungen:		
Geriatrisches Zentrum		
Perinatologisches Zentrum		
Neonatologische Intensivbetten:	Ist 14	Soll 20
Tumorzentrum		

60

INNERE: dav.bis zu 4 B. f.d.Vers.v.erw. Mukoviszidosepat. NCHIR: dav.12 B.f. Stereotaxie; 14 der 85 B. entfallen auf IntensivTherapie. NEURO: dav. 6 TKl-Plätze; Epilepsiezentr.Grad IV gemeinsam mit dem Epilepsiezentrum Kehl-Kork (invasive Diagnostik) und den ergänzenden Kooperationsstandorten Uni-Klinikum HD und Olgahospital Stuttgart.
TEILSTAT.VERS.: in ERW.PSYCH 13 Tageskl-Plätze für PTM enthalten. Überegionales Schmerzzentrum. Transplantationszentrum für die Organe Herz, Lunge, Niere sowie für die simultane Transpl von Niere und Pankreas, jeweils befristet bis 31.12.08.
Bemerkungen:
PÄD: Schwerpunkt für rheumat. Erkrankungen in enger Koordination mit der Rheuma-Forschungsgruppe der Med. Klinik und dem Hygiene-Institut.

Abb. 29: Universitätsklinikum Freiburg

Quelle: Ministerium für Arbeit und Soziales Baden-Württemberg 2009, S. 190; eigene Darstellung

Bei diesem Krankenhaus handelt es sich um ein Plankrankenhaus in öffentlicher Trägerschaft, das Aufgaben der Maximalversorgung wahrnimmt. Der planmäßige Soll-Stand von 1733 Betten (Stichtag: 1.1.2000) teilt sich auf 14 Fachgebiete auf, wobei die Chirurgie und die Innere Medizin jeweils die größte Bettenzahl ausmacht. In den „Festlegungen" schreibt der Plan dem Krankenhaus noch weitere Aufgabengebiete zu. **168**

Wie bereits deutlich wurde ist die Aufteilung der Krankenhausleistungsstufen eine Aufgabe der einzelnen Bundesländer. Tabelle 16 gibt einen kurzen Überblick über die Versorgungsstufen der Bundesländer. **169**

Tab. 16: Versorgungsstufen der Bundesländer

Quelle: DKG 2004, S. 63

Bundesland	Kriterien	Versorgungs-/Leistungsstufen
Baden-Württemberg	– Art und Anzahl der Fachabteilungen – Art und Anzahl der vorhandenen medizinisch-technischen Großgeräte Die Angabe der für die Versorgungsstufen typischen Bettenzahl bleibt unverbindlich	– Grundversorgung – Regelversorgung – Schwerpunktversorgung [Zentralversorgung] – Maximalversorgung
Bayern	– Art und Anzahl der Fachabteilungen – Leistungsangebote	– 1. Versorgungsstufe – 2. Versorgungsstufe – 3. Versorgungsstufe – 4. Versorgungsstufe – Fachkrankenhäuser
Berlin	– Art und Anzahl der Fachgebiete	– Basisversorgung – Schwerpunktversorgung (keine direkte Zuordnung) Für die Notfallversorgung: – Erste-Hilfe-Krankenhäuser – Unfallkrankenhäuser – Unfallschwerpunkt-Krankenhäuser
Brandenburg	– Anzahl, Größe und Spezialisierung der Fachabteilungen	– Grundversorgung – Regelversorgung und qualifizierte Regelversorgung – Schwerpunktversorgung – Fachkrankenhäuser
Bremen	– Anzahl der Betten – Definition gilt ausschließlich für die Pauschalförderung	– 1. Versorgungsstufe (bis 350 B.) – 2. Versorgungsstufe (350-650 B.) – 3. Versorgungsstufe (über 650 B.)

Tab. 16: (Fortsetzung)

Bundesland	Kriterien	Versorgungs-/Leistungsstufen
Hamburg	Pauschalförderung: – Art und Anzahl der Fachabteilungen Krankenhausplanung: – Differenzierung nach Teilnahme an der Not- und Unfallversorgung	– Grund- und Regelversorgung – Schwerpunktversorgung – Zentralversorgung
Hessen		Mit Einführung des Hessischen Krankenhausgesetzes im Jahr 2002 (HKHG) wurde die Unterscheidung in Versorgungsstufen faktisch abgeschafft.
Mecklenburg-Vorpommern		Keine Definition von Versorgungs- oder Leistungsstufen
Niedersachsen	– Anzahl der Betten – Definition gilt ausschließlich für die Pauschalförderung	– Anforderungsstufe 1 (bis 230 B.) – Anforderungsstufe 2 (231-330 B.) – Anforderungsstufe 3 (331-630 B.) – Anforderungsstufe 4 (über 630 B.)
Nordrhein-Westfalen	– Art und Anzahl der Fachabteilungen – Erreichbarkeit (Entfernung)	– Grundversorgung – Regionalversorgung – Maximalversorgung
Rheinland-Pfalz	– Anzahl der Betten – Art und Anzahl der Fachabteilungen	– Grundversorgung (bis 250 B.) – Regelversorgung (251-500 B.) – Schwerpunktversorgung (501-800 B.) – Maximalversorgung (über 800 B.) – Fachkrankenhäuser
Saarland	– Art und Anzahl der Fachabteilungen	– Grundversorgung – Schwerpunktversorgung – Maximalversorgung
Sachsen	– Art und Anzahl der Fachabteilungen	– Regelversorgung – Schwerpunktversorgung – Maximalversorgung – Fachkrankenhäuser (Ergänzungen)
Sachsen-Anhalt	– Art und Anzahl der Fachabteilungen – Kriterien in der Verordnung zur Pauschalförderung	– Grund- und Regelversorgung – Schwerpunktversorgung – Zentralversorgung
Schleswig-Holstein	– Art und Anzahl der Fachabteilungen	– begrenzte Regelversorgung – Regelversorgung – Schwerpunktversorgung – Zentralversorgung – Fachkrankenhäuser
Thüringen	– Art und Anzahl der Fachgebiete	– keine Versorgungsstufen – Differenzierung zwischen regionalem und überregionalem Versorgungsauftrag (fachgebietsbezogen), ohne Ausweisung für einzelne Krankenhäuser

4.2 Krankenhausbau

170 Mit dem Begriff „Krankenhausbau" werden die unterschiedlichen Bereiche der Bautätigkeit im Krankenhaus umschrieben: *Umbau, Neubau, Erweiterungsbau, Sanierung oder Ersatzneubau.* Eine allgemein anerkannte Abgrenzung dieser Begriffe gibt es nicht. Bei diesen Maßnahmen sind vom Krankenhausträger zunächst die geltenden Regelungen des Baurechts (z. B. Baugesetzbuch) zu beachten. Dabei sind des weiteren verschiedene DIN Normen von Bedeutung. Die

DIN 13 080 "Gliederung des Krankenhauses in Funktionsbereiche und Funktionsstellen" enthält bspw. eine Empfehlung zur Gliederung der Nutzflächen (Ärztlicher Dienst, Pflegedienst, …) im Krankenhaus.

In den weiteren Ausführungen wird zunächst auf die *Geschichte des Krankenhausbaus* eingegangen. Daran anschließend wird im zweiten Abschnitt die *wirtschaftliche Bedeutung der Bautätigkeit* herausgearbeitet. Einige *Erläuterungen zum Baurecht* (Bauplanungsrecht und Bauordnungsrecht) sind im dritten Abschnitt angeführt. Abschließend wird auf die *Planung im Krankenhaus* eingegangen – auch auf die *Planung von Pflegeeinheiten*. **171**

4.2.1 Zur Geschichte des Krankenhausbaus

Das Krankenhaus als Stätte für Akutkranke, die nach ärztlichen und pflegerischen Regeln versorgt werden, hat seine *Geburtsstunde im 18. Jahrhundert*. Die ersten Krankenhäuser wurden in Deutschland gegründet: 1727 in Berlin die Charité, 1734 das Stadtlazarett in Stettin und das Städtische Krankenhaus in Hannover sowie 1780 das Armenkrankenhaus in Braunschweig bzw. 1796 in Bremen. **172**

Die uns heute bekannte Gliederung des Krankenhauses in *Fachabteilungen* wurde in dieser Zeit etabliert. In neu gebauten Krankenhäusern wurden die Abteilungen Chirurgie, Innere Medizin und Geburtshilfe eingerichtet. Daneben noch eine Isolierstation für Krätzekranke. „Kranke Frauen und Männer wurden räumlich streng getrennt, in der Regel in den beiden Seitentrakten, die sich an den Mittelbau, der die Verwaltung, Kapelle und später die Operationsräume aufnahm, anschlossen" *(Murken 1995, S. 4)*. **173**

Um den Hospitalismusgefahren zu begegnen, sorgte man dafür, dass in den Krankenhäusern ausreichende Lüftungsmöglichkeiten gegeben waren. Wundepidemien führten in den Häusern zu einer relativ hohen Sterblichkeitsrate. Auf Grund dieser Probleme wurde in Bamberg von 1787 bis 1789 ein neues Baukonzept verwirklicht. „Insgesamt fanden 125 Krankenbetten in dem dreiflügligen, drei Geschoss hohen Krankenhausgebäude Platz. Im Erdgeschoss lag die chirurgische und im ersten Geschoss die interne Abteilung, in den kleinen Seitentrakten konnten selbstzahlende, nicht der Armenklasse anheim fallende Patienten aufgenommen und betreut werden" *(Murken 1995, S. 5)*. In diesem Krankenhaus schuf man erstmals für die Patienten sanitäre Einrichtungen. **174**

Das Vorbild in Bamberg diente den städtischen und staatlichen Krankenhausträgern dazu, ihre Wohlfahrtsanstalten entsprechend einzurichten, d. h. die *hygienischen und medizinischen Belange* in das Zentrum der Neukonzeptionen zu stellen. **175**

„Charakteristisch für diese neuen Krankenanstalten war, dass sie im Laufe des 19. Jahrhunderts ständig erweitert und umgebaut werden mussten." *(Murken 1995, S. 5)* Diese Veränderungen wurden auf Grund des Bevölkerungswachstums und der Fortschritte in der Medizin notwendig. Seit Mitte des 19. Jahrhunderts schufen auch frei-gemeinnützige Krankenhausträger ihre Krankenhäuser. **176**

Gegen das erwähnte Wundfieber hatte man noch keine Handhabe. In größeren Krankenhäusern (über 200 Betten) wurde die *dezentralisierte Pavillonbauweise* eingeführt. Damit erhoffte man sich, gegen die Epidemie besser gerüstet zu sein. **177**

178 *Robert Koch* (1843-1910) veröffentlichte sein Buch 1878, in dem er nachwies, dass die untersuchenden Hände der Ärzte und die unsauberen Verbandsmaterialien Auslöser für die Wundinfektionen waren. An der Pavillonbauweise hielt man dennoch fest in Deutschland bis zum 1. Weltkrieg. Diese kostenintensive Bauweise führte zur Suche nach einer anderen Form des Krankenhausbaus. Diese fand man in der Blockbauweise. „Die einzelnen Fachkliniken für die operativen Fächer und für die Kinder- und Augenheilkunde wurden mehrgeschossig hochgezogen, teilweise baulich in einem weiträumigen Parkgelände zusammengefasst." *(Murken* 1995, S. 7) Die Fortschritte in der Medizin führten dazu, dass in den größeren Städten Spezialkliniken etabliert wurden.

179 1883 wurde die *Kranken-* und 1884 die *Unfallversicherung* eingeführt. Neben diesem entscheidenden Datum sowie der erwähnten Fortschritte in der Medizin rückte das Krankenhaus und mit ihm die Chefärzte in das Interesse der Bevölkerung. Die *Anzahl der Krankenhäuser* stieg kontinuierlich an: 1877 gab es 2 357 Krankenhäuser, 1885 bereits 2 717 und 1900 waren es 3 826 Krankenhäuser (vgl. *Müller* 1970, S. 91). In dieser Zeit wurde das Krankenhaus die *zentrale Institution des Gesundheitswesens*.

180 „Nach dem Zweiten Weltkrieg sollte sich das kompakte Krankenhaus mit einem Bettenhochhaus auf einem breiten ein- bis zweigeschossigen Sockelbau durchsetzen." *(Murken* 1995, S. 8) In dieser Phase kam es zu weiterer der erwähnten Fortschritte, dazu kamen Fortschritte in der Apparatemedizin. Die Aufzugtechnik ließ es zu, dass Krankenhäuser in dieser Form gebaut werden konnten. Der Raumbedarf für ein Krankenhaus stieg enorm an. Diese gesamte Entwicklung war begleitet von einem Anstieg des Personalbedarfs.

181 „Neben diesem Typ des breitgelagerten Großkrankenhauses mit zwei mehrstöckigen Bettenhäusern entwickelte man wenig später neue Konzepte für hochgeschossige klinische Zentren […] Vorherrschend war dabei in den sechziger und siebziger Jahren das Breitfußsystem: über einem Flachbaukörper für die verschiedenen Dienstleistungsbereiche (Verwaltung, Küche, Labore, Untersuchungs- und OP-Räume) erhebt sich das Bettenhochhaus" *(Murken* 1995, S. 9).

182 Mit dem Inkrafttreten des *Krankenhausfinanzierungsgesetzes (KHG) 1972* wurde die *dualistische Krankenhausfinanzierung* geschaffen. Damit kam es auch zu einer Trennung zwischen Krankenhausbau und Krankenhausbetrieb. Die Krankenhausplanung und der Krankenhausbau ist Angelegenheit der einzelnen Bundesländer und letztlich des Krankenhausträgers. Dieser entscheidet, ob und wie ein Krankenhaus gebaut werden soll. Nachdem quasi die „Hülle des Krankenhauses" erstellt worden ist, übernimmt die Finanzierung des Krankenhausbetriebes die Krankenkasse bzw. die Sozialleistungsträger. Tabelle 17 verdeutlicht den Zusammenhang.

Tab. 17: Zuständigkeiten für Planung und Betrieb

Quelle: Bruckenberger 1989, S. 87

Bereich	Krankenhausbau		Krankenhausbetrieb	
	Planung	**Kontrolle**	**Planung**	**Kontrolle**
Bedarfsplanung	Länder	Mitwirkung der unmittelbar Beteiligten	Länder	Mitwirkung der unmittelbar Beteiligten
Investitionsplanung	Länder	Mitwirkung der unmittelbar Beteiligten	Träger	Sozialleistungsträger
Programmplanung	Träger	Gesundheitsministerium	Träger	Sozialleistungsträger
Objektplanung	Träger Architekten Ingenieure	Staatshochbauverwaltung	Träger Beratungsinstitute	Sozialleistungsträger
Baudurchführung	Träger Architekten Ingenieure	Staatshochbauverwaltung	–/–	–/–
Betrieb	–/–	–/–	Träger	Sozialleistungsträger

Die *Entwicklung* der Anzahl der Krankenhäuser und der Betten *von 1960* **183** *bis 2003* (auch nach Krankenhausträgern) ist der nachstehenden Tabelle 18 zu entnehmen.

Tab. 18: Krankenhäuser und Betten 1960 bis 2003

Quelle: Deutsche Krankenhausgesellschaft 2009b

	Jahr	Krankenhäuser und Betten insgesamt			Akutkrankenhäuser[a]		Sonderkrankenhäuser[b]		öffentliche Krankenhäuser[c]		freigemeinnützige Krankenhäuser[c]		private Krankenhäuser[c]	
		KH	Betten	Betten je 10000 Einw.	KH	Betten	KH	Betten	KH	Betten	KH	Betten	KH	Betten
West	1960	3 604	583 513	104,3	2 656	399 839	945	183 674	1 385	326 413	1 307	215 120	912	41 980
	1970	3 587	683 254	112,0	2 441	457 004	1 146	226 250	1 337	373 137	1 270	249 357	980	60 760
	1975	3 481	729 791	118,4	2 260	489 756	1 221	240 035	1 297	389 429	1 187	257 365	997	82 997
	1980	323,1	707 710	114,8	1 991	476 652	1 243	231 058	1 190	370 714	1 097	248 717	947	88 279
	1985	3 098	674 742	110,6	1 825	462 124	1 273	212 618	1 104	343 044	1 049	237 565	945	94 133
	1989	3 046	669 750	106,9	1 735	452 283	1 311	216 989	1 046	333 239	1 021	230 728	979	105 783
Ost	1960	822	204 767	119,1	–	–	–	–	679	189 260	88	13 523	55	1 984
	1970	626	190 025	111,3	–	–	–	–	523	176 536	82	12 540	21	949
	1975	577	182 220	108,3	–	–	–	–	483	168 984	81	12 627	13	609
	1980	549	171 895	102,7	–	–	–	–	464	159 828	80	11 711	5	356
	1985	537	169 112	101,5	–	–	–	–	456	157 231	77	11 537	4	344
	1989	539[d]	163 305	99,4	–	–	–	–	462	151 969	75	11 076	2	260
D*)	1990	2 447	685 976	86,5	2 207	616 922	240	69 054	1 043	387 207	843	206 936	321	22 779
	1993	2 354	628 658	77,4	2 112	578 621	242	50 037	917	340 488	847	210 254	348	27 879
	1995	2 325	609 123	74,6	2 081	564 624	244	44 499	863	319 999	845	212 459	373	32 166
	1997	2 258	580 425	70,7	2 020	540 914	238	39 511	818	304 500	820	204 811	382	31 603
	1999	2 252	565 268	68,9	2 014	528 946	238	36 322	753	287 127	832	204 059	429	37 760
	2000	2 242	559 651	68,0	2 003	523 114	239	36 537	744	283 537	813	200 611	446	38 966
	2001	2 240	552 680	67,0	1 995	516 242	245	36 438	723	276 754	804	198 205	468	41 283

2002	2 221	547 284	66,4	1 898	504 684	323	42 600	712	272 293	758	190 426	428	41 965
2003	2 197	541 901	65,7	1 868	499 785	329	42 116	689	265 520	737	187 271	442	46 994
2004	2 166	531 333	64,4	-	-	-	-	671	255,8[c]	712	179,7[c]	444	54,0[e]
2005	2 139	523 824	63,7	-	-	-	-	647	249,8[c]	712	175,9[c]	487	59,3[e]
2006	2 104	510 767	62,0	-	-	-	-	614	237,6[c]	692	171,2[c]	503	63,5[e]
2007	2 087	506 954	61,6	-	-	-	-	587	230,0[c]	678	167,7[c]	526	70,5[e]

[a] Ab 1990 Allgemeine Krankenhäuser;

[b] Ab 1990: Krankenhäuser mit ausschließlich psychiatrischen oder psychiatrischen und neurologischen Betten und reine Tages- oder Nachtkliniken;

[c] Ab 1990 erfolgt in der Statistik eine Aufteilung nach Trägern nur für Allgemeine Krankenhäuser.

[d] In dieser Zahl sind 127 Kliniken an 9 medizinischen Hochschuleinrichtungen enthalten.

[e] Darstellung in 1000

184 Über den Zeitraum ist festzustellen, dass die *Anzahl der Krankenhäuser und die Bettenzahl stetig gesunken* ist. Betrachtet man diese Entwicklung differenziert nach Krankenhausträgern, so ist gegenwärtig zu konstatieren, dass die öffentlichen und frei-gemeinnützigen Träger Krankenhäuser und Betten verlieren und die privaten Träger immer mehr Häuser in ihrer Trägerschaft haben. Damit verbunden ist der Anstieg der Betten in privater Trägerschaft.

4.2.2 Zur wirtschaftlichen Bedeutung

185 Aus dem Statistischen Jahrbuch 2002 (vgl. S. 508) ist zu entnehmen, dass sich die Investitionsausgaben der öffentlichen Haushalte 1999 für Hochschulkliniken auf 798 Mill. Euro beliefen und für die Krankenhäuser auf 2 990 Mill. Euro, also insgesamt auf rund 3,8 Mrd. Euro. Der größte Teil dieser Investitionsausgaben entfällt auf Baumaßnahmen. Zu dieser Summe von 3,8 Mrd. Euro sind noch die Investitionsausgaben der freigemeinnützigen und der privaten Krankenhausträger zu addieren (Zahlen liegen leider nicht vor), um so in etwa abschätzen zu können, wie hoch die Investitionsausgaben jährlich für den Krankenhausbereich sind.

186 Gegenüber dem Jahr 1999 hat sich die Summe der Investitionsausgaben der öffentlichen Haushalte 2003 nicht verändert, sie blieb bei 3,8 Mrd. Euro (1 138 Mill. Euro für Hochschulkliniken und 2 650 Mill. Euro für Krankenhäuser (vgl. *Statistisches Bundesamt* 2006, S. 584). Auch 2006 zeigte sich das gleiche Bild. Die Investitionsausgaben betrugen 3,9 Mrd. Euro (1 263 Mill. Euro für Hochschulkliniken und 2 640 Mill. Euro für Krankenhäuser (vgl. *Statistisches Bundesamt* 2009 b, S. 586).

187 Wie bereits oben erwähnt werden die Krankenhäuser, die im Krankenhausplan aufgenommen sind, dual finanziert. Dies bedeutet, dass einerseits die *Investitionskosten* durch öffentliche Fördermittel (KHG-Förderung) und die *Betriebskosten* andererseits durch die Patienten (bzw. durch deren entsprechende Kostenträger) gedeckt werden. Diese Fördermittel lassen sich in einem kurzem Überblick wie folgt unterscheiden (vgl. dazu *Deutsche Krankenhausgesellschaft* 2004, S. 3 ff.).

188 *Einzelförderung* nach § 9 Abs. 1 und 2 KHG: Förderung (auf Antrag) der für die *Erstausstattung* notwendigen Anlagegüter sowie für die Wiederbeschaffung von Anlagegütern mit *mehr als drei Jahren Nutzungsdauer*.

189 *Pauschalförderung* nach § 9 Abs. 3 KHG: Förderung kurzfristiger Anlagegüter sowie kleineren Baumaßnahmen durch einen festen jährlichen Pauschalbetrag.

190 Förderung nach § 14 Gesundheitsstrukturgesetz (GSG): Förderung der Krankenhäuser in den neuen Bundesländern durch einen Investitionszuschlag pro Berechnungstag eines tagesgleichen Pflegesatzes. Dieser soll bis zum Jahr 2014 erhoben werden.

191 *Instandhaltungsfinanzierung* nach § 17 Abs. 4b KHG: Hier wurde festgehalten, dass Instandhaltungskosten (für Gebäudeteile, betriebstechnische Anlagen, Einbauten und Außenanlagen) im Pflegesatz zu berücksichtigen sind.

192 Die *Investitionsförderung* nach den Hochschulbauförderungsgesetz (HBFG) wurde im Rahmen der Föderalismusreform zum 1. Januar 2007 ausgesetzt: Der Aus-

und Neubau von Hochschulkliniken wird von Bund und Ländern gemeinsam durchgeführt (Grundgesetz Art. 143c und 91b).

4.2.3 Zum Baurecht

Art. 14 Grundgesetz sichert den Grundstückseigentümern die Baufreiheit zu. **193** Diese Baufreiheit kann im möglichen Widerspruch zu den Interessen der Allgemeinheit stehen. Um hier einen Interessenausgleich zwischen den Grundstückseigentümern und der Allgemeinheit zu erzielen, ist das öffentliche Baurecht geschaffen worden.

Das *Baugesetzbuch* (BauGB) vom *8.12.1986* ist eine grundlegende Bestimmung **194** zum Baurecht. „Das BauGB ist am 1.7.1987 in Kraft getreten. Das BauGB führte zu keiner völligen Neukodifikation des Städtebaurechts. Es besitzt vielmehr den Charakter einer umfassenden Gesamtnovellierung. Im Interesse der Rechtsvereinfachung sind das Bundesbaugesetz und das Städtebauförderungsgesetz in einem einheitlichen Gesetz in übersichtlicher und gestraffter Form zusammengefasst worden" *(Söfker* 1999, S. XIII).

Im Baurecht wird allgemein getrennt zwischen dem Bauplanungsrecht und dem **195** Bauordnungsrecht. Das *Bauplanungsrecht* regelt das Einfügen des Bauvorhabens in die Umgebung. Das *Bauordnungsrecht* nennt die gestalterischen und baukonstruktiven Anforderungen. Darüber hinaus wird im Bauordnungsrecht das Baugenehmigungsverfahren geregelt.

4.2.3.1 Bauplanungsrecht

Nach § 1 Abs. 1 BauGB ist es die Aufgabe der Bauleitplanung, die bauliche und **196** sonstige Nutzung der Grundstücke in der Gemeinde nach Maßgabe dieses Gesetzes vorzubereiten und zu leiten. Bauleitpläne sind gemäß § 1 Abs. 2 BauGB der Flächennutzungsplan (vorbereitender Bauleitplan) und der Bebauungsplan (verbindlicher Bauleitplan). Während es für das gesamte Gemeindegebiet einen Flächennutzungsplan gibt, können für die verschiedenen Baugebiete in der Gemeinde Bebauungspläne vom Rat der Gemeinde als Satzung (§ 10 BauGB) beschlossen werden. Die Gemeinde hat die Planungshoheit in ihrem Gebiet (§ 1 Abs. 3 BauGB). Die inhaltlichen Regelungen für den Flächennutzungsplan ergeben sich aus § 5 BauGB. Die sich aus der angestrebten städtebaulichen Entwicklung ergebende Bodennutzung ist in den Grundzügen darzustellen. Ausgewiesen werden in ihm deshalb die Bauflächen, die Hauptverkehrswege, die Hauptversorgungsanlagen, die Grünflächen, die Flächen für naturschutzrechtliche Ausgleichsmaßnahmen. Der Inhalt des Bebauungsplans ist in § 9 BauGB geregelt. Dabei sind die inhaltlichen Festsetzungen im Bebauungsplan bzw. in den Bebauungsplänen einer Gemeinde eine Konkretisierung des Flächennutzungsplans der Gemeinde. So wird im Bebauungsplan nach § 9 Abs. 1, Nr. 1 und 2 BauGB die Art und das Maß der baulichen Nutzung festgesetzt, die Bauweise, die überbaubaren und nicht überbaubaren Grundstücksflächen sowie die Stellung der baulichen Anlagen. Gemäß § 2 Abs. 5 BauGB wurde der Bundesminister für Raumordnung, Bauwesen und Städtebau ermächtigt, eine Rechtsverordnung zu der baulichen Nutzung der Grundstücke zu erlassen. In der Baunutzungsverordnung (BauNVO) sind Regelungen zur Art, zum Maß der baulichen Nutzung getroffen worden; darüber hinaus Regelungen zur Bauweise und zur überbaubaren Grundstücksfläche.

197 Nach § 34 Abs. 1 BauGB ist ein Vorhaben innerhalb der im Zusammenhang bebauten Ortsteile zulässig, wenn es sich nach Art und Maß der baulichen Nutzung, der Bauweise und der Grundstücksfläche, die überbaut werden soll, in die Eigenart der näheren Umgebung einfügt und die Erschließung gesichert ist. Die Sicherung der Bauleitplanung erfolgt über die Veränderungssperre (§ 14 BauGB), die Teilungsgenehmigung (§ 19 BauGB) und das gemeindliche Vorkaufsrecht (§ 24 BauGB).

4.2.3.2 Bauordnungsrecht

198 Zielsetzung des Bauordnungsrechts (früher Baupolizeirecht) ist, sicherzustellen, dass durch die Errichtung und Nutzung baulicher Anlagen keine Gefährdung der Bewohner des Hauses und der näheren Umgebung eintritt. Zum Bauordnungsrecht gehören daneben die Bestimmungen zum formellen Baurecht, u. a. Bestimmungen zum Verfahren zur Erteilung von Baugenehmigungen.

199 Die Bestimmungen zum Bauordnungsrecht werden vom jeweiligen Bundesland verabschiedet. Für Baden-Württemberg gibt es die folgenden Regelungen (vgl. Abbildung 30):

– Landesbauordnung für Baden-Württemberg – LBO – idF der Bekanntmachung vom 8.8.1995 (GBl. S. 617), geändert durch Gesetz vom 15.12.1997 (GBl. S. 521).
– Allgemeine Ausführungsverordnung zur LBO (LBOAVO) vom 17.11.1995 (GBl. S. 836), geändert durch Verordnung vom 30.5.1996 (GBl. S. 419). Versammlungsstättenverordnung vom 10.8.1974 (GBl. S. 330), geändert durch Verordnung vom 12.2.1982 (GBl. S. 67).
– Verordnung über elektrische Betriebsräume – EltVO – vom 28.10.1975 (GBl. S. 788, ber. 1976 S. 256).
– Bauprüfverordnung – BauPrüfVO – vom 21.5.1996 (GBl. S. 410).
– Verfahrensverordnung zur Landesbauordnung – LBOVVO – vom 13.11.1995 (GBl. S. 794). Campingplatzverordnung (CPlVO) vom 15.7.1984 (GBl. S. 545, ber. 1985 S. 20). Verkaufsstättenverordnung – VkVO – vom 11.2.1997 (GBl. S. 84) Garagenverordnung – GaVO – vom 7.7.1997 (GBl. S. 332).

Abb. 30: Bauordnung sowie sonstige baurechtliche Bestimmungen für Baden-Württemberg
Quelle: Söfker 1999, S. 35

200 Die *Landesbauordnung* für *Baden-Württemberg* (LBO) gliedert sich in neun Teile:

1. Allgemeine Vorschriften
2. Das Grundstück und seine Bebauung
3. Allgemeine Anforderungen an die Bauausführung
4. Bauprodukte und Bauarten
5. Der Bau und seine Teile
6. Einzelne Räume, Wohnung und besondere Anlagen
7. Am Bau Beteiligte, Baurechtsbehörden
8. Verwaltungsverfahren, Baulasten
9. Rechtsvorschriften, Ordnungswidrigkeiten, Übergangs- und Schlussvorschriften.

Die LBO gilt nach § 1 für bauliche Anlagen und Bauprodukte. *Bauliche Anlagen*   **201**
sind nach § 2 Abs. 1 LBO unmittelbar mit dem Erdboden verbundene, aus Bau-
produkten hergestellte Anlagen. Bauprodukte sind nach § 2 Abs. 10 Baustoffe,
Bauteile und Anlagen, die dazu bestimmt sind, in bauliche Anlagen dauerhaft
eingebaut zu werden. Bauprodukte sind daneben aus Baustoffen und Bauteilen
vorgefertigte Anlagen, die hergestellt werden, um mit dem Erdboden verbunden
zu werden (wie Fertighäuser, Fertiggaragen und Silos).

4.2.3.3 Baurecht und Krankenhausbau

Nach § 38 Abs. 2 Nr. 8 LBO sind Krankenhäuser bauliche Anlagen und Räume   **202**
besonderer Art oder Nutzung. Für diese können besondere Anforderungen und
Erleichterungen im Einzelfall gestellt werden. Diese können sich z. B. nach § 38
Abs. 1 Nr. 1 bis Nr. 16 beziehen auf die Wasserversorgung, die Lüftung, den Betrieb und die Nutzung.

Bei der Anwendung der erwähnten baurechtlichen Bestimmungen kommt es   **203**
wohl entscheidend mit darauf an, um welche bauliche Maßnahme es sich handelt.
Bei dem Neubau eines Krankenhauses wäre zunächst einmal die Ausweisung des
Krankenhauses im Flächennutzungsplan erforderlich. Im weiteren Schritt käme
es darauf an, wo sich das Krankenhaus im Gemeindegebiet befindet. Entweder
handelt es sich um ein Gebiet, für das ein Bebauungsplan vorhanden ist und der
Bauträger hat die Zulässigkeit des Vorhabens im Geltungsbereich eines Bebau-
ungsplanes nach § 30 BauGB zu beantragen oder es handelt sich um ein sog.
„34er Gebiet" (ein Bebauungsplan ist nicht vorhanden). Nach § 34 BauGB ist ein
Vorhaben innerhalb der im Zusammenhang bebauten Ortsteile u. a. nur zulässig,
wenn es sich in die nähere Umgebung einfügt.

4.2.4 Zur Planung

Für den Bauherrn, den Krankenhausträger, ist die Planung eines Krankenhauses   **204**
von entscheidender Bedeutung. In den weiteren Ausführungen wird zunächst auf
die *Akteure und Anspruchsgruppen* im Zusammenhang mit der Bautätigkeit eingegangen, anschließend auf den Bereich der *Planung und Entscheidung*.

4.2.4.1 Akteure und Anspruchsgruppen

Das Krankenhaus hat mit unterschiedlichen Anspruchsgruppen zu tun, die diffe-   **205**
rierende Interessen und Ziele verfolgen. Bei allen Unterschieden im Hinblick auf
die Ziele und Interessen, ist es für das Bestehen und Weiterbestehen des Krankenhauses wichtig, dass es diese Differenzen und Ziele im Sinne des gesetzlichen
und eigenen Auftrages nutzt.

Für die Bautätigkeit im Krankenhaus kann getrennt werden zwischen *internen*   **206**
und externen Anspruchsgruppen (vgl. Abbildung 31).

Anspruchsgruppen	Interessen/Ziele
I. Interne Anspruchsgruppen:	
1. Eigentümer/Träger	Erhaltung/Wertsteigerung des Krankenhauses. Gute Auf-
2. Management	bau- und Ablauforganisation, um die Ziele des Kranken- hauses zu erreichen.
3. Mitarbeiter	Arbeitsplatzerhalt. Einrichtung der Arbeitsplätze nach den neuesten arbeitswissenschaftlichen Erkenntnissen.
II. Externe Anspruchsgruppen:	
4. Staat	Erfüllung der öffentlichen Aufgabe. Wirtschaftlicher Um- gang mit den Ressourcen.
5. Finanzierer	Zwecksprechende Verwendung der gewährten Mittel. Wirtschaftlicher Umgang.
6. Patienten und andere	Sichere und moderne Ausstattung. Freundliche Atmosphä- re, kurze Wege

Abb. 31: Interne und externe Anspruchsgruppen bzw. Interessen/Ziele
Quelle: Eigene Darstellung

207   Im Rahmen von Bautätigkeiten haben die Eigentümer bzw. die Krankenhausträ-ger das Interesse, das Krankenhaus zu erhalten bzw. in seinem Wert zu steigern. Zusammen mit dem Krankenhausmanagement wird man bemüht sein, eine gute Aufbau- und Ablauforganisation einzurichten, um die Ziele des Krankenhauses auch mit diesen organisatorischen Instrumenten zu erreichen.

208   Für die Mitarbeiter steht der Arbeitsplatzerhalt bzw. die Arbeitssicherheit mit im Vordergrund. Die Mitarbeiter werden mit darauf zu achten haben, dass im Kran-kenhaus die neuesten arbeitswissenschaftlichen Erkenntnisse mit Beachtung ge-funden haben (z. B. die Lichtverhältnisse, die Gestaltung der Bodenbeläge so vorgenommen wurde, dass sie der Gesundheit des Mitarbeiters förderlich sind).

209   Neben diesen internen Anspruchsgruppen geht es den externen Anspruchsgrup-pen eher um die grundsätzliche Ausrichtung des Krankenhauses in Bezug auf be-stimmte Bereiche. So ist der Staat daran interessiert, dass die öffentliche Aufgabe Krankenversorgung von jedem entsprechenden Krankenhaus (Plankrankenhaus) nach den gesetzlichen Vorgaben erfüllt wird.

210   Die Finanzierer (für Investitionskosten das Land, für die Betriebskosten die Krankenkasse) sind darauf bedacht, dass ihre Mittel zwecksprechend und wirtschaftlich eingesetzt werden.

211   Die Patienten und z. B. Begleitpersonen sind vornehmlich an einer sicheren und modernen Ausstattung des Krankenhauses interessiert. Neben der technischen bzw. bautechnischen Ausstattung steht für sie die personelle Ausstattung mit im Vordergrund. Ihre Hoffnung ist dabei, dass diese personelle Ausstattung quantita-tiv und qualitativ so vorgehalten wird, dass die Behandlung ihres Krankheitsbil-des damit gewährleistet werden kann.

4.2.4.2 Planungs- und Entscheidungsprozess - Allgemein

Am *Beispiel der Krankenhaus-Bauplanung* soll exemplarisch der *Ablauf der Planung* dargestellt werden. Zu diesem Planungsprozess wird der entsprechende *Entscheidungsprozess* erläutert.   **212**

Bei der Skizzierung der einzelnen *Phasen* sei verwiesen auf *Limbacher* (1992, S. 23 ff.), die jedoch nicht den Leistungsphasen der Hohnorarordnung für Architekten und Ingeniueren (HOAI) entspricht. Die folgende Betrachtung der Phasen wird aus Nutzersicht beschrieben.   **213**

Limbacher trennt zwischen: **214**

- der Raumprogrammphase,
- der Vorprojektphase,
- der Projektphase,
- der Ausführungsphase,
- der Phase der Inbetriebnahme und
- der Abschlußphase.

Dazu erwähnt er die *Entscheidungen:*   **215**

- Grundsatzentscheidung,
- Entscheidung bzw. Genehmigung des Raumprogramms

und im Zusammenhang mit dem Schweizer System der Krankenhausfinanzierung,

- die Kreditbewilligung.

Durch das duale System der Krankenhausfinanzierung könnte dieser Abschnitt „Bewilligung von Fördermitteln" heißen.   **216**

(1) Mit der *Grundsatzentscheidung* für eine Bauaktivität im Krankenhaus ist festgelegt worden, dass mit einer Bauplanung begonnen werden kann. Die Bauplanung macht es erforderlich, dass mit der Entscheidung eine klare Aufgabenstellung an die Raumprogrammphase und Vorprojektphase formuliert wird. Dabei ist zu beachten bzw. zu entscheiden,   **217**

- ob der gesamte Betrieb oder einzelne Betriebsteile in die Planung einbezogen werden,
- wie das Projekt abzuwickeln ist,
- welche Randbedingungen zu beachten sind,
- ob externe Berater für die Abwicklung herangezogen werden sollen.

Die Grundsatzentscheidung über Bauaktivitäten trifft der Krankenhausträger, egal ob es sich um einen Umbau, Neubau oder einen Erweiterungsbau handelt. Diese Entscheidung wird natürlich beeinflusst vom Auftrag des Krankenhauses (z. B. handelt es sich um ein Krankenhaus der Grundversorgung oder um ein Krankenhaus der Maximalversorgung) sowie den zur Verfügung stehenden finanziellen Ressourcen.   **218**

Nach der Klärung der Frage nach dem OB, wäre in einem zweiten Schritt die Frage nach dem WIE zu beantworten.   **219**

220   (2) Die Raumprogrammphase zielt darauf ab, bei einem Neubau den Raumbedarf für einzelne Betriebsbereiche und Betriebsstellen zu ermitteln. Bei einem Umbau- oder Erweiterungsbau geht es zum einen darum, die bisherige Nutzung der Räume nachzuweisen bzw. die Notwendigkeit der Erweiterung zu dokumentieren.

221   Die Aufnahme des Ist-Zustandes, die Prognose der zukünftigen Leistungsentwicklung und die Erarbeitung des Raumprogramms zählt zu den inhaltlichen Aspekten dieser Phase.

222   (3) Während in der Raumprogrammphase die Interessen des zukünftigen Benutzers im Vordergrund stehen, dominieren in der Vorprojektphase die Arbeiten des Architekten und der Fachingenieure. In dieser Phase wird das Soll-Raumprogramm überprüft und abschließend das endgültige Raumprogramm aufgestellt.

223   Fragen der Wirtschaftlichkeit des Bauvorhabens sowie die Abschätzung der Folgekosten werden in dieser Phase mit angegangen.

224   (4) Die Grundlage für die Ausführung des Bauvorhabens bildet die Projektphase. Die Projektphase stellt damit für den Bauherrn die endgültige Lösung dar. Festgelegt werden in dieser Phase die Haustechnik, die Raumausstattung, das Konstruktionssystem und die verwendeten Materialien.

225   (5) Die Umsetzung der Projektionen geschieht in der Ausführungsphase. Hier werden Verträge mit den ausführenden Unternehmen geschlossen, Termine vereinbart und Ausführungspläne erstellt.

226   Der Bauherr kann sich in dieser Phase entscheiden, ob er direkt Verträge mit den Architekten und Ingenieuren abschließt oder einen Generalunternehmer beauftragt, der für ihn das gesamte Bauvorhaben abwickelt.

227   (6) Zum Abschluß der Ausführungsphase dominieren Überlegungen zur Inbetriebnahme das Geschehen am Bau. Die Aufbau- und Ablauforganisation ist zu schaffen. Daneben sind die Pläne für die Bauabnahme und die Betriebsaufnahmepläne zu erstellen.

228   (7) Organisatorische Überlegungen beherrschten die Inbetriebnahmephase, die Abschlußphase dient der Dokumentation des Baugeschehens, der Mängelbehebung, der Ausführung der Garantiearbeiten sowie der Bauabrechnung.

229   Abbildungen 32 und 33 sollen den Zusammenhang zwischen den bisher angesprochenen Phasen noch einmal verdeutlichen.

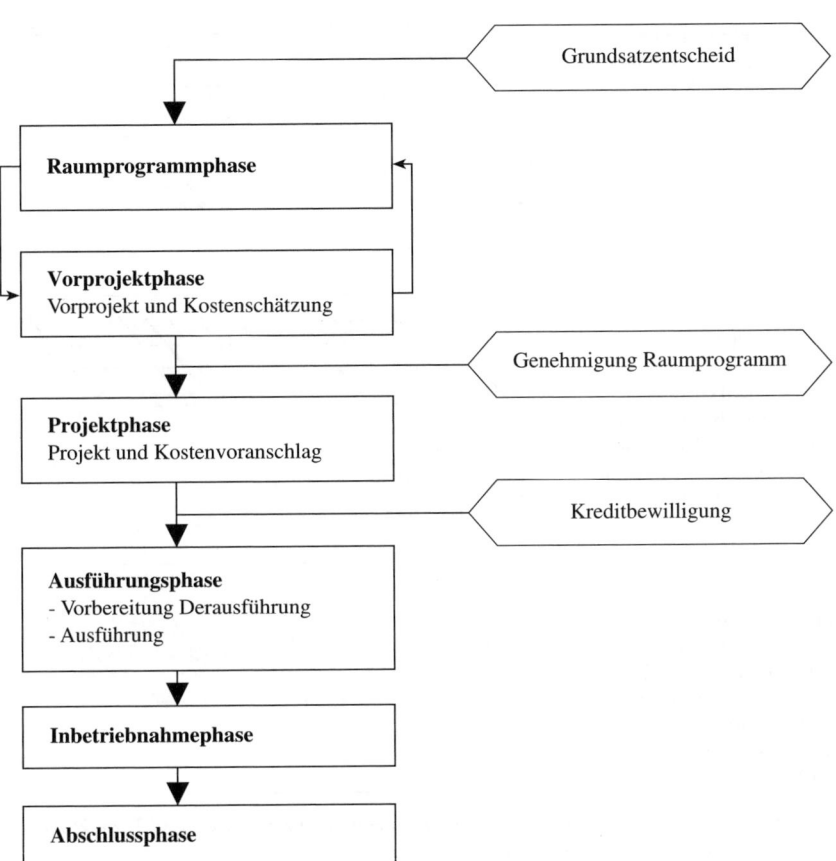

Abb. 32: Planungsablauf und Entscheidungsprozess
       Quelle: Limbacher 1992, S. 19

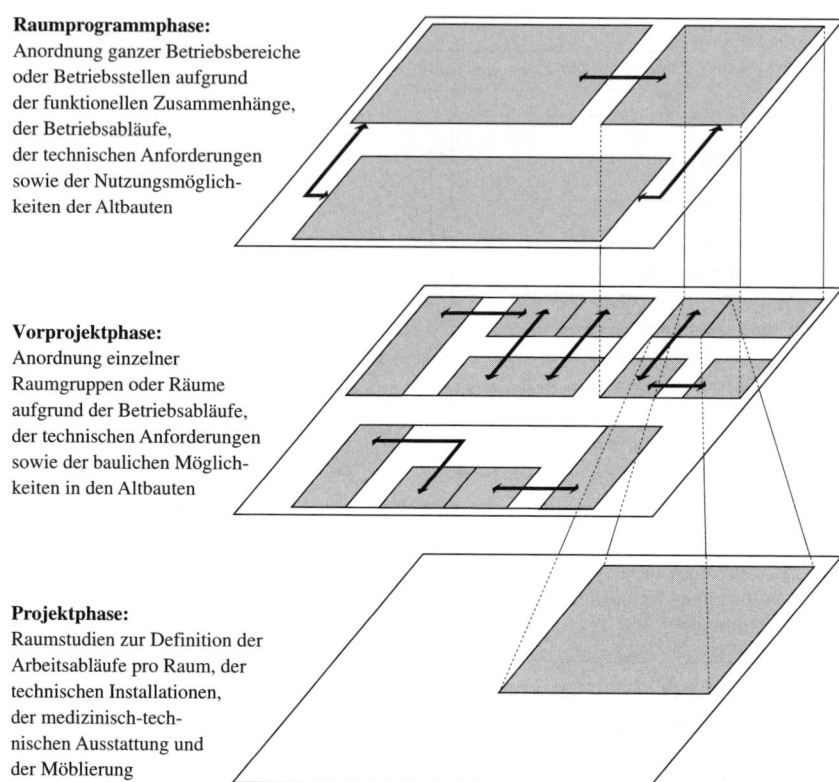

Raumprogrammphase:
Anordnung ganzer Betriebsbereiche
oder Betriebsstellen aufgrund
der funktionellen Zusammenhänge,
der Betriebsabläufe,
der technischen Anforderungen
sowie der Nutzungsmöglich-
keiten der Altbauten

Vorprojektphase:
Anordnung einzelner
Raumgruppen oder Räume
aufgrund der Betriebsabläufe,
der technischen Anforderungen
sowie der baulichen Möglichkeiten in den Altbauten

Projektphase:
Raumstudien zur Definition der
Arbeitsabläufe pro Raum, der
technischen Installationen,
der medizinisch-tech-
nischen Ausstattung und
der Möblierung

Abb. 33: Zusammenhang zwischen Raumprogramm-, Vorprojekt- und Projektphase
Quelle: Limbacher 1992, S. 69

230   Im Zusammenhang mit diesen Phasen werden zwei Normen des *Deutschen Instituts für Normung e. V.* vorgestellt. Es handelt sich dabei um die:

- DIN 13 080
- DIN 277.

231   Die DIN 13 080 – Gliederung des Krankenhauses in Funktionsbereiche und Funktionsstellen – vom *Juli 2003* ist für Krankenhäuser jeglicher Größenordnung anwendbar. Beiblatt 2 zu DIN 13080 vom Juli 2003 enthält entsprechende Hinweise zur Anwendung für Hochschul- und Universitätskliniken. Die DIN 13080 soll der Krankenhausbedarfs- und bauplanung sowie der vergleichenden Auswertung und Beurteilung von Krankenhäusern dienen. Darüber hinaus dient sie als Grundlage zur Verständigung über die Planung.

232   Begrifflich trennt sie zwischen Funktionsbereichen, Funktionsstellen und Teilstellen. Funktionsbereiche umfassen ein Aufgabengebiet, Funktionsstellen umfassen eine Aufgabe und Teilstellen eine fachspezifische Aufgabe. Tabelle 19 verdeutlicht die Gliederung.

Tab. 19: Gliederung des Krankenhauses in Funktionsbereiche und Funktionsstellen

Quelle: DIN 13080, S. 2

Schlüs-selnum-mer	Benennung[1]	Schlüs-selnum-mer	Benennung[1]
1.00	**Untersuchung und Behandlung**	3.02	Archivierung
1.01	Aufnahme und Notfallversorgung	3.03	Information und Dokumentation
1.02	Klinischer Arztdienst	3.04	Bibliothek
1.03	Funktionsdiagnostik		
1.04	Endoskopie	**4.00**	**Soziale Dienste**
1.05	Laboratoriumsmedizin	4.01	Serviceeinrichtungen
1.06	Prosektur/Pathologie[2]	4.02	Seelsorge und Sozialdienst
1.07	Röntgendiagnostik und Kernspinto-mographie	4.03	Personalumkleiden
		4.04	Personalspeisenversorgung
1.08	Nuklearmedizinische Diagnostik		
1.09	Operation	**5.00**	**Ver- und Entsorgung**
1.10	Entbindung	5.01	Arzneimittelversorgung
1.11	Strahlentherapie	5.02	Sterilgutversorgung
1.12	Nuklearmedizinische Therapie	5.03	Geräteversorgung
1.13	Physikalische Therapie	5.04	Bettenaufbereitung
1.14	Beschäftigungs- und Arbeitsthera-pie	5.05	Speisenversorgung
		5.06	Wäscheversorgung
1.15	Bereitschaftsdienst	5.07	Lagerhaltung und Güterum-schlag
		5.08	Wartung und Reparatur
2.00	**Pflege**	5.09	Abfallbeseitigung
2.01	Allgemeinpflege	5.10	Haus- und Transportdienst
2.02	Wöchnerinnen- und Neugeborenen-pflege	**6.00**	**Forschung und Lohn**
2.03	Intensivmedizin	6.01	Forschung
2.04	Dialyse	6.02	Lehre
2.05	Säuglings- und Kinderkrankenpfle-ge	6.03	Ausbildung und Schulung
2.06	Infektionskrankenpflege		
2.07	Pflege psychisch Kranker	**7.00**	**Sonstiges**
2.08	Pflege nuklearmedizinisch behan-delter Patienten	7.01	Rettungsdienst
		7.02	Limited Care Dialyse
2.09	Aufnahmepflege	7.03	Kinderbetreuung
		7.04	Dienstleistungen nach außen
3.00	**Verwaltung**	7.05	Dienstleistungen von außen
3.01	Krankenhausleitung und -verwal-tung	7.08	Personal – Wohnen

[1] Funktionsbereiche sind fett gedruckt. Funktionsstellen sind mager gedruckt.
[2] Die Benennung der Funktionsstelle mit der Schlüsselnummer 1.06 ist „Prosektur", wenn keine Pathologie vorhanden ist.

233 Die DIN 277 enthält Ausführungen zu Grundflächen und Rauminhalten von Bauwerken im Hochbau:

- Teil 1: Begriffe, Berechnungsgrundlagen;
- Teil 2: Gliederung der Nutzflächen, Funktionsflächen und Verkehrsflächen (Netto-Grundfläche).

234 Diese Norm dient der Berechnung von Grundflächen und Rauminhalten von Bauwerken oder Teilen von Bauwerken.

4.2.4.3 Planung von Pflegeeinheiten

235 Im Rahmen des Krankenhausbaus ist für die Pflege auch die Planung von Pflegeeinheiten von Bedeutung. Hierzu hat der Arbeitskreis Krankenhausbauten im Hochbauausschuss der ARGEBAU eine „Arbeitshilfe für die Planung und Beurteilung von Pflegeeinheiten" erstellt. Sie zielt darauf ab, in allen Bundesländern als Empfehlung zur Anwendung zu kommen. Mit dieser Arbeitshilfe kann die Planung der benötigten Nutzflächenzahl für unterschiedliche Verwendungszwecke der Räumlichkeiten vorgenommen werden. An einem *Beispiel* soll dies erläutert werden (vgl. Abbildung 34).

Anz. Räume		KFA	RC	qm NF pro Raum	qm NF
Bettenzimmer					
	Einbettzimmer	4	6710	12,0–14,0	
2	Einbettzimmer (Zweibett-tief)	4	6710	20,5–21,5	41,0
12	Zweibettzimmer	4	6710	20,5–21,5	246,0
	Dreibettzimmer	4	6710	27,0–30,0	
	Vierbettzimmer	4	6710	34,0–36,0	
2	Vierbettzimmer (Alt.)	4	6710	41,0–44,0	82,0
16	Erschließungsfläche	4	6710	1,5–2,0	24,0
Sanitärräume zu den Bettenzimmern					
	Abgeschirmter Waschplatz	4	7120	ca. 1,5	
	Abgesch. Waschplatz mit WC	4	7120	ca. 2,5	
16	Waschplatz mit WC und Dusche	4	7130	ca. 3,5	56,0
	Patienten-WC	4	7110	ca. 2,0	
	Patientendusche	4	7130	ca. 2,5	
Betriebsräume und Nebenräume*					
1	Pflegedienstplatz	3	3980	12,0	12,0
1	Pflegearbeitsraum rein	4	3980	12,0	12,0
1	Anrichte/Teeküche	3	3820	8,0	8,0
2	Pflegearbeitsraum unrein	4	3980	8,0	16,0
1	Arztdienstraum	3	2130	14,0–18,0	16,0
1	Untersuchung und Behandlung	4	6110	14,0–18,0	16,0
1	Patientenbad	4	7140	16,0–18,0	16,0
1	Personalaufenthalt	2	1210	12,0–16,0	16,0
2	Patientenaufenthalt	2	1210	12,0	24,0
1	Lagerraum, Abstellraum	3	4110	8,0–12,0	12,0

1	Geräteraum	3	4110	8,0	8,0
1	Personalumkleide***				
	männlich	2	7220	…	(12,0)
	weiblich	2	7220	…	(16,0)
2	Personal-WC	4	7110	4,0	8,0
1	Entsorgung	3	7690	8,0–10,0	10,0
1	Reinigungs- und Putzraum	3	7190	4,0–10,0	6,0
1/2	Behinderten-WC	4	7110	ca. 5,0	2,5
1	Besucher-WC	4	7110	3,0	3,0
Räume für Univ.-Kliniken und Lehrkrankenhäuser					
	Konferenz/Ausbildung	3	2310	28,0	
	Stationssekretariat	3	2130	12,0	
	Arbeitsplätze Studenten	3	2130	…	
	Summe der NF einer Station				634
	Allgemeinplfege				

* Stauräume, z. B. für Betten, Versorgungswagen, sind je nach Ver- und Entsorgungskonzept zusätzlich zu berücksichtigen.

** Zusätzliche Bildschirmarbeitsplätze bedingen Flächenmehrbedarf.

*** Fläche wird gem. DIN 13080 bei der Funktionsst. 4.03 Personalumkl.

Abkürzungen: KFA = Kostenflächenart, RC = Raumcode, NF = Nutzfläche

Abb. 34: Raumbedarf für eine Pflegeeinheit mit 34 Betten in einem Allgemeinkrankenhaus

Quelle: Die Bauverwaltung 1994, S. 392

Die Größe einer Pflegeeinheit – gemessen an der Anzahl der Betten – ist abhängig von ärztlichen bzw. pflegerischen und wirtschaftlichen Gesichtspunkten. Es wird angenommen, dass bei 26 bis 36 Betten eine wirtschaftlich vertretbare Größe gegeben ist. Diese Pflegeeinheit besteht aus Ein- und Zweibettzimmern; der Anteil der Einbettzimmer im Allgemeinen Krankenhaus wird mit ca. 10 v. H. angegeben. Allgemein ist davon auszugehen, dass der Raumbedarf für diese Pflegeeinheit nicht standardisierbar ist. Vielmehr ist er u. a. abhängig von dem Pflegekonzept, der Zahl der Betten oder der Zentralisation der Dienste. **236**

4.3 Ausblick

Der Krankenhausmarkt befindet sich im Umbruch. Langjährige, jahrzehntelang geltende Planungsgrundlagen werden weiterentwickelt. In das Blickfeld rücken bei der Planung morbiditätsorientierte Daten. Daneben spielt die längst überfällige Vernetzung zwischen den einzelnen Versorgungssystemen eine immer größere Rolle. Für die Krankenhausplanung ist es gegenwärtig schwierig, die Auswirkungen der Vernetzung abzuschätzen. Tendenziell wird aber davon auszugehen sein, dass im Krankenhaus Betten zugunsten der vor- und nachgelagerten Einrichtungen zum Krankenhaus abgebaut werden. Die Einrichtungen der Pflegeversicherung werden dabei eine bedeutende Rolle spielen. Dies setzt natürlich voraus, dass diese Einrichtungen die auf sie zukommenden Aufgaben bewältigen können – auch in finanzieller Hinsicht. **237**

Die Steuerung dieses Bereichs durch das Sozialrecht wird weiterhin eine entscheidende Rolle spielen. Dabei ist dafür zu plädieren, dass mit dem Inkraftsetzen neuer Regelungen gleichzeitig eine wissenschaftliche Begleitforschung einher- **238** geht, um zeitnah zu überprüfen, ob die rechtlich angestrebten Ziele auch tatsächlich erreicht werden. Für die Gesundheitspolitiker mag dieser Prozess zwischen dem Abgleich von Soll und Ist oftmals schmerzlich sein. Aus Sicht der Betroffenen, der Patienten, ist er aber notwendig, um Fehlentwicklungen rechtzeitig begegnen zu können.

5   Nicht–Markt–Prozesse

239   Der Markt wird neben den Unternehmen zum Handlungssystem gerechnet. Das Handlungs- und das Regelungssystem dienen (im Modell von *Schneider)* der Reduzierung der Einkommensunsicherheit – und beide Systeme liegen sowohl im Markt als auch im Unternehmen. Die hier eingenommene Perspektive der Betriebswirtschaftslehre nimmt beide Bereiche, das Unternehmen wie auch den Markt in den Blick. Dies ist gerade für den Krankenhausbereich angebracht, wirkt doch das marktliche Geschehen auf vielfältige Weise direkt auf die betriebswirtschaftlichen Abläufe im Krankenhaus ein.

240   In den herkömmlichen Lehrbüchern der Betriebswirtschaftslehre ist diese erweiterte Blickrichtung kaum zu finden. Die bisher *vorherrschenden Paradigmen der Betriebswirtschaftslehre* heben überwiegend auf das *interne Betriebsgeschehen* ab – in unserem Fall: auf das Krankenhaus und seine internen Strukturen und Funktionen.

241   Bei der *Betrachtung der Marktprozesse* für den Krankenhausbereich muss eine *Besonderheit* beachtet werden. Üblicherweise wird der Begriff „Markt" an den drei (beobachtbaren) Kennzeichen *„Wissensänderung", „Verhandlung"* und *„Austausch von Verfügungsrechten"* festgemacht. In unserem Fall sind die Marktanbieter die Krankenhäuser, die Nachfrager nach den Leistungen die Patienten. Überträgt man diese Kennzeichen des Marktes auf den Krankenhausbereich, dann sind es bei der Wissensänderung und den Verhandlungen die Patienten, deren besondere Rolle als Nachfrager der Leistungen näher zu betrachten ist. Als Leistungsnachfrager nimmt der Patient im Vergleich zu anderen Nachfrage-Typen eher eine passive Rolle ein. Verhandlungen über das Gut „Linderung, Wiederherstellung der Gesundheit" finden kaum statt. Die Inanspruchnahme der Dienste (Zeitpunkt und Umfang der Nachfrage) erfolgt eher auf Veranlassung des Arztes als auf eigene Initiative. Der *Arzt* übernimmt damit die Rolle eines Sachwalters (vgl. *Zweifel* 1994). Mit dem Begriff *„Sachwalter"* wird in der Gesundheitsökonomie das besondere Beziehungs- und Vertrauensverhältnis des Patienten zur Diagnose- und Therapieentscheidung des Arztes ausgedrückt. Diese Sachwalter-Rolle des Arztes wird durch die geltenden rechtlichen Regelungen und durch die Rechtsprechung gestärkt. Im Pflegebereich ist diese Beziehung etwas anders. Die Pflegeplanung erlaubt dem Patienten Einfluss auf die ihm zugeordnete Pflegegestaltung zu nehmen. Nur in Ausnahmesituationen, z. B. bei der Intensivpflege, übernimmt die Pflegekraft wieder eine Art Sachwalter-Rolle. Auch das Markt-Kriterium „Verhandlungen beim Leistungsaustausch" ist im Gesundheitsbereich anders als in der Privatwirtschaft.

242   Die Festlegung der Preise für die Leistungen/der Vergütung für die unterschiedlichen Behandlungsformen werden auf unterschiedlichen Entscheidungsebenen und von unterschiedlichen Verhandlungspartnern festgelegt. Die Verfügungsrechte werden durch Anerkennung der „Allgemeinen Vertragsbedingungen für Krankenhäuser" und den dazugehörigen Anlagen (vgl. *Wagener* 1994) durch den Patienten mit dem Krankenhaus ausgetauscht. Marktprozesse werden durch die *Marktstruktur* (Rn. 243) und durch die *Marktregeln* (Rn. 261) beeinflusst. Auf diese Bereiche soll nun eingegangen werden.

5.1 Beeinflussung durch die Nicht-Marktstruktur

Die Marktstruktur spiegelt, entsprechend dem hier gewählten Ansatz der Betriebswirtschaftslehre, die Gesamtheit der faktischen Einflussgrößen wieder, nach denen Marktprozesse erklärt werden können. Die Marktprozesse im Pflegebereich sollen im Folgenden als *„Nicht-Markt-Prozesse"* bezeichnet werden. Die Nicht-Markt-Prozesse sind dadurch gekennzeichnet, dass wir es auf der Nachfrageseite mit einer Funktionentrennung zu tun haben. Die Nachfragefunktion wird aufgeteilt: „Die Nachfrager sind nicht die Konsumenten (die Konsumenten als Patienten formulieren nicht die Nachfrage, dies tun die Ärzte). Die Konsumenten sind auch nicht die Zahler (nicht die Patienten, sondern die Krankenkassen zahlen)" *(Herder-Dorneich* 1994, S. 23). Abbildung 35 zeigt die Struktur des Marktes und des Nicht-Marktes mit der Funktionentrennung.

243

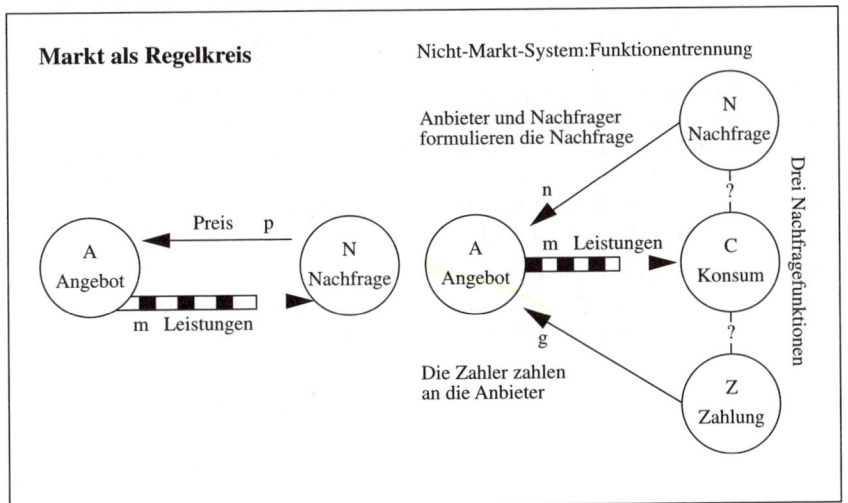

Abb. 35: *Markt als Regelkreis und Nicht-Markt-Struktur*
   Quelle: Zdrowomyslaw/Dürig 1997, S. 56

Das Bild der Nicht-Marktstruktur „Krankenhausmarkt" für die Bundesrepublik Deutschland wird nach den öffentlichen Daten des *Statistischen Bundesamtes* (Wiesbaden) gezeichnet.

244

Im Folgenden werden ausgewählte *Merkmale der Anbieterseite* von Krankenhäusern (Rn. 246) und ausgewählte *Merkmale der Nachfrageseite* (Rn. 257) vorgestellt.

245

5.1.1 Leistungsangebot

246 Im *Jahr 2007* hatte die *Bundesrepublik Deutschland* einen Bestand von 2 087 Krankenhäusern mit 506 954 aufgestellten Betten (vgl. Tabelle 20).

Tab. 20: Gesamtübersicht „Betten" in Krankenhäusern 2007

Quelle: eigene Zusammenstellung nach: Statistisches Bundesamt 2008

Krankenhaus-typ	Definition	Anzahl		Aufgestellte Betten	
		absolut	in v. H.	absolut	in v. H.
Allgemeine Krankenhäuser	Krankenhäuser, die über Betten in vollstationären Fachabteilungen verfügen, wobei die Betten nicht ausschließlich für psychiatrische und neurologische Patienten vorgehalten werden.	1 791	86 %	468 169	92,3 %
Sonstige Krankenhäuser	Krankenhäuser, die ausschließlich über psychiatrische oder psychiatrische und neurologische Betten verfügen sowie reine Tages- oder Nachtkliniken …	296	14 %	38 785	7,7 %
	Gesamt	**2 087**	**100,0 %**	**506 954**	**100,0 %**

247 Zur *Variablen „Bett"* ist zu bemerken, dass diese bisherige Orientierungsgröße in Zukunft an Bedeutung verlieren wird bzw. schon verloren hat. Mit dem seit 2004 eingeführten fallpauschalierten Entgeltsystem ist der Weg zur leistungsorientierten Vergütung beschritten – d. h. für die Krankenhäuser besteht kein Anreiz mehr, möglichst viele Betten möglichst lange zu belegen, sondern die Liegezeit der Patienten zu verkürzen um mehr „Fälle" zu generieren.

248 Bei den „Allgemeinen Krankenhäusern" trennt die Statistik zwischen Hochschulkliniken, Plankrankenhäusern, Krankenhäuser mit einem Versorgungsauftrag und sonstige Krankenhäuser (ohne Versorgungsauftrag) (vgl. Tabelle 21).

82

Tab. 21: Arten von Allgemeinen Krankenhäusern 2007

Quelle: eigene Zusammenstellung und Berechnung nach: Statistisches Bundesamt 2008

Arten von All-gemeinen Kran-kenhäusern	Definition	Anzahl		Aufgestellte Betten	
		absolut	in v. H.	absolut	in v. H.
Hochschulklini-ken	Hochschulkliniken im Sinne des Hochschulbauförderungs-gesetzes (HBFG)	34	1,8 %	42 965	9,2 %
Plankranken-häuser	Krankenhäuser, die in den Krankenhausplan eines Landes aufgenommen sind.	1 512	84,4 %	414 931	88,6 %
Krankenhäuser mit einem Ver-sorgungsauftrag nach § 108 Nr. 3 SGB V	Krankenhäuser, die auf Grund eines Versorgungsauftrages mit den Landesverbänden der Krankenkassen und den Ver-bänden der Ersatzkassen zur Krankenhausbehandlung Versi-cherter zugelassen sind.	93	5,3 %	7 492	1,6 %
Sonstige Kran-kenhäuser (ohne Versorgungsauf-trag)	Krankenhäuser, die nicht in die oben genannten Kategorien fal-len und somit nicht zu den zu-gelassenen Krankenhäusern ge-mäß§ 108 SGB V gehören	153	8,5 %	2 781	0,6 %
	Gesamt	**1 791**	**100,0 %**	**468 169**	**100,0 %**

Die Plankrankenhäuser halten (2007) knapp 89 v. H. der aufgestellten Betten vor. **249**
Bei ca. 85 v. H. liegt ihr Anteil an der Zahl der „Allgemeinen Krankenhäuser".
Die 34 Hochschulkliniken in Deutschland repräsentieren nur 9,2 v. H. der aufge-
stellten Betten; ihre Durchschnittsgröße liegt bei 1 263 Betten.

Für die weiteren Betrachtungen sollen die Plankrankenhäuser im Mittelpunkt ste- **250**
hen. Plankrankenhäuser können als der Typ des Krankenhauses schlechthin bezeichnet werden. Dieser steht auch im Zentrum der Erörterungen, wenn es um gesetzliche Neuregelungen oder Fragen der Kostendämpfung geht. Differenziert
man die Plankrankenhäuser nach der Trägerschaft, so zeigt sich, dass die öffentlichen und die freigemeinnützigen Krankenhäuser ca. 70 v. H. aller dieser Einrichtungen und ca. 84 v. H. der aufgestellten Betten bereitstellen. Der Rest wird jeweils von den privaten Krankenhausträgern bereit gehalten.

Die Tabelle 22 macht deutlich, dass die (gemessen an der Bettenzahl) kleinen **251**
Krankenhäuser sich überwiegend in privater Trägerschaft befinden. Die Krankenhäuser in öffentlicher Trägerschaft repräsentieren eher die großen Häuser. Die
Betriebsgröße ist bei der Gestaltung der Arbeitsabläufe ein nicht zu unterschät-
zender Faktor. Bei einer kleinen Betriebsgröße kann ein Träger eher flexibel auf
Änderungen (etwa des Marktes) reagieren. Bei einer kleinen Betriebsgröße stellt
sich aber das Problem, eine Mindestpersonalausstattung vorzuhalten, um den Arbeitsablauf in Gang zu halten.

Tab. 22:   Krankenhäuser nach Art des Trägers 2007

Quelle: eigene Zusammenstellung und Berechnung nach: Statistisches Bundesamt 2008

Kranken-häuser nach Trä-gern*	Definition	Anzahl – KHG gefördert		Aufgestellte Bet-ten		Durch-schnitt-liche Betten-größe
		absolut	in v. H.	absolut	in v. H.	
öffentlich	Einrichtungen, die von Ge-bietskörperschaften (Bund, Land, Bezirk, Kreis, Ge-meinde) oder von Zusam-menschlüssen solcher Kör-perschaften wie Arbeitsge-meinschaften oder Zweck-verbänden oder von Sozial-versicherungsträgern wie Landesversicherungsanstal-ten und Berufsgenossen-schaften betrieben oder un-terhalten werden	677	32,4 %	250 345	49,4 %	370
freigemein-nützig	Einrichtungen, die von Trä-gern der kirchlichen und freien Wohlfahrtspflege, Kirchengemeinden, Stiftun-gen oder Vereinen unterhal-ten werden	790	37,9 %	177 632	35,0 %	225
privat	Einrichtungen, die als ge-werbliches Unternehmen einer Konzession nach § 30 Gewerbeordnung bedürfen	620	29,7 %	78 977	15,6 %	127
	Gesamt	**2 087**	**100,0 %**	**506 954**	**100,0 %**	**243**

*) Bei Einrichtungen mit unterschiedlichen Trägern wird der Träger angegeben, der überwie-gend beteiligt ist oder überwiegend die Geldlasten trägt.

252 Werden die „Allgemeinen Krankenhäuser" nach der *Anzahl der Fachabteilungen* betrachtet, so zeigt sich, dass knapp die Hälfte der Krankenhäuser über fünf und mehr Fachabteilungen verfügen und diese 80 v. H. der aufgestellten Betten reprä-sentieren. Statistisch gesehen, sinkt die durchschnittliche Größe einer Fachabtei-lung mit zunehmender Anzahl der Fachabteilungen eines Krankenhauses (vgl. Tabelle 23).

Tab. 23: Allgemeine Krankenhäuser und Fachabteilungen 2007

Quelle: eigene Zusammenstellung und Berechnung nach: Statistisches Bundesamt 2008

Krankenhäuser mit … Fachabteilungen	Anzahl		aufgestellte Betten		durch- schnittli- che Grö- ße einer Fachab- teilung
	absolut	in v. H.	absolut	in v. H.	
einer Fachabteilung	390	21,8 %	20 708	4,4 %	53
zwei Fachabteilungen	170	9,5 %	17 829	3,8 %	53
drei Fachabteilungen	152	8,5 %	21 810	4,7 %	48
vier Fachabteilungen	182	10,2 %	31 640	6,8 %	44
fünf bis sechs Fachabteilun- gen	350	19,5 %	79 938	17,1 %	41
sieben bis acht Fachabteilun- gen	186	10,4 %	59 537	12,7 %	43
neun bis zehn Fachabteilun- gen	108	6,0 %	43 461	9,3 %	42
elf bis fünfzehn Fachabtei- lungen	160	8,9 %	91 002	19,4 %	44
mehr als fünzehn Fachabtei- lungen	93	5,2 %	102 244	21,8 %	-[1]
Gesamt	**1 791**	**100,00 %**	**468 169**	**100,00 %**	

[1] nicht quantifizierbar

Nach der *regionalen Differenzierung* der Allgemeinen Krankenhäuser haben die   **253**
Bundesländer *Bayern* und *Nordrhein-Westfalen* die meisten Krankenhäuser. Die
Stadtstaaten *Berlin, Bremen* und *Hamburg* liegen mit der durchschnittlichen Bet-
tengröße ihrer Krankenhäuser weit über dem Bundesdurchschnitt von 247 Betten
(vgl. Tabelle 24).

Tab. 24: Regionale Verteilung und Trägerschaft 2007

Quelle: eigene Zusammenstellung und Berechnung nach: Statistisches Bundesamt 2008

Bundesländer	Anzahl Krankenhäuser nach Trägern						Krankenhäuser nach Trägern und aufgestellten Betten					
	öffentlich Anzahl		freigemeinnützig Anzahl		privat Anzahl		öffentlich aufgestellte Betten		freigemeinnützig aufgestellte Betten		privat aufgestellte Betten	
	absolut	in v. H.	absolut	in v. H.	absolut	in v. H.	absolut	in v. H.	absolut	in v. H.	absolut	in v. H.
Baden-Württemberg	119	17,6 %	69	8,7 %	109	17,6 %	40 535	16,2 %	12 494	7,0 %	6 953	8,8 %
Bayern	198	29,2 %	50	6,3 %	127	20,5 %	55 546	22,2 %	9 046	5,1 %	11 291	164,3 %
Berlin	3	0,4 %	35	4,4 %	33	5,3 %	8 068	3,2 %	8 325	4,7 %	3 234	4,1 %
Brandenburg	18	2,7 %	15	1,9 %	14	2,3 %	8 480	3,4 %	2 690	1,5 %	4 172	5,3 %
Bremen	5	0,7 %	7	0,9 %	2	0,3 %	3 241	1,3 %	1 887	1,0 %	306	0,4 %
Hamburg	2	0,3 %	14	1,8 %	30	4,8 %	1 161	0,5 %	4 247	2,4 %	6 621	8,4 %
Hessen	64	9,5 %	55	7,0 %	61	9,8 %	18 690	7,5 %	9 720	5,5 %	6 742	8,5 %
Mecklenburg-Vorpommern	6	0,9 %	11	1,4 %	16	2,6 %	2 919	1,2 %	2 042	1,1 %	5 338	6,8 %
Niedersachsen	56	8,3 %	80	10,1 %	61	9,8 %	18 579	7,4 %	16 252	9,1 %	7 276	9,2 %
Nordrhein-Westfalen	87	12,9 %	298	37,7 %	47	7,6 %	38 068	15,2 %	80 046	45,1 %	5 782	7,3 %
Rheinland-Pfalz	17	2,5 %	63	8,0 %	19	3,1 %	8 469	3,4 %	15 366	8,7 %	1 736	2,2 %
Saarland	11	1,6 %	14	1,8 %	0	0,00 %	4 219	1,7 %	2 603	1,5 %	0	0,00 %
Sachsen	36	5,3 %	16	2,0 %	28	4,5 %	17 299	6,9 %	2 982	1,7 %	6 139	7,8 %
Sachsen-Anhalt	21	3,1 %	15	1,9 %	14	2,3 %	10 574	4,2 %	3 378	1,8 %	2 893	3,7 %
Schleswig-Holstein	19	2,8 %	35	4,4 %	43	6,9 %	7 739	3,1 %	3 203	1,8 %	4 659	5,9 %
Thüringen	15	2,2 %	13	1,7 %	16	2,6 %	6 758	2,6 %	3 451	2,0 %	5 775	7,3 %
Deutschland	**677**	**100,00 %**	**790**	**100,00 %**	**620**	**100,00 %**	**250 345**	**100,00 %**	**177 632**	**100,00 %**	**78 977**	**100,00 %**

Nach der Trägerschaft der Krankenhäuser dominieren in *Bayern* die Einrichtungen in öffentlicher und in *Nordrhein-Westfalen* die in freigemeinnütziger Trägerschaft. Da die Regelung der Krankenhausfragen auf Länderebene erfolgt (z. B. die Gestaltung der Landeskrankenhausgesetze), ist die Frage, welche Trägerschaft im jeweiligen Land dominiert, von Bedeutung. So ist es z. B. in *Nordrhein-Westfalen* dem Gesetzgeber nicht möglich, den freigemeinnützigen Krankenhäusern die innere Betriebsform/-führung vorzuschreiben. Dies gilt selbstverständlich auch für die anderen Bundesländer. Die freigemeinnützigen Krankenhäuser genießen nach Art. 140 Grundgesetz das Recht, ihre inneren Angelegenheit selbst zu regeln. **254**

Im Jahr 2007 waren in den Plankrankenhäusern 591 858 Vollkräfte beschäftigt, davon ca. 64 v. H. in Krankenhäusern mit 500 und mehr Betten. **255**

Die größte Beschäftigtengruppe im Krankenhaus ist das Pflegepersonal (vgl. Tabelle 25). 2007 waren von den 858 151 Beschäftigten im Allgemeinen Krankenhaus ca. 393 000 Personen (46 v. H.) den Pflegekräften zuzurechnen. Das Pflegepersonal stellt in der Bundesrepublik Deutschland die größte Berufsgruppe im Gesundheitswesen dar. Daneben zählt sie mit zu den größten Berufsgruppen über alle Berufe gerechnet. Von den ca. 393 000 Pflegekräften sind ca. 78 000 (20 v. H.) in besonderen Bereichen (OP-Dienst z. B., Endoskopie) tätig. Eine Weiterbildung haben ca. 60 000 Pflegekräfte (15 v. H.) absolviert. Ca. 32,9 v. H. der beschäftigten Pflegekräfte sind teilzeitbeschäftigt. **256**

Tab. 25: Pflegepersonal im Allgemeinen Krankenhaus 2007

Quelle: eigene Darstellung und Berechnungen Statistisches Bundesamt 2008

Berufsbezeichnung	Anzahl Kranken- häuser	Beschäftigte			darunter Teilzeitbeschäftigte		
		insgesamt	männlich	weiblich	insgesamt	männlich	weiblich
Pflegedienst							
Gesundheits- und Krankenschwester/-pfleger	2 044	317 619	46 967	270 652	142 420	8 564	133 856
Krankenpflegehelfer/-innen	1 632	17 538	2 413	15 125	9 065	669	8 396
Gesundheits- und Kinderkrankenschwester/-pfleger	1 070	37 789	597	37 192	20 348	119	20 229
Sonstige Pflegepersonen (ohne staatliche Prüfung)	1 418	19 950	3 650	16 300	11 479	1 536	9 943
Zwischensumme		392 896	53 627	339 269	183 312	10 888	172 424
Funktionsdienst							
Personal im Operationsdienst	1 459	31 505	6 357	25 148	10 234	563	9 671
Personal in der Anästhesie	1 310	16 403	5 158	11 245	5 562	562	5 000
Personal in der Funktionsdiagnostik	697	5 804	561	5 243	2 665	73	2 405
Personal in der Endoskopie	999	4 924	514	4 410	2 458	53	2 405
Personal in der Ambulanz und in der Poliklinik	998	17 210	2 332	14 878	8 326	409	7 917
Hebammen/Entbindungspfleger (festangestellt)	625	8 071	2	8 069	5 576	0	5 576
Zwischensumme		83 917	14 924	68 993	34 821	1 660	30 569
Personal in Pflegeberufen mit abgeschlossener Weiterbildung:	Anzahl Kranken- häuser	Beschäftigte			darunter Teilzeitbeschäftigte		
		insgesamt	männlich	weiblich	insgesamt	männlich	weiblich
Intensiv- und Anästhesiepflege	1 496	28 805	8 157	20 648	10 353	992	9 361
OP-Dienst	1 183	12 448	2 723	9 725	3 525	170	3 355
Psychiatrie	357	6 032	2 010	4 022	1 518	257	1 261
Hygienefachkraft	869	1 116	329	787	380	57	323
Summe		48 421	13 219	35 182	15 776	1 476	14 300

87

5.1.2 Leistungsinanspruchnahme

257   Der **Nachfrager** nach den Krankenhausleistungen ist in letzter Konsequenz der *Patient*. Im *Jahr 2007* wurden ca. *17,2 Mio. Patientin den Krankenhäusern* behandelt.

258   Welcher Pflegeaufwand bestand, um diese 17,2 Mill. Patienten zu pflegen, kann bis heute nicht festgestellt werden. Bislang besteht eine solche Pflege-Statistik nicht. Hilfsweise soll deshalb auf eine *Auswertung der Pflege-Personalregelung* für das *Jahr 1995* zurückgegriffen werden, die zeigt, wie viel Pflegeminuten je Tag je Patient in den unterschiedlichen Fachabteilungen für „Allgemeine Pflege" und „Spezielle Pflege" aufgewandt wurden.

Tab. 26: Pflegeaufwand und Pflegeeinstufungen

Quelle: Gerste/Monka 1996, S. 160 f.

Fachabteilung	Pflegeminuten je Tag in der Allgemeinen Pflege	Pflegeminuten je Tag in der Speziellen Pflege
Augenheilkunde	36,6	39,1
Chirurgie	49,3	38,4
Haut	32,0	46,6
Frauen/Geburtshilfe	50,8	36,2
Geriatrie	86,7	35,6
HNO	37,2	36,7
Innere Medizin	49,5	37,2
Kinderheilkunde	104,3	77,0
Lungenheilkunde	36,8	37,7
MGK-Chirurgie	42,5	38,9
Neurologie	51,1	37,4
Orthopädie	47,1	36,9
Neurochirurgie	52,4	38,8
Radiologie	43,8	39,4
Sonstige Fachgebiete	47,5	38,9
Urologie	44,7	38,1
Nuklearmedizin	37,0	37,7
Nicht abgegrenzte Fachgebiete	50,2	38,6
Insgesamt	51,0	39,6

Pflegeeinstufungen	Anteile in % 1995
A1 / S 1	37,9 %
A2 / S 1	12,8 %
A3 / S 1	4,7 %
A1 / S 2	14,5 %
A2 / S 2	15,8 %
A3 / S 2	6,5 %
A1 / S 3	1,8 %
A2 / S 3	2,9 %
A3 / S 3	3,2 %

Die Tabelle 26 zeigt, dass durchschnittlich je Patient und Tag *51 Minuten* für die **259**
Allgemeine Pflege und *39,6 Minuten* für die *Spezielle Pflege* verwandt wurden.
Von den Fachabteilungen liegen an der Spitze der *Allgemeinen Pflege:* die Kinderheilkunde mit 104,3 Minuten, die Geriatrie mit 86,7 Minuten und dann die
Neurochirurgie mit 52,4 Minuten. Für die *Spezielle Pflege* ist die Spannweite
zwischen dem höchsten und niedrigsten Wert an Pflegeminuten nicht so groß wie
bei der Allgemeinen Pflege: von 77 Minuten bis 35,6 Minuten. Die Fachabteilungen Kinderheilkunde, Haut und Radiologie liegen an der Spitze der Pflegeminuten für die Spezielle Pflege.

In den Plankrankenhäusern wurden 2007 ca. 14,7 Mio. Patienten in durchschnitt- **260**
lich 7,7 Tagen behandelt (vgl. Tabelle 27).

Tab. 27: Plankrankenhäuser und Patientenbewegungen 2007

Quelle: eigene Darstellung; Statistisches Bundesamt 2008, S. 24

Anzahl	Patientzu-gang	Patienten-abgang	Tod	Fallzahl	Verweil-dauer
1 512	14 798 231	14 430 047	363 723	14 796 001	7,7

Erläuterungen:

Patientenzugang: Als Patientenzugang werden ausschließlich Patienten und Patientinnen
(Fälle) gezählt, die in den vollstationären Bereich der Einrichtung aufgenommen werden.
Ausschließlich teilstationär oder ambulant behandelte Patienten und Patientinnen bleiben
unberücksichtigt. Bei den Aufnahmen in die vollstationäre Behandlung der Einrichtung
werden Verlegungen aus anderen Krankenhäusern und Aufnahmen aus der teilstationären
Behandlung gesondert ausgewiesen.
Wird ein Patient/eine Patientin für einen oder mehrere Tage beurlaubt,stellt die Rückkehr
keine Neuaufnahme dar.

Patientenabgang: Als Patientenabgang werden Patienten und Patientinnen (Fälle) gezählt,
die aus dem vollstationären Bereich der Einrichtung entlassen werden. Sterbefälle werden
nicht beim Patientenabgang gezählt, sondern gesondert nachgewiesen. Patienten und Patientinnen, die teilstationär oder nachstationär weiterbehandelt werden, werden bereits bei
der Entlassung aus dem vollstationären Bereich gezählt. Bei den Entlassungen aus der vollstationären Behandlung der Einrichtung werden Verlegungen in andere Krankenhäuser,
Entlassungen in stationäre Vorsorge- oder Rehabilitationseinrichtungen oder Pflegeheime
und Verlegungen in die teilstationäre Behandlung desselben Krankenhauses gesondert ausgewiesen.
Neben dem Patientenabgang werden Verlegungen von der vollstationären in die vollstationäre Behandlung desselben Krankenhauses und Sterbefälle erfasst.

Fallzahl: Die Fallzahl wird anhand des Patientenzu- und -abgangs ermittelt. In der Krankenhausstatistik wird zwischen einrichtungs- und fachabteilungsbezogener Fallzahl unterschieden. Bei letztgenannter werden die internen Verlegungen berücksichtigt.
In die Ermittlung der Fallzahl werden die Sterbefälle einbezogen.
Die Formel für die einrichtungsbezogene Fallzahl lautet:

$$= \frac{\text{Patientenzugang}}{2} + \frac{\text{Patientenabgang}}{2}$$

$$= \frac{\text{Vollstationäre Aufnahmen}}{2} + \frac{\text{Vollstationäre Entlassungen} + \text{Sterbefälle}}{2}$$

Verweildauer: Die Verweildauer gibt die Zahl der Tage an, die ein Patient durchschnittlich in vollstationärer Behandlung verbracht hat. Sie ergibt sich aus den Berechnungs- und Belegungstagen und der Fallzahl der jeweiligen Fachabteilung bzw. der Einrichtung (s. o.):

$$\text{Durchschnittliche Verweildauer} = \frac{\text{Berechnungs- und Belegungstage}}{\text{Patienten und Patientinnen}}$$

5.2   Beeinflussung durch die Nicht-Marktregeln

261   Marktprozesse werden neben der Marktstruktur durch die Marktregeln beeinflusst. Die *Marktregeln* umfassen zum einen Regelsysteme für das Ausüben der *Unternehmerfunktionen* und zum anderen die *Marktverfassung.*Übt das Krankenhaus unternehmerische Funktionen am Markt aus, müssen die Verantwortlichen diese Marktregeln beachten. Erst wenn das Unternehmen Krankenhaus diese Marktregeln und die damit verbundenen Voraussetzung erfüllt, kann es sich am Gesundheitsmarkt erfolgreich beteiligen.

262   Nach einigen grundlegenden Ausführungen (Rn. 263) werden die Begriffe „Krankenhaus" und „Krankenhausbehandlung" definiert (Rn. 267). Es wird auf damit im Zusammenhang stehende Probleme eingegangen. Anschließend wird das „magische Dreieck" von Versorgung, Wirtschaftlichkeit und Vergütung erörtert (Rn. 279). Abschließend erfolgt der Blick auf für den Krankenhausbereich grundlegende Gesetze und Verordnungen (Rn. 282).

5.2.1 Grundlagen

263   Die mangelhafte finanzielle Absicherung der Krankenhäuser *Ende der 60er* Jahre veranlasste *1972* den Gesetzgeber, das Krankenhausfinanzierungsgesetz zu verabschieden. Damit dieses Gesetz in Kraft treten konnte, musste das Grundgesetz geändert, d. h. die Regelungsbefugnisse des Staates um die öffentliche Aufgabe „wirtschaftliche Sicherung der Krankenhäuser" erweitert werden. So wurde diese neue Aufgabe in Artikel 74 Grundgesetz mit aufgenommen, in dem die Bereiche geregelt sind, für die das Prinzip der konkurrierenden Gesetzgebung gilt.

264   Der Artikel 72 Grundgesetz besagt, dass die Länder die Befugnis zur Gesetzgebung haben, solange und soweit der Bund von seinem Recht nicht Gebrauch macht. Mit der Verabschiedung des Krankenhausfinanzierungsgesetzes hat der Bundestag von seinem Recht zur Gesetzgebung in diesem Bereich Gebrauch gemacht und er hat damit die bedarfsgerechte Versorgung der Bevölkerung mit Gesundheitsleistungen zur öffentlichen Aufgabe gemacht. Den Begriff „öffentliche Aufgabe" umschreibt *Eichhorn* wie folgt: „Grundlage des [...] Verwaltungshandelns sind die öffentlichen Aufgaben [...], d. h. jeweils genau umschriebene zweckbezogene Pflichten und Befugnisse, die als Tätigkeitsfelder ein Tätigwerden und damit einen Ressourceneinsatz erfordern. Aus dem Rahmen der Handlungsbereiche der öffentlichen Verwaltung, wie Planung staatlichen und gesellschaftlichen Handelns, Überwachung und Ordnung individueller Gruppenhandlungen, Gewährung und Verteilung von Leistungen an Bedürftige, Förderung gesellschaftlicher Vorhaben, lassen sich die öffentlichen Aufgaben im Einzelnen ableiten" *(Eichhorn et al. 1991, S. 47).*

Dadurch, dass der Staat für das Tätigkeitsfeld „Gesundheit" sich zuständig erklärt, muss er auch entsprechende Ressourcen (Geld, gesetzliche Regelungen) einsetzen. Für den Krankenhausbereich bedeutet dies konkret, dass der Staat bzw. die öffentliche Hand (Landkreise und Stadtkreise) die Versorgungsleistungen durch eigene Angebote sichern muss, wenn z. B. ein freigemeinnütziger Krankenhausträger sein bisher vorgehaltenes Angebot einstellt (siehe z. B. § 3 Landeskrankenhausgesetz Baden-Württemberg). **265**

Die öffentliche Hand steuert den Krankenhausbereich mit Hilfe von *rechtlichen Regelungen*. Das Recht übernimmt dabei die folgenden *Funktionen*: **266**

- Steuerungsfunktion: Mit Hilfe des Rechts kann sowohl das Verhalten von Menschen wie auch von Systemen gesteuert werden. Die Steuerung erfolgt durch Gebote und Verbote, deren (Nicht-)Einhaltung kontrolliert oder sanktioniert werden.
- Innovationsfunktion: Damit wird vor allem die Gestaltungsaufgabe des Rechts angesprochen. Ein wesentlicher Bestandteil der Steuerungs- und Innovationsfunktion erfolgt durch die finanziellen Regelungen.

5.2.2 „Krankenhaus" und „Krankenhausbehandlung"

Zum *Begriff „Krankenhaus"* finden wir nähere inhaltliche Vorgaben in § 2 Nr. 1 KHG sowie in § 107 Abs. 1 SGB V. Nach § 2 Nr. 1 KHG sind Krankenhäuser Einrichtungen, in denen durch ärztliche und pflegerische Hilfeleistung Krankheiten, Leiden oder Körperschäden festgestellt, geheilt oder gelindert werden sollen oder Geburtshilfe geleistet wird und in denen die zu versorgenden Personen untergebracht und verpflegt werden können. **267**

Diese Begriffsbestimmung nennt folgende *vier Merkmale*, die ein Krankenhaus näher kennzeichnen: **268**

- Erbringung von ärztlichen und pflegerischen Hilfeleistungen durch professionelle Helfer.
- Leistung von Geburtshilfe.
- Feststellung, Heilung oder Linderung von Krankheiten, Leiden oder Körperschäden von Menschen.
- Möglichkeit der Unterbringung und Versorgung von Patienten.

Der § 107 Abs. 1 SGB V fasst den Begriff „Krankenhaus" noch präziser, um z. B. die Krankenhäuser von den Rehabilitationseinrichtungen abzugrenzen. „Im Kernbereich [...] decken sich jedoch die Begriffe des SGB V und des KHG." *(Dietz/ Bofinger 1997, S. 22a).* **269**

270 *In welchen Krankenhäusern dürfen die Krankenkassen die Leistungen für ihre Versicherten erbringen lassen?* Das Sozialgesetzbuch V (§ 108 SGB V) schreibt vor, dass dies in „zugelassenen Krankenhäusern" zu geschehen hat. Zugelassene Krankenhäuser sind nach § 108 SGB V:

- Hochschulkliniken im Sinne des Hochschulbauförderungsgesetzes,
- Krankenhäuser, die in den Krankenhausplan eines Landes aufgenommen sind (Plankrankenhäuser) oder
- Krankenhäuser, die einen Versorgungsvertrag mit den Landesverbänden der Krankenkassen und den Verbänden der Ersatzkassen abgeschlossen haben.

271 Es dürfen also nur *drei Typen* von Krankenhäusern Krankenhausbehandlungen erbringen: *Hochschulkliniken, Plankrankenhäuser* und *Krankenhäuser, die einen Versorgungsauftrag abgeschlossen haben.* Wir haben bereits auf die drei Krankenhaustypen hingewiesen und aufgezeigt, welche Anteile sie an der Krankenhausbehandlung haben.

272 Nach § 39 Abs. 1 SGB V kann zwischen *fünf Formen der Krankenhausbehandlung* unterschieden werden:

- vollstationär,
- teilstationär,
- vor- und nachstationär (§ 115a SGB V) sowie
- ambulant (§ 115b SGB V).

273 Über diesen „Kernbereich" hinaus können sich die Krankenhäuser nach dem GKV-Modernisierungsgesetz seit 2004 nach § 95 SGB V an medizinischen Versorgungszentren beteiligen sowie nach § 116a SGB V an der ambulanten Behandlung bei vorher festgestellter Unterversorgung. Darüber hinaus können sich die Krankenhäuser nach § 116b SGB V an der Durchführung von strukturierten Behandlungsprogrammen (Disease-Management-Programme) beteiligen sowie an der Integrierten Versorgung nach §§ 140a bis 140d.

274 Nach Satz 2 dieser Bestimmung darf vollstationäre Behandlung nur gewährt werden, wenn die anderen Formen einschließlich der Möglichkeit der häuslichen Krankenpflege nicht in Frage kommen. Diese Regelung schreibt also vor, dass die vollstationäre Behandlung als teuerste Form der Behandlung erst subsidiär in Frage kommt.

275 Um die Krankenhausbehandlung durchführen zu können, muss das Krankenhaus über einen entsprechenden Versorgungsvertrag nach § 109 SGB V verfügen. „Der Versorgungsvertrag kommt zwischen dem Krankenhaus und den Landesverbänden der Kostenträger zustande, sein Inhalt konkretisiert die auf mitgliedschaftlicher Grundlage beruhende Verpflichtung der gesetzlichen Krankenversicherung zur notwendigen Krankenhausbehandlung der Versicherten" (*Quaas* 2000, S. 20).

276 Dieser Vertrag ist dem öffentlichen Recht auf dem Gebiet des Sozialversicherungsrechts zuzuordnen. Für die Plankrankenhäuser kommt dieser Vertrag nach § 109 Abs. 1 SGB V durch Aufnahme in den Krankenhausplan eines Landes zustande.

Vom Versorgungsvertrag ist der Versorgungsauftrag zu unterscheiden. „Der Versorgungsauftrag richtet sich an das einzelne Krankenhaus …" (ebenda, S. 20). Nach § 4 BPflV ergibt sich der Versorgungsauftrag bei den Plankrankenhäusern aus den Festlegungen des Krankenhausplans in Verbindung mit den Bescheiden zu seiner Durchführung. **277**

Für die Plankrankenhäuser, die ihre Leistungen nach dem KHEntgG abrechnen, gilt § 8 Abs. 1 in Verbindung mit § 11 KHEntgG entsprechend. **278**

5.2.3 „Magisches Dreieck" von Versorgung, Wirtschaftlichkeit und Vergütung

Die *Wirtschaftlichkeit der Versorgung* bildet neben den Zielen *Versorgung der Versicherten* und *Angemessene Vergütung der Leistungserbringer* das „magische Dreieck" der gesundheitlichen Versorgung. Fixiert und inhaltlich normiert sind diese Ziele in den Sozialgesetzbüchern I, V und XI sowie im Krankenhausfinanzierungsgesetz (vgl. Abbildung 36). **279**

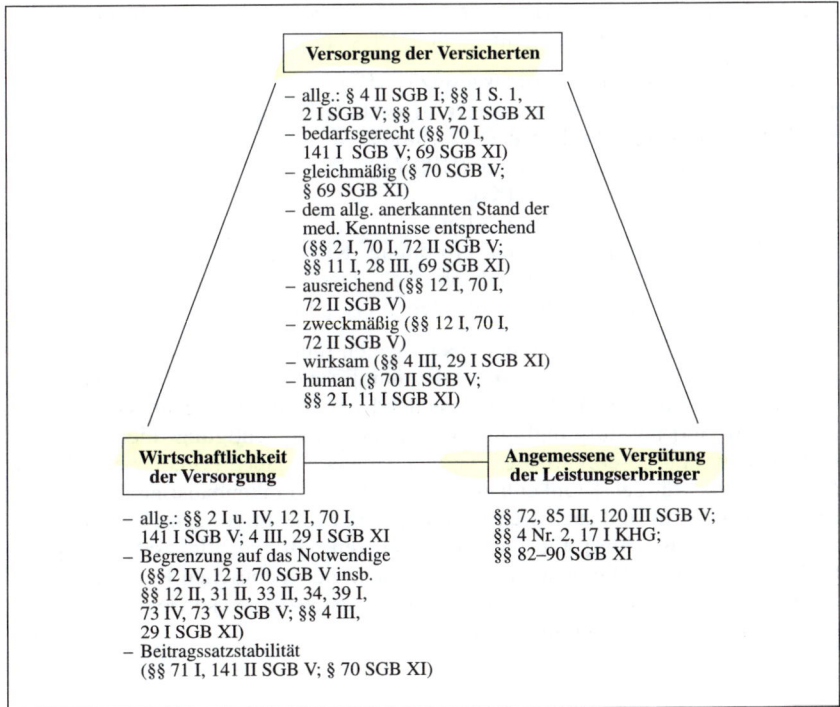

Abb. 36: „Magisches Dreieck" der gesundheitlichen Versorgung
Quelle: Sachverständigenrat für die Konzertierte Aktion 1995, S. 48

Zwar sollte in diesem magischen Dreieck die Versorgung der Versicherten ranghöchstes Ziel und die Ziele *Wirtschaftlichkeit der Versorgung* und *angemessene* **280**

Vergütung der Leistungserbringer ihm nachgeordnete sein, doch spricht sich der *Sachverständigenrat für die Konzertierte Aktion im Gesundheitswesen* in seinem Sondergutachten (1995) für eine Entwicklung hin zu einer ergebnisorientierten Vergütung aus. Dies kann in der Konsequenz für den Versicherten bedeuten, dass nicht mehr wie in der Vergangenheit bestimmte Leistungen angeboten werden, da das gesundheitliche Ergebnis fragwürdig ist. Die genannten Zielbeziehungen erfahren durch die ergebnisorientierte Vergütung eine schärfere Kontur.

281 Zum Verhältnis von *Wirtschaftlichkeit* und *angemessener Vergütung* gibt es ferner eine Rechtsprechung des Bundesverfassungsgerichts. In einschlägigen Urteilen hat das Gericht die Krankenversicherung als Teil der Gemeinwohlaufgabe umschrieben, die der Staat finanziell absichern muss (d. h. in finanziellen Krisensituationen muss er die Krankenversicherungen unterstützen). Da diese Ziele in Gesetzen verankert sind, können sie vom Gesetzgeber wieder geändert werden.

5.2.4 Gesetze und Verordnungen

282 Im Folgenden sollen für die (hier interessierende) vollstationäre Behandlung im Krankenhaus die Regelungen genannt werden, die aus betriebswirtschaftlicher Sicht von entscheidender Bedeutung sind. Dies sind:

- das Krankenhausfinanzierungsgesetz (KHG),
- das Krankenhausfinanzierungsreformgesetz (KHRG),
- das Krankenhausentgeltgesetz (KHEntgG),
- die Bundespflegsatzverordnung (BPflV),
- die Fallpauschalengesetz (FPG),
- die Abgrenzungsverordnung (AbgrV),
- die Krankenhausbuchführungsverordnung (KHBV) und
- eine Auswahl von Landeskrankenhausgesetzen sowie
- ein Auszug aus dem Sozialgesetzbuch V (vgl. Tabelle 28).

283 Die erwähnten Gesetze auf Bundesebene gelten räumlich für alle Krankenhausträger, entsprechend eingeschränkt ist die räumliche Geltung für die Landesgesetze. Die Verordnungen dürften entsprechend der Bestimmung im Grundgesetz (Artikel 80 GG) nur aufgrund einer gesetzlichen Ermächtigung (hier: Krankenhausfinanzierungsgesetz) erlassen werden. Gewissermaßen (vgl. Tabelle 29) das „Grundgesetz" für den Krankenhausbereich ist das Krankenhausfinanzierungsgesetz (KHG). Darin sind auch die entsprechenden Ermächtigungen für die Bundesregierung (Ministerium) für die Verordnungen „Bundespflegesatzverordnung (BPflV)" enthalten. Die oben erwähnten ersten vier rechtlichen Regelungen setzen sich u. a. mit der Vergütung der Krankenhausleistungen sowie den Modalitäten der Pflegesatzverhandlungen auseinander.

Tab. 28: Zielsetzungen einiger krankenhausrelevanter Gesetze und Verordnungen

Quelle: Eigene Zusammenstellung.

Gesetz/Verordnung	Zielsetzung
Gesetz zur wirtschaftlichen Sicherung der Krankenhäuser und zur Regelung der Krankenhauspflegesätze (Krankenhausfinanzierungsgesetz – KHG)	§ 1 Abs. 1: Zweck dieses Gesetzes ist die wirtschaftliche Sicherung der Krankenhäuser, um eine bedarfsgerechte Versorgung der Bevölkerung mit leistungsfähigen, eigenverantwortlich wirtschaftenden Krankenhäusern zu gewährleisten und zu sozial tragbaren Pflegesätzen beizutragen. Abs. 2: Bei der Durchführung des Gesetzes ist die Vielfalt der Krankenhausträger zu beachten. Dabei ist nach Maßgabe des Landesrechts insbesondere die wirtschaftliche Sicherung freigemeinnütziger und privater Krankenhäuser zu gewährleisten. Die Gewährung von Fördermitteln nach diesem Gesetz darf nicht mit Auflagen verbunden werden, durch die die Selbstständigkeit und Unabhängigkeit von Krankenhäusern über die Erfordernisse der Krankenhausplanung und der wirtschaftlichen Betriebsführung hinaus beeinträchtigt werden.
Gesetz zum ordnungspolitischen Rahmen der Krankenhausfinanzierung ab dem Jahr 2009 (Krankenhausfinanzierungsreformgesetz – KHRG)	Die im Gesetzentwurf vorgesehenen Regelungen tragen nach Ansicht der Bundesregierung dazu bei, die finanzielle Situation der Krankenhäuser wesentlich zu verbessern. Zur Sicherung der Leistungsfähigkeit der Krankenhäuser und zur Weiterentwicklung des Finanzierungssystems sind schwerpunktmäßig folgende Maßnahmen vorgesehen: - Für Krankenhäuser, die in den Krankenhausplan eines Landes aufgenommen sind, soll eine Investitionsförderung durch leistungsorientierte Investitionspauschalen ab dem 1. Januar 2012, für psychiatrische und psychosomatische Einrichtungen, die in den Krankenhausplan eines Landes aufgenommen sind, ab dem 1. Januar 2014 ermöglicht werden. Hierzu erfolgt die Vergabe eines Entwicklungsauftrags, um bis zum 31. Dezember 2009 Grundsätze und Kriterien für die Ermittlung eines Investitionsfallwertes auf Landesebene zu entwickeln; - für das Jahr 2009 wird eine anteilige Finanzierung der Tariflohnerhöhungen 2008 und 2009 ermöglicht; - planmäßiger Wegfall des Abschlags in Höhe von 0,5 Prozent vom Rechnungs- betrag bei gesetzlich krankenversicherten Patientinnen und Patienten (GKV- Rechnungsabschlag); - Einführung eines Förderprogramms zur Verbesserung der Situation des Pflegepersonals in Krankenhäusern; in drei Jahren schrittweiser Aufbau einer an- teiligen Finanzierung für bis zu 21 000 zusätzliche Stellen im Pflegedienst sowie Möglichkeit zur Erprobung neuer Arbeitsorganisationen; - schrittweise Angleichung der heute unterschiedlich hohen Landesbasisfall- werte an einen einheitlichen Basisfallwertkorridor im Zeitraum von 2010 bis 2014; - Einführung eines pauschalierenden tagesbezogenen Entgeltsystems für psychiatrische und psychosomatische Einrichtungen ab dem Jahr 2013, verbunden mit einer kurzfristigen Verbesserung der Finanzierung der Personalstellen nach der Psychiatrie-Personalverordnung. - In einem technisch orientierten Teil des Gesetzentwurfs werden

Tab. 28: (Fortsetzung)

Gesetz/Verordnung	Zielsetzung
	– Regelungen zu der zum Jahresende 2008 auslaufenden DRG-Einführungs- und Konvergenzphase aufgehoben und – die verbleibenden Regelungen für den künftigen Regelbetrieb des DRG-Vergütungssystems aktualisiert und ergänzt.
Gesetz über die Entgelte für voll- und teilstationäre Krankenhausleistungen (Krankenhausentgeltgesetz – KHEntgG)	§ 1 Abs. 1 KHEntgG: Die vollstationären und teilstationären Leistungen der Krankenhäuser werden nach diesem Gesetz und dem Krankenhausfinanzierungsgesetz vergütet.
Verordnung zur Regelung der Krankenhauspflegesätze (Bundespflegesatzverordnung – BPflV)	§ 1 Abs. 1 Nach dieser Verordnung werden die vollstationären und teilstationären Leistungen der Krankenhäuser oder Krankenhausabteilungen vergütet, die nach § 17b Abs. 1 Satz 1 zweiter Halbsatz des Krankenhausfinanzierungsgesetzes nicht in das DRG-Vergütungssystem einbezogen sind.
Gesetz zur Einführung des diagnose-orientierten Fallpauschalensystems für Krankenhäuser (Fallpauschalengesetz – FPG)	Beinhaltet die Umsetzung der DRGs (Diagnosis Related Groups) im Rahmen des Krankenhausfinanzierungsgesetzes (KHG) und der Bundespflegesatzverordnung (BPflV) sowie eines neuen Krankenhausentgeltgesetzes (KHEntgG) und Änderungen des Sozialgesetzbuches (SGB V)
Verordnung über die Abgrenzung der im Pflegesatz nicht zu berücksichtigenden Investitionskosten von den pflegesatzfähigen Kosten der Krankenhäuser (Abgrenzungsverordnung – AbgrV)	§ 1 Abs. 1: Die nähere Abgrenzung der nach § 17 Abs. 4 Nr. 1 des Krankenhausfinanzierungsgesetzes im Pflegesatz nicht zu berücksichtigenden Investitionskosten von den pflegesatzfähigen Kosten richtet sich nach dieser Verordnung.
Verordnung über die Rechnungs- und Buchführungspflichten von Krankenhäusern (Krankenhaus-Buchführungsverordnung – KHBV)	§ 1 Abs. 1: Die Rechnungs- und Buchführungspflichten von Krankenhäusern regeln sich nach den Vorschriften dieser Verordnung und deren Anlagen, unabhängig davon, ob das Krankenhaus Kaufmann im Sinne des Handelsgesetzbuchs ist, und unabhängig von der Rechtsform des Krankenhauses.
Landeskrankenhausgesetze	Siehe hierzu Abbildung 30.
Fünftes Buch Sozialgesetzbuch (SGB V) – Gesetzliche Krankenversicherung –	§ 27 Krankenbehandlung Abs. 1: Versicherte haben Anspruch auf Krankenbehandlung, wenn sie notwendig ist, um eine Krankheit zu erkennen, zu heilen, ihre Verschlimmerung zu verhüten oder Krankheitsbeschwerden zu lindern. Die Krankenbehandlung umfasst ... 5. Krankenhausbehandlung.

Tab. 29: Wichtige Bestimmungen der Finanzierung für den Krankenhausbereich

Quelle: Eigene Zusammenstellung.

KHG 2007	BPflV 2007	AbgrV 2006	KHBV 2006	SGB V 2007 – Auszug –	KHEntgG 2007	FPV 2007
1. Abschnitt: Allgemeine Vorschriften §§ 1 bis 7 2. Abschnitt: Grundsätze der Investitionsförderung §§ 8 bis 15 3. Abschnitt: Vorschriften über Krankenhauspflegesätze §§ 16 bis 20 4. Abschnitt: weggefallen 5. Abschnitt: Sonstige Vorschriften §§ 27 bis 32	1. Abschnitt: Allgemeine Vorschriften §§ 1 bis 2 2. Abschnitt: Grundlagen der Entgeltbemessung §§ 3 bis 8 3. Abschnitt: Entgeltarten und Abrechnung §§ 10 bis 14 4. Abschnitt: Pflegesatzverfahren §§ 15 bis 21 5. Abschnitt: Sonstige Vorschriften **Handbuch zur Kalkulation von Fallkosten (2002):** Anlage 1.1.: Übersicht der Kalkulationsschritte zur Ermittlung der DRG-relevanten Fallkosten Anlage 1.2.: Checkliste – Zentrale Arbeitsschritte zur Ermittlung der Rohfallkosten Anlage 2: Übersicht der Abgrenzungstatbestände Anlage 3: Kostenstellen der medizinischen und nicht medizinischen Infrastruktur Anlage 4.1.: Zuordnung von Kostenarten zu Kostenartengruppen Anlage 4.2.: Zuordnung von Kostenartengruppen zu Kostenarten Anlage 5: Übersicht der für die Kostenträgerrechnung benötigten Kosten- und Leistungsdaten Anlage 6.1.: Zuordnung von Kostenstellen zu Kostenstellengruppen Anlage 6.2.: Kostenstellenplan nach KHBV Anlage 7: DRG-Datensatz	§ 1 Anwendungsbereich § 2 Begriffsbestimmungen § 3 Zuordnungsgrundsätze § 4 Instandhaltungskosten § 5 Berlin-Klausel: entbehrlich seit 03.10.1990 § 6 Inkrafttreten und Übergangsvorschriften Verzeichnis I: Gebrauchsgüter im Sinne von § 2 Nr. 2 sind ... Verzeichnis II: Anlagegüter im Sinne von § 2 Abs. 2 Satz 1 Nr. 2 sind ... Verzeichnis III: Im Sinne der Vorschrift des § 4 Nr. 2 über die Abgrenzung der Instandhaltungskosten sind ...	§ 1 Anwendungsbereich § 2 Geschäftsjahr § 3 Buchführung, Inventar § 4 Jahresabschluss § 5 Einzelvorschriften zum Jahresabschluss § 6 Aufbewahrung und Vorlegung von Unterlagen § 7 (gestrichen) § 8 Kosten- und Leistungsrechnung § 9 Befreiungsvorschrift § 10 Ordnungswidrigkeiten § 11 Übergangsvorschrift § 12 Berlin-Klausel: entbehrlich seit dem 03.10.1990 § 13 Inkrafttreten Anlage 1: Gliederung der Bilanz Anlage 2: Gliederung der Gewinn- und Verlustrechnung Anlage 3: Anlagennachweis Anlage 4: Kontenrahmen für die Buchführung Anlage 5: Kostenstellenrahmen für die Kosten- und Leistungsrechnung	§ 12 Wirtschaftlichkeitsgebot § 39 Krankenhausbehandlung § 107 Krankenhäuser ... § 108 Zugelassene Krankenhäuser § 109 Abschluss von Versorgungsverträgen mit Krankenhäusern § 110 Kündigung von Versorgungsverträgen mit Krankenhäusern § 112 Zweiseitige Verträge und Rahmenempfehlungen über Krankenhausbehandlung § 113 Qualität und Wirtschaftlichkeitsprüfung der Krankenhausbehandlung § 114 Landesschiedsstelle § 115 Dreiseitige Verträge und Rahmenempfehlungen zwischen Krankenkassen, Krankenhäusern und Vertragsärzten § 115a Vor- und nachstationäre Behandlung im Krankenhaus § 115b Ambulantes Operieren im Krankenhaus	1. Abschnitt: Allgemeine Vorschriften; §§ 1-2 2. Abschnitt: Vergütung von Krankenhausleistungen; §§ 3-6 3. Abschnitt: Entgeltarten und Abrechnung; §§ 7-8 4. Abschnitt: Vereinbarungsverfahren; §§ 9-15 5. Abschnitt: Gesondert berechenbare ärztliche und andere Leistungen; §§ 16-19 6. Abschnitt: Sonstige Vorschriften; §§ 20-21 **Aufstellung der Entgelte und Budgetvermittlung (AEB) nach § 11 Abs. 4 des Krankenhausentgeltgesetzes (KHEntG)** **E Entgelte nach § 17b KHG** E1 Aufstellung der Fallpauschalen E2 Aufstellung der Zusatzentgelte E3 Aufstellung der nach § 6 KHEntG krankenhausindividuell verhandelten Entgelte **B Budgetermittlung** B1 Gesamtbetrag und Basisfallwert nach § 3 KHWntG für das Kalenderjahr 2003 oder 2004 B2 Erlösbudget und Basisfallwert nach § 4 KHEntG ab dem Kalenderjahr 2005	1. Abschnitt: Abrechnungsbestimmungen für DRG-Fallpauschalen; §§ 1-4 2. Abschnitt: Abrechnungsbestimmungen für andere Entgelte; §§ 5-7 3. Abschnitt: Sonstige Vorschriften; §§ 8-12

284 Die AbgrV definiert genau die Abgrenzung der Betriebskosten von den Investitionskosten eines Krankenhauses. Die Buchführung und der Jahresabschluss für die Krankenhäuser werden in der KHBV geregelt. Die wesentlichen Regelungen der Gesetzlichen Krankenversicherung, die für den Krankenhausbereich von großer

285 Bedeutung sind, enthält das SGB V. Die Organisation, Planung und Finanzierungsabwicklung regelt jedes Bundesland in seinen Landeskrankenhausgesetzen.

286 Als *Beispiele für Landeskrankenhausgesetze* (vgl. Tabelle 30) wurden die Bundesländer *Baden-Württemberg* und *Nordrhein-Westfalen* ausgewählt. In *Baden-Württemberg* sind die kommunalen Krankenhausträger vorherrschend und in *Nordrhein-Westfalen* die freigemeinnützigen Krankenhausträger. Im Landeskrankenhausgesetz von Nordrhein-Westfalen schlägt sich diese Tatsache in § 38 nieder, in dem sichergestellt wird, dass die kirchlichen Träger aufgrund ihrer Garantie im Grundgesetz, Art. 140, ihre Angelegenheiten in eigener Verantwortung regeln.

Tab. 30: Regelungen der Landeskrankenhausgesetze Baden-Württemberg und Nordrhein-Westfalen

Quelle: Eigene Zusammenstellung.

Landeskrankenhausgesetz Baden-Württemberg 2000	Krankenhausgesetz des Landes Nordrhein-Westfalen 1998
1. Abschnitt: Krankenhausversorgung	Abschnitt I: Allgemeine Bestimmungen
§ 1 Grundsatz	§ 1 Grundsatz
§ 2 Geltungsbereich	§ 2 Krankenhausleistungen
§ 3 Pflichtträgerschaft	§ 3 Pflege und Betreuung der Patienten
	§ 4 Kind im Krankenhaus
2. Abschnitt: Krankenhausplan, Landeskrankenhausausschuss	§ 5 Patientenbeschwerdestellen
	§ 6 Patientenberatung, Patientenseelsorge, Überleitungen aus dem Krankenhaus, Sozialer Dienst
§ 4 Krankenhausplan	
§ 5 Gegenstand des Krankenhausplans	
§ 6 Inhalt des Krankenhausplans	
§ 7 Umsetzung und Anpassung des Krankenhausplans	§ 7 Qualitätssicherung
§ 8 Auskunftspflicht, Statistik	§ 8 Krankenhaushygiene
§ 9 Landeskrankenhausausschuss	§ 9 Arzneimittelkommission
	§ 10 Zusammenarbeit der Krankenhäuser
3. Abschnitt: Förderung nach dem Krankenhausfinanzierungsgesetz, Investitionsvertrag	
§ 10 Grundsatz	§ 11 Zentraler Bettennachweis, Großschadenereignisse
§ 11 Investitionsprogramme	
§ 12 Einzelförderung von Investitionen	§ 12 Rechtsaufsicht
§ 13 Umfang der Einzelförderung	
§ 14 Bewilligung der Einzelförderung, Förderrichtlinien	Abschnitt II: Planung
§ 15 Pauschalförderung	§ 13 Krankenhausplan
§ 16 Rechtsverordnung über die Pauschalförderung	§ 14 Rahmenvorgaben
	§ 15 Schwerpunktfestlegung
§ 17 Förderung von Nutzungsentgelten	§ 16 Regionale Planungskonzepte
§ 19 Förderung von Anlauf- und Umstellungskosten sowie von Grundstückskosten	§ 17 Beteiligte an der Krankenversorgung
§ 19 Förderung von Lasten aus Investitionsdarlehen	§ 18 Feststellungen im Krankenhausplan
§ 20 Ausgleich für Eigenmittel	Abschnitt III: Krankenhausförderung

Tab. 30: (Fortsetzung)

Landeskrankenhausgesetz Baden-Württemberg 2000	Krankenhausgesetz des Landes Nordrhein-Westfalen 1998
§ 49 Befugtes Offenbaren § 50 Einwilligung § 51 Beauftragter für den Datenschutz 8. Abschnitt: Übergangs- und Schlussvorschriften § 52 Übergangsvorschrift für die Förderung § 53 Übergangsvorschrift für die Mitarbeiterbeteiligung § 54 Übergangsvorschrift für die Datenverarbeitung § 55 Inkrafttreten, Außerkrafttreten	

6   Ausgewählte Betriebswirtschaftliche Prozesse

6.1   Materialwirtschaft

287   In diesem Abschnitt steht die Beschaffung von Gütern für das Krankenhaus im Mittelpunkt. Zunächst wird der Begriff „Materialwirtschaft" geklärt (Rn. 288), um dann die Ziele, die ein Krankenhaus bei der Materialwirtschaft beachten sollte, und die Marktstrukturen zu beschreiben, auf die eine Einrichtung bei der Beschaffung treffen kann (Rn. 292). Im weiteren soll die Frage beantwortet werden, wie sich ein Krankenhaus die für die Materialwirtschaft wichtigen Informationen beschaffen kann (Rn. 296). Abschließend werden die einzelnen Schritte von der Kaufentscheidung bis zur Kaufdurchführung vorgestellt (Rn. 303).

6.1.1 Begriffsklärung

288   Zunächst bedarf es einer begrifflichen Klärung. Vom Begriff „Beschaffung" unterscheidet sich die Materialwirtschaft insofern, als die Beschaffung weitergehend ist und auch die Bereiche „Dienste" und „Verfügungsrechte" mit einschließt, während die Materialwirtschaft nur eine Güterart, das Material, betrachtet. Die Logistik unterscheidet sich von der Beschaffung dadurch, dass bei ihr der Fluss der Güter im Mittelpunkt steht, also neben der „Planung, Steuerung und Kontrolle der einkommenden auch die der innerbetrieblichen und der ausgehenden Warenflüsse mit den zugehörigen Informationen" (*Küpper* 1993, S. 206).

289   Die Güter der Materialwirtschaft werden auch als „Wirtschaftsgüter" bezeichnet. Unter diesem Begriff fasst man solche Güter, die sich selbstständig bewerten lassen und bilanzierungsfähig sind.

290   In den vom Krankenhaus zu beschaffenden Wirtschaftsgütern wird generell zwischen *Anlagegütern* und *Verbrauchsgütern* getrennt:

a) Verbrauchsgüter sind nach § 2 AbgrV Wirtschaftsgüter, die durch ihre bestimmungsgemäße Verwendung aufgezehrt oder unverwendbar werden oder die ausschließlich von einem Patienten genutzt werden und üblicherweise bei ihm verbleiben. Sie zählen zu den pflegesatzfähigen Kosten und werden von der *Sozialversicherung* finanziert.

b) Anlagegüter sind nach § 2 AbgrV Wirtschaftsgüter des zum Krankenhaus gehörenden *Anlagevermögens*. Die Anlagegüter werden als Investitionskosten von den Ländern finanziert.

Die Unterscheidung zwischen den genannten Wirtschaftsgütern erfolgt also auf Grund des Kriteriums „Nutzungsdauer". Bei einer Nutzungsdauer über drei Jahren handelt es sich um Anlagegüter, bei einer kürzeren Nutzungsdauer sind es Gebrauchsgüter. Im Einzelnen gibt die Tabelle 31 einen Überblick, welche Sachgegenstände in einem Krankenhaus in welche Güterkategorie einzuordnen sind. Im unteren Teil der Tabelle wird die Finanzierung dieser Güter dargestellt.

291

Tab. 31: Güter nach den Vorgaben der AbgrV

Quelle: eigene Zusammenstellung

Kriterien	Anlagegüter	Gebrauchsgüter	Verbrauchsgüter
Definition nach der Abgrenzungsverordnung	Anlagegüter sind die Wirtschaftsgüter des zum Krankenhaus gehörenden Anlagevermögens. Die durchschnittliche Nutzungsdauer liegt bei über drei Jahren.	Gebrauchsgüter sind die Anlagegüter mit einer durchschnittlichen Nutzungsdauer bis zu drei Jahren. Wert: über 51 bis 410. Liegt der Wert jedoch über 410 erfolgen Abschreibungen in den Betriebskosten.	Verbrauchsgüter sind jene Wirtschaftsgüter, die durch ihre bestimmungsmäßige Verwendung aufgezehrt oder unverwendbar werden oder die ausschließlich von einem Patienten genutzt werden und üblicherweise bei ihm verbleiben. Als Verbrauchsgüter gelten auch die wiederbeschafften, abnutzbaren beweglichen Anlagegüter, die einer selbstständigen Nutzung fähig sind und deren Anschaffungs- oder Herstellungskosten für das einzelne Anlagegut ohne Umsatzsteuer 51 nicht übersteigen. Wert: alles bis 51
Beispiele	Verzeichnis II: Fahrzeuge, Geräte, Apparate, Maschinen, Instrumente, Lampen, Mobiliar, Werkzeug, Röntgenfilm-Kassetten, Bücher, Datenverarbeitungsanlagen	Verzeichnis I: Dienst- und Schutzkleidung, Wäsche, Textilien, Glas- und Porzellanartikel, Geschirr, Atembeutel, Heizdecken und -kissen	Arzneimittel, Lebensmittel, Wasch-, Reinigungs- und Desinfektionsmittel, Brennstoffe
Finanzierung dieser Güter grundsätzlich	Investitionskosten: Fördermittel; Finanzierung durch die Länder	Betriebskosten pflegesatzfähig; Finanzierung durch die Krankenkassen	Betriebskostenpflegesatzfähig; Finanzierung durch die Krankenkassen

6.1.2 Ziele der Materialwirtschaft und Marktseitenverhältnisse

292 Damit ein Krankenhaus seine Arbeit aufnehmen bzw. fortsetzen kann, muss es die Anlage- und Gebrauchsgüter beschaffen. Dabei sind *Qualitäts-, Kosten-, Liquiditäts-* und *Sicherungsziele* zu beachten:

a) Qualitätsziel: Die zu beschaffenden Produkte müssen bestimmte qualitative Eigenschaften erfüllen, z. B. Wiederverwertbarkeit, Biegsamkeit u. ä.
b) Kostenziel: Gleichzeitig sind die Kosten der Produkte zu beachten. Die Einlösung des Wirtschaftlichkeitsgebots bedeutet aber nicht, dass jeder preisgünstige Kauf auch der vorteilhafteste ist (s. Qualitätsziele).
c) Liquiditätsziel: Der Kauf von Gütern, der finanzielle Mittel bindet, die dann nicht für andere Zwecke zur Verfügung stehen, darf die Liquidität des Krankenhauses nicht gefährden.
d) Sicherungsziel: Die Beschaffung der Güter soll so erfolgen, dass diese auch dann bereitstehen, wenn sie verwendet werden sollen. Damit sind Fragen der Lieferfristen, der Zuverlässigkeit der Lieferanten u. ä. aufgeworfen.

293 Bei der Umsetzung dieser Ziele spielen *Besonderheiten des Krankenhausbetriebes* eine Rolle. So müssen z. B. bestimmte Güter wie etwa Medikamente dann beschafft werden, wenn sie gebraucht werden, auch wenn diese zum Zeitpunkt des Kaufs extrem teuer sind, d. h. ein Krankenhaus kann keineswegs immer wie ein Kunde warten, bis das Angebot günstiger ist.

294 Eine weitere Besonderheit ist der Beschaffungsmarkt. Für bestimmte Güter sind nur wenige Anbieter vorhanden; dies gilt etwa für Medikamente, für medizinisch-technische Großgeräte und für Pflegeartikel. Oligopole (wenige Anbieter, viele Nachfrager) verringern den Wettbewerb und können zu erhöhten Preisen eines Produkts führen. Neben der Konkurrenzsituation spielen auch die Marktseitenverhältnisse eine bedeutende Rolle, weshalb deren Kenntnis für das Krankenhaus im Rahmen der Materialwirtschaft hilfreich sein kann, um die genannten Ziele der Materialwirtschaft zu erreichen. „Das Marktseitenverhältnis gibt an, wie die Partner auf der Marktgegenseite betrachtet werden. Man unterscheidet, ob jeweils der einzelne Anbieter bzw. Nachfrager, individuell‘ oder nur die Gesamtheit der Anbieter bzw. Nachfrager, kollektiv‘ betrachtet werden. Eine Beachtung der individuellen Anbieter bzw. Nachfrager liegt insbesondere vor, wenn die einzelnen Partner der Marktgegenseite auf Grund ihrer (relativ großen) Marktanteile als gewichtig eingeschätzt werden. Umgekehrt wird eine nachfragende (anbietende) Unternehmung nur die Gesamtheit der Marktpartner, kollektiv‘ betrachten, wenn ihr viele, relativ kleine Anbieter (Nachfrager) gegenüberstehen“ (*Küpper* 1993, S. 216).

295 Tabelle 32 zeigt, welche unterschiedlichen Betrachtungsweisen auf der Nachfrage- und Angebotsseite vorzufinden sind und zu welchen Konsequenzen in der Beschaffungspolitik diese unterschiedlichen Perspektiven führen. Auf die Situation im Krankenhaus übertragen, bedeutet dies, dass beim Kauf von Verbrauchsgütern, z. B. bei Einmalspritzen, die Anbieterseite die Preise vorgibt. Die Käuferseite kann im Wesentlichen nur in der Menge variieren. Bei hochwertigen Geräten dagegen wird eher die gegenseitige individuelle Betrachtung im Vordergrund stehen. Der Preis wird ausgehandelt, und die Menge ist zumeist auf ein Gut, z. B. einen Computer-Tomographen, beschränkt.

Tab. 32: Marktseitenverhältnisse

Quelle: Küpper 1993, S. 216

	Kollektive Betrachtung der Nachfrager durch die Anbieter	Kollektive Betrachtung der Anbieter durch dieNachfrager	Gegenseitige individuelle Betrachtung
Grundlagen der Beschaffungspolitik	Preise sind fest gegeben Preis-Beschaffungs-Funktionen existieren nicht Festlegung von Bezugsmenge	Preise nicht gegeben Preis-Beschaffungs-Funktionen existieren Festlegung von Bezugspreis	Preise nicht gegeben Marktbestimmte Preis-Beschaffungs-Funktionen existieren nicht Festlegung von Bezugspreis und -menge in Verhandlungen

6.1.3 Informationen für die Materialwirtschaft

Bei Kaufentscheidungen in der Materialwirtschaft benötigt das Krankenhaus einschlägige Informationen, bzw. es muss wissen, wo und wie es entsprechende Informationen gewinnen kann. Dabei handelt es sich um Informationen über das betreffende Produkt, über die *Preise* und über die *Qualität des Produkts*. Damit das zu beschaffende Produkt, etwa ein Patientenheber, den gestellten Anforderungen entspricht, sollten sich die für den Einkauf verantwortlichen Pflegekräfte durch laufende oder einmalige Beobachtung des Marktes die benötigten Informationen beschaffen. Bei Ge- und Verbrauchsgütern sind diese Informationen eher fortlaufend einzuholen, bei Beschaffung von Anlagegütern steht eher die einmalige Beobachtung im Vordergrund. Die Tabelle 33 stellt die Rechercheverfahren mit entsprechenden Beispielen aus dem Pflegebereich dar.

296

Tab. 33: Materialmarktforschung

Quelle: eigene Zusammenstellung

Arten der Beschaffungsmarktforschung	Beispiele aus dem Krankenhausbereich – Pflege –
Einmalige **Marktuntersuchung (Anlagegüter, Gebrauchsgüter)**	Für den Kauf von Spezialbetten: Ermittlung der Anbieter. Für den Kauf einer Sitzwaage: Ermittlung der Anbieter.
Laufende **Marktuntersuchung (Verbrauchsgüter)**	Ständige Beobachtung der Anbieter pflegerischer Artikel wie z. B. Latex-Handschuhe. Damit verbunden ist eventuell der Wechsel der Beschaffungsfirma.
Art der Beschaffungsmarktforschung durch …	
… **Primärforschung**	Besuch von Messen, Ausstellungen, Lieferanten.
… **Sekundärforschung**	Auswertung von Prospekten, Katalogen, Preislisten, Fachzeitschriften.

297 Die eingeholten Informationen müssen, um zu einer Auswahl oder Entscheidung zu kommen, ausgewertet werden. Dazu lassen sich die Verfahren der Informationsbeschaffung und die genutzten Informationsquellen unterteilen in Primär- und in Sekundärquellen bzw. -rechercheverfahren. Als Primärquelle oder -rechercheverfahren würde man die Informationsbeschaffung zu einem bestimmten Produkt, z. B. zu einem medizinisch- technischen Großgerät, bezeichnen, die Beschaffung und Auswertung von Informationsmaterial zu Zellstoff als Sekundärquelle oder -recherche.

298 Für die Informationsbeschaffung und Kaufentscheidung bei der Materialbeschaffung haben sich folgende zwei Analyse-Verfahren als nützlich erwiesen:

299 (1) ABC-Analysen: Mit Hilfe einer ABC-Analyse lassen sich Wirtschaftsgüter nach den Kriterien „*Umsatz*" und „*Wert*" ordnen. Dabei werden die zu beschaffenden Güter(mengen) in eine Rangfolge entsprechend ihrem jeweiligen Anteil am Gesamtverbrauchswert und an den Materialarten gebracht. Zu den *A-Gütern* zählen prozentual wenige Materialarten, die aber insgesamt einen sehr hohen prozentualen Wertanteil ausmachen. Als *B-Güter* werden Materialarten eingestuft, die ebenfalls einen geringen prozentualen Anteil sowie insgesamt einen kleinen Wertanteil haben.

300 Zu den *C-Gütern* zählen viele Materialarten, die aber einen sehr geringen Anteil vom Wertanteil ausmachen. Das Beispiel in Tabelle 34 soll dieses Instrumentarium verdeutlichen.

Tab. 34: Beispiel einer ABC-Analyse

Quelle: Eigener Ansatz.

	Wertanteil	Umsatzanteil
A-Güter	70 %	15 %
B-Güter	20 %	35 %
C-Güter	10 %	50 %

301 (2) XYZ-Analysen: Diese Analyse bietet Entscheidungshilfen für das Problem der *rechtzeitigen Bereitstellung* von Wirtschaftsgütern. Aus der Sicht des Unternehmens muss geklärt werden, ob Wirtschaftsgüter auf Vorrat eingekauft werden sollen oder ob eine verbrauchssynchrone Beschaffung möglich ist. Sind mit Hilfe dieses Instrumentariums die Wirtschaftsgüter eines Krankenhauses geordnet worden, können die Beschaffungsaktivitäten entsprechend der erhaltenen Rangordnung ausgerichtet werden. Als *X-Güter* gelten Materialien mit konstantem Verbrauch, zu den *Y-Gütern* sind die Waren mit trendmäßigem oder saisonalem Verbrauch zu zählen und *Z-Güter* sind die Materialien mit einem sehr unregelmäßigen Verbrauch. Im Allgemeinen wird zwischen der *Einzelbeschaffung* und der *Vorratsbeschaffung* unterschieden:

- Von Vorratsbeschaffung ist die Rede, wenn zwischen den Beschaffungsmengen und den Verbrauchsmengen keine Übereinstimmung besteht; typische Beispiele für die Vorratsbeschaffung sind OP-Handschuhe, Kanülen u. ä.
- Bei der Einzelbeschaffung erfolgt die Bestellung zum Zeitpunkt der Verwendung. Einzelbeschaffungen werden z. B. bei Herzschrittmachern vorgenommen.

Wie die ABC-Analyse und die XYZ-Analyse miteinander kombiniert werden **302** können, zeigt die Tabelle 35.

Tab. 35: Kombination der ABC- und der XYZ-Analyse

Quelle: Haubrock 1997, S. 123

	A	**B**	**C**
X	hoher Verbrauchswert	mittlerer Verbrauchs-wert	niedriger Verbrauchs-wert
	regelmäßiger Ver-brauch	regelmäßiger Ver-brauch	regelmäßiger Ver-brauch
Y	hoher Verbrauchswert	mittlerer Verbrauchs-wert	niedriger Verbrauchs-wert
	schwankender Ver-brauch	schwankender Ver-brauch	schwankender Ver-brauch
Z	hoher Verbrauchswert	mittlerer Verbrauchs-wert	niedriger Verbrauchs-wert
	unregelmäßiger Ver-brauch	unregelmäßiger Ver-brauch	unregelmäßiger Ver-brauch

6.1.4 Kauf des Materials

Die Beschaffung von Gütern erfolgt in der Regel in den folgenden fünf Schritten: **303**

1. *Lieferantenauswahl:* Bei der Lieferantenauswahl sollten die Lieferungen und Leistungen des Lieferanten berücksichtigt werden. Zu prüfen ist insbesondere, ob der Lieferant zuverlässig liefert und ob er die geforderte Qualität der Güter auf Dauer liefern kann. Schließlich ist noch zu beachten, ob der Lieferant eine gefestigte Stellung im Markt hat.
2. *Angebotseinholung:* Vor dem Abschluss eines Kaufvertrages für ein bestimmtes Gut sollten mehrere Angebote eingeholt werden. Für Krankenhäuser in öffentlicher Trägerschaft ist es unter bestimmten Voraussetzungen Pflicht, mehrere Angebote einzuholen. Sie haben dazu die Verdingungsordnung für Leistungen (VOL) und die Verdingungsordnung für Bauleistungen (VOB) zu beachten. Die Angebotseinholung kann mündlich oder schriftlich erfolgen. Um rechtlich abgesichert zu sein, sollte die Angebotseinholung in schriftlicher Form erfolgen. Mit den eingeholten Angeboten wird der Abschluss eines Kaufvertrages angestrebt. Die Ernsthaftigkeit der Angebote wird durch § 145 BGB festgeschrieben, der besagt, dass der, der einem anderen die Schließung eines Vertrages anträgt, an diesen Antrag gebunden, es sei denn, dass er die Gebundenheit ausgeschlossen hat.
3. Angebotsprüfung: Die Überprüfung des Angebots erfolgt zunächst in formeller und dann in materieller Hinsicht. Bei der formellen Prüfung geht es um die Frage, ob die in der Ausschreibung gesetzten Daten auch beachtet wurden und ob der Anbieter die gestellten Fragen auch beantwortet hat. Die materielle Prüfung bezieht sich auf die Qualität der Leistungen, die Preise und auf die Flexibilität des Lieferanten.

4. Angebotsauswahl: Sind alle Angebote eingeholt und zusammengestellt, erfolgt die Auswahl. Diese kann dergestalt erfolgen, dass anhand der Unterlagen das günstigste Angebot ausgewählt wird oder die Anbieter werden zu einem gesonderten Termin eingeladen, an dem noch einmal das Angebot erörtert und eventuell über Preise verhandelt wird.
5. Bestellung: Für den Krankenhausbereich gilt, dass an diesen Entscheidungen eine Vielzahl von Entscheidungsträgern mitwirkt. Man kann geradezu von einem „Buying-Center" sprechen (siehe Tabelle 36).

Tab. 36: Buying Center

Quelle: Bruckschen 1995, S. 136 und eigene Zusammenstellung

Art der Güter	mitwirkende Entscheidungsträger – Beispiele –
Verbrauchsgüter Z. B. Einmalhandschuhe	Einkaufsleiter Pflegekräfte auf der Station Leitende Pflegekraft Arzt Apotheker (falls eigene Apotheke vorhanden ist) Hygienefachkraft
Anlagegüter Z. B. Medizinisch-technisches Großgerät	Beteiligte Funktionsgruppen nach einer empirischen Studie von Bruckschen 1995: Anwenderseite (Arzt, Pflegekraft, sonstige) = 9 Personen Verwaltung (Verwaltungsleiter, Einkaufsleiter, Geschäftsführer) = 6 Personen Technik (Technischer Leiter, Medizintechniker) = 1 Person Träger (Trägervertreter) = 4 Personen

304   Anhand der Beispiele „Einkauf von Einmalhandschuhen" und „Kauf eines medizinisch-technischen Geräts" lässt sich zeigen, welche Personalgruppen am Kauf mitwirken. Beim Kauf von Einmalhandschuhen sind dies die Hygienefachkraft, der Einkaufsleiter, die Pflegekräfte auf der Station, die leitende Pflegekraft, der Arzt, der Apotheker. Beim Kauf eines Großgeräts waren daran nach einer empirischen Studie (*Bruckschen* 1995) auf der Anwenderseite neun Personen, von Seiten der Verwaltung sechs Personen und der Technik eine Person und schließlich von der Seite des Einrichtungsträgers vier Personen, also insgesamt 20 Personen beteiligt. Diese Beispiele zeigen, dass im Krankenhausbereich meist ein großer Personenkreis Einfluss auf die Kaufentscheidung nimmt.

6.2   Personalwirtschaft

305   Es interessieren im Rahmen der Personalwirtschaft vordergründig die Aktivitäten zum Markt, hier: die personalwirtschaftlichen Aktivitäten zum Arbeitsmarkt. Bei diesen Aktivitäten agiert nach der hier gewählten Perspektive überwiegend der Arbeitgeber.

306   Die Grundlagen der Personalwirtschaft werden zunächst kurz erörtert. Im Anschluss daran wird auf die qualitativen und quantitativen Aspekte der Personalbedarfsplanung eingegangen. Schließlich werden die Komponenten der Personalbeschaffungsplanung vorgestellt.

6.2.1 Grundlagen der Personalwirtschaft im Krankenhaus

Die Personalwirtschaftslehre will einen Gestaltungsbeitrag dazu leisten, den Einsatz des Personals möglichst so zu organisieren, dass eine Verschwendung der Ressource Personal nicht geben ist. Dabei hat sie sowohl die Ziele des Krankenhauses als auch die individuellen Ziele der Beschäftigten zu beachten; dazu müssen auf den verschiedensten Ebenen die erforderlichen Informationen eingeholt werden. Daneben hat die Personalwirtschaft die Marktregeln, z. B. das Arbeits- und Tarifrecht, zu beachten. Die *Informationsbasis der Personalwirtschaft* kann über folgende *vier verschiedene Bereiche* gewonnen werden (vgl. Tabelle 37): **307**

- die unternehmerische Arbeitsmarktforschung,
- die unternehmerische Personalforschung,
- die unternehmerische Arbeitsforschung sowie
- die Personalinformationssysteme.

Tab. 37: Informationsbasis der Personalwirtschaft

Quelle: zusammengestellt nach den Angaben von Drumm 2000, S. 84 ff.

Bereiche	Ziele
unternehmerische Arbeitsmarktforschung	„Erstes Ziel unternehmerischer Arbeitsmarktforschung ist ... die frühzeitige Aufdeckung von Angebots- und Nachfragepotenzialen je Personalkategorie auf dem externen und dem internen Arbeitsmarkt (Strukturanalyse)" (S. 84). „Als unternehmungsexternen Arbeitsmarkt kann man die Menge aller Anbieter von und Nachfrager nach Arbeit mit ihren wechselseitigen Beziehungen bezeichnen" (S. 87). „Der unternehmungsinterne Arbeitsmarkt kann zunächst als die Menge aller veränderungswilligen Beschäftigten der eigenen Unternehmung und die Menge der vakanten oder im Planungszeitraum vakant werdenden und wiederzubesetzenden Stellen definiert werden" (S. 89).
unternehmerische Personalforschung	„Allgemeines Ziel der Personalforschung ist die Gewinnung, Auswertung und Bereitstellung von Informationen zu Entscheidungen über das Personal ..." (S. 95).
unternehmerische Arbeitsforschung	„(1) Arbeitsforschung soll menschliche Arbeit in allen Bereichen einer Unternehmung durch Analyse von Arbeitsprozessen und Arbeitsbedingungen systematisch untersuchen. (2) Sie soll physische, psychische und kognitive Belastungen des arbeitenden Menschen analysieren und abbauen. (3) Sie soll Sachmittel, Arbeitsräume, -zeiten und -abläufe an physische, psychische und soziale Fähigkeiten des arbeitenden Menschen anpassen. (4) Sie soll Arbeitsinhalte so gestalten und miteinander kombinieren, dass diese dem Wunsch nach sinnvoller, ganzheitlicher Arbeit genügen. (5) Sie soll die Personalbedarfsplanung, die Personalentwicklung, die Vergütung und die Gestaltung der Arbeitszeit informatorisch untermauern" (S. 131).
Personalinformationssysteme (PIS)	„Ziel eines PIS ist die sachgerechte Unterstützung von Entscheidungen über den Einsatz von Personal" (S. 147).

Die *unternehmerische Arbeitsmarktforschung* hat zur Verwirklichung des Unternehmensziels, z. B. dem Weiterbestehen am Markt, zum einen Informationen **308** über den externen und internen Arbeitsmarkt zu sammeln. Um die Ziele der Mitarbeiter zu erfahren, sind zunächst einmal entsprechende Informationen über die Mitarbeiter einzuholen. Damit setzt sich die *unternehmerische Personalforschung* auseinander. Von *unternehmerischer Arbeitsforschung* ist die Rede, wenn Informationen über entsprechende arbeitswissenschaftliche Erkenntnisse gewonnen werden sollen. *Personalinformationssysteme* zielen darauf ab, die Entscheidungsträger in ihren Personalentscheidungen zu unterstützen. Diese vier Bereiche der Informationsbasis lassen sich auch auf das Krankenhaus (und auf den Bereich der Pflege) übertragen.

309 Informationen zum externen Arbeitsmarkt, zur Frage von Angebot und Nachfrage nach Pflegearbeitsplätzen, liegen durch die Arbeiten des *Instituts für Arbeitsmarkt- und Berufsforschung der Bundesagentur für Arbeit* (2005) unter der Berufskennziffer „853 Krankenschwestern, -pfleger, Hebammen auch: Säuglings-, Kinderkrankenschwestern, -pflegern" vor. Informationen zum internen Arbeitsmarkt, der sich mit Fragen der Personalbewegungen innerhalb der Institution Krankenhaus auseinandersetzt, liegen kaum vor (vgl. *Schwan* 1993). Gerade in diesem Bereich wären aber Informationen darüber erforderlich, wie z. B. Aufstiegswege des Pflegepersonals tatsächlich verlaufen, wie ein Abbau von Arbeitsplätzen vorgenommen wird, wie sich das Einkommen des Personals in der Institution entwickelt oder wie personalwirtschaftliche Konflikte (auch mit dem Personalrat) gelöst werden.

310 Erst in den Anfängen dürfte sich die Personalforschung im Krankenhaus zu den Zielen der Mitarbeiter befinden. Die Einbeziehung der Ziele der Mitarbeiter wird für ein Unternehmen immer wichtiger, wenn es darum geht, die Unternehmung strategisch auszurichten. Der finanzielle Druck zwingt viele Krankenhäuser, sich für die Zukunft zu rüsten und die strategische Ausrichtung voranzutreiben.

311 Gerade in der Pflege ist die Frage der Arbeitsbelastung von erheblicher Bedeutung. Eine Vielzahl von Studien hat sich mit dieser Frage auseinander gesetzt (vgl. *Büssing* 1997, 2000, 2001 a, 2001 b, 2001 c, 2002 a, 2002 b, 2003; *Elkeles* 1991).

312 EDV-gestützte Personalinformationssysteme können auch im Krankenhaus zum Einsatz kommen, wenn vorher Fragen zum Datenschutz und zur Einbeziehung des Personalrats geklärt sind und gegen die Anwendung dieses Instruments keine Bedenken bestehen.

313 Die Ausführungen zeigten, dass auch für das Krankenhaus mit Hilfe der genannten Informationen eine gute Ausgangslage geschaffen werden muss, um in der Personalwirtschaft angestrebte Ziele zu erreichen.

314 Weitere Informationen zur Personalwirtschaft enthalten die entsprechenden arbeits- und tarifrechtlichen Bestimmungen.

315 Für Krankenhäuser in öffentlicher Trägerschaft wurde der bisherige BAT, der seit 1961 Geltung hatte, durch den Tarifvertrag für den öffentlichen Dienst (TVöD) ersetzt. Er trat zum 1. Oktober 2005 inkraft. Für die Übergangsfrist von zwei Jahren bis zum September 2007 gilt für die Beschäftigten im öffentlichen Dienst der Tarifvertrag zur Überleitung (TVÜ). Danach gilt der TVöD endgültig.

Die Besonderheit des TVöD gegenüber dem BAT besteht in den unterschiedlichen Regelungen für die einzelnen Einrichtungen: es gibt u. a. den:

- TVöD – für den Bundesbereich
- TV-L – für den Länderbereich
- TVUK – z. B. für die Universitätsklinika in Baden-Württemberg:
    - Freiburg (TVUK-F),
    - Heidelberg (TVUK-H),
    - Tübingen (TVUK-T),
    - und Ulm (TVUK-U).

Diese Vielfalt der unterschiedlichen tariflichen Regelungen ist auch in Krankenhäusern anzutreffen, die sich in freigemeinnütziger oder privater Trägerschaft befinden. Im Rahmen der Personalwirtschaft ist die Kenntnis dieser unterschiedlichen Regelungen von erheblicher Bedeutung, um so die möglichen Aktivitäten aus der Perspektive des Arbeitgebers abzustecken. In diese Perspektive ist die Aufgabenstellung des Personalrates bzw. der Mitarbeitervertretung einzubeziehen; u. a. bei der Personalbedarfsplanung, bei der Personalbeschaffungsplanung (siehe Abbildung 37). **316**

Planung	Bereich Betriebsverfassungsgesetz Aufgaben Betriebsrat
Personalbedarfsplanung, Personalbeschaffungsplanung	Unterrichtungsrecht über den künftigen Personalbedarf. Daneben auch das Unterrichtungsrecht über die sich daraus ergebenden personellen Maßnahmen.
Planung	**Bereich Personalvertretungsrecht Aufgaben Personalrat**
Personalbedarfsplanung, Personalbeschaffungsplanung	Anhörungsrecht (nicht in allen Personalvertretungsrechten verankert) zur Personalplanung. Mitbestimmungsrecht bei der Erarbeitung von Grundsätzen für die Ausschreibung von Stellen.

Abb. 37: Arbeitsrecht und Personalvertretung
Quelle: eigene Zusammenstellung

6.2.2 Personalbedarfsplanung im Krankenhaus

Ungefähr 60-70 v. H. des Personals im Krankenhausbereich sind Pflegekräfte. Im Mittelpunkt der folgenden Ausführungen steht die Ermittlung dieses Teils des Personalbedarfs in einem Krankenhaus. Für den Krankenhausbereich gab die *Deutsche Krankenhausgesellschaft* erstmals 1964 Anhaltszahlen für den *Personalbedarf im Pflegedienst* bekannt. Bis zur Verabschiedung der Pflege-Personalregelung sollten noch knapp 30 Jahre vergehen. Im Mittelpunkt der Diskussion um den Personalbedarf steht seit Mitte der 60er Jahre die Ermittlung des quantitativen Personalbedarfs. Vernachlässigt wurden dagegen Fragen des qualitativen Personalbedarfs. **317**

Ziel der *qualitativen Personalbedarfsplanung* ist die Feststellung von *Kenntnissen*, *Fähigkeiten* und *Verhaltensweisen der Mitarbeiter*, über die diese in der Zukunft verfügen sollten, um die angestrebten Ziele des Unternehmens zu erreichen. **318**

Mit der *quantitativen Personalbedarfsplanung* soll diejenige *Personalmenge* ermittelt werden, die *erforderlich* ist, um das *geplante Leistungsprogramm* zu erledigen.

6.2.2.1 Qualitative Personalbedarfsplanung

319 Die qualitative Personalbedarfsermittlung will aus den voraussichtlichen zukünftigen Aufgaben der Pflegekräfte die erforderlichen Kenntnisse, Fähigkeiten und Verhaltensweisen ableiten. Je nach Veränderung des Unternehmens „Krankenhaus" und seines Umfeldes sind methodisch andere Konzepte anzuwenden (vgl. Tabelle 38).

Tab. 38: Methodische Aspekte der qualitativen Personalbedarfsplanung

Quelle: eigene Zusammenstellung

Veränderung des Unternehmensumfeldes und der Unternehmensstruktur	Geeignete Methode zur Ermittlung der qualitativen Personalbedarfsplanung	Auswirkungen auf Stellen/Aufgaben	Planungshorizont	Anzuwenden im Krankenhausbereich
konstant	Aufgaben, Leistungsprogramm, Technik und Organisationsstruktur verändern sich wenig. Geeignete Methode: Fortschreibung der einzelnen Stellen, Aufgaben und Anforderungen	statisch, fortschreitend, planbare Kalkulation	kurzfristig	mit dem KHG ab 1972
stetige Entwicklung	Keine Strukturbrüche. Sollten diese auftreten, so sind die Strukturbrüche gut vorsehbar. Geeignete Methode: Fortschreibung der Kernaufgaben, Prognose der geänderten Randaufgaben mit ihren Anforderungen.	Kontinuität, Planbarkeit, gezielte Fort- und Weiterbildung, personenorientierte Personalplanung notwendig	mittelfristig	mit Einführung der prospektiven Budgetierung ab 1986
Strukturbrüche	Sie werden u. a. sichtbar durch entscheidende Änderungen in der Gesetzgebung, der Informationsverarbeitung, der Technik, der Organisationsstruktur oder dem Produktionsprogramm. Geeignete Methode: szenariogestützte Planungstechnik zur Ermittlung der zukünftigen Arbeitsfelder, Arbeitsbedingungen und Anforderungen	Unsicherheiten, Ängste bei Mitarbeitern, Herausforderung und neue Impulse,zielorientierte Personalplanung erforderlich	langfristig, kann aber auch kurz- und mittelfristig eintreten	mit der Verabschiedung des GSG und des Pflegeversicherungsgesetzes ab 1993

320 Methodisch relativ einfach ist die Fortschreibung des qualitativen Personalbedarfs in den Unternehmenssituationen „konstante Entwicklung" und „stetige Entwicklung". Schwieriger wird die Einschätzung des Personalbedarfs bei einem

Strukturbruch, wie wir ihn gegenwärtig im Bereich des Krankenhauses und der Pflege erleben. Für diese Situation ist die Szenario-Technik anzuwenden, die wie folgt umschrieben wird: „Beim Verfassen von Szenarien geht es um die Konstruktion einer logischen Folge von Ereignissen, um Aufschluss darüber zu gewinnen, wie aus einer vorgegebenen Situation schrittweise eine neue Entwicklung entsteht. Zielsetzung ist nicht Voraussage der Zukunft, sondern die systematische Analyse von Weggabelungen, an denen kritische Entscheidungen getroffen werden müssen" *(Steinebach* 1991, S. 80).

Für die qualitative Personalbedarfsplanung ergeben sich folgende *sieben Schritte,* um den Personalbedarf mit dieser Methode zu ermitteln (vgl. Abbildung 38). **321**

Neben der Fixierung von Unternehmenszielen werden im *ersten Schritt* Szenarien des Unternehmensumfeldes entworfen. Auf der Grundlage dieser Vorgaben werden im *zweiten Schritt* Szenarien zukünftiger Tätigkeitsfelder erstellt. Daraus sind im *dritten Schritt* diejenigen Aufgaben zu ermitteln, die im Rahmen der erwähnten **322**

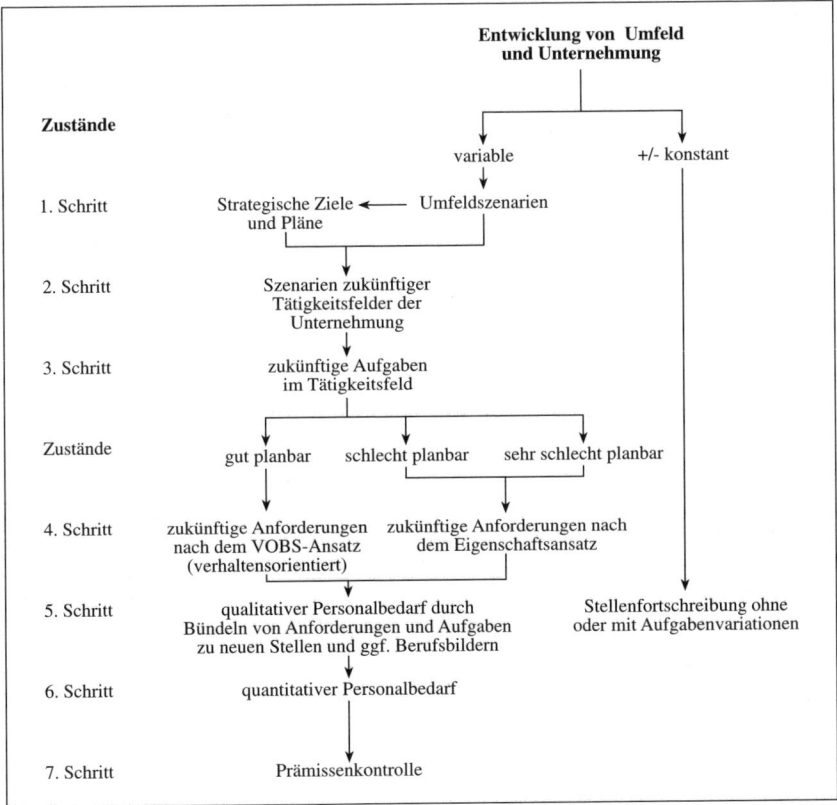

Abb. 38: Ablauf zur Ermittlung des qualitativen Personalbedarfs
   Quelle: Drumm 2000, S. 234

323   Tätigkeitsfelder zu lösen sind. Aus den Aufgaben ergeben sich die Anforderungen an das Verhalten, die erforderlichen Kenntnisse und Fähigkeiten der Mitarbeiter *(vierter Schritt)*. Die so ermittelten Anforderungen und Aufgaben werden im *fünften Schritt* zu neuen Stellen bzw. neuen Berufsbildern gebündelt. Schließlich endet dieses methodische Konzept in der Abschätzung des quantitativen Bedarfs *(sechster Schritt)* sowie in der Kontrolle der Prämissen *(siebter Schritt)*, die im ersten Schritt gesetzt worden sind. Damit wird bei dieser Methode wie in einem Regelkreis vorgegangen.

324   Auf den *Krankenhausbereich* übertragen, ergibt sich folgendes Bild: Zunächst sind zukünftige Szenarien zum Krankenhausumfeld aufzustellen. Sodann ist festzulegen, welche Ziele das Krankenhaus in der Zukunft verfolgt. Aus diesen inhaltlichen Vorgaben lassen sich im zweiten Schritt die Szenarien zukünftiger Tätigkeitsfelder des Krankenhauses ableiten. Diese zukünftigen Tätigkeitsfelder des Krankenhauses geben Hinweise darauf, welche Aufgaben im Pflegebereich in der Zukunft zu erledigen sind. Im vierten Schritt werden aus den bisherigen Überlegungen die Konsequenzen für das Personal gezogen. Sind die zukünftige Aufgaben gut planbar, ist der verhaltensorientierte Ansatz anzuwenden. Dieser Ansatz stellt das notwendige und erwünschte Verhalten des (Pflege-) Personals in den Vordergrund. Lassen sich dagegen die zukünftigen Aufgaben schlecht oder kaum planen, kommt der Eigenschaftsansatz zur Anwendung. Hier stehen die Fähigkeiten und Kenntnisse des Personals im Mittelpunkt. Für die Besetzung von Leitungsfunktionen im Pflegedienst ist im Moment wohl eher der Eigenschaftsansatz anzuwenden, da die diesbezüglichen zukünftigen Aufgaben kaum zuverlässig zu bestimmen sind. Im fünften Schritt werden die näher beschriebenen Anforderungen und Aufgaben zu neuen Stellen gebündelt. Dabei können prinzipiell auch neue Berufsbilder entstehen. Im sechsten Schritt wird der quantitative Personalbedarf ermittelt. Schließlich sind im letzten Schritt die getätigten Annahmen zu kontrollieren. Erst dieser Regelkreis gewährleistet, dass die qualitative Personalbedarfsplanung auch realitätsnah ausfällt.

6.2.2.2 Quantitative Personalbedarfsplanung

325   Die quantitative Personalbedarfsplanung stellt für den Pflegedienst bzw. für die Pflegedienstleitung nach wie vor eine zentrale Aufgabe dar. Zum einen kann die Personalbedarfsplanung dazu herangezogen werden, um einen Abgleich zwischen dem Personalbestand und dem Personalbedarf zu erreichen. Zum anderen kann die Personalbedarfsplanung zur Steuerung des Personaleinsatzes dienen. Dies wird insbesondere dann erforderlich sein, wenn sich die erbrachten Leistungen in einzelnen Bereichen des Krankenhauses verändert haben.

326   Für das operative Controlling ist eine quantitative Personalbedarfsplanung unerlässlich, um den Personaleinsatz sachgerecht steuern zu können. Die Planung bzw. die Berechnung bezieht sich dabei auf den *1-Jahres-Zeitraum*. Die Maßeinheit zur Berechnung des Bedarfs ist die Vollkraft (VK) mit den täglich, wöchentlich, monatlich oder jährlich zu leistenden Arbeitsstunden.

327   Auf die im Zusammenhang mit der quantitativen Personalbedarfsplanung zu klärenden Aufgaben wie die Arbeitszeiten, die Zuordnung des Personals, die Leistungsplanung, die Berechnungsmethoden und die Ermittlung des Personalbedarfs wird in den weiteren Ausführungen in Grundzügen eingegangen (vgl. *Bofinger/ Dörfeldt* 2001).

6.2.2.3 Arbeitszeiten

In Bezug auf die Arbeitszeiten ist das Problem zu klären, wieviel **Arbeitszeit** für die Erledigung einer Arbeit erforderlich ist. Danach ist zu ermitteln, wieviel Zeit eine Arbeitskraft durchschnittlich arbeitet, um dann abschließend für die zu erledigenden Arbeiten die notwendige Anzahl von Arbeitskräften zu errechnen.   **328**

Mit dem Begriff der **„regelmäßigen Arbeitszeit** *pro Woche"* (**RAZ**) wird die vereinbarte durchschnittliche wöchentliche Arbeitszeit umschrieben. Derzeit beträgt sie in der Regel 38,5 Stunden im Pflegebereich. Hier sind aber die jeweils geltenden Tarif- bzw. Einzelarbeitsverträge zu berücksichtigen. Als Beispiel sei der Tarifvertrag der Universitätsklinika in Baden-Württemberg vom Oktober 2005 mit der Vereinten Dienstleistungsgewerkschaft (ver.di) genannt. Es gelten je nach Alter (bzw. in Ausbildung) der Beschäftigten unterschiedliche Arbeitszeiten: **329**

- Beschäftigte unter 40 Jahren: 39,0 Stunden/Woche
- Beschäftigte zwischen 40 und 55 Jahren: 38,5 Stunden/Woche
- Beschäftigte über 55 Jahren: 38,0 Stunden/Woche
- Auszubildende, Schülerinnen und Schüler: 38,5 Stunden/Woche.

Neben der regelmäßigen wöchentlichen Arbeitszeit sind für die Zeitberechnung noch die Wochenfeiertage (WFT) zu beachten. Während dieser Feiertage ist der Mitarbeiter grundsätzlich von der Arbeit freigestellt unter Fortzahlung der Bezüge. Für die Personalbedarfsberechnung ist es wichtig zu wissen, dass die Wochenfeiertage von Jahr zu Jahr differieren und von Bundesland zu Bundesland unterschiedlich gelten.   **330**

Die Soll-Arbeitszeit (SAZ) als Ausgangspunkt für die monatlich zu erbringende Arbeitszeit, besteht aus der regelmäßigen Arbeitszeit abzüglich der erwähnten Wochenfeiertage. Die einzelnen Berechnungsschritte sind Abbildung 39 zu entnehmen.   **331**

	365 (bzw. 366)	Kalendertage/Jahr
–	104	Samstage und Sonntage/Jahr
–	11 (bzw. 12)	Wochenfeiertage/Jahr
=	250	Arbeitstage in der 5-Tage-Woche
*	7,7	Stunden pro Arbeitstag in der 5-Tage-Woche (bei 38,5 Stunden RAZ)
=	1 925,00	Stunden SAZ/VK/Jahr
:	12	Monate/Jahr
=	160,42	Stunden SAZ/VK/Monat

Abb. 39: Durchschnittliche monatliche Arbeitszeit
    Quelle: Bofinger/Dörfeldt 2001 [01 02], S. 4

332   Nach der Abbildung ergibt sich, dass die Soll-Arbeitszeit pro Monat für eine Vollkraft bei 160,42 Stunden liegt.

333   Um die Netto-Arbeitszeit (NAZ) einer Arbeitskraft berechnen zu können, ist von der *Soll-Arbeitszeit* die Ausfallzeit abzuziehen. Bei der *Ausfallzeit* handelt es sich um Zeiten, die vom Arbeitgeber voll oder teilweise bezahlt werden. Dazu zählen z. B. der Erholungsurlaub, Freistellungstage, Arbeitsunfähigkeitstage wegen Krankheit mit Anspruch auf Krankenbezüge und Mutterschutz. Die *Netto-Arbeitszeit* ist die entscheidende Größe für die Personalbedarfsberechnung. Der Zusammenhang zu den übrigen Größen wird noch einmal durch Abbildung 40 verdeutlicht.

Von der regelmäßigen Arbeitszeit pro Vollkraft (RAZ/VK) bis zur Netto-Arbeitszeit pro Vollkraft (NAZ/VK) besteht bei Personalberechnungen folgender Zusammenhang:

	Regelmäßige Arbeitszeit pro Vollkraft	RAZ/VK	pauschal (A)
./.	**Wochenfeiertage** pro Vollkraft	WFT/VK	pauschal (A)
=	Soll-Arbeitszeit pro Vollkraft	SAZ/VK	generell (B)
./.	**Ausfallzeit** pro Vollkraft	AUS/VK	individuell (C)
=	Netto-Arbeitszeit pro Vollkraft	NAZ/VK	individuell (C)

(A)   pauschal berücksichtigt bei der SAZ/VK

(B)   generell pro Jahr für alle Personalgruppen/Leistungsstellen und Krankenhäuser
      = 250 Arbeitstage (AT) in der 5-Tage-Woche
      * Stunden pro AT in der 5-Tage-Woche [entspricht RAZ: 5]

(C)   individuell pro Personalgruppe/Leistungsstelle im jeweiligen Krankenhaus

---

Abb. 40: Von der RAZ zur NAZ
  Quelle: Bofinger/Dörfeldt 2001 [01 02], S. 8

6.2.2.4 Personalzuordnung

334   Die Zuordnung des Personals zu den Dienstarten erfolgt nach den Bestimmungen der Krankenhaus-Buchführungsverordnung, Kontenklasse 60 sowie nach den Zuordnungsvorschriften zum Kontenrahmen.

335   Die Anrechnung von *Auszubildenden in der Krankenpflege/Kinderkrankenpflege* bzw. in der Krankenpflegehilfe ergibt sich (nach den Bestimmungen des zweiten Fallpauschalenänderungsgesetzes vom 15. Dezember 2004) aus § 17a Abs. 1 KHG, welcher durch das Krankenhausfinanzierungsreformgesetz vom 25. März 2009 wie folgt geändert wurde:

§ 17a Abs. 1 KHG
Anrechnung von Auszubildenden

(1) … Die Kosten der in § 2 Nr. 1a genannten Ausbildungsstätten und der Ausbildungsvergütungen und die Mehrkosten des Krankenhauses infolge der Ausbildung, insbesondere die Mehr- kosten der Praxisanleitung infolge des Krankenpflegegesetzes vom 16. Juli 2003, sind nach Maßgabe der folgenden Vorschriften durch Zuschläge zu finanzieren, soweit diese Kosten nach diesem Gesetz zu den pflegesatzfähigen Kosten gehören und nicht nach anderen Vorschriften aufzubringen sind (Ausbildungskosten).

Tab. 39: Pflegerische Messinstrumente

Quelle: Katholischer Krankenhausverband Deutschlands 2001, S. 47-129 und eigene Ergänzungen

Handlungsbezogene Messverfahren Pflege-aufwandsmessverfahren	Umschreibung
Tätigkeit|Analyse|Control-ling|System – tacs®	tacs® ist ein Controllingsystem zu den personellen Ressourcen und den daraus resultierenden finanziellen Konsequenzen. Die Leistungserfassung ist integrierter Bestandteil. tacs® wurde speziell für Institutionen im Gesundheitswesen entwickelt. 42 Variablen (Modul Akutpflege) werden in Echtzeit aufbereitet und mit den hinterlegten Soll- und Benchmarkwerten verglichen. Über 70 verschiedene Kennzahlengruppen ergeben ein vollständiges, aussagekräftiges Bild der finanziellen und zeitlichen Ressourcen. Die Resultate dienen nicht nur dem Controlling, sie unterstützen auch die zielgerichtete, transparente Mitarbeiterführung und Prozessoptimierung.
Leistungserfassung in der Pflege (LEP)	Quantitative Erhebungsmethode von Pflegetätigkeiten und Patientenaufkommen zur Ermittlung des Pflegepersonals. Auf der Basis des 24-Stunden-Tages wird der erbrachte Pflegeaufwand in Minuten pro Stunde zu neun Patientenklassifikationen mit 80 Pflegevariablen ermittelt.
Nursing Minimum Data Set NMDS (Belgien)	Systematisches Erfassungssystem zur Darstellung pflegerischer Tätigkeit in der Akutpflege. Patientenbezogene, Pflegehandlungsbezogene, Pflege.... bezogene und Pflegebedarfsbezogene Daten werden 4x jährlich an 15 aufeinander folgenden Tagen erhoben. Ziel ist es, repräsentative Vergleichsdaten pflegerischer Arbeit in Belgien zu erhalten.
Plaisir	Informationsgestützte Planung der erforderlichen Pflege. Erhebungsmethode, die Auskunft über den individuellen Pflegebedarf und die Pflegeinterventionen in der Langzeitpflege gibt. Plaisir ist eine Mischform der handlungs- und zustandsbezogenen Messverfahren.
Zustandsbezogene Mess-verfahren Pflegebedarfs-messungsverfahren	Umschreibung
Resident Assessment Instrument (RAI)	Assessment zur verbesserten und strukturierten Entwicklung eines Pflegeplanes für Bewohner in Langzeitpflegeeinrichtungen.
FIM (Functional Independence Measure)	Assessmentverfahren, das die individuellen Fähigkeiten und Störungen bei Patienten der Rehabilitation und Geriatrie erfasst.
Pflege-Personalregelung (PPR)	Bildung von Pflegestufen und Patientengruppen für die allgemeine und die spezielle Pflege. Den Patientengruppen werden einzelne Minutenwerte zugeordnet. Die Personalbemessung erfolgt auf der Basis der ermittelten Minutenwerte.

6.2.2.5 Leistungsplanung

336 Die Erfassung der pflegerischen Leistungen ist mit der Ausgangspunkt bei der Ermittlung des Personalbedarfs für den Pflegedienst. Um diese Leistungen zu erfassen, stehen verschiedene Messinstrumente zur Verfügung. Zwischen handlungs- und zustandsbezogenen Messinstrumenten kann getrennt werden, wie Tabelle 39 zeigt.

337 *In der Vergangenheit ist von diesen Instrumenten in der Krankenhauspflege in Deutschland verbindlich die* PPR für den Zeitraum von 1993 bis 1995 zur Anwendung gekommen. Hier wurde die am Patient direkt erbrachte Zeit erfasst (anhand von festgelegten Zeitwerten) und der Patient letztendlich in neun **Pflegeaufwandsstufen** eingeteilt.

338 Obwohl die PPR den Nachtdienst nicht berücksichtigte wurden innerhalb ihrer Anwendungszeit überproportional mehr Stellen geschaffen als beabsichtigt. Der Gesetzgeber reagierte darauf mit der Aussetzung der PPR. In der Begründung wird angeführt (*Krankenhaus Umschau* 1996 a, S. 88): „Nach Berechnungen der gesetzlichen Krankenkassen von Anfang Oktober 1995 wird die Anwendung der Pflege-PR bis Ende 1995 zu rd. 20 000 zusätzlichen Stellen führen. Es ist davon auszugehen, dass [!] im Jahre 1996 weitere 7 000 Stellen im Pflegedienst der Krankenhäuser entstehen werden. Damit würde die Pflege-PR in dem Übergangszeitraum von 1993 bis 1996 zu einem Zuwachs von rd. 27 000 Stellen führen. Dies wäre eine Überschreitung des 1992 vom Gesetzgeber geschätzten Zuwachses von 13 000 Stellen um mehr als 100 v. H.. Durch eine Aussetzung soll diese Entwicklung für eine Zeit, in der mit besorgniserregenden Kostensteigerungen im Krankenhausbereich zu rechnen ist, unterbrochen werden." Hier ist festzuhalten, dass nach der Wiedervereinigung eigentlich nur 13 000 Stellen geschaffen werden sollten. Bereits vor der Wiedervereinigung wurde der Bedarf jedoch auf 12 000 Stellen eingeschätzt. Dies lässt darauf hin deuten, dass die Zahlen der alten Bundesländer weiterhin als Maßstab galten. 1996 blieb die Anzahl der Vollkräfte durch eine Beschlussempfehlung des Gesundheitsausschusses des Bundestages stabil. Dort wurde „zum Ausdruck gebracht, dass [!] die für 1995 vereinbarten, jedoch nicht ganzjährig finanzierten Stellen nach der Pflege-PR in 1996 zu berücksichtigen sind." (vgl. *Krankenhaus Umschau* 1996 b, S. 14). Ab 1996 lässt sich in Abb. 41, der Abbau der bis dato geschaffenen Pflegestellen beobachten, da die Krankenhäuser wieder die vollen Lohnkosten tragen mussten. Insgesamt wurden bis 2006 ca. 50.000 Pflegekräfte (Vollzeitäquvalente) abgebaut. Ferner wurden die Krankenhäuser durch die Empfehlung der GKV zur Umsetzung des Stabilisierungsgesetzes vom 01.04.1996 verpflichtet die PPR weiter zu führen, „insbesondere um Überbesetzungen, z. B. aufgrund von Leistungsänderungen, abbauen zu können" (vgl. *Krankenhaus Umschau* 1996 b, S. 14).

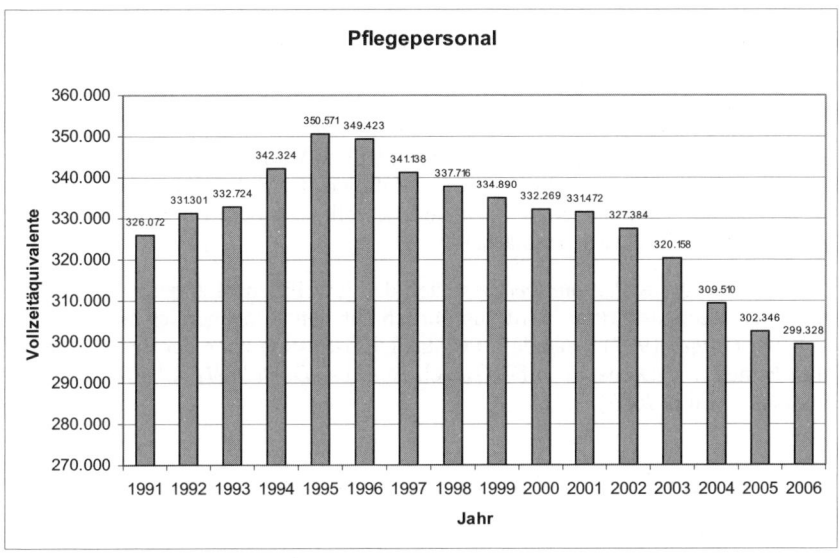

Abb. 41: Stellen in Vollkräfte des Pflege- und Funktionsdienstes der allgemeinen Krankenhäuser 1991 bis 2006

Quelle: eigene Zusammenstellung nach Statistischen Bundesamt 1994 und jeweilige Jahrgänge bis 2008

Heute dient die PPR als internes Mess- und Steuerungsinstrument. Neben diesen Instrumenten kann auch die jeweilige Leistung nach individuellen Verfahren erfasst werden.   **339**

6.2.2.6 Berechnungsmethoden

Ist die Leistungserfassung und -planung abgeschlossen, ist im nächsten Schritt der quantitative Personalbedarf zu ermitteln.   **340**

Bislang sind vom Gesetzgeber keine Maßstäbe und Grundsätze dazu verabschiedet worden. Deshalb muss man sich heute weiter mit unverbindlichen Anhaltszahlen, Richtwerten begnügen. Der quantitative Personalbedarf kann nach leistungsbezogenen Gesichtspunkten ermittelt werden oder nach der Arbeitsplatz-Methode (vgl. Abbildung 42).   **341**

1. Leistungsbezogener Personalbedarf		2. Arbeitsplatz-Methode
a) nach generellen Vorgaben	b) nach KH-individuellen Vorgaben	nach KH-individuellem Zustand

Abb. 42: Methoden zur Ermittlung des Personalbedarfs

Quelle: Bofinger/Dörfeldt 2001 [04 02], S. 3

342   Der leistungsbezogene Personalbedarf nach generellen Vorgaben kann z. B. erfolgen nach Anhaltszahlen, nach Minutenwerten pro Patient, Minuten pro Einzelleistung. Bei diesen Werten werden durchschnittliche Verhältnisse in den Einrichtungen zu Grunde gelegt. In der PPR sind Minutenwerte pro Patient für unterschiedliche Pflegestufen festgelegt worden. Im Gegensatz dazu werden beim leistungsbezogenen Personalbedarf nach individuellen Vorgaben die jeweiligen örtlichen Gegebenheiten berücksichtigt. Im Rahmen der Arbeitsplatz-Methode bemisst sich der Personalbedarf nach dem jeweilig zu besetzenden Arbeitsplatz (z. B. Pförtner, Nachtwachenplätze).

343   Die *Ermittlung des Personalbedarfs* nach den jeweiligen Methoden und mit den einzelnen Rechenschritten wird ausführlich für den Pflegebereich im Krankenhaus bei *Lange* (1997) behandelt. Für das DRG-System kann der Personalbedarf über Minuten je Dienstart je DRG nach *Bofinger/Dörfeldt/Tauch* ermittelt werden (vgl. ebenda 2007).

6.2.3 Personalbeschaffungsplanung im Krankenhaus

344   Ergibt die Analyse des Personalbedarfs das Ergebnis, dass für die weitere Aufrechterhaltung eines bestimmten Arbeitsbereichs des Krankenhauses noch Personal erforderlich ist, muss dieses Personal auf unternehmensexternem oder auf -internem Wege beschafft werden. Die Personalbeschaffung (-splanung) muss sich außerdem mit der Bewerberauswahl und -einstellung sowie mit der Personalzuweisung befassen. Mit der Personalbeschaffungsplanung wird also das Ziel verfolgt, geeignetes Personal rechtzeitig zur Erfüllung der Aufgaben bereitzustellen.

345   Die *unternehmensexterne Beschaffung* von Personal erfolgt, wenn ein bestimmtes Fähigkeitspotenzial im Unternehmen nicht vorhanden ist und/oder Berufsanfänger eingestellt werden, um bei ihnen die erforderlichen Potenziale des Unternehmens für die Zukunft zu entwickeln.

346   Im Rahmen der *internen Beschaffung* senkt das Unternehmen seine Einarbeitungskosten und verwirklicht gleichzeitig Aufstiegsangebote an die Mitarbeiter. Ziel der *Bewerberauswahl* ist die Ermittlung des am geeignetsten erscheinenden Bewerbers für die Besetzung der vakanten Stelle. Nach dieser Auswahl erfolgt die *Einstellung des Bewerbers* mit Abschluss des Arbeitsvertrages. Die Personalbeschaffungsplanung endet mit der *Personalzuweisung:* der Besetzung der vakanten Stelle.

6.2.3.1 Klärung des Beschaffungsweges

347   Bei den *Personalbeschaffungskomponenten* (vgl. Tabelle 40) kann getrennt werden zwischen

- den Beschaffungswegen,
- den Beschaffungsmitteln,
- dem Beschaffungszeitpunkt und
- dem Beschaffungsort.

Tab. 40: Personalbeschaffungskomponenten auf externem und internem Markt

Quelle: zusammengestellt nach Drumm 2000

Beschaffungskomponenten	Unternehmensinterne Beschaffung	Unternehmungsexterne Beschaffung
Beschaffungswege		Passive Wege (nur Information über Stellenvakanz): (1) Durch Aushang wird auf Stellen hingewiesen (2) Massenmedien (z. B. Rundfunk, Fernsehen, BTX) weisen auf Stellen hin. (3) Stellenanzeigen in Zeitungen, Zeitschriften usw. (4) Im Intranet oder im Internet wird auf vakante Stellen hingewiesen. Aktive Wege (gezielte Platzierung durch suchendes Unternehmen oder durch beauftragte Dritte): (1) An den Ausbildungsinstitutionen wird direkt geworben. (2) Durch lokale und überregionale Arbeitsämter werden Bewerbungsunterlagen eingesehen. (3) Personalberater wird beauftragt. (4) Durch eigenes Personal wird geworben.
Beschaffungsmittel	Förderung der internen Mobilität, Personalentwicklungsmaßnahmen, Laufbahn- oder Karrierepläne	Arbeitsbedingungen, Vergütung, Karriere
Beschaffungszeitpunkt	Beschaffungszeitpunkt und Einsatzzeitpunkt fallen fast zusammen.	**Entscheidend ist die Arbeitsmarktsituation:** *Entspannte Situation am Arbeitsmarkt:* Beschaffung erfolgt zum Einsatzzeitpunkt *Knappes Angebot an Arbeitskräften:* „Horten", knappes Angebot wird für die Zukunft erwartet. „Strecken", Verlegung des Beschaffungszeitpunktes jenseits des Einsatzzeitpunktes. Es wird damit gerechnet, dass das Arbeitskräfteangebot steigt.
Beschaffungsort	betriebsintern, unternehmensweit, konzernweit	lokal, regional, überregional

Neben der internen Beschaffung im Krankenhaus kann die externe Beschaffung **348** auf passivem oder aktivem Wege geschehen. Als Beschaffungsmittel kommen auf dem externen Markt der Hinweis auf die Arbeitsbedingungen, die Vergütungsgruppe oder die Entwicklung der Karriere infrage. Im Rahmen der internen Beschaffung können entsprechende Pläne zur Karriere, zur Personalentwicklung auf diesem Wege umgesetzt werden. Der Beschaffungszeitpunkt fällt bei der internen Beschaffung meist mit dem Einsatzzeitpunkt zusammen. Dies ist komplizierter bei der externen Beschaffung, die wesentlich bestimmt wird durch die Arbeitsmarktsituation. Ist diese Situation entspannt, so erfolgt die Beschaffung zum Einsatzzeitpunkt. Ist das Arbeitsangebot knapp, so kann die Beschaffung bereits erfolgen, obwohl der Einsatzzeitpunkt eigentlich später wäre.

Tab. 41: Pflegeberufe – Image-Konzepte

Quelle: Dietrich/Stooß 1994, S. 120

Probleme + Adressaten Träger/ Institutionen	Image-Konzept 1 Nachwuchsgewinnung (Berufsanfänger)	Image-Konzept 2 Verbleib und Rückgewinnung von Pflegefachkräften	Image-Konzept 3 Aufwertung der Pflegeeinrichtungen und ihrer Träger
Hauptschule Realschule/FOS Berufsschule Arbeitsamt Berufsberatung BIZ Krankenpflege-, Altenpflegeschulen	Intensivierung der schulischen Berufsinformation Aktualisierung des Berufsbilds Pflege Verbesserung der Kranken- und Altenpflegeausbildung		
Krankenhäuser/Altenpflegeeinrichtungen Gebietskörperschaften Tarifparteien Krankenkassen Berufsverbände		Verbesserung des Arbeitsplatzes Verbesserung der zentralen Arbeitsinhalte Verbesserung der beruflichen Rahmenbedingungen der Pflegetätigkeit	
Krankenhäuser/Altenpflegeeinrichtungen Träger (Gebietskörperschaften, Zweckverbände, Kirchen und Wohlfahrtsverbände) Einrichtungsübergreifende regionale Unterstützungsnetze			Vermittlung einer positiven Institutionenphilosophie nach außen Übergang von reaktiver Personalverwaltung zu strategisch-gestaltendem Personalmanagement Analysen zum Leistungsgeschehen und zur Personalpolitik im Rahmen der kommunalen/regionalen Gesundheitsberichterstattung

In der Umsetzung der Alternativen: externe oder interne Beschaffung kann davon   **349**
ausgegangen werden, dass nicht die Auswahl einer Alternative zum Ziel führt,
sondern je nach Arbeitsmarktsituation und Situation im Krankenhaus eher die eine oder die andere infrage kommt. Eine weitere Form der Personalbeschaffung,
die aber erst mittel- bis langfristig sich auswirkt, ist das Personalmarketing, das
Drumm (2000, S. 335) wie folgt umschreibt: „Unter Personalmarketing wird die
Erschließung des externen Arbeitsmarkts durch Auf- und Ausbau eines positiven
Image auf beschaffungsrelevanten Arbeitsmarktsegmenten verstanden."

Auch die Pflege greift auf diese Form der Beschaffung zurück. So soll z. B. die   **350**
Aktion „Berufe mit Sinn" mit ihrem Internetangebot[1] mit dazu beitragen, Nach-
wuchs für den Beruf zu gewinnen, da die Bewerberzahlen an den Krankenpflege-
schulen rückläufig waren und damit absehbar war, dass nicht ausreichend ausgebildete Kräfte zur Verfügung stehen würden.

Um das Ansehen der Pflegeberufe zu verbessern, wurden *drei Konzepte* vorge-   **351**
schlagen (Tabelle 41). Sie sollen helfen, die Beschäftigungsvorteile für diejenigen herauszuarbeiten, die neu in den Pflegeberuf einsteigen wollen oder die wieder für diesen Beruf gewonnen werden sollen.

Dabei zielen die Maßnahmen von *Konzept 1* auf die Nachwuchsgewinnung für   **352**
Pflegeberufe, die von *Konzept 2* auf die Erhöhung der Berufsverbleibdauer bevor
auf die Rückgewinnung ausgebildeter Pflegekräfte gesetzt wird. Die Aufwertung
der Pflegeeinrichtungen und ihrer Träger ist das Ziel der in *Konzept 3* beschriebenen Maßnahmen.

6.2.3.2 Auswahl und Einstellung

Für die Auswahl und Einstellung der Bewerber ist es wichtig, die Kenntnisse und   **353**
Fertigkeiten, die ein Bewerber mitbringt, mit den Anforderungen der vakanten
Stellen zu vergleichen. Tabelle 42 verdeutlicht die unterschiedlichen Situationen.
Bei Bewerbern aus der eigenen Unternehmung liegen Informationen über ihre
Kenntnisse und Fähigkeiten vor. Im Rahmen der Bewerberauswahl kommt es da-
rauf an, festzustellen, ob der Bewerber den künftigen Anforderungen gewachsen
ist.

---

1   http://www.berufe-mit-sinn.de (Stand 01/2006).

121

Tab. 42: Bewerberauswahl

Quelle: zusammengestellt nach Drumm 2000

Bewerber ...	Informationen
... aus der eigenen Unternehmung	Informationen liegen vor. Die vergangenheitsorientierten Informationen sind um die zukunftsorientierten Informationen zu ergänzen. Die Anforderungen müssen mit den Fähigkeiten/Kenntnissen des Bewerbers übereinstimmen.
... außerhalb der Unternehmung	(1) **Einstufiges Verfahren:** Nur die Bewerbungsunterlagen werden angefordert. (2) **Zweistufiges Verfahren:** Nach den Bewerbungsunterlagen wird ein Bewerbungsgespräch geführt. Drei Formen sind möglich: (a) Seriell. Der Bewerber spricht nacheinander mit einzelnen Unternehmensvertretern. (b) Jury. Ein Bewerber wird mehreren Vertretern der Unternehmung gleichzeitig präsentiert. (c) Gruppe. Das Gespräch führen mehrere Bewerber und mehrere Vertreter der Unternehmung. (3) **Dreistufiges Verfahren:** Neben den Bewerbungsunterlagen, dem Bewerbungsgespräch werden noch Arbeitsproben oder Eignungs- und Leistungstests gefordert.

354 Die Bewerberauswahl von Bewerbern außerhalb der Unternehmung kann sehr zeitaufwändig und kostenintensiv gestaltet werden. Das jeweils gewählte Verfahren wird mit abhängen von der zu besetzenden Stelle. Das **dreistufige Verfahren** kennt neben der Auswertung der Bewerbungsunterlagen, dem Bewerbungsgespräch noch die Ableistung von Tests oder Arbeitsproben.

355 Speziell im Pflegebereich wird eher das *zweistufige Verfahren,* die Auswertung von Bewerbungsunterlagen und ein Bewerbungsgespräch zur Anwendung kommen.

6.2.3.3 Personalzuweisung

356 Gegenstand der **Personalzuweisung** ist zunächst die Prüfung, ob die Anforderungen der Stelle mit den Fähigkeiten und Kenntnissen des Kandidaten übereinstimmen. Außerdem geht es um die Frage, welche sozialen Nebenbedingungen (z. B. familiäre Situation des Bewerbers) mit der Stellenbesetzung verbunden sind. Sollten hier Mobilitäts- oder Motivationsbarrieren auftreten, so sollten diese im Bewerbungs- oder Mitarbeitergespräch ermittelt und möglichst geklärt werden.

6.2.4 Zusammenfassung

357 Die Personalwirtschaftslehre will einen Beitrag zum Einsatz des Personals liefern. Die Informationsbasis der Personalwirtschaft bildet die unternehmerische Arbeitsmarktforschung, die unternehmerische Personalforschung, die unterneh-

merische Arbeitsforschung sowie Personalinformationssysteme. Das Arbeits-
und Tarifrecht ist eine wichtige Komponente der Personalwirtschaftslehre. Im
Rahmen der Personalbedarfsplanung sind qualitative und quantitative Verfahren
vor dem Hintergrund der verfolgten Ziele zu berücksichtigen.

Die qualitative Personalbedarfsplanung strebt die Ermittlung der Kenntnisse, Fä-   **358**
higkeiten und Verhaltensweisen der Mitarbeiter an, die für die Zukunft zur Erfüllung der gesetzten Unternehmensziele erforderlich sind. Die quantitative Personalbedarfsplanung ist im Zusammenhang mit der qualitativen Personalbedarfsplanung zu sehen. Mit ihr soll die Lücke zwischen Bedarfs/Soll- und Istbesetzung
geschlossen werden.

6.3   Krankenhausproduktion

Es wurde bereits mehrfach darauf hingewiesen, dass das Ergebnis der Kranken-   **359**
haustätigkeit bzw. das *Produkt des Krankenhauses* nur schwer genau zu erfassen
ist. Die Veränderung des Zustandes eines Patienten lässt sich allenfalls mit Hilfe
von Indikatoren genauer bestimmen. In diesem Abschnitt wird zunächst herausgearbeitet, wie notwendig es ist, die Leistung des Krankenhauses zu messen
(Rn. 360), um dann verschiedene Ansätze zur Beschreibung und Darstellung der
Krankenhausproduktion vorzustellen (Rn. 361).

6.3.1 Notwendigkeit der Leistungsmessung

Wie jedes Unternehmen, so müssen auch die Krankenhäuser bei ihren wirtschaft-   **360**
lichen Handlungen das Problem bewältigen, die begrenzten Produktionsfaktoren
innerhalb der Einrichtungen möglichst effektiv und effizient einzusetzen. Mehr
denn je dominieren diese betrieblichen *Effizienz-* und *Effektivitätsfragen* das Handeln in den Einrichtungen, seit mit den veränderten gesellschaftlichen Rahmenbedingungen die gesundheitsökonomischen Probleme (Kostenbegrenzung, Umfang der Ausgaben im Gesundheitsbereich usw.) ins öffentliche Rampenlicht ge-
rückt sind. Aus diesem Grunde kommen auch die Krankenhäuser nicht mehr um-
hin, ihre Produktivität genauer in den Blick zu nehmen, ihre Leistungen zu messen, ihre Investitionen zu bewerten usw. Für diese Analyse sind Größen wie etwa
die Produktivitätsentwicklung, die Wirtschaftlichkeit, die Effektivität von entscheidender Bedeutung.

6.3.2 Krankenhausproduktion

Zunächst ist die Frage zu beantworten, wie das erwähnte Krankenhausprodukt,   **361**
die Veränderung im Gesundheitszustand von Patienten, mit dem komplexen Pro-
duktionsgeschehen der Einrichtung im Einzelnen zusammenhängt. Dazu werden
in der Abbildung 43 die verschiedenen Produktionsebenen eines Krankenhauses
grafisch dargestellt. Mit der „differenzierten Betrachtung der Leistungserstellung
als mehrstufigen Prozess, die Unterscheidung von Produktionsetappen, -ebenen
oder -phasen mit den jeweils zugehörigen In- und Outputs" (*Steiner* 1996, 1997),
können für den Krankenhausbereich unterschiedliche Ansatzpunkte gewählt werden, um die Leistungen zu messen.

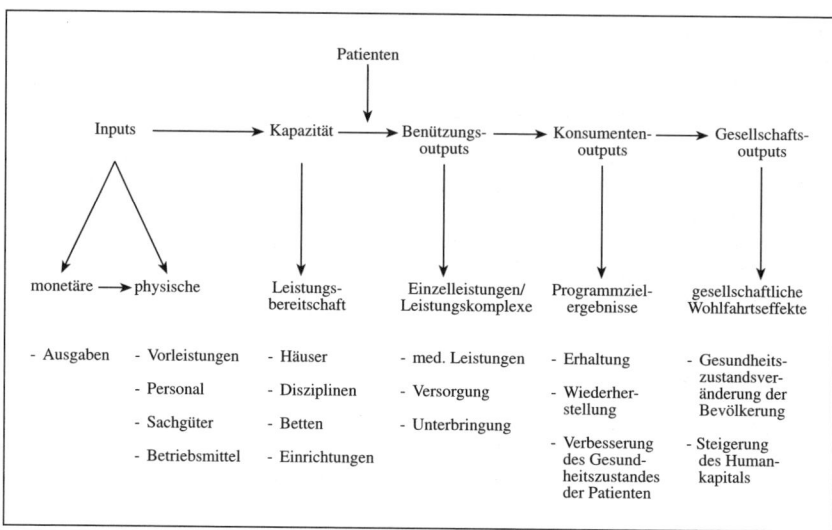

Abb. 43: Produktionsebenenschema für die Krankenhausproduktion
Quelle: Steiner 1996, S. 111

362 Die Abbildung 43 zeigt, dass zunächst durch „*Inputs*„ monetärer oder physischer Art die „*Kapazitäten*" aufgebaut werden müssen mit dem Ziel, Leistungen anzubieten und zu erbringen. Auf die einschlägigen Aspekte der Unternehmensprozesse, der Marktzufuhr, der Marktprozesse sowie die betriebswirtschaftlichen Funktionen „Materialwirtschaft" und „Personalwirtschaft" sind wir oben bereits eingegangen. Nimmt nun ein Patient die Leistungen eines Krankenhauses in Anspruch, kommt es zu einem „Benützungsoutput". Dieser Output kann mit Hilfe von Indikatoren wie „Pflegetage", „Fallzahlen", „medizinisch-technische Einzelleistungen" oder „Leistungskomplexe" beschrieben und gemessen werden. Diese Größen gehen davon aus, dass diese Outputs homogen und über alle Patienten hinweg konsistent sind, doch jeder Mensch unterscheidet sich vom anderen und damit auch die Wirkungen medizinischer Behandlung bei dem einzelnen Patienten. Der Output, den Krankenhäuser produzieren, ist also eine heterogene Größe. Doch andererseits darf die Individualität von Patienten nicht dazu führen, dass jeder einzelne Patient als „gesonderte Produktart" angesehen wird. Dies würde eine ökonomische Analyse unmöglich machen. Deshalb bedarf es zur Leistungsmessung in Krankenhäusern der Kategorisierung von Patienten, der Art und Schwere der Erkrankung und damit des (Pflege)Aufwands. Nicht zuletzt die Umstellung der Finanzierung auf leistungsorientierte Entgelte hat die Bedeutung von Patienten-Klassifikations-Systemen hervorgehoben. Zwei Klassifikationssysteme sind in diesem Zusammenhang besonders zu nennen:

- International Classification of Diseases (ICD)
- International Classification of Procedures in Medicine (ICPM) in Deutschland auch OPS (Operationen- und Prozedurenschlüssel) genannt.

124

Diese Systeme machen es möglich, die Diagnosen der Krankenhauspatienten den   **363**
entsprechenden Abrechnungsformen, entweder den Fallpauschalen und Sonder-
entgelten oder der DRG-Vergütung zuzuordnen. Mit Hilfe der Maßgaben der
Pflegepersonalregelung und anderer Verfahren können auch die Aufwendungen
der Pflege für den einzelnen Patienten beschrieben und quantifiziert werden.

Siegfried Eichhorn (1975, S. 15 ff.) beschreibt die Krankenhausproduktion mit   **364**
Hilfe eines *zweistufigen Produktionsmodells*:

- In der *ersten Stufe* wird mit Hilfe der Faktoren „Betriebsmittel", „Arbeitsleistungen" und „Sachgüter" die innerbetriebliche Leistungsbereitschaft für die
  Bereiche „Diagnostik", „Therapie", „Pflege" und „Hotelversorgung" hergestellt;
- in der *zweiten Stufe* wird in diesen Bereichen die eigentliche Arbeit des Krankenhauses, die „Statusveränderung" des Patienten, erbracht.

Die Abbildung 44 stellt diesen Vorgang grafisch dar.   **365**

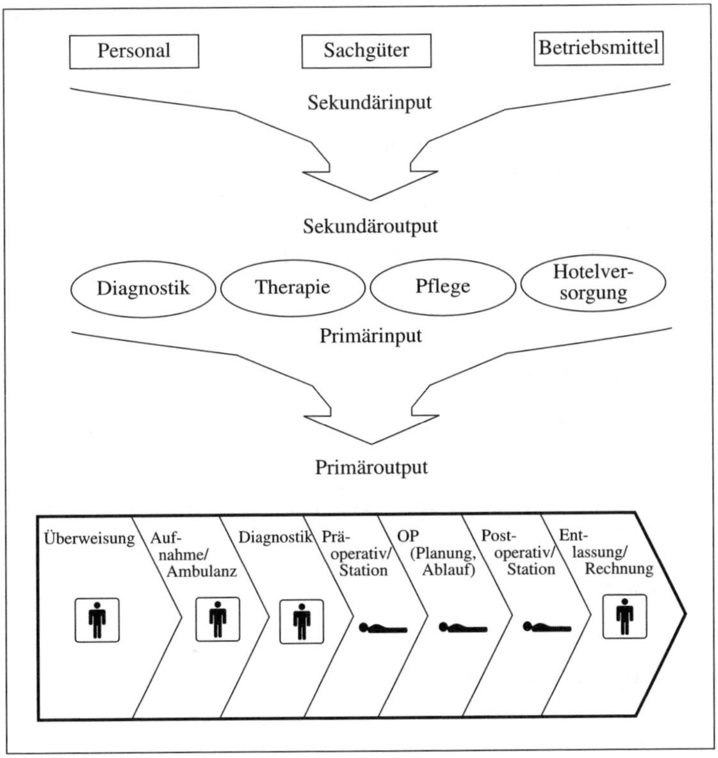

Abb. 44: Zweistufiges Produktionsmodell nach Eichhorn
  Quelle: Morra 1996, S. 36

366   Dieses Produktionsschemata kann – wie andere auch – als „Output by Input-Ansatz" *(Steiner* 1996, S. 141 ff.) bezeichnet werden. Da der Output– wie bereits mehrfach erwähnt – große Messprobleme aufwirft, wird der „produzierte" Output gerne am Input festgemacht, d. h. es wird angenommen, dass der Output monokausal durch den getätigten Input bestimmt wird, wobei als Input die Einsatzfaktoren „Personal", „Betriebsmittel" usw. gemessen werden. Auch *Eichhorn* (1984, S. 165) folgt dieser Sichtweise, wenn er ausführt, dass „… quantitativ und qualitativ ausreichendes Personal sowie eine hochwertige und leistungsfähige technische Einrichtung und Ausstattung in Verbindung mit einer guten Organisation eine effektive medizinische Versorgung bewirken". Hier ist kritisch einzuwenden, dass diese Betrachtungsweise die Tatsache ausblendet, dass im Krankenhausalltag zwischen dem Zeitpunkt der Aufnahme eines Patienten ins Krankenhaus und seiner Entlassung ein komplexes Geflecht von Input-Maßnahmen getätigt wird, die sich im Output niederschlagen. Um diese verengte Sichtweise für die Zukunft auszuweiten und um vor allem realistischer zu messen, welcher *Output* auf welchen *Input* zurückgeführt werden kann, bedarf es einer genaueren Analyse der Behandlungsprozesse bei den Patienten.

367   Mit dieser Problemstellung setzt sich unter anderem das Prozessmanagement auseinander. Seine Aufgabe ist es, die Arbeitsabläufe im Krankenhaus genau zu analysieren und zu bewerten, die im Zusammenhang mit dem „Durchlauf" eines Patienten in der Einrichtung vorgenommen werden und die dafür anfallenden Kosten zu erfassen, um so langfristig eine fundierte Informationsbasis für die Produktion (-sleistungen) im Krankenhaus zu finden. Auf diese Weise könnten für den einzelnen Betrieb die vereinfachenden „Output by Input"-Ansätze abgelöst und schließlich auch die öffentlichen Diskussionen über Kosten und Ertrag von Krankenhausleistungen auf einer breiteren Grundlage geführt werden.

6.4   Rechnungswesen

6.4.1 Betriebliches Rechnungswesen im Krankenhaus – Grundlagen

368   Zunächst werden die Aufgaben des Rechnungswesens erörtert, danach die Gliederungsmöglichkeiten des Rechnungswesens. Nach der Vorstellung einiger Begriffe zum Rechnungswesen werden die Grundzüge der Buchführung im Krankenhaus erläutert.

6.4.1.1 Aufgaben des betrieblichen Rechnungswesens

369   Eines der wichtigsten Instrumente, um einen Betrieb ordnungsgemäß zu führen, ist das betriebliche Rechnungswesen. Die Planung, Steuerung, Überwachung und Kontrolle des betrieblichen Ablaufs wird vom betrieblichen Rechnungswesen wesentlich unterstützt.

370   Unter dem Begriff „Rechnungswesen" versteht man ein System zur quantitativen, vorwiegend mengen- und wertmäßigen Ermittlung, Aufbereitung und Darstellung von wirtschaftlichen Zuständen.

Diese Ermittlung, Aufbereitung und Darstellung geschieht zu einem bestimmten **371** Zeitpunkt und/oder für einen bestimmten Zeitraum. Es geht also um eine quantitative Erfassung wirtschaftlicher Zustände eines Unternehmens(bereichs). Die Aufgabe des Rechnungswesens besteht laut dieser Definition vor allem in der

- mengen- und wertmäßigen Erfassung von Vorgängen in lückenloser sachlicher, systematischer und chronologischer Form;
- Ermittlung der entstandenen Kosten.

Den ersten Aspekt der Aufgabe erfüllt die Buchführung, den zweiten Aspekt die **372** Kostenrechnung. Neben diesen eher „technischen" Aufgaben hat das Rechnungswesen auch eine Informationsfunktion z. B. für die Unternehmenseigentümer zu erfüllen. Es vermittelt u. a. eine genaue Kenntnis oder Einschätzung der Betriebsergebnisse, die sich im Zusammenhang mit dem betrieblichen Leistungsprozess ergeben haben, was das weitere unternehmerische Handeln wesentlich beeinflussen wird. Der Stellung des Rechnungswesens zwischen dem Zielsystem eines Unternehmens und dem Leistungssystem eines Unternehmens verdeutlicht noch einmal Abbildung 45.

6.4.1.2 Strukturen des betrieblichen Rechnungswesens

Für den Krankenhausbereich ist es üblich, das Rechnungswesen entsprechend der **373** Informationsrichtung zu gliedern

- in einen *internen Bereich* und
- in einen *externen Bereich*,

wobei die *Informationsempfänger* beim externen Rechnungswesen der Krankenhausträger oder das Management sind, die vom Krankenhaus auch Informationen über den internen Bereich empfangen. Daneben lässt sich das Rechnungswesen nach dem *Wiederholungscharakter* gliedern

- in eine laufende Berichterstattung oder
- in eine fallweise Berichterstattung.

Auch nach dem *zeitlichen Bezugsrahmen* lässt sich das Rechnungswesen gliedern **374**

- in eine Zeitraumbetrachtung oder
- in eine Zeitpunktbetrachtung.

Grundlage und Ausgangspunkt für diese Berichterstattung bilden die dazu/dabei **375** erfassten Wertkategorien, z. B. die Erträge, die Aufwendungen, die Leistungen, die Kosten eines Krankenhauses. Die Gliederungsmöglichkeiten des Rechnungswesens sind der Abbildung 46 zu entnehmen.

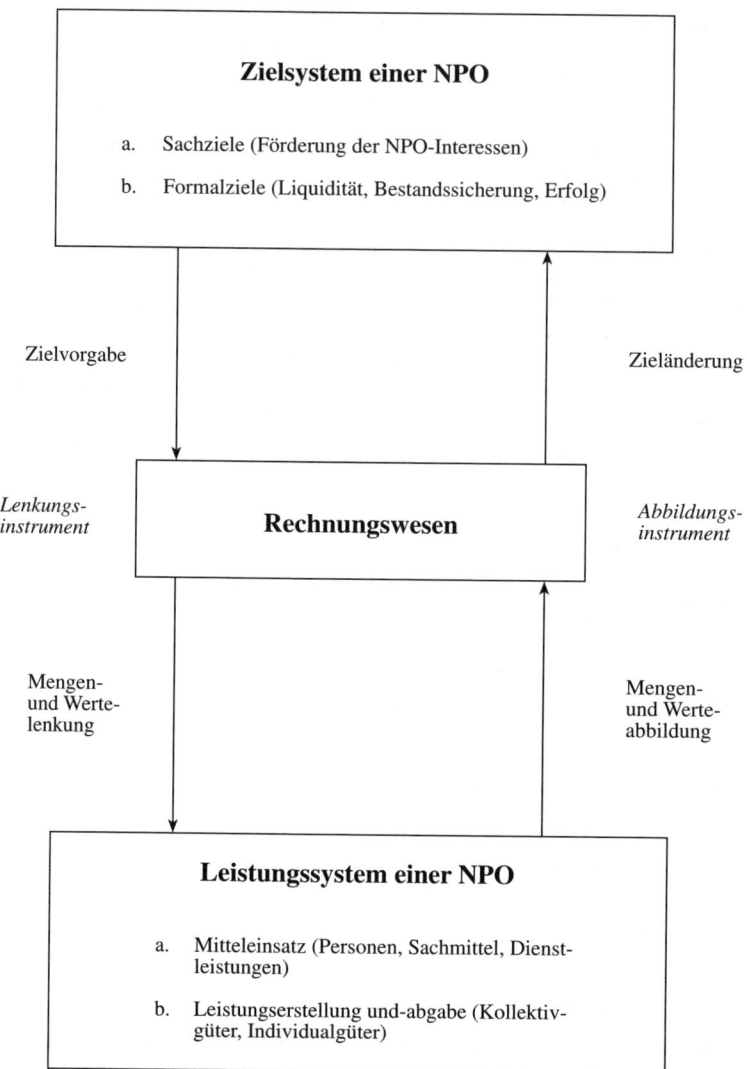

Abb. 45: Mittlerfunktion des Rechnungswesens
Quelle: Schauer 2000, S. 23

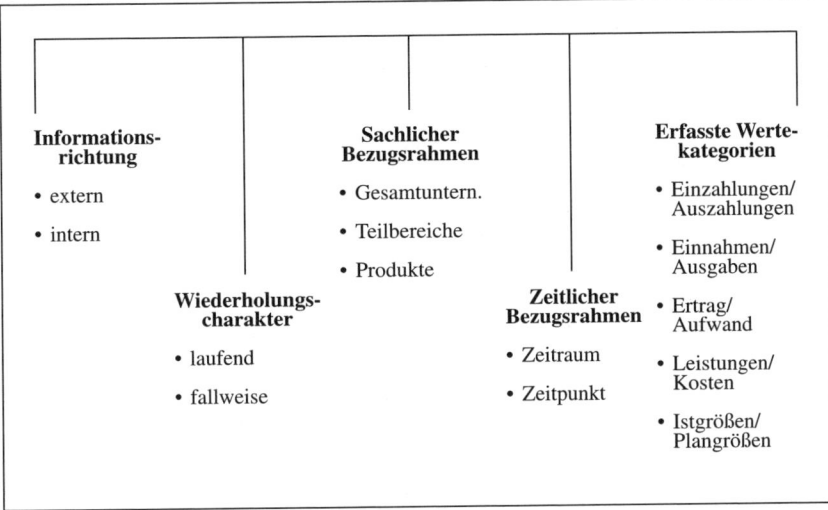

Abb. 46: Gliederung des Rechnungswesens
    Quelle: Coenenberg 1993, S. 27

Die in den letzten Jahren vorgenommenen Veränderungen im Entgeltsystem der   **376**
Krankenhäuser könnten dazu führen, dass die Gliederung nach dem sachlichen
Bezugsrahmen vorgenommen wird. Dieser sachliche Bezugsrahmen spricht von
„Gesamtunternehmen", „Teilbereichen" und „Produkten". Unter „*Teilbereiche*"
wäre die einzelne Fachabteilung, als „*Produkt*" das Sonderentgelt und/oder die
Fallpauschale bzw. die dazugehörige DRG und/oder OPS-Prozedur zu definieren.
Für die Informationsempfänger der Daten des Rechnungswesens wäre damit die
finanzielle Entwicklung des Unternehmens Krankenhaus in ihren Bereichen bes-
ser nachvollziehbar.

Im Folgenden wird von der Unterteilung in ein *internes* und ein *externes Rech-*   **377**
nungswesen ausgegangen (vgl. Abbildung 47). Dabei werden die *Aufgabenberei-*
che: Betriebsbuchhaltung, Kosten- und Leistungsrechnung sowie betriebswirtschaftliche Statistiken dem internen Rechnungswesen und die Finanz- bzw. Ge-
schäftsbuchhaltung dem externen Rechnungswesen zugeordnet. Auf die einzelnen Bereiche und deren inhaltliche Festlegungen wird in den weiteren Ausführungen eingegangen.

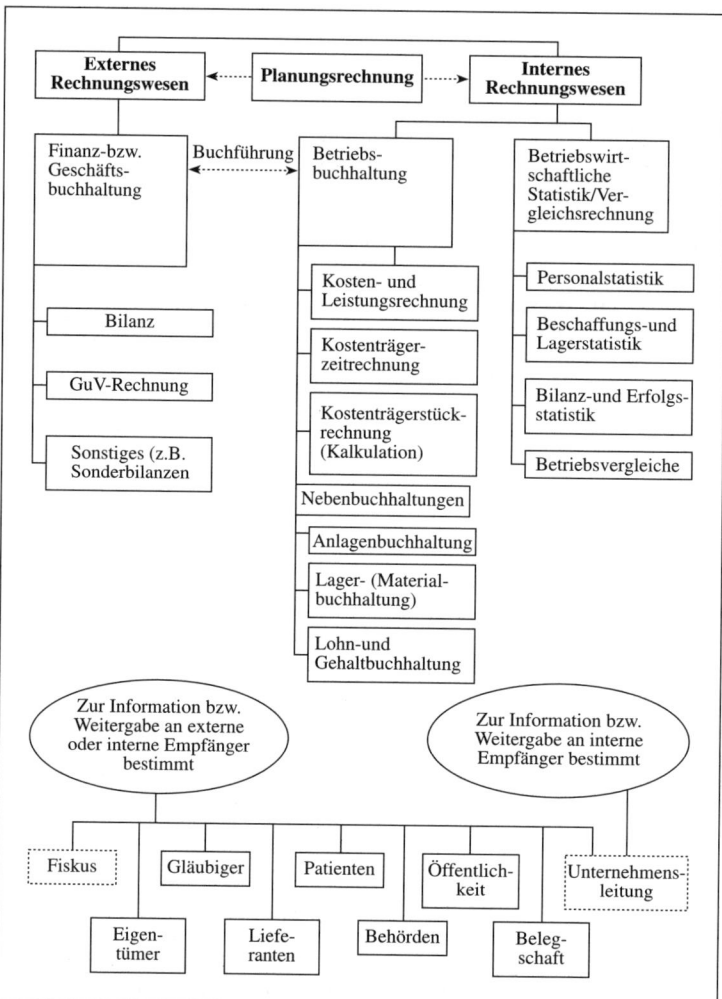

Abb. 47: Bereiche und Informationsempfänger des betrieblichen Rechnungswesens
Quelle: in Anlehnung an Zdrowomyslaw/Waeselmann 1993, S. 38

378 Die Finanzbuchhaltung bildet die Grundlage für die Aufstellung der Bilanz und die Gewinn- und Verlustrechnung eines Krankenhauses. Die Betriebsbuchhaltung, entwickelt aus bestimmten Bereichen der Finanzbuchhaltung, ist Ausgangspunkt für die Kosten- und Leistungsrechnung. Informationsempfänger des betrieblichen Rechnungswesens sind neben der Krankenhausleitung die Vertreter des Krankenhausträgers. Daneben gibt es aber noch weitere Personen bzw. Institutionen, die Interesse bekunden können für bestimmte Daten oder wo es aus funktionalen Gründen Sinn macht, diesen Personen bestimmte Informationen zukommen zu lassen. So kann z. B. im Rahmen der Kreditgewährung eine Sparkasse

Interesse am Jahresabschluss eines Krankenhauses haben; oder einem Patienten ist bei der Aufnahme mitzuteilen, wie hoch die Pflegesätze im Krankenhaus sind.

6.4.1.3 Aspekte des betrieblichen Rechnungswesen

Es werden nun einige betriebswirtschaftlich zentrale Aspekte (und wichtige Begriffe) zum Rechnungswesen vorgestellt (vgl. Abbildung 48): **379**

Aufwand				
Neutraler Aufwand			**Zweckaufwand** Aufwand zur Erfüllung der Betriebszwecke, z. B. Löhne, Gehälter	
betriebsfremder Aufwand	periodenfremder Aufwand	außerordentlicher Aufwand		
Stehen nicht im Zusammenhang mit dem Betriebszweck; z. B. Spende an das Rote Kreuz	Aufwendungen betreffen eine frühere Periode	auf Grund ihrer Höhe oder des nicht regelmäßigen Anfalls; z. B. Aufwendungen nach Brand im Krankenhaus		
			Grundkosten, z. B. Personalkosten Kosten zur Erfüllung des Betriebszwecks **Kosten**	Zusatzkosten. Ihnen stehen keine Aufwendungen gegenüber; z. B. kalkulatorische Abschreibungen
				Kalkulatorische Kosten
			Grundleistung, z. B. Arbeitsleistungen Leistung zur Erfüllung des Betriebszwecks. **Leistungen**	**Zusatzleistungen**
Ertrag				
Neutraler Ertrag			**Ertrag** bewerteter Wertzugang in einer Periode, z. B. Erträge aus der voll- und teilstationären Behandlung	
betriebsfremder Ertrag	periodenfremder Ertrag	außerordentlicher Ertrag		
Z. B. Spenden	Z. B. Ertrag aus dem Verkauf eines Vermögensgutes, dessen Preis über dem Buchwert liegt	Z. B. Versicherungsleistungen nach Brand		

Abb. 48: Abgrenzung Kosten/Leistungen und Aufwand/Ertrag
Quelle: eigene Zusammenstellung

131

380 **Auszahlung – Einzahlung:** Als Auszahlung wird der tatsächliche Zahlungsmittelabfluss aus dem Krankenhaus bezeichnet; entsprechend werden tatsächliche Zugänge an Zahlungsmitteln Einzahlungen genannt.

381 **Ausgaben – Einnahmen:** Von den Auszahlungen und Einzahlungen heben sich Ausgaben und Einnahmen dadurch ab, dass die tatsächlichen Vorgänge um Forderungen bzw. Verbindlichkeiten ergänzt werden. Um eine Ausgabe im Krankenhaus handelt es sich, wenn zu den Auszahlungen die Forderungsabgänge und Verbindlichkeitszugänge hinzuaddiert werden. Die Einnahmen definieren sich durch die Einzahlungen plus der Forderungszugänge und der Abgänge der Verbindlichkeiten.

382 **Aufwand – Ertrag:** Mit dem Begriff „Aufwand" wird der Wertverzehr von Gütern und Dienstleistungen umschrieben, wobei dieser Wertverzehr sich nicht nur auf den eigentlichen Betriebszweck, den Krankenhausbetrieb, beziehen muss. Der Wertzuwachs wird dementsprechend als „Ertrag" bezeichnet.

383 **Kosten – Leistungen:** Die wertmäßige Erfassung des eigentlichen Betriebszwecks erfolgt durch das Begriffspaar „Kosten" und „Leistungen". Kosten sind der wertmäßige Verzehr der genannten Faktoren „Güter", „Dienste" und „Verfügungsrechte" zum Zwecke der betrieblichen Leistungserstellung. Von „Leistung" ist die Rede, wenn diese Faktoren entstehen.

384 Neben diesen betriebswirtschaftlichen Begriffen (darauf konzentrieren sich die weiteren Ausführungen) wird im Gesundheitswesen der Gesundheitsökonomie mit einem umfassenderen Kostenbegriff gearbeitet, wie die Tabelle 43 zeigt.

385 Zunächst wird getrennt zwischen den unmittelbar und den mittelbar von Krankheit, Invalidität und Tod betroffenen Personen.

386 Der Begriff „direkte Kosten" ist mit dem obigen betriebswirtschaftlichen Kostenbegriff identisch. Damit wird der Verbrauch von Ressourcen wie Materialkosten und Personalkosten z. B. bei der Behandlung im Krankenhaus bezeichnet.

387 „Indirekte Kosten sind der Verlust an Ressourcen infolge von vorübergehender Morbidität (Arbeitsunfähigkeit), dauerhafter Morbidität (Invalidität) und Mortalität (Todesfälle) bei Erwerbstätigen sowie im Rahmen der regulären Funktionserfüllung bei außerhalb der Erwerbstätigkeit stehenden Bevölkerungsgruppen" (*Henke* 1993, S. 98).

388 Als Folgen von Krankheit treten psychosoziale Kosten auf. Sie werden zum einen als nicht gemessene volkswirtschaftliche Kosten bezeichnet und sie sind zum anderen Kosten, die eigentlich einer ökonomischen Bewertung nicht zugänglich sind, wie z. B. Angst vor Krankheit.

389 Die Trennung zwischen direkten und indirekten Kosten und deren Ermittlung liefert zur Beantwortung von gesundheitspolitischen Fragestellungen wichtige Informationen. So können Prioritäten anders gesetzt werden, wenn Krankheitskostenstudien zeigen, dass es vordringlich darauf ankommt, in der Prävention tätig zu werden. Zum anderen kann die Forschungsförderung in bestimmte Richtungen gelenkt werden, wenn Kenntnisse über bestimmte Sachverhalte nicht bestehen oder veraltet sind.

Tab. 43: Direkte, indirekte und psychosoziale Kosten von Krankheit, Invalidität und vorzeitigem Tod

Quelle: Henke 1993, S. 100

A. Unmittelbar betroffene Personen	B. Mittelbar betroffene Personen

Direkte Kosten
1. Kernkosten
  – Prävention
  – Behandlung
  – Rehabilitation
  – Pflege
2. Zusätzliche Kosten
  – Diätkost, Kauf von Gesundheitsbüchern, Fahrten zum Arzt, Lebensmittelkontrolle etc.
	Direkte Kosten
	1. Kernkosten fallen nicht an; soweit allerdings die psychosozialen Auswirkungen bei diesen vorerst nicht von Krankheit/Invalidität/Tod Betroffenen einen Krankheits-, Invaliditäts- oder Todesfall hervorrufen, erfolgt ein Wechsel in die Gruppe der unmittelbar Betroffenen
	2. Zusätzliche Kosten s. auch unter A.

Indirekte Kosten
1. Indirekte Kosten infolge von Morbidität
  – Arbeitsunfähigkeit, verminderte Funktionserfüllung etc.
  – Berufswechsel, verpasste Aufstiegschancen etc.
2. Indirekte Kosten infolge von Mortalität
  – Ressourcenverlust durch vorzeitigen Tod
	Indirekte Kosten
	Indirekte Kosten infolge von Morbidität und Mortalität
	  – Zeitaufwand zur Pflege Kranker und Sterbender etc.

Psychosoziale Kosten
1. Psychosoziale Kosten als nicht gemessene volkswirtschaftliche Kosten
  – z. B. Verminderung der Produktivität ohne Arbeitsunfähigkeit, Berufswechsel
2. Psychosoziale Kosten i.e.S.
  – vermindertes Selbstwertgefühl, Angst vor Krankheit, Leid etc.	

Psychosoziale Kosten
1. Psychosoziale Kosten als nicht gemessene volkswirtschaftliche Kosten
  – z. B. Berufswechsel, ohne dass der Betreffende selbst krank ist
2. Psychosoziale Kosten i.e.S.
  – vermindertes Selbstwertgefühl, Angst vor Krankheit, Leid etc.	

6.4.1.4 Grundzüge und Bedeutung der Krankenhaus-Buchführungsverordnung

Die Verpflichtung zur Rechnungslegung und Buchführung sowie die dafür geltenden Vorschriften enthält die Krankenhaus-Buchführungsverordnung (KHBV). **390**

Der *§ 1 KHBV* lautet: „Die Rechnungs- und Buchführungspflichten von Krankenhäusern regeln sich nach den Vorschriften dieser Verordnung und deren Anla- **391** gen, unabhängig davon, ob das Krankenhaus Kaufmann im Sinne des Handelsgesetzbuchs ist, und unabhängig von der Rechtsform des Krankenhauses."

392   Der *§ 3 KHBV* legt genau fest, wie die Krankenhäuser ihre Bücher (und das Inventar) zu führen haben: Das Krankenhaus führt seine Bücher nach den *Regeln der kaufmännischen doppelten Buchführung;* im übrigen gelten die §§ 238 und 239 des *Handelsgesetzbuches* (HGB). Die Konten sind nach dem *Kontenrahmen der Anlage 4* einzurichten, es sei denn, dass durch ein ordnungsgemäßes Überleitungsverfahren die Umschlüsselung auf den Kontenrahmen sichergestellt wird. Für das Inventar gelten die §§ 240 und 241 des Handelsgesetzbuches. Im Folgenden gehen wir auf diese Bestimmung im Einzelnen näher ein:

1. **„Das Krankenhaus führt seine Bücher [...]"**: Das Krankenhaus hat neben der Hauptbuchhaltung noch Nebenbuchhaltungen zu führen. Die Hauptbuchhaltung enthält die entsprechenden Sachkonten. Zu den Nebenbuchhaltungen zählt:
   – die Anlagenbuchhaltung, die den *Bestand an Anlagevermögen* ausweist; dazu zählen auch Tische und Stühle auf den Stationen;
   – die Debitorenbuchhaltung, die *Forderungen* ausweist, die das Krankenhaus *gegen andere* noch hat;
   – die Kreditorenbuchhaltung, die die *Verbindlichkeiten* des Krankenhauses *gegenüber anderen* ausweist.

2. **„[...] nach den Regeln der kaufmännischen doppelten Buchführung [...]"**: Zunächst ist zwischen einfacher und doppelter Buchführung zu unterscheiden (Tabelle 44). Die Merkmale der doppelten Buchführung sind, dass die Geschäftsvorfälle zum einen in zeitlicher und zum anderen in sachlicher

Tab. 44: Formen der Buchführung

Quelle: Zdrowomyslaw/Waeselmann 1993, S. 116

Doppelte Buchführung	Einfache Buchführung
Merkmale	
1. zeitliche (im Grundbuch) und sachliche (im Hauptbuch) Ordnung der Geschäftsvorfälle 2. Buchung aller Geschäftsvorfälle in Soll und Haben der Konten 3. Bestands- **und** Erfolgskonten 4. Erfolgsermittlung durch Betriebsvermögensvergleich und Gewinn- und Verlustrechnung	1. nur zeitliche Ordnung der Geschäftsvorfälle 2. Buchung nur in Soll oder Haben 3. nur Bestandskonten 4. Erfolgsermittlung nur durch Betriebsvermögensvergleich
Bücher	

1. Inventar- und Bilanzbuch
2. **Grundbuch**
3. **Hauptbuch**
4. Kontokorrentbuch oder Geschäftsfreundebuch mit den Personenkonten
5. Neben- und Hilfsbücher
	1. Inventar- und Bilanzbuch
	2. Grundbücher:
	   – Kassenbuch
	   – Tagebuch
	3. **kein** eigentliches Hauptbuch
	4. Kontokorrentbuch (Personenkonten-Hauptbuch)
	5. Neben- und Hilfsbücher

Ordnung verbucht werden. Dies geschieht auf den entsprechenden Konten der Bilanz oder der Gewinn- und Verlustrechnung. Am Jahresende ist bei der doppelten Buchführung ein Betriebsvermögensvergleich und eine Gewinn- und Verlust-Rechnung aufzustellen. Im Unterschied zur einfachen Buchführung verlangt die doppelte Buchführung mehrere Bücher.

3. „[...] im übrigen gelten die §§ 238 und 239 des Handelsgesetzbuches": Diese Bestimmungen des HGB regeln den formalen Charakter der Buchführung näher, und zwar der § 238 HGB Vorgaben zur Buchführungspflicht und der § 239 HGB regelt die Führung der Handelsbücher. Die in diesen Bestimmungen festgehaltenen Kriterien muss jede Buchhaltung erfüllen.

4. „Die Konten sind nach dem Kontenrahmen der Anlage 4 einzurichten": „Als Konto bezeichnet man eine zweiseitig geführte Rechnung, die auf jeder Seite die sachlich zusammengehörigen Vorgänge der entsprechenden Position (Trennung von Zu- und Abgängen) erfasst. Die Bezeichnungen „Soll" (linke Kontoseite) und „Haben" (rechte Kontoseite) für die beiden Seiten des Kontos – unabhängig davon, um welche Kontenart es sich handelt – haben sich mit der Zeit eingebürgert" (*Zdrowomyslaw/Waeselmann* 1993, S. 163).

Den Kontenrahmen gibt die Anlage 4 der KHBV vor; er ist für die Krankenhäuser verbindlich. Der Kontenrahmen besteht aus den Kontenklassen 0 bis 8 (vgl. Tabelle 45):   **393**

Tab. 45: Kontenklassen des Kontenrahmens nach Anlage 4 zur KHBV

Quelle: KHBV

Kontenklasse	Umschreibung
0	Ausstehende Einlagen und Anlagevermögen
1	Umlaufvermögen, Rechnungsabgrenzung
2	Eigenkapital, Sonderposten, Rückstellungen
3	Verbindlichkeiten, Rechnungsabgrenzung
4	Betriebliche Erträge
5	Andere Erträge
6	Aufwendungen
7	Aufwendungen
8	ohne Titel; Eröffnungs- und Abschlusskonten, Abgrenzung der Erträge und der Aufwendungen, Kalkulatorische Kosten

Innerhalb dieser Kontenklassen gibt es die weiteren Unterteilungen in Kontengruppen, Kontenuntergruppen und schließlich das Konto. Die Kontenklassen bilden die Grundlage für die Bilanz und für die Gewinn- und Verlustrechnung. Während die Kontenklassen 0 bis 3 Konten der Bilanz sind, bilden die Kontenklassen 4 bis 8 die Grundlage für die Gewinn- und Verlustrechnung. Die Finanzbuchhaltung, bestehend aus der Hauptbuchhaltung und den Nebenbuchhaltungen, umfasst alle geldlichen Vorgänge zwischen dem Krankenhaus und seiner Umwelt bzw. seinen Koalitionspartnern. Die Betriebsabrechnung oder Kosten- und Leistungsrechnung hat den Prozess der Leistungserstellung und -verwertung innerhalb des Krankenhauses zum Gegenstand (vgl. Abbildung 49).   **394**

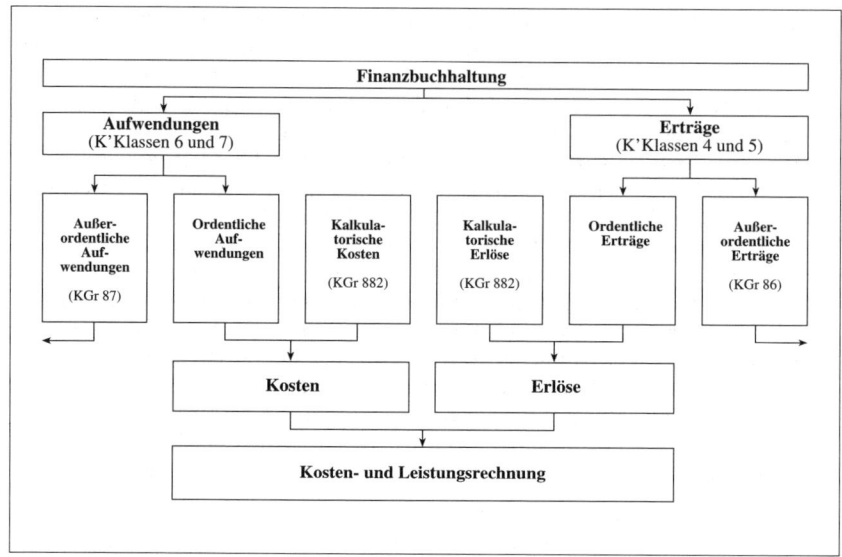

Abb. 49: Von der Finanzbuchhaltung zur Betriebsabrechnung
Quelle: Deutsche Krankenhausgesellschaft 1992, S. 137

5. „Für das Inventar gelten die §§ 240 und 241 des Handelsgesetzbuchs":
Nach diesen Bestimmungen des HGB hat jedes Krankenhaus seine Vermögensgegenstände und Schulden am Ende eines Geschäftsjahres zusammenzustellen. So hat auch der Bereich „Pflege" auf jeder Station jährlich eine Inventur durchzuführen. Diese Bestände fließen in die Ermittlung des Jahresabschlusses (Bilanz und Gewinn- und Verlustrechnung) ein.

6.4.2 Internes Rechnungswesen im Krankenhaus

395   Im Zusammenhang mit den Gliederungsmöglichkeiten für das Rechnungswesen wurde die Trennung zwischen der internen und externen Informationsrichtung genannt. In den weiteren Ausführungen wird auf die interne Informationsrichtung (internes Rechnungswesen) eingegangen. Nach der Herausarbeitung einiger Grundlagen der Kosten- und Leistungsrechnung beziehen sich die Ausführungen im zweiten Teil auf die Prozesskostenrechnung.

6.4.2.1 Zur Kosten- und Leistungsrechnung

396   Im Folgenden steht die *Betriebsabrechnung* im Mittelpunkt der Betrachtung. Die Grundlage für die Betriebsabrechnung bilden zum einen die Zahlen der Leistungsrechnung zum anderen aber auch bestimmte Daten der Buchführung. Welche Bedeutung den Kosten und Leistungen im Krankenhaus zukommt, ergibt sich aus § 8 Krankenhausbuchführungsverordnung (KHBV).

§ 8 Krankenhausbuchführungsverordnung
Kosten- und Leistungsrechnung

Das Krankenhaus hat eine Kosten- und Leistungsrechnung zu führen, die eine betriebsinterne Steuerung sowie eine Beurteilung der Wirtschaftlichkeit und Leistungsfähigkeit erlaubt; sie muss die Ermittlung der pflegesatzfähigen Kosten sowie die Erstellung der Leistungs- und Kalkulationsaufstellung nach den Vorschriften der Bundespflegesatzverordnung ermöglichen. Dazu gehören folgende Mindestanforderungen:

1. Das Krankenhaus hat die auf Grund seiner Aufgaben und Struktur erforderlichen Kostenstellen zu bilden. Es sollen, sofern hierfür Kosten und Leistungen anfallen, mindestens die Kostenstellen gebildet werden, die sich aus dem Kostenstellenrahmen der Anlage 5 ergeben. Bei abweichender Gliederung dieser Kostenstellen soll durch ein ordnungsmäßiges Überleitungsverfahren die Umschlüsselung auf den Kostenstellenrahmen sicher gestellt werden.
2. Die Kosten sind aus der Buchführung nachprüfbar herzuleiten.
3. Die Kosten und Leistungen sind verursachungsgerecht nach Kostenstellen zu erfassen; sie sind darüber hinaus den anfordernden Kostenstellen zuzuordnen, soweit dies für die in Satz 1 genannten Zwecke erforderlich ist.

Danach soll die Kosten- und Leistungsrechnung: **397**

- *eine betriebsinterne Steuerung erlauben;* um dieses Ziel zu erfüllen, sind die dazu notwendigen Informationen zeitnah zu erfassen;
- *eine Beurteilung der Wirtschaftlichkeit und Leistungsfähigkeit erlauben;* die Erfassung der Leistungen nach Art und Anzahl bildet die Grundlage, um die genannte Beurteilung vornehmen zu können.
- *die Ermittlung der pflegesatzfähigen Kosten ermöglichen;* diese Vorgabe wird erreicht, wenn die Kosten nach dem Nettoprinzip der Leistungs- und Kalkulationsaufstellung ermittelt werden;
- *die Erstellung der Leistungs- und Kalkulationsaufstellung (LKA) ermöglichen;* aus der Ermittlung der pflegesatzfähigen Kosten erfolgt dann anschließend die Leistungs- und Kalkulationsaufstellung. Auf einzelne Aspekte dieser Aufgabenstellung wird jetzt eingegangen.

6.4.2.2 Krankenhausleistungen – Leistungsrechnung:

Die Umschreibung des Bereichs „Krankenhausleistungen" ist im Zusammenhang   **398**
mit dem Begriff „Krankenhaus" zu sehen. Nach § 2 Abs. 1 BPflV bzw. § 2
Abs. 1 KHEntgG zählen zu diesen Leistungen insbesondere die ärztliche Behandlung, die Krankenpflege, die Versorgung mit Arznei-, Heil- und Hilfsmitteln sowie die Unterkunft und Verpflegung. Zu den Krankenhausleistungen gehören nicht die Leistungen von Belegärzten sowie der Beleghebammen und -entbindungspfleger.

Hierbei handelt es sich nicht um eine abschließende Aufzählung; Krankenhaus-   **399**
leistungen umfassen vielmehr sämtliche der stationären Versorgung dienende
Leistungen. Zu unterscheiden sind:

400   **Allgemeine Krankenhausleistungen nach § 2 Abs. 2 BPflV bzw. § 2 Abs. 2 KHEntgG:** Diese Leistungen sind im Zusammenhang mit § 10 Abs. 2 BPflV zu sehen, wonach das Krankenhaus im Rahmen seiner Aufgabenstellung alle (mit Ausnahme der Dialyse) für den Patienten notwendigen Leistungen als Gesamtleistung zu erbringen hat. Der Patient hat das Recht, diese Leistungen als Gesamtleistung gegen Zahlung des Entgeltes in Anspruch zu nehmen.

401   **Wahlleistungen:** Diese Leistungen kann der Patient gesondert mit dem Krankenhaus vereinbaren. Er hat die dadurch entstehenden Kosten aufzubringen. Die Wahlleistungen können sich z. B. beziehen auf wahlärztliche Leistungen (§ 7 Abs. 2 BPflV bzw. § 17 KHEntgG), Unterbringung in einem Ein- oder Zweibettzimmer, Unterbringung einer Begleitperson, soweit sie medizinisch nicht notwendig ist.

402   Im Rahmen der *Produktion im Krankenhaus* umfassen die *Leistungen:*

- die Leistungen der *Diagnostik,*
- die Leistungen der *Pflege,*
- die Leistungen der *Therapie* und der *Versorgung,*
- die Leistungen der *Verwaltung.*

403   Diese Krankenhausleistungen sind im Rahmen der *Leistungsrechnung* zu erfassen. Die Leistungsrechnung soll folgende Fragen klären helfen: *Wer erbringt in einem Krankenhaus wo für wen wann welche Leistungen?* (vgl. Tabelle 46).

Tab. 46: Aufgaben der Leistungsrechnung

Quelle: eigene Zusammenstellung

Frage	Antwort
Wer erbringt	Frage nach der Dienstart (z. B. Pflege)
wo	Frage nach der Leistungsstelle (z. B. Labor)
für wen	Frage nach der Stelle, die die Leistung anfordert (z. B. Station A)
wann	Frage nach dem Zeitpunkt der Leistungserbringung
welche	Frage nach der Art der Leistung (z. B. Blutuntersuchung)
Leistungen	Frage, für wen die Leistung erbracht wird (z. B. Patient)

404   In der ersten Frage ist von „Dienstarten im Krankenhaus" die Rede (vgl. Tabelle 47). Die KHBV ordnet die beschäftigten Personen im Krankenhaus den einzelnen Dienstarten zu.

Tab. 47: Dienstarten nach der Krankenhausbuchführungsverordnung

Quelle: eigene Zusammenstellung

Dienstart	Dazu zählen z. B. folgende Berufe, folgende Bereiche
Ärztlicher Dienst	Ärzte
Pflegedienst	Pflegedienstleitung, Pflege- und Pflegehilfspersonal, Pflegekräfte in Intensivpflege- und -behandlungseinheiten sowie Dialysestationen, SchülerInnen.
Med.-technischer Dienst	Apothekenpersonal, Arzthelfer, Diätassistenten, Krankengymnasten, Masseure, Psychologen, Logopäden, Schreibkräfte im ärztlichen und medizinisch-technischen Bereich, Sozialarbeiter
Funktionsdienst	Pflegepersonal im OP, Pflegepersonal in der Anästhesie, Hebammen, Pflegepersonal in der Ambulanz, in der Funktionsdiagnostik, Beschäftigungstherapeuten
Klinisches Hauspersonal	Haus- und Reinigungspersonal
Wirtsch.-Versorgs.dienst	Handwerker, Hausmeister, Hol- und Bringedienst, Wäscherei und Nähstube, Zentrale Bettenaufbereitung, Küchen- und Diätküchenpersonal
Technischer Dienst	Betriebsingenieure, Personal in technischen Zentralen, (Personal in der Instandhaltung (z. B. Maler)
Verwaltungsdienst	Engere und weitere Verwaltung
Sonderdienste	Oberinnen, Hausschwestern, Schwestern in der Schwesternverwaltung, Seelsorge
Sonstiges Personal	Praktikanten

Zur Beantwortung der zweiten Frage müssen die Leistungen der Stelle zugeord- **405** net werden, wo sie erbracht worden sind. Damit ist die *innerbetriebliche Leistungsverflechtung* zwischen den einzelnen Bereichen im Krankenhaus angesprochen. Um diese Zuordnung vornehmen zu können, müssen die einzelnen Leistungen entsprechend den in der Abbildung 50 wiedergegebenen Grundtypen differenziert werden.

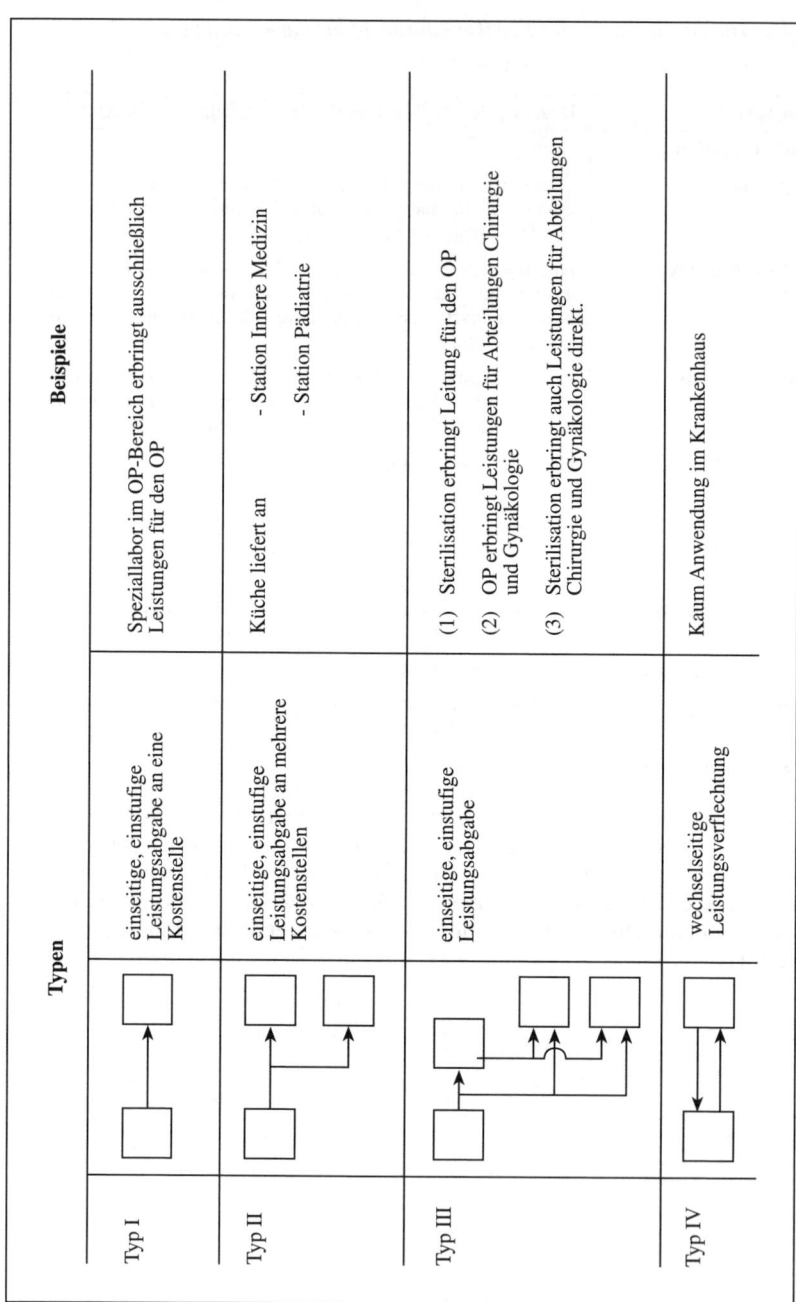

Abb. 50: Typen der innerbetrieblichen Leistungsverflechtungen
  Quelle: Hentze/Kehres 1996, S. 94

Die Leistungsrechnung hat *externe und interne Aufgaben* zu erfüllen: **406**

- **Extern** dient die Leistungsrechnung als Grundlage dazu, die erbrachten Leistungen mit den Kostenträgern abzurechnen.
- **Intern** bildet die Leistungsrechnung die Grundlage dafür, die Leistungen – wie gezeigt – verursachungsgerecht zu erfassen. Darauf aufbauend kann dann die Kostenrechnung entwickelt werden.

Welcher Zusammenhang zwischen der Leistungsrechnung und der Kostenrechnung besteht, stellt Abbildung 51 graphisch dar. Beide Größen geben die rechnerische Abbildung des Realprozesses im Krankenhaus wieder. **407**

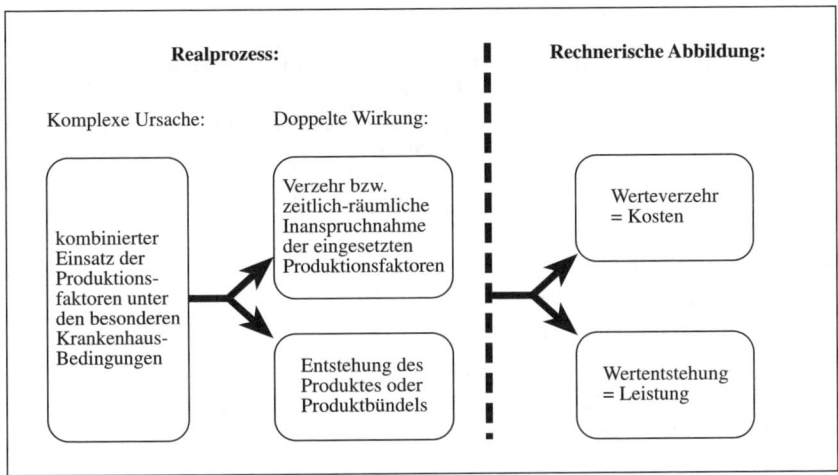

Abb. 51: Zusammenhang zwischen Leistungen und Kosten
Quelle: Eichhorn 1988, S. 374

Eine kontinuierlich geführte Leistungsrechnung stellt für die Führung eines Krankenhauses außerdem auch ein Kontroll- und Führungsinstrument dar. Mit ihr kann das Krankenhausmanagement die erbrachten Leistungsmengen beobachten und gegebenenfalls steuernd eingreifen. **408**

Üblicherweise erfolgt die Leistungserfassung in Form einer manuellen Erfassung, durch Belegleser oder durch Barcode. Welches Verfahren ein Krankenhaus bevorzugt, hat jedes Krankenhaus individuell für sich zu entscheiden. **409**

6.4.2.3 Kostenrechnung im Krankenhaus

Nach § 8 Satz 1 KHBV hat das Krankenhaus eine Kosten- und Leistungsrechnung zu führen, die eine betriebsinterne Steuerung sowie eine Beurteilung der Wirtschaftlichkeit und Leistungsfähigkeit erlaubt; sie muss die Ermittlung der pflegesatzfähigen Kosten sowie die Erstellung der Leistungs- und Kalkulationsaufstellung ermöglichen. „Pflegesatzfähige Kosten" sind nach § 2 Nr. 5 KHG diejenigen Kosten des Krankenhauses, deren Berücksichtigung im Pflegesatz nicht nach den Vorgaben des KHG ausgeschlossen ist. Investitionskosten sind **410**

z. B. Kosten, die im Pflegesatz nicht berücksichtigt werden. „Da der Kostenbegriff des Krankenhausfinanzierungsrechts fast ausschließlich als pagatorisch definiert ist, d. h. auf erfolgswirksame Ausgaben abstellt, bleiben in der Kostenrechnung der Krankenhäuser kalkulatorische Kosten weitgehend unberücksichtigt" (*Keun* 1996, S. 29). In Tabelle 48 ist zusammengestellt, welche Kosten im Krankenhaus als pflegesatzrelevante Kosten gelten. Daneben sind für bestimmte Kostenarten die Investitionskosten sowie die kalkulatorischen Kosten angeführt.

Tab. 48: *Abgrenzung von pflegesatzrelevanten Kosten, Investitionskosten und kalkulatorischen Kosten*

Quelle: Keun/Prott 2006, S. 70 f.

Abgrenzung von pflegesatzrelevanten Kosten, Investitionskosten und kalulatorischen Kosten			
Kostenart	**pagatorische pflegesatzrelevante Kosten**	**pagatorische Investitionskosten**	**kalkulatorische Kosten**
Löhne und Gehälter	X		
Gesetzliche Sozialabgaben	X		
Aufwendngen für Altersversorgung	X		
Aufwendungen für Beihilfen und Unterstützungen	X		
Sonstige Personalaufwendungen	X		
Lebensmittel und bezogene Leistungen	X		
Medizinischer Bedarf	X		
Wasser, Energie, Brennstoffe	X		
Wirtschaftsbedarf	X		
Verwaltungsbedarf – ADV- und Organisationsaufwand – Fernsprechanlage	teilweise [1] evtl. teilweise [2]	teilweise [1] evtl. teilweise [2]	
Aufwendungen für zentrale Dienstleistungen	teilweise [3]	teilweise [3]	
Wiederbeschaffte Gebrauchsgüter (soweit Festwert gebildet)	X	X	
Instandhaltung – finanziert nach § 7 Abs. 1 Nr. 4 BPvlV – nicht aktivierungsfähige nach dem KHG geförderte Maßnahmen	X	X	
Steuern, Abgaben, Versicherungen	X [4]		
Zinsen und ähnliche Aufwendungen für Betriebsmittelkredite	X [5]		
Auflösung von Ausgleichsposten und Zuführungen der Fördermittel nach dem KHG zu Sonderposten oder Verbindlichkeiten		X	

Abschreibungen	teilweise [6]	teilweise	
Sonstige ordentliche Aufwendungen	X		
Übrige Aufwendungen	X [7]		
Zusatzkosten – kalkulatorischer Unternehmerlohn – kalkulatorische Eigenkapitalzinsen – kalkulatorische Eigenmiete			X X X
Anderskosten – Kalkulatorische Abschreibungen – kalkulatrische Zinsen – kalkulatorische Wagnisse			X X X

Anmerkungen:

[1] Die im Pflegesatz zu berücksichtigenden Aufwendungen für die Inanspruchnahme betriebsfremder ADV werden auf dem Konto 6980 erfaßt. Enthalten die vom Rechenzentrum berechneten Kosten auch Investitionskosten der Hardware, so sind diese spätestens zum Jahresende unter der Kontengruppe 772 als nicht pflegesatzrelevante Kosten zu buchen.

[2] Soweit im Krankenhaus eine posteigene Nebenstellenanlage installiert ist, müssen die von der Post berechneten Gebühren für Miete und die Kosten der Wartung differenziert werden. Anteilige Beträge für Miete sind förderungsfähige Kosten nach § 9 Abs. 2 Nr. 1 KHG, die anteiligen Kosten der Wartung sind der Kontengruppe 72 (Instandhaltung) zuzuordnen.

[3] Enthalten die dem Krankenhaus für die Inanspruchnahme von Dienstleistungen zentraler Einrichtungen des Krankenhauses berechneten Sachkosten auch Abschreibungen, so sind diese Investitionskostenanteile auszugliedern. Wenn es sich bei den zentralen Einrichtungen um nicht geförderte Einrichtungen handelt, ist die Ausgliederung in den einzelnen Bundesländern unterschiedlich zu handhaben.

[4] Hierzu zählen auch die Sachversicherungskosten, deren Berücksichtigung im Pflegesatz ausgeschlossen ist.

[5] Die hier erfaßten Zinsen und ähnliche Aufwendungen für Betriebsmittelkredite werden in der Höhe als pflegesatzrelevante Kosten anerkannt, die bei Beachtung einer sparsamen und wirtschaftlichen Betriebsführung angefallen wären. Erhält ein kommunales Krankenhaus flüssige Mittel aus dem Gesamthaushalt des Krankenhausträgers, so ist die Vergütung für die Bereitstellung ebenfalls pflegesatzfähig.

[6] Von den bisher erfaßten Abschreibungen sind nur die Abschreibungen auf wiederbeschaffte Gebrauchsgüter und die Abschreibungen auf Forderungen pflegesatzfähig.

[7] Zu den übrigen Aufwendungen gehören unter anderem außerordentliche und periodenfremde Aufwendungen. Beeinflußt die Höhe dieser Aufwendungen den Pflegesatz wesentlich, so sind diese Aufwendungen angemessen auf die folgenden Jahre zu verteilen.

6.4.2.4 Kostenartenrechnung

Mit der *Kostenartenrechnung* lassen sich die angefallenen Kosten erfassen. Dabei sind die erfassten *(Verbrauchs-)Mengen* zu messen und *(Güter-)Preise* zu bewerten. Diese Erfassung dient daneben der Kontrolle der Kosten im Zeitvergleich sowie der Weiterverwendung der Daten für die Kostenstellen- und Kostenträgerrechnung. Die Daten der Kostenartenrechnung ergeben sich aus der Buchführung, aus der Finanzbuchhaltung, der Materialbuchhaltung sowie der Lohn- und Gehaltsbuchhaltung. Einige grundlegende Angaben zur Kostenartenrechnung gibt die Tabelle 49 wieder. **411**

Tab. 49: Kostenartenrechnung

Quelle: eigene Zusammenstellung

Ausgangsfrage	Welche Kosten sind entstanden?	
Ziel der Kostenartenrechnung	Die Kosten, die in einem Geschäftsjahr durch den krankenhausbetrieblichen Leistungsprozess angefallen sind, sollen systematisch erfasst und gegliedert werden.	
Krankenhaus-Buchführungs-verordnung	Auszug aus Anlage 4 Kontenklasse 6: Aufwendungen Personalkosten	
	Kontengruppe	Konten	
	60		Löhne und Gehälter
	61		Gesetzliche Sozialabgaben
	62		Aufwendungen für Altersversorgung
	63		Aufwendungen für Beihilfen und Unterstützungen
	64		Sonstige Personalaufwendungen
		60006400	Ärztlicher Dienst
		60016401	Pflegedienst
		60026402	Medizinisch-technischer Dienst
		60036403	Funktionsdienst
		60046404	Klinisches Hauspersonal
		60056405	Wirtschafts- und Versorgungsdienst
		60066406	Technischer Dienst
		60076407	Verwaltungsdienst
		60086408	Sonderdienste
		60106410	Personal Ausbildungsstätten
		60116411	Sonstiges Personal
		60126412	Nicht zurechenbare Personalkosten
		Sachkosten	
	Kontengruppe	Konten	
	65		Lebensmittel und bezogene Leistungen
		650	Lebensmittel
		651	Bezogene Leistungen
	66		Medizinischer Bedarf
		6600	Arzneimittel (außer Implantate und Dialysebedarf)
		6601	Kosten der Lieferapotheke
		6602	Blut, Blutkonserven und Blutplasma

		6603	Verbandmittel, Heil- und Hilfsmittel
		6604	Ärztliches und pflegerisches Verbrauchs-material, Instrumente
		6606	Narkose- und sonstiger OP-Bedarf
		6607	Bedarf für Röntgen- und Nuklearmedizin
		6608	Laborbedarf
		6609	Untersuchungen in fremden Instituten
		6610	Bedarf für EKG, EEG, Sonographie
		6611	Bedarf der physikalischen Therapie
		6612	Apothekenbedarf, Desinfektionsmaterial
		6613	Implantate
		6614	Transplantate
		6615	Dialysebedarf
		6616	Kosten für Krankentransporte
		6617	Sonstiger medizinischer Bedarf
		6618	Honorare für nicht im Krankenhaus ange-stellte Ärzte
	67		Wasser, Energie, Brennstoffe
	68		Wirtschaftsbedarf
	69		Verwaltungsbedarf
	70		Aufwendungen für zentrale Dienstleistungen
	71		Wiederbeschaffte Gebrauchsgüter
	72		Instandhaltung
	73		Steuern, Abgaben, Versicherungen
	74		Zinsen und ähnliche Aufwendungen
	75		Auflösung von Ausgleichsposten und Zu-führung der Fördermittel nach dem KHG zu Sonderposten oder Verbindlichkeiten
	76		Abschreibungen
	77		Aufwendungen für die Nutzung von An-lagegütern nach § 9 Abs. 2 Nr. 1 KHG
	78		Sonstige ordentliche Aufwendungen
	79		übrige Aufwendungen
Probleme			Das Krankenhausfinanzierungsrecht legt den pagatorischen Kosten-begriff zugrunde. Neutrale Aufwendungen und kalkulatorische Kosten bleiben in der Kostenrechnung weitgehend unberücksichtigt.

412 Die Kosten „*Personalkosten*" und „Sachkosten" können nach verschiedenen Kriterien (vgl. Tabelle 50) unterschieden werden, wobei allgemein zwischen Einzel- und Gemeinkosten, variablen und fixen Kosten sowie Primär- und Sekundärkosten zu unterscheiden ist.

Tab. 50: Bestimmte Begriffe der Kostenrechnung

Quelle: eigene Zusammenstellung

Unterscheidungs-merkmal	Einzelne Merkmale, Umschreibung	Beispiele aus dem Krankenhausbereich
Verrechnungsbezoge-ne Kosten	**Einzelkosten** Sie werden den Kostenträgern unmittelbar zugeordnet.	Herzschrittmacher, Hüftprothesen
	Gemeinkosten Sie werden den Kostenträgern mittelbar zugeordnet.	Licht, Heizkosten
Beschäftigungsbezo-gene Kosten	**Fixe Kosten** Sie sind innerhalb bestimmter Beschäftigungsgrenzen und eines bestimmten Zeitraumes fest.	Personalkosten
	Variable Kosten Sie unterliegen mengenabhängigen Beschäftigungsschwankungen	Lebensmittelkosten
Aufbau der Kosten-rechnung	**Kostenartenrechnung** Welche Kosten sind entstanden?	Personalkosten, Sachkosten
	Kostenstellenrechnung Wo sind die Kosten entstanden?	Station, Abteilung
	Kostenträgerrechnung Wer hat die Kosten verursacht?	Patient
Systeme der Kosten-rechnung zeitbezogene Systeme	**Istkostenrechnung** Am Ende der Rechnungsperiode werden die Kosten ermittelt.	Jahresergebnis für das abgelaufene Geschäftsjahr
	Normalkostenrechnung Durchschnittswerte der Vergangenheit bilden die Grundlage für die Ermittlung der „Normalkosten"	Kalkulation der Personalkosten 2007 auf der Basis der Ist-Werte für 2006
	Plankostenrechnung Basis für die Kostenermittlung sind zukünftige Planungsphasen. Ausgangspunkt ist die Leistungsplanung. Die Mengen (Leistungen) werden mit den voraussichtlichen Preisen bewertet.	**Wirtschaftsplan**

413 Die Unterscheidung der Kosten im Hinblick auf ihre Zurechenbarkeit auf die Produkte, z. B. Fallpauschalen, ermöglicht eine Differenzierung in *Einzelkosten* und *Gemeinkosten*. Einzelkosten können direkt dem Kostenträger zugerechnet werden; die Gemeinkosten dagegen erst über entsprechende Schlüssel. Mit Hilfe des

Kriterium: „Veränderlichkeit bei Mengenschwankungen" lassen sich die Kosten in fixe und variable Kosten trennen. Im Krankenhaus sind die Kosten überwiegend fixe Kosten; kurzfristige Mengenschwankungen, z. B. wenn mehr Patienten behandelt werden, zeigen bei den meisten Kostenarten (z. B. bei den Personalkosten) keine Auswirkungen. Variable Kosten sind z. B. die Aufwendungen für Lebensmittel, für die sich bei Mengenänderungen die Aufwendungen ändern. Primärkosten werden in der Kostenartenrechnung ausgewiesen; sie entstehen durch Leistungen, die auf dem Beschaffungsmarkt (Personal- und Sachkosten) entstehen.

Die Sekundärkosten umfassen hingegen die Kosten für den Verbrauch innerbetrieblicher und selbsterstellter Leistungen. **414**

Die Erfassung der Kostenarten erfolgt entweder (a) nach der getrennten Ausweisung von Mengen und Preisen oder (b) in der undifferenzierten Werterfassung. **415**

Zu (a): So werden die Personalkosten nach dem ersten Verfahren ermittelt, indem in der Personalrechnung zum einen die Dimension „Vollkräfte" erfasst wird und zum anderen die Dimension „Euro". Für die betriebsinterne Steuerung ist die getrennte Erfassung von Menge und Wert unverzichtbar. **416**

Zu (b): Nach der undifferenzierten Werterfassung wird nur ein Kostenbetrag ausgewiesen, also zwischen der Mengen- und der Preiskomponente nicht aufgeteilt. Diese Werterfassung ist bei den meisten Kostenarten im Krankenhaus der Fall. **417**

Neben den Personal- und Sachkosten spielen als weitere Kostenart die Abschreibungen eine besondere Rolle im Krankenhaus. Was Abschreibungen sind, soll mit dem folgenden Zitat verdeutlicht werden. **418**

„Die Maschinen, die in einer Periode gekauft werden, werden im Laufe mehrerer Jahre verbraucht. In die Produktion einer Periode geht aber nur der dafür notwendige Verbrauch an der Maschine ein. Der wertmäßige Ausdruck dieses Verbrauchs heißt „Abschreibung". Die Abschreibung ist ein periodengerechter Anteil an der gesamten Ausgabe für die Maschine und ihr Nutzungspotenzial" (*Albach* 2000, S. 15). **419**

Nach § 5 Abs. 1 Krankenhaus-Buchführungsverordnung sind Vermögensgegenstände des Anlagevermögens, deren Nutzung zeitlich begrenzt ist, zu den Anschaffungs- und Herstellungskosten, vermindert um Abschreibungen, anzusetzen. Mit dieser Bestimmung ist zum Ausdruck gebracht worden, dass sich die Abschreibungen auf das Anlagevermögen des Krankenhauses beziehen und hierbei im wesentlichen auf die Kontenuntergruppe 761, Abschreibungen auf Sachanlagen. Gemäß § 3 Abs. 3 Abgrenzungsverordnung ist die durchschnittliche Nutzungsdauer eines Anlageguts auf der Grundlage der Nutzungsdauer bei einschichtigem Betrieb zu ermitteln. **420**

Nach welcher Methode die Abschreibungen zu errechnen sind, ist in der Krankenhaus-Buchführungsverordnung nicht festgelegt worden. Allgemein werden aber die Abschreibungen nach der linearen Methode entsprechend der voraussichtlichen Nutzungsdauer der Anlagegüter vorgenommen. Dies „bedeutet, dass durch gleichbleibende Jahresbeträge eine gleichmäßige Verteilung der Anschaffungs- oder Herstellungskosten (AHK) über die gesamte vorgesehene Nutzungsdauer vorgenommen wird" (*Keun* 1999, S. 116). Das Bundesministerium für **421**

Finanzen hat z. B. 1997 die AfA-Tabelle für die allgemein verwendbaren Anlagegüter veröffentlicht. Ein Auszug aus dieser Tabelle zeigt, von welcher Nutzungsdauer und welchem linearen AfA-Satz die Krankenhäuser bei ihren Anlagegütern auszugehen haben (vgl. Tabelle 51).

Tab. 51: Auszug aus der AfA-Tabelle

Quelle: Bundessteuerblatt 1997, Teil I, S. 376-393

Lfd. Nr. 1	Anlagegüter 2	Nutzungdauer (ND) i. J. 3	Linearer AfA- Satz v. H. 4
1	**Unbewegliches Anlagevermögen**		
1.1	Gebäude		
1.1.1	Hallen		
1.1.1.1	massiv	25	4
1.1.1.2	in Leichtbauweise	10	10
1.1.2	Datenhallen, mobil	15	7
1.1.3	Tennishallen, Squashhallen u. ä.	20	5
1.1.4	Traglufthallen	10	10
1.1.5	Kühlhallen	20	5
1.1.6	Baracken und Schuppen	10	10
1.1.7	Baubuden	8	12
1.1.8	Bierzelte	8	12
1.1.9	Parkhäuser	30	3,3
1.1.10	Tiefgaragen	30	3,3
6	**Betriebs- und Geschäftsausstattung**		
6.1	Wirtschaftsgüter der Werkstätten-, Labor- und Lagereinrichtungen	10	10
6.2	Wirtschaftsgüter der Ladeneinrichtungen	8	12
6.3	Kühleinrichtungen	5	20
6.4	Klimageräte (mobil)	8	12
6.5	Be- und Entlüftungsgeräte (mobil)	8	12
6.6	Fettabscheider	5	20
6.7	Magnetabscheider	6	17
6.8	Nassabscheider	5	20
6.9	Heiß-/Kaltluftgebläse (mobil)	8	12
6.10	Raumheizgeräte (mobil)	5	20
6.11	Arbeitszelte	6	17
6.12	Telekommunikationsanlagen	8	12

148

7	**Sonstige Anlagegüter**		
7.1	Betonkleinmischer	6	17
7.2	Reinigungsgeräte		
7.2.1	Bohnermaschinen	6	17
7.2.2	Desinfektionsgeräte	10	10
7.2.3	Geschirrspülmaschinen	5	20
7.2.4	Hochdruckreiniger (Dampf- und Wasser-)	5	20
7.2.5	Industriestaubsauger	4	25
7.2.6	Kehrmaschinen	6	17
7.2.7	Räumgeräte	6	17
7.2.8	Sterilisatoren	10	10
7.2.9	Teppichreinigungsgeräte (transportabel)	4	25
7.2.10	Waschmaschinen	8	12
7.2.11	Bautrocknungs- und Entfeuchtungsgeräte	5	20
7.3	Wäschetrockner	5	20
7.4	Kranken- und Pflegebetten	6	17
7.5	Waren- und Dienstleistungsautomaten		
7.5.1	Getränke- und Leergutautomaten	5	20

Aus der Tabelle ist z. B. zu entnehmen, dass bei den sonstigen Anlagegütern unter der Ziffer 7.4 die Kranken- und Pflegebetten zu finden sind. Für sie gilt eine Nutzungsdauer von 6 Jahren und ein linearer AfA-Satz von 17 %.   **422**

6.4.2.5 Kostenstellenrechnung

Die *Kostenstellenrechnung* hat zunächst die Aufgabe, die Einzel- und Gemeinkosten zutreffend und sachgemäß zu verteilen. Daneben stellt sie eine Grundlage dazu dar, bestimmte organisatorische – und Führungsaufgaben zu erfüllen.   **423**

Die KHBV schreibt vor, Kostenstellen zu bilden. Kostenstellen tragen mit dazu bei, dass im Krankenhaus Verantwortungsbereiche geschaffen werden, die dem Krankenhausmanagement eine bessere betriebsinterne Steuerung ermöglichen. Einzelheiten zur Kostenstellenrechnung sind der nachstehenden Abbildung zu entnehmen (vgl. Tabelle 52).   **424**

Tab. 52: Kostenstellenrechnung

Ausgangs-frage	Wo sind die Kosten entstanden?	
Ziel der Kostenstellenrechnung	Budgetplanung der Kostenstellen (interne Budgetierung). Für die Bereiche im Krankenhaus Kosten- und Wirtschaftlichkeitskontrolle. Schaffung der Grundlagen für die Kostenträgerrechnung.	
Krankenhaus-Buchführungsverordnung	§ 8 Nr. 1 „Das Krankenhaus hat die auf Grund seiner Aufgaben und Struktur erforderlichen Kostenstellen zu bilden. Es sollen, sofern hierfür Kosten und Leistungen anfallen, mindestens die Kostenstellen gebildet werden, die sich aus dem Kostenstellenrahmen der Anlage 5 ergeben …" § 8 Nr. 2 „Die Kosten sind aus der Buchführung nachprüfbar herzuleiten." § 8 Nr. 3 „Die Kosten und Leistungen sind verursachungsgerecht nach Kostenstellen zu erfassen, sie sind darüber hinaus den anfordernden Kostenstellen zuzuordnen, soweit dies für die in Satz 1 genannten Zwecke erforderlich ist."	
	Anlage 5 Kostenstellenrahmen für die Kosten- und Leistungsrechnung	
	Kontengruppe	Konten	
	Vorkostenstellen (Erbringen innerbetrieblicher Leistungen für andere Stellen) Allgemeine Kostenstellen (Allgemeine Leistungen für alle betrieblichen Stellen)		
	90		Gemeinsame Kostenstellen
		900	Gebäude einschl. Grundstück u. Außenanlagen
		901	Leitung und Verwaltung des Krankenhauses
		902	Werkstätten
		903	Nebenbetriebe
		904	Personaleinrichtungen
		905	Aus-, Fort- und Weiterbildung
		906	Sozialdienst, Patientenbetreuung
	Hilfskostenstellen (Sie sind indirekt an der betrieblichen Leistungserstellung beteiligt)		
	91		Versorgungseinrichtungen
		910	Speisenversorgung
		911	Wäscheversorgung
		912	Zentrale Reinigungsdienste
		913	Versorgung mit Energie, Wasser, Brennstoffen
		914	Innerbetriebliche Transporte
		917	Apotheke/Arzneimittelausgabestelle
		918	Zentrale Sterilisation

150

92		Medizinische Institutionen
	920	Röntgendiagnostik und -therapie
	921	Nukleardiagnostik und -therapie
	922	Laboratorien
	923	Funktionsdiagnostik
	924	Sonstige diagnostische Einrichtungen
	925	Anästhesie, OP-Einrichtungen und Kreißzimmer
	926	Physikalische Therapie
	927	Sonstige therapeutische Einrichtungen
	928	Pathologie
	929	Ambulanzen

Endkostenstellen (Bei ihnen findet keine weitere Verrechnung mehr statt) Hauptkostenstellen (Sie sind die Orte der eigentlichen Leistungserbringung)

93-95		Pflegefachbereiche Normalpflege
	930	Allgemeine Kostenstelle
	931	Allgemeine Innere Medizin
	932	Geriatrie
	933	Kardiologie
	934	Allgemeine Nephrologie
	935	Hämodialyse/künstliche Niere
	936	Gastroentrologie
	…	…
	959	Zahn- und Kieferheilkunde, Mund- und Kieferchirurgie
96		Pflegefachbereiche – abweichende Pflegeintensität
	960	Allgemeine Kostenstelle
	961	Intensivüberwachung
	962	Intensivbehandlung
	963	frei
	964	Intensivmedizin
	965	Minimalpflege
	966	Nachsorge
	967	Halbstationäre Leistungen – Tageskliniken
	968	Halbstationäre Leistungen – Nachtkliniken
	969	Chronisch- und Langzeitkranke

Nebenkostenstellen (Dort werden Nebenleistungen erbracht)

97		Sonstige Einrichtungen
	970	Personaleinrichtungen
	971	Ausbildung
	972	Forschung und Lehre

Tab. 52: (Fortsetzung)

Ausgangs-frage	Wo sind die Kosten entstanden?	
	98	Ausgliederungen
	980	Ambulanzen
	981	Hilfs- und Nebenbetriebe

425 Der Kostenstellenrahmen der Anlage 5 zur KHBV bildet die Grundlage, um die genannte Frage nach dem Ort der Kostenentstehung im Krankenhaus zu beantworten, wobei zwischen Vor- und Endkostenstellen zu trennen ist.

426 Bei der Bildung von Kostenstellen ist zu beachten, dass die Kostenstellen eindeutig voneinander abgegrenzt werden und dabei der Grundsatz der Wirtschaftlichkeit und Übersichtlichkeit beachtet wird, d. h. der Kostenstellenplan darf nicht zu viele Kostenstellen ausweisen. Die durch die Kostenstellen gewonnenen Informationen müssen in einem angemessenen Verhältnis zu dem verwaltungstechnischem Aufwand stehen, der durch die Erfassung entsteht. Daneben sollten die Kostenstellen eine Abgrenzung der verschiedenen Verantwortungsbereiche ermöglichen. Anknüpfend an die genannten vier Typen der innerbetrieblichen Leistungsverflechtung erfolgt die Verteilung der Kosten in der Kostenstellenrechnung nach unterschiedlichen Verfahren, wobei im Folgenden als Beispiel das Stufenleiterverfahren im Rahmen der mehrstufigen Verrechnung einseitiger Leistungsströme vorgestellt wird.

427 Es empfiehlt sich, dieses Verfahren dort anzuwenden, wo **Leistungsströme**über mehrere Stufen in eine Richtung fließen. Die rechentechnische Abwicklung ist der Abbildung 52 zu entnehmen. Von den Vorkostenstellen"Sterilisation" und „OP" werden die Primärkosten anteilig (entsprechend einem Umlageschlüssel nach der Inanspruchnahme der Leistungen) auf die Endkostenstellen verteilt.

Kostenstellen Primär- und Sekundär-kosten	Vorkostenstellen		Endkostenstellen		
	Sterilisation	OP	Innere Medizin	Chirurgie	Gynäkologie
Primärkosten	150.000	1.500.000	5.000.000	4.000.000	2.500.000
	└→	100.000	20.000	18.000	12.000
Zwischensumme	–	1.600.000	5.020.000	4.018.000	2.512.000
		└→	–	1.200.000	400.000
Primär- und Sekundär-kosten nach Leistungs-verrechnung	–	–	5.020.000	5.218.000	2.912 000

Abb. 52: Stufenleiterverfahren

Quelle: Hentze/Kehres 1996, S. 103

6.4.2.6 Kostenträgerrechnung

Nachdem die Kostenarten den jeweiligen Kostenstellen zugeordnet sind, steht in **428** der Kostenträgerrechnung (vgl. Tabelle 53) die Frage im Mittelpunkt, *für wen* die Kosten entstanden sind. Für den Krankenhausbereich ist dies *der Patient*. Neben der Ermittlung dieser Kosten dient die Kostenträgerrechnung der Wirtschaftlichkeitskontrolle sowie der Planung, Steuerung und Analyse der Leistungsprozesse im Krankenhaus. Da die Kosten im Krankenhaus meist nicht direkt dem Verursacher zugeordnet werden können, da es wenige Einzelkosten gibt, sind die Gemeinkosten „umzulegen". Dies geschieht nach dem Durchschnittsprinzip, d. h. die Kosten für die Heizung werden nach dem Verteilungsschlüssel qm verteilt. Dabei wird unterstellt, dass für alle Räume eine gleiche Inanspruchnahme der Heizung erfolgte. Die eher willkürliche Verteilung der Kosten auf die Kostenträger geschieht nach dem Kostenträgerfähigkeitsprinzip.

Tab. 53: Kostenträgerrechnung

Quelle: eigene Zusammenstellung

Ausgangsfrage:	Wofür sind die Kosten entstanden?			
Ziel:	1. Ermittlung des Preises für z. B. Fallpauschalen; Ermittlung von Preisuntergrenzen. 2. Wirtschaftlichkeitskontrolle. Mit Hilfe der Kostenträgerrechnung ist der zwischenbetriebliche Vergleich möglich. Die Frage der Eigenherstellung oder des Fremdbezugs kann damit auch geklärt werden. 3. Planung, Steuerung und Analyse des Leistungsprozesses. Mit Hilfe der ersten beiden Aufgaben kann diese Aufgabe erfüllt werden.			
Prinzipien der Zuordnung der Kosten:	1. Kostenverursachung. Die Kosten werden auf die Kostenträger verteilt, die die Kosten verursacht haben. 2. Durchschnittsprinzip. Die Kosten werden möglichst genau verteilt; die Gemeinkostenverteilung möglichst richtig. 3. Kostentragfähigkeitsprinzip. Die Kosten werden, auch willkürlich, nach der Belastbarkeit des Kostenträgers verteilt.			
Kostenträgerstückrechnung:	Mit Hilfe der Kostenträgerstückrechnung werden die Selbstkosten z. B. der Fallpauschalen ermittelt.			
	Arten der Kostenträgerstückrechnung	Vorkalkulation	Vor Erbringung der Fallpauschale wird kalkuliert.	
		Nachkalkulation	Nach Erbringung der Fallpauschale wird kalkuliert.	
	Kalkulationsverfahren	Divisionskalkulation (Basispflegesatz, Abteilungspflegesatz)	**Basispflegesatz**	Kosten Versorgung, Kosten Verwaltung, Kosten Unterbringung, dividiert durch Berechnungstage
			Abteilungspflegesatz:	Kosten Diagnose, Kosten Therapie, Kosten Pflege, dividiert durch Berechnungstage

153

Tab. 53: (Fortsetzung)

		Verrech-nungskal-kulation (Sonder-entgelte, Fallpau-schalen)	Die eigentlichen Kosten-einflussgrößen werden berücksichtigt. „Bei An-wendung der Verrech-nungssatzkalkulation wer-den die Kosten der ver-schiedenen Kostenstellen zu deren Leistungsvolu-men verrechnet. Der Ver-rechnungssatz je Kosten-stelle ergibt sich allge-mein aus der Relation Kostenstellenkosten zu Leistungen der Kosten-stelle“.	
		Unterschiede der Kalkula-tionsverfahren Divisionskalkulation Verrechnungssatzkalkula-tion	Trennung in Kosten-trägerge-meinkosten Nein Üblich	Leistungen homogen heterogen
Kostenträ-gerzeitrech-nung bzw. kurzfristige Erfolgs-rechnung:	Im Rahmen der Kostenträgerzeitrechnung werden die in einem be-stimmten Zeitraum (Geschäftsjahr) angefallenen Leistungen erfasst. Im Hinblick auf die für ein Krankenhaus anfallenden Erlöse kann ge-trennt werden zwischen:			
	budgetorientierten Erlösen: Basispflegesatz Abteilungspflegesätze Sonderentgelte Fallpauschalen			
	sonstige Erlöse: Erlöse aus Wahlleistungen nach § 7 BPflV Erlöse für vor- und nachstationäre Be-handlung Erlöse aus der ambulanten Behandlung			

Betriebliche Erträge Umschreibung
Kontenklasse 4 40 Erlöse aus Krankenhausleistungen 41 Erlöse aus Wahlleistungen 42 Erlöse aus ambulanten Leistungen des Krankenhauses 43 Nutzungsentgelte (Kostenerstattung und Vorteilsausgleich) und sonstige Abgaben der Ärzte

Verfahren der kurzfristigen Erfolgsrechnung:	
Umsatzkostenverfahren	**Gesamtkostenverfahren**
Kostenträgerorientiert Be-triebserfolg = Erlöse (nach Leistungsarten) – Selbstkosten (nach Kos-tenträgern)	Kostenartenorientiert Betriebserfolg = Erlöse (nach Leistungsarten) – Kosten (nach Kostenarten)

Es wird getrennt zwischen der **Kostenträgerstück-** und **Kostenträgerzeitrech-**   **429**
nung. Dabei weist die Kostenträgerstückrechnung aus, wie die einzelnen Entgelte im Krankenhaus zu kalkulieren sind, und die Kostenträgerzeitrechnung, welche Erlöse mit diesen Entgelten erzielt worden sind. Im Rahmen der Kostenträgerstückrechnung wird zwischen der *Vor-* und der *Nachkalkulation* unterschieden. Am Beispiel der Fallpauschale wird vor Erbringung der Fallpauschale kalkuliert, was diese Fallpauschale an Kosten verursachen wird. Im Rahmen der
Nachkalkulation, nachdem die Fallpauschale für den Patienten erbracht worden
ist, werden dann die tatsächlichen Kosten ermittelt und in einem Soll-Ist-Vergleich gegenübergestellt.

Im Zusammenhang mit möglichen Verfahren zur Ermittlung der Stückkosten,   **430**
orientiert an den Vergütungsformen im Krankenhaus, wird nur auf die Kalkulationsverfahren, die für den Krankenhausbereich zur Anwendung kommen (vgl. dazu *Hentze/Kehres* 1996, S. 108 ff.). Die Errechnung der einzelnen Vergütungsformen im Krankenhaus kann im Rahmen der *Divisions-* bzw. *Verrechnungssatz-*
kalkulation erfolgen. Bei der (einfachen) Divisionskalkulation werden am Beispiel der Fallpauschalen die Gesamtkosten durch die *Pflegetage* bzw. *Berech-*
nungstage (Mengenkomponente) dividiert. Dieses sehr einfache Verfahren der
Kalkulation wird bei der Verrechnungssatzkalkulation dadurch verfeinert, dass
nur die eigentlichen Kosteneinflussgrößen in die Kalkulation der Produkte eingehen. Im Hinblick auf die erbrachten Leistungen ist die Divisionskalkulation bei
homogenen Leistungen anzuwenden, d. h. bei der Massenproduktion (z. B.
Strom), die Verrechnungssatzkalkulation bei heterogenen Leistungen. Diese aus
der allgemeinen Betriebswirtschaft übertragenen Kalkulationsverfahren zeigen,
wie problematisch es ist, diese Erkenntnisse auch im Krankenhausbereich anzuwenden. Eine genauere Zuordnung der (Gemein-) Kosten auf die erbrachten
Leistungen ermöglicht die Prozesskostenrechnung.

Die Kostenträgerzeitrechnung bzw. kurzfristige Erfolgsrechnung bezieht die   **431**
wertmäßigen Leistungen (Erlöse) in ihre Analyse mit ein, um so den kurzfristigen
Betriebserfolg zu ermitteln. Nach dem Gesamtkostenverfahren wird dieser Erfolg
durch Gegenüberstellung sämtlicher Aufwendungen und sämtlicher Erlöse während einer Rechnungsperiode ermittelt. Das Umsatzkostenverfahren bezieht sich
dagegen lediglich auf die in dieser Periode erzielten Umsatzerlöse und Umsatzaufwendungen.

Im Krankenhaus kommt das Gesamtkostenverfahren zur Anwendung (vgl. *Gro-*   **432**
nemann 1988, S. 230 f.), d. h. die Kosten (differenziert nach Kostenarten) werden
den Erlösen (differenziert nach Erlösarten) gegenübergestellt.

Wie die Kostenarten-, Kostenstellen- und Kostenträgerrechnung miteinander zu-   **433**
sammenhängen, verdeutlicht Abbildung 53.

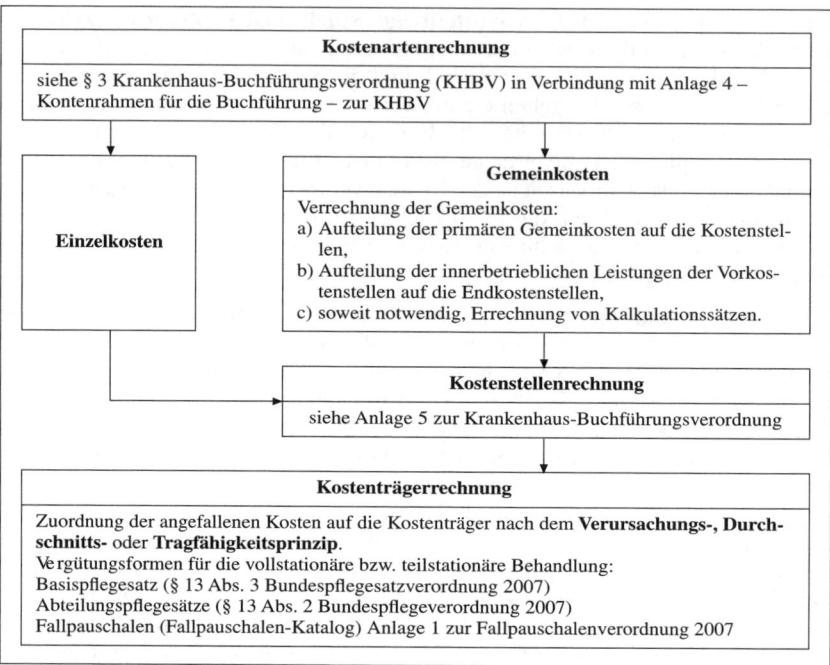

Abb. 53: Kostenerfassung und Kostenverteilung

Quelle: eigene Zusammenstellung

6.4.2.7 Kostenträgerrechnung am Beispiel der DRG-Vergütung

434 Die Einführung der Vergütung nach DRGs zu 2004 zwingt die Krankenhäuser ihre Kostenkalkulation völlig umzustellen. Um den Krankenhäusern dabei behilflich zu sein wurde von der Deutschen Krankenhausgesellschaft (DKG), den Spitzenverbänden der Krankenkassen (GKV) und dem Verband der privaten Krankenversicherung (PKV) ein Handbuch zur Fallkostenkalkulation entwickelt. Es beinhaltet viele Beispiele, Informationen und Checklisten um die endgültige Umstellung auf die neue Vergütungsform 2009 zu ermöglichen bzw. zu unterstützen. Folgende Ausführungen orientieren sich an diesem Handbuch (vgl. *Deutsche Krankenhausgesellschaft/Spitzenverbände der Krankenkassen/Verband der privaten Krankenversicherung* 2002, S. III-20).

435 Im Unterschied zur Fallpauschalen/Sonderentgelt-Vergütung werden alle Leistungen eines Krankenhauses im DRG-System der DRG-Verschlüsselung zugeordnet. D. h. alle entstandenen Kosten für einen Behandlungsfall (DRG-relevante Kosten) werden durch eine einzige Fallpauschale (diese sind im vorherigen System sinngemäß die pflegesatzfähigen Kosten) abgegolten. Die Krankenhäuser haben nun alle Leistungen in Bezug auf eine Pauschale richtig im Vorfeld zu kalkulieren. Es handelt sich „um eine Vollkostenrechnung auf Istkostenbasis, wobei

156

die Istkosten der Krankenhäuser aus dem testierten Jahresabschluss abzuleiten sind" (ebenda, S. III).

Der Startpunkt zur Ermittlung der Rohfallkosten sind also die testierten Jahresab-   **436** schlüsse. Diese „werden um periodenfremde und außerordentliche Aufwendungen sowie um Aufwandsarten, die nach den Vorgaben der Selbstverwaltung bei der DRG-Kalkulation nicht zu berücksichtigen sind [z. B. Kosten für Investitionen, die Verfasser], bereinigt" (ebenda, S. 2). Somit sind die DRG-relevanten Aufwandsarten in der Finanzbuchhaltung identifiziert und alle nicht DRG-relevanten Aufwandsarten werden in einem Ausgleichkonto verbucht. Im letzten Schritt der Kostenartenrechnung werden noch die anfallenden Einzelkosten (z. B. Kosten für Implantate, Herzschrittmacher, etc.) in den Behandlungsfällen abgezogen und den jeweiligen Einzelfällen zugeordnet. Übrig bleiben die Gemeinkosten die nun weiter zugeordnet werden müssen. Dies geschieht in der Kostenstellenrechnung.

Die Gemeinkosten werden nun den direkten und indirekten Kostenstellen zuge-   **437** ordnet. Bei den direkten Kostenstellen handelt sich um Kostenstellen, die ihre Leistung direkt am Patient erbringen (z. B. Stationen, Funktionsbereiche wie OP oder Endoskopie). Die indirekten Kostenstellen sind in medizinische (z. B. Sterilisation) und nicht medizinische Kostenstellen (z. B. Verwaltung) zu unterscheiden. Um dies Aufteilung durch zu führen, bietet das Kalkulationshandbuch drei Verfahren an (ebenda, S. 6 f.):

1. **Innerbetriebliche Leistungsverrechnung** (IBLV): Sämtliche Kosten der indirekten Kostenstellen (medizinisch und nicht medizinisch) werden mit Hilfe von „verursachungsgerechter Schlüssel auf die direkten Kostenstellen umgelegt." Danach werden in allen direkten Kostenstellen die Kosten auf die einzelnen Behandlungsfälle zugeordnet.
2. **Vereinfachtes Umlageverfahren** (VUV): Die Kosten der indirekten medizinischen Kostenstellen werden wie beim IBLV auf die direkten Kostenstellen verteilt und auf die Behandlungsfälle zugeordnet. Die indirekten nicht medizinischen Kostenstellen werden in einer Sammelkostenstelle zusammengefasst und von dort aus auf die Behandlungsfälle verteilt.
3. **Mischverfahren**: Das Mischverfahren stellt eine Kombination aus ILBV und VUV dar.

Nach der Durchführung eines dieser drei Verfahren sind alle nicht DRG-relevan-   **438** ten Kosten in eine „Abgrenzungskostenstelle" (ebenda, S. 8) eingeflossen. Alle DRG-relevanten Kosten sind nun richtig den verursachenden Stellen zugeteilt. Danach erfolgt eine Verdichtung der Kostenarten zu Kostenartengruppen nach Vorgabe des DRG-Institut (siehe Tabelle 54).

Tab. 54: Verdichtung der direkten Kostenarten zu Kostenartengruppen

Quelle: Deutsche Krankenhausgesellschaft/Spitzenverbände der Krankenkassen/Verband der privaten Krankenversicherung 2002, S. 8 f., eigene Zusammenstellung

Kostenartengruppe 1	Personalkosten ärztlicher Dienst
Kostenartengruppe 2	Personalkosten Pflegedienst
Kostenartengruppe 3	Personalkosten des Funktionsdienstes und des medizinischen technischen Dienstes
Kostenartengruppe 4a	Sachkosten für Arzneimittel
Kostenartengruppe 4b	Sachkosten für Arzneimittel (Einzelkosten/ Istverbrauch)
Kostenartengruppe 5	Sachkosten für Implantate und Transplantate
Kostenartengruppe 6a	Sachkosten des medizinischen Bedarfs (ohne Arzneimittel, Implantate und Transplantate)
Kostenartengruppe 6b	Sachkosten des medizinischen Bedarfs (Einzelkosten/Istverbrauch; ohne Arzneimittel, Implantate und Transplantate)
Kostenartengruppe 7	Personal- und Sachkosten der medizinischen Infrastruktur
Kostenartengruppe 8	Personal- und Sachkosten der nicht medizinischen Infrastruktur

Die Kostenartengruppe 8 wird in den direkten Kostenstellen nur gebildet, wenn das Krankenhaus im Rahmen der Kostenstellenverrechnung die innerbetriebliche Leistungsverrechnung oder das Mischverfahren durchführt.

439 Im letzten Schritt werden die Kalkulationssätze „auf der Grundlage folgender Daten des abgeschlossenen Geschäftsjahres für jede Kostenstelle gesondert ermittelt:

- DRG-relevante Kosten, die nach Durchführung der Kostenstellenverrechnung der direkten Kostenstelle zugeordnet sind,
- Gesamtzahl an patientenbezogenen, DRG-relevanten Leistungen, die von den direkten Kostenstellen erbracht wurden."

440 Die Bewertung der DRG-relevanten Leistungen erfolgen dann über die Leistungskataloge wie z. B. der Gebührenordnung für Ärzte (GOÄ), dem Deutsche Krankenhausgesellschaft – Nebenkostentarif (DKG-NT) oder dem Einheitlichen Bewertungsmaßstab (EBM).

441 *Köninger* (2003, S. 188 f.) zeigt an einem Praxisbeispiel mit der DRG „F12Z" (Implantation eines Einkammer-Herzschrittmachers) wie die Kosten dafür kalkuliert werden können (vgl. Tabelle 55).

Tab. 55: Kalkulationsbeispiel für die Implantation eines Herzschrittmachers

Quelle: Köninger, 2003 S. 189

KST-Gruppe	KAR-Gruppe	Verrechnungs-grundlage	€	Anzahl	gesamt
Normalstation	Ärztl. Dienst	Pflegetage	31,40	5	157,00
	Pflegedienst	PPR-Minuten	0,43	574	246,82
	Sonst. med. Bedarf	Pflegetage	41,84	5	209,20
	IBLV med. Bereich	Pflegetage	28,62	5	143,10
	IBLV nicht med. Bereich	Pflegetage	33,98	5	169,90
Bildgebende Diagnostik	alle[*]	GOÄ-Punkte	0,03	2 400	72,00
Laboratorien	alle[*]	GOÄ-Punkte	0,025	1 750	43,75
Übrige Berei-che (EKG)	alle[*]	GOÄ-Punkte	0,04	698	27,92
OP-Bereich	Ärztl. Dienst	Schnitt-Naht-Zeit	0,72	120[**]	86,40
	Funktionsdienst/ MTD	Schnitt-Naht-Zeit	0,46	150[**]	69,00
	Sonst. med. Bedarf	Schnitt-Naht-Zeit	1,12	60	67,20
	IBLV med. Bereich	Anzahl operierte Fälle	48,20	1	48,20
	IBLV nicht med. Bereich	Anzahl operierte Fälle	24,66	1	24,6
Anästhesie	Ärzt. Dienst	Ein-/Ausleitungszei-ten	0,74	150[**]	111,00
	Funktionsdienst/ MTD	Ein-/Ausleitungszei-ten	0,48	160[**]	76,80
	Sonst. med. Bedarf	Ein-/Ausleitungszei-ten	0,83	80	66,40
	IBLV med. Bereich	Anzahl operierter Fälle	30,95	1	30,95
	IBLV nicht med. Bereich	Anzahl operierter Fälle	21,12	1	21,12
Einzelkosten	SK für Implantate	Materialwirtschaft	1 369,00	1	1 369,00
	SK für Arzneimittel	Materialwirtschaft	104,67	1	104,67
	SK für sonst. med. Bedarf (Blut)	Materialwirtschaft	112,10	1	112,10
Gesamtbetrag					**3 257,13**

[*] alle Kostenarten mit Ausnahme der Sachkosten
[**] unter Berücksichtigung des Gleichzeitigkeitsfaktors

Wie die Kostenarten-, Kostenstellen- und Kostenträgerrechnung miteinander zu- **442**
sammenhängen, verdeutlicht Abbildung 54.

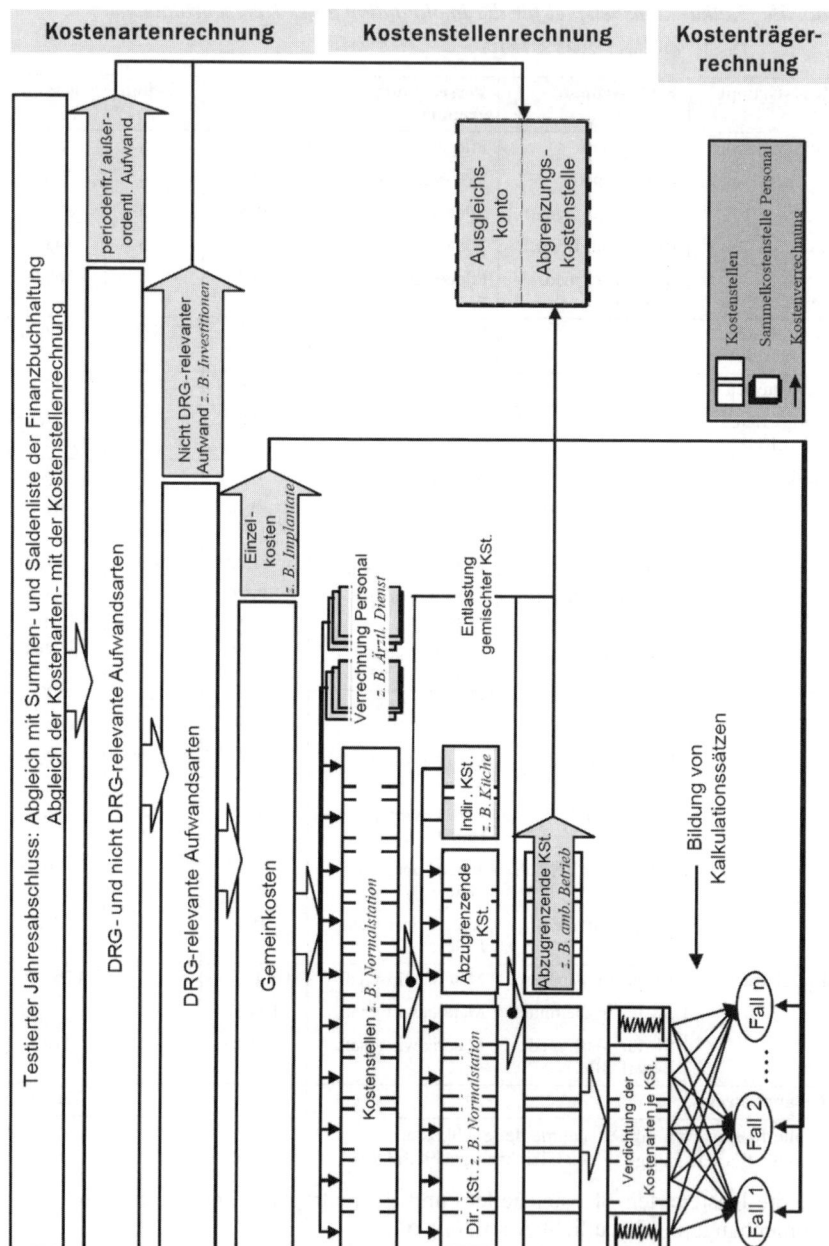

Abb. 54: Kostenerfassung und Kostenverteilung

Quelle: Deutsche Krankenhausgesellschaft/Spitzenverbände der Krankenkassen/Verband der privaten Krankenversicherung 2002, S. 4

Im Zusammenhang mit der Kalkulation der Leistungen im Krankenhaus ist auch **443** die Frage zu klären, ob alle oder nur Teile der Kosten auf den/die Kostenträger zu verteilen sind. Werden nur Teile der Kosten – (und zwar nur die, die direkt mit der Leistungserstellung im Zusammenhang stehen) – in der Kalkulation berücksichtigt, so spricht man von einer „Teilkostenrechnung". Im Gegensatz dazu berücksichtigt die „Vollkostenrechnung" alle angefallenen Kosten anteilig bei den einzelnen Kostenträgern. Im Krankenhaus wird generell die Vollkostenrechnung angewandt.

Sowohl bei der Vollkosten- als auch bei der **Teilkostenrechnung kann zwischen** **444** **der Istkosten-, Normalkosten- und Plankostenrechnung getrennt werden.** Die Tabelle 56 fasst die grundlegenden „Informationen zu den umfangbezogenen Systemen" zusammen.

Tab. 56: Umfangbezug der Kalkulationssysteme

Quelle: eigene Zusammenstellung

Ausgangsfrage	**Sollen alle Kosten (Vollkosten) oder nur Teile der Kosten (Teilkosten) auf den Kostenträger verteilt werden?**
Kriterien für die Wahl eines der Verfahren	– Rechnungszweck – techn.-organisatorische Betriebsgegebenheiten – rechtliche Rahmenbedingungen
Vollkostenrechnung	Alle Kosten (fixe und variable) werden erfasst und auf die Kostenträger verteilt. **Istkostenrechnung mit Vollkosten** Verrechnung der Istkosten auf die Kostenstellen und Kostenträger nach der Formel: Ist-Menge x Ist-Preis = Istkosten **Normalkostenrechnung mit Vollkosten** Auf der Grundlage von Durchschnittswerten (für die Preise und/oder die Menge) werden die Normalkosten ermittelt. Starre Normalkostenrechnung: Die Kosten für die geplante Beschäftigung werden ausgewiesen. Diese Kosten werden nicht in fixe und variable Kosten getrennt. *Flexible Normalkostenrechnung:* Sie berücksichtigt bei der Kostenkalkulation Beschäftigungsschwankungen. **Plankostenrechnung mit Vollkosten** Auf der Grundlage von zukunftsorientierten Planzahlen (Preise, Mengen) wird die Plankostenrechnung aufgestellt. *Starre Plankostenrechnung:* Von einer konstanten Planbeschäftigung wird ausgegangen. *Flexible Plankostenrechnung:* Veränderungen in der Beschäftigung werden berücksichtigt bei der Kostenkalkulation.
Teilkostenrechnung	Nur die variablen Kostenbestandteile werden den Kostenträgern zugerechnet. Das Verursachungsprinzip wird damit berücksichtigt. *Kostenrechnung auf Basis von Istkosten:* **Einstufige** Deckungsbeitragsrechnung Deckungsbeitrag = Erlös minus variable Kosten **Mehrstufige** Deckungsbeitragsrechnung Deckungsbeitrag = Erlös minus variable Kosten plus verschiedene Fixkosten **Deckungsbeitragsrechnung** mit relativen Einzelkosten Deckungsbeitrag = Erlös minus relative Einzelkosten *Kostenrechnung auf der Basis von Plankosten:* **Grenzplankostenrechnung** Die Gesamtkosten werden in beschäftigungsfixe und beschäftigungsvariable Plankosten aufgeteilt. Den Leistungen werden nur die variablen Plankosten zugerechnet.

6.4.2.8 Zur Prozesskostenrechnung

445 Dienstleistungsunternehmen sind u. a. dadurch gekennzeichnet, dass bei ihnen überwiegend Gemeinkosten anfallen und Einzelkosten eher die Ausnahme sind. Auch das Krankenhaus ist dadurch charakterisiert. Die Prozesskostenrechnung knüpft an diesem Problem an und verteilt die Gemeinkosten nicht nach einem Umlageschlüssel, sondern nimmt eine verursachungsgerechtere Verteilung der Kosten vor, indem ermittelt wird, in welchem Umfang einzelne Leistungen und Bereiche in Anspruch genommen werden. Dabei knüpft sie auch an die Daten der Kostenarten- und Kostenstellenrechnung an, wobei aber zunächst eine Tätigkeitsanalyse vorgenommen wird und so Teilprozesse bezogen auf die Kostenstelle ermittelt werden. Mengengerüste z. B. auf der Grundlage von Minutenwerten, Anzahl der Untersuchungen oder Pflegetagen werden aufgebaut. Diese werden auch als Bezugsgröße definiert. Die einzelne Bezugsgröße ist mit einem Kostensatz zu bewerten. Sie sollte so ausgewählt werden, dass die Menge möglichst schnell und genau erfasst wird und dabei der Grundsatz der Wirtschaftlichkeit beachtet wird, also der Erfassungsaufwand in einem angemessenen Verhältnis zum erzielten Ergebnis, der ursächlichen Kostenverursachung, steht. Mehrere Teilprozesse (die sich über mehrere Kostenstellen erstrecken) werden zu dem Hauptprozess (z. B. Personaleinstellungen, Stellenplanangelegenheiten, Material beschaffen) zusammengefasst. Ein Grundmodell der Prozesskostenrechnung ist der Abbildung 55 zu entnehmen.

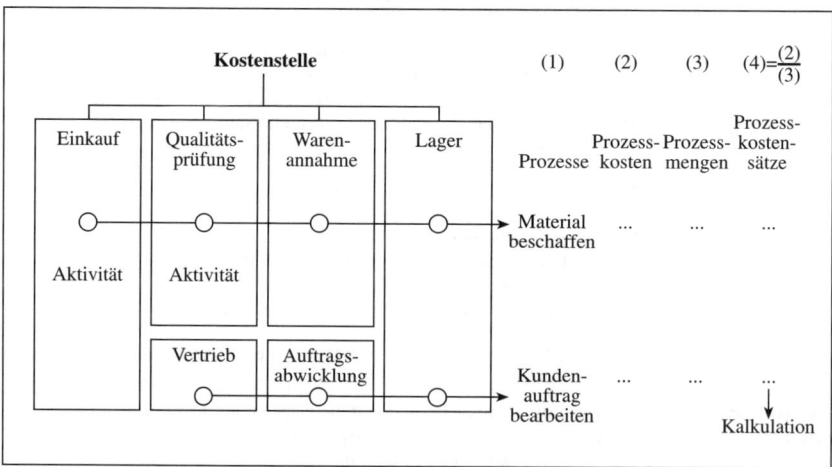

Abb. 55: Grundmodell der Prozesskostenrechnung
Quelle: Jacobi 1996, S. 502

6.4.3 Externes Rechnungswesen im Krankenhaus

Die bisherigen Ausführungen hatten das interne Rechnungswesen zum Gegen-   **446**
stand. Jetzt steht die Seite des Rechnungswesens im Vordergrund, die für die
Vertreter des Krankenhausträgers von entscheidender Bedeutung ist: das *externe
Rechnungswesen* bzw. der Jahresabschluss. Mit Hilfe des Jahresabschlusses kann
der Träger eines Krankenhauses feststellen, wie das Krankenhaus im betreffenden Geschäftsjahr gewirtschaftet hat. § 4 Krankenhaus-Buchführungsverordnung
trifft grundlegende Aussagen zum Jahresabschluss.

§ 4 Krankenhaus-Buchführungsverordnung
Jahresabschluss

*(1) Der Jahresabschluss des Krankenhauses besteht aus der Bilanz, der Gewinn-
und Verlustrechnung und dem Anhang einschließlich des Anlagennachweises. Die Bilanz ist nach der Anlage 1, die Gewinn- und Verlustrechnung nach der Anlage 2, der
Anlagennachweis nach der Anlage 3 zu gliedern; im übrigen richten sich Inhalt und
Umfang des Jahresabschlusses nach Absatz 3.*

*(2) Der Jahresabschluss soll innerhalb von vier Monaten nach Ablauf des Ge-
schäftsjahres aufgestellt werden.*

*(3) Für die Aufstellung und den Inhalt des Jahresabschlusses gelten die §§ 242
bis 256 sowie § 264 Abs. 2, § 265 Abs. 2, 5 und 8, § 268 Abs. 1 und 3, § 270 Abs. 2,
§ 271, § 275 Abs. 4, § 277 Abs. 2, Abs. 3 Satz 1 und Abs. 4 Satz 1, § 279 und § 284
Abs. 2 Nr. 1 und 3 des Handelsgesetzbuchs sowie Artikel 24 Abs. 5 Satz 2 und Artikel 28 des Einführungsgesetzes zum Handelsgesetzbuch, soweit diese Verordnung
nichts anderes bestimmt.*

Nach dieser Bestimmung besteht der *Jahresabschluss* aus   **447**

- *der Bilanz,*
- *der Gewinn- und Verlustrechnung* und
- *dem Anhang* einschließlich *des Anlagennachweises.*

Bei der Bilanz erfolgt eine *Gegenüberstellung von Vermögen* (Aktiv-Seite) und   **448**
Kapital (Passiv-Seite) zu einem bestimmten Zeitpunkt; meist ist dies der 31. Dezember eines Jahres. Die Gliederung der Bilanz ist der Anlage 1 zur Krankenhaus-Buchführungsverordnung zu entnehmen. Diese Gliederungsvorschrift ist
für alle Krankenhäuser zwingend: sie haben ihre Bilanz nach dieser Vorschrift zu
gestalten. Das nachfolgende Beispiel zeigt, wie eine Krankenhausbilanz aussehen
kann (vgl. Abbildung 56).

Bilanz Musterkrankenhaus Irgendwo zum 31. Dezember 1994
Aktivseite

			Stand	
			31.12.94 €	31.12.93 T€
A.	**Anlagenvermögen**			
	I.	Immaterielle Vermögensgegenstände		
		1. EDV-Nutzungsrecht	18 443,39	52
	II.	Sachanlagen		
		1. Grundstücke mit Betriebsbauten	43 558 820,35	37 890
		2. Grundstücke mit Wohnbauten	3 536 436,71	3 719
		3. Technische Anlagen	1 286 925,89	823
		4. Einrichtungen und Ausstattungen	24 029479,57	24 445
		5. Geleistete Anzahlungen und Anlagen im Bau	44 835 423,95	45 277
			117 247 086,47	112 154
B.	**Umlaufvermögen**			
	I.	Vorräte		
		1. Roh-, Hilfs- und Betriebsstoffe	2 387 016,37	2 501
	II.	Forderungen und sonstige Vermögensgegenstände		
		1. Forderungen aus Lieferungen und Leistungen	16 280 884,70	13 966
		(davon mit einer Restlaufzeit von mehr als einem Jahr 0,00 €)		(0)
		2. Forderungen an den Krankenhausträger	0,00	1 337
		(davon mit einer Restlaufzeit von mehr als einem Jahr 0,00 €)		(0)
		3. Forderungen nach dem Krankenhausfinanzierungsrecht	5 408 345,40	6 763
		(davon nach der BPflV davon mit ei- 5 196 727,00 €; ner Restlaufzeit von mehr als einem 0,00 €) Jahr		(3 072) (98)
		4. Sonstige Vermögensgegenstände	283 635,85	479
		(davon mit einer Restlaufzeit von mehr als einem Jahr 0,00 €)		(0)
			21 972 865,95	22 545
	III.	Kassenbestand	25 390,91	24
C.	**Ausgleichsposten für Eigenmittelförderung nach dem**	**KHG**	**13 787 230,82**	**13 511**
D.	**Rechnungsabgrenzungsposten**		**5 980 369,00**	**0**
			161 418 402,91	**150 787**

Abb. 42: Methoden zur Ermittlung des Personalbedarfs

Passivseite		Anlage 1 KHBV
	Stand	
	31.12.94 €	**31. 12.93 T€**
A. Eigenkapital		
1. Festgesetztes Kapital	18 134 977,10	18 135
2. Kapitalrücklagen	37 532 303,12	33 242
3. Gewinnrücklagen	1 348 338,64	433
4. Verlustvortrag aus dem Vorjahr	0,00	1 715
5. Jahresüberschuss	2 872 558,15	2 630
	59 888 177.01	52 725
B. Sonderposten aus Zuwendungen zur Finanzierung der immateriellen Vermögensgegenstände und der Sachanlagen		
1. Sonderposten aus Fördermitteln nach dem KHG	70 311 559,80	68 974
2. Sonderposten aus Zuweisungen und Zuschüssen der öffentlichen Hand	3 051 218,23	3 224
	73 362 778,03	72 198
C. Rückstellungen		
1. Sonstige Rückstellungen	4 075 001,00	2 008
D. Verbindlichkeiten		
1. Verbindlichkeiten gegenüber Kreditinstituten	5 077 404,99	311
(davon gefördert nach KHG davon mit einer Restlaufzeit bis zu einem Jahr 4 895,80 € 296 103,60 €)		(26) (22)
2. Verbindlichkeiten aus Lieferungen und Leistungen	3 331 370,54	5 764
(davon mit einer Restlaufzeit bis zu einem Jahr 3 331 370,54 €)		(5 764)
3. Verbindlichkeiten gegenüber dem Krankenhausträger	4 802 078,40	10 506
(davon mit einer Restlaufzeit bis zu einem Jahr 4 802 078,40 €)		(10 506)
4. Verbindlichkeiten nach dem Krankenhausfinanzierungsrecht	2 490 583,84	2 498
(davon nach der BPflV davon mit einer Restlaufzeit 58 765,00 €; von mehr als einem Jahr 58 765,00 €)		(0) (0)
5. Sonstige Verbindlichkeiten	6 342 166,89	3 672
(davon mit einer Restlaufzeit von mehr als einem Jahr 6 342 166,89 €)		(3 650)
E. Ausgleichsposten aus Darlehensförderung nach dem KHG	**1 048 842,21**	**1 105**
F. Rechnungsabgrenzungsposten	**1 000 000,00**	**0**
	161 418 402,91	**150 787**

Irgendwo, den 28.4.1995 N. N.
Verwaltungsdirektor

Abb. 56: Bilanz Musterkrankenhaus Irgendwo zum 31. Dezember 1994

Quelle: Bofinger 1999, S. 50 f. und eigene Ergänzungen

Die Bilanz lässt sich von der rechten Seite, der Passiv-Seite, zur linken Seite, der **449** Aktiv-Seite „lesen". Die rechte Seite trifft Aussagen zur Mittelherkunft, die linke Seite zur Mittelverwendung. Auf der rechten Seite wird getrennt zwischen dem Eigenkapital und dem Fremdkapital. Im angeführten Beispiel hat danach das Musterkrankenhaus ein Eigenkapital von 59 888 177,01 Euro, der Rest wäre Fremdkapital. Eine Sonderbehandlung in der Krankenhausbilanz erfahren die finanziellen Mittel, die das Krankenhaus vom Staat erhält, seien dies Fördermittel nach dem KHG oder Zuweisungen und Zuschüsse. Sie werden bilanztechnisch so behandelt, als seien sie Fremdkapital. Bei der Mittelverwendung wird getrennt zwischen dem Anlagevermögen und dem Umlaufvermögen.

Die Gewinn- und Verlustrechnung (vgl. Abbildung 57) ist eine *Zeitraumrech-* **450** *nung* (1. Januar bis 31. Dezember eines Geschäftsjahres). Die Gliederung der Gewinn- und Verlustrechnung ist der Anlage 2 der Krankenhaus-Buchführungsverordnung zu entnehmen. Auch diese Bestimmung haben die Krankenhäuser zwingend einzuhalten.

Gewinn- und Verlustrechnung Musterkrankenhaus Irgendwo für das Geschäftsjahr 1994 (1. 1. bis 31. 12.)		1994 €	1993 €
1.	**Erlöse** aus allgemeinen Krankenhausleistungen		
a.	Erlöse aus stationärer Behandlung	137 819 467,83	118 169
b.	Ausgleichsbeträge nach § 4 Abs. 1 bis 8 BPflV		
	für Vorjahre	– 3 238 621,00	– 2 509
	für das Geschäftsjahr	3 427 677,00	3 072
		138 008 523,83	118 732
2.	Erlöse aus Wahlleistungen	2 220 440,21	1 613
3.	Erlöse aus ambulanten Leistungen des Krankenhauses	399 431,21	386
4.	Nutzungsentgelte der Ärzte		
a.	im stationären Bereich	1 399 003,58	1 009
b.	im ambulanten Bereich	4 959 250,09	4 762
		6 358 253,67	5 771
5.	Andere aktivierte Eigenleistungen	29 231,76	16
6.	Zuweisungen und Zuschüsse der öffentlichen Hand		
a.	für Akademische Lehrtätigkeit	716 917,07	735
b.	für sonstige Zuweisungen	74 928,70	87
		791 845,77	822
7.	Sonstige betriebliche Erträge		
a.	Rückvergütungen, Vergütungen und Sachbezüge	1 416 491,03	1 394
b.	Sonstige ordentliche Erträge	1 873 611,11	1 651
c.	Andere sonstige betrieblichen Erträge	148 282,72	452
		3 438 384,86	3 497
		151 246 111,31	130 837
8.	Personalaufwand		
a.	Löhne und Gehälter	84 492 729,06	73 119
b.	soziale Abgaben und Aufwendungen für Altersversorgung und für Unterstützung	18 584 273,81	15 622
	(davon für Altersversorgung 4 016 299,81 €)		(3 329)
		103 077 002,87	88 741
9.	Materialaufwand		
a.	Roh-, Hilfs- und Betriebsstoffe	23 895 272,81	22 203
b.	Aufwendungen für bezogene Leistungen	5 972 022,10	5 491
		29 867 294,91	27 694
		132 944 297,78	116 435
Zwischenergebnis/Übertrag		18 301 813,53	14 402
Übertrag		18 301 813,53	14 402
10.	Erträge aus Zuwendungen zur Finanzierung von Investitionen (davon Fördermittel nach dem KHG	5 028 758,34 5 028 753,34 €)	7 800 (7 800)
11.	Erträge aus der Einstellung von Ausgleichsposten für Eigenmittelförderung	276 899,94	277

166

12.	Erträge aus der Auflösung von Sonderposten nach dem KHG und auf Grund sonstiger Zuwendungen zur Finanzierung der immateriellen Vermögensgegenstände und der Sachanlagen	12 052 939,72	5 457
13.	Erträge aus der Auflösung des Ausgleichspostens aus Darlehensförderung	56 574,86	48
14.	Aufwendungen aus der Zuführung zu Sonderposten/ Verbindlichkeiten nach dem KHG und auf Grund sonstiger Zuwendungen zur Finanzierung der immateriellen Vermögensgegenstände und der Sachanlagen	5 011 797,02	7 544
15.	Aufwendungen aus der Auflösung des Ausgleichspostens für Eigenmittelförderung	292,00	0
16.	Aufwendungen für nach dem KHG geförderte, nicht aktivierungsfähige Maßnahmen	6 449 558,53 5 953 525	250 5 788
17.	Abschreibungen auf Vermögensgegenstände des Anlagevermögens und Sachanlagen		
	a. geförderte Einrichtungen	5 954 091,14	5 048
	b. nicht geförderte Einrichtungen	962 210,26	875
	c. Wohnbauten	200 535,38	207
18.	Sonstige betriebliche Aufwendungen (davon nach § 4 Abs. 7 BPflV: 576 703,01 €)	14 123 345,54	11 421
		21 240 182,32	17 551
Zwischenergebnis		3 015 156,52	2 639
19.	Zinsen und ähnliche Aufwendungen (davon für Betriebsmittelkredite 0,00 €)	132 956,58	5 (0)
20.	Ergebnis der gewöhnlichen Geschäftsfähigkeit	2 882 199,94	2 634
21.	Steuern	–9 641,790	4
22.	Jahresüberschuss	2 872 558,15	2 630

Abb. 57: Gewinn- und Verlustrechnung Musterkrankenhaus Irgendwo für das Geschäftsjahr 1994 – 1.1. bis 31.12.

Quelle: Bofinger 1999, S. 54b und S. 55 und eigene Ergänzungen

In der *Gewinn- und Verlustrechnung* erfolgt die Gegenüberstellung der Aufwendungen und Erträge. Diese Gegenüberstellung zeigt zum Abschluss des Geschäftsjahres, ob das Krankenhaus einen Jahresüberschuss oder einen Jahresfehlbetrag erwirtschaftet hat. In unserem Beispiel erwirtschaftete das Krankenhaus einen Jahresüberschuss in Höhe von 2 872 558,15 Euro.   **451**

Diese Summe ist in der Bilanz des Musterkrankenhauses beim Eigenkapital wiederzufinden. Der Jahresüberschuss hat hier zu einer Erhöhung des Eigenkapitals beigetragen. Beide Rechnungen sind vergangenheitsorientiert und ergeben sich aus den Daten der Finanzbuchhaltung.   **452**

Zum dritten Bestandteil des Jahresabschlusses wird der Anhang einschließlich des Anlagennachweises gezählt. Der Aufbau und Inhalt dieser Anlagennachweise ist Abbildung 58 zu entnehmen.   **453**

Musterkrankenhaus Irgendwo Anlagennachweis für das Geschäftsjahr 1994				
Bilanzposten: **A. II. Sachan-** **lagen**	**Entwicklung der Anschaffungswerte**			
	Anfangsstand **(1.1.1994)** €	**Zugang** €	**Umgebungen** €	**Abgang** €	**Endstand** **(31.12.1994)** €
1. Grundstücke mit Betriebsbauten	57 464 146,75	7 019 316,67	200 277,50	3 383,05	64 680 357,87
2. Grundstücke mit Wohnbauten	7 991 345,32	0,00	0,00	0,00	7 991 345,32
3. Technische Anlagen	6 557 118,28	695 623,00	0,00	0,00	7 252 741,28
4. Einrichtungen und Ausstattungen	64 218 141,35	4 738 172,68	0,00	238 757,43	68 717 556,60
5. Geleistete Anzahlungen und Anlagen im Bau	45 277 033,31	6 551 754,66	– 200 277,50	6 793 086,52	44 835 423,95
	181 507 **785,01**	**19 004 867,01**	**0,00**	**7 035 228,00**	**193 477 425,02**

Entwicklung der Abschreibungen					**Restbuchwerte** **(31.12.1994)**
Anfangsstand **(1.1.1994)** €	**Zuführungen** €	**Umbuchun-** **gen** €	**Entnahmen** **für Abgänge** €	**Endstand** **(31.12.1994)** €	**€**
19 574 177,61	1 547 427,57	0,00	67,66	21 121 537,52	43 558 820,35
4 272 837,55	182 071,06	0,00	0,00	4 454 908,61	3 536 436,71
5 734 410,75	231 404,64	0,00	0,00	5 965 815,39	1 286 925,89
39 772 677,68	5 122 802,09	0,00	207 402,74	44 688 077,03	24 029 479,57
0,00	0,00	0,00	0,00	0,00	44 835 423,95
69 354 103,59	**7 083 705,36**	**0,00**	**207 470,40**	**76 230 338,55**	**117 247 086,47**

Abb. 58: Musterkrankenhaus Irgendwo – Anlagennachweis für das Geschäftsjahr 1994

Quelle: Bofinger 1999, S. 58 f. und eigene Ergänzungen

454 Die beiden Anlagennachweise treffen Aussagen über die Entwicklung der Sachanlagen -Entwicklung der Anschaffungswerte- im Geschäftsjahr 1994 sowie über die Abschreibungen. Die geforderten Anlagennachweise nach der Krankenhaus-Buchführungsverordnung sind gegenüber den Bestimmungen im HGB wesentlich geringer. Es wird der Nachweis der angewandten Bilanzierungs- und Bewertungsmethoden verlangt.

6.4.4 Zusammenfassung

Der vorangegangene Abschnitt behandelte die für das Krankenhaus-Management zentralen Aspekte des Rechnungswesens und der Finanzierung. Es hat im Vergleich zur privaten Wirtschaft lange gedauert, bis im Krankenhaussektor das kaufmännische Rechnungswesen zwingend eingeführt wurde.   455

Die Kostenrechnung als Betriebssteuerungsinstrument hat in den letzten Jahren eine enorme Bedeutung erlangt. Heute sind die Krankenhäuser durch die Umgestaltung und die Weiterentwicklung des Finanzierungssystems gezwungen, eine Kostenträgerrechnung aufzubauen. Daneben sind die Krankenhäuser wiederum gezwungen durch die veränderte Finanzierung ihre Leistungen, ihre Arbeitsabläufe zu analysieren und möglicherweise anders zu gestalten, um entsprechend ihre Leistungen nach der Erlössituation zu gestalten. Das Instrument der Prozesskostenrechnung im Rahmen des Prozessmanagements steht für diese Veränderung.   456

Betrachtet man all diese Veränderungen aus der betriebswirtschaftlichen Perspektive, so kann man zu dem Schluss kommen, dass die Krankenhäuser erst jetzt eine Kostenrechnung aufbauen, die ihren Namen verdient. Eine vollständige Erfassung der erbrachten Leistungen ermöglicht erst eine genaue Kostenrechnung.   457

Initiiert wurde diese Weiterentwicklung des Rechnungswesens der Krankenhäuser durch die veränderte Finanzierung der Betriebskosten: *Vom Selbstkostendeckungsprinzip zu ergebnisorientierten Entgelten*. Derzeit geht es darum, eher *Entgelte mit Marktelementen* zu etablieren. Dies stellt dann die erwähnten höheren Anforderungen an das Rechnungswesen.   458

6.5   Krankenhausfinanzierung

Im Rahmen des Kapitels über die Krankenhausfinanzierung wird nach den Grundlagen auf die Finanzierungsströme im Gesundheitswesen eingegangen. Die grundlegenden Möglichkeiten zur Mittelaufbringung und zur Mittelweitergabe werden anschließend erörtert. Danach werden die Kriterien zur Bewertung und Auswahl eines Krankenhaus-Vergütungssystems genannt. Den Abschluss bilden einige grundlegende Ausführungen zum derzeitigen Krankenhaus-Vergütungssystem.   459

6.5.1 Grundlagen der Krankenhausfinanzierung

In der Betriebswirtschaftslehre wird zwischen den Begriffen „Finanzierung" und „Investition" getrennt. Während es bei der Finanzierung um die Frage der Beschaffung von finanziellen Mitteln geht, steht im Mittelpunkt der Investitionen die Frage der Verwendung von finanziellen Mitteln für die Beschaffung bzw. den Kauf von z. B. Maschinen, Grundstücken, Wertpapieren. Die Beschaffung von finanziellen Mitteln kann dabei allgemein im Wege der „äußeren Finanzierung" und/oder der „inneren Finanzierung" erfolgen. Diese Trennung wird nach der Herkunft des Kapitals, der finanziellen Mittel, vorgenommen. Im Rahmen der Außenfinanzierung fließen die Mittel dem Betrieb von außen zu; bei der Innenfi-   460 nanzierung kommen die Mittel aus dem Umsatzprozess (als ein positives Ergebnis) des Betriebes.

461 Im Rahmen des externen Rechnungswesens wurde gezeigt, wie die Bilanz nach dem Kriterium *Mittelherkunft/Mittelverwendung* aufgebaut ist. Die Mittel-/Kapitalbeschaffung ist auf der Passivseite der Bilanz, die Mittelverwendung in Form von z. B. Grundstücken, Wertpapieren ist auf der Aktivseite der Bilanz zu finden.

462 Im Vergleich zu dieser Sichtweise geht die Krankenhaus-„Finanzierung" einen besonderen Weg, der Ergebnis der bereits erwähnten Besonderheiten ist. „Im Gegensatz zu anderen, marktwirtschaftlich organisierten Wirtschaftssektoren ist im Krankenhauswesen der Bundesrepublik Deutschland der unmittelbare Zusammenhang von *Leistungsveranlassung, Leistungsverbrauch* und *Leistungsfinanzierung* nicht gegeben" *(Robert Bosch Stiftung* 1987, S. 48). Da dieser „unmittelbare Zusammenhang" nicht besteht, ist der Leistungsveranlasser für den Aufenthalt im Krankenhaus der Arzt bzw. der Arzt in seiner Rolle als Sachwalter für die Interessen des Patienten. Leistungsverbraucher ist das Krankenhaus im Prozess der Leistungserstellung für den Patienten. Leistungsfinanzierer ist in letzter Konsequenz der Patient, der z. B. Steuern an den Staat bzw. Sozialversicherungsbeiträge an die Träger der Sozialversicherung/Krankenversicherung zu zahlen hat. Dies von ihm gezahlte Geld wird aber von den genannten Institutionen für den Patienten bzw. Bürger „treuhänderisch" verwaltet. Der Staat bzw. die Krankenkassen leiten dieses Geld an die Krankenhäuser weiter. Wie dies geschehen kann, dazu gibt es unterschiedliche Gestaltungsmöglichkeiten.

6.5.2 Finanzierungsströme im Gesundheitswesen

463 In (vgl. zum Folgenden *Statistisches Bundesamt* 2009) der Bundesrepublik Deutschland beliefen sich 2007 die Gesundheitsausgaben auf ca. 253 Mrd. Euro (vgl. Abbildung 59). Dies entspricht einem Anteil am Bruttoinlandsprodukt (also dem Wert aller erzeugten Güter und Dienstleistungen) von ca. 10,4 %. 4,1 Mill. Personen waren im Gesundheitswesen tätig. Auf den Krankenhausbereich einschließlich der Hochschulkliniken entfielen von den Gesamtausgaben 64,6 Mrd. Euro oder 25,5 %. Von den *sieben Ausgabenträgern*„Öffentliche Haushalte", „Gesetzliche Krankenversicherung", „Rentenversicherung", „Gesetzliche Unfallversicherung", „Private Krankenversicherung", „Arbeitgeber" und „Private Haushalte" ist die Gesetzliche Krankenversicherung (Krankenkasse) mit 145,4 Mrd. Euro der weitaus größte Ausgabenträger (61 %) im Gesundheitsbereich.

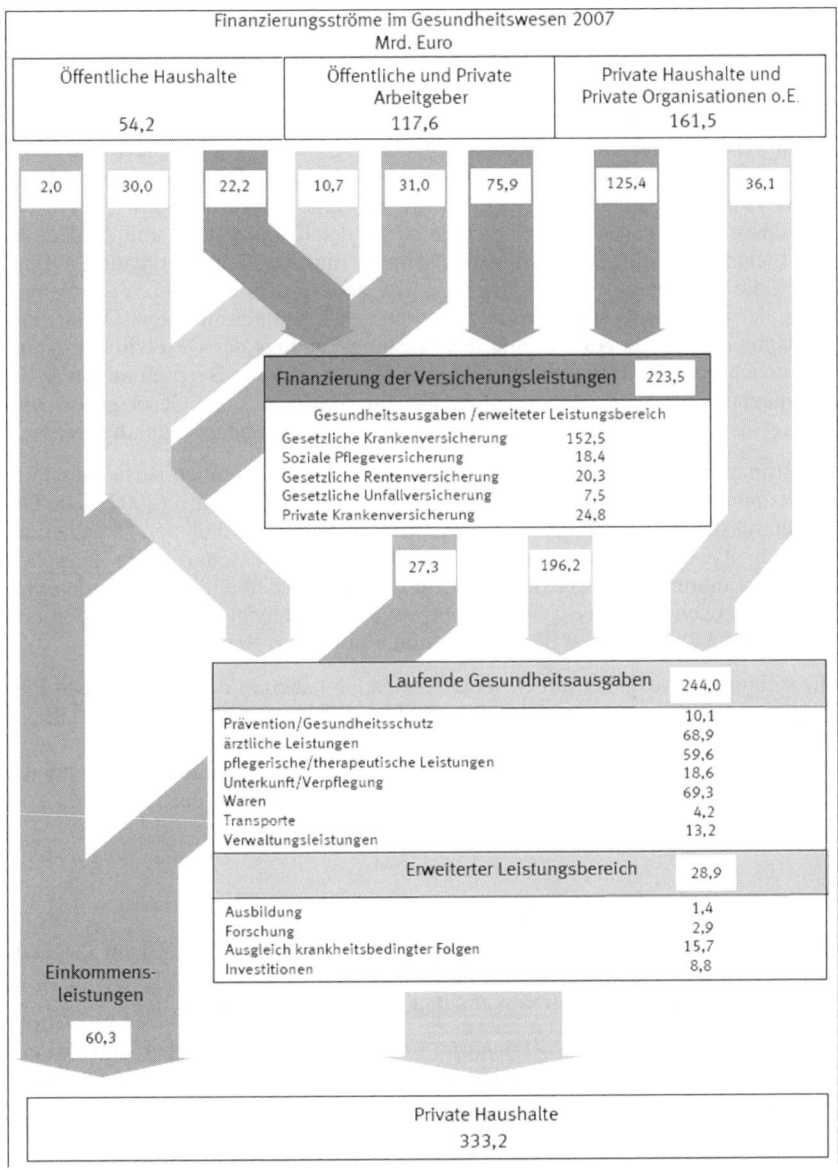

Abb. 59: Finanzierungsströme im Gesundheitswesen
Quelle: Statistisches Bundesamt 2009, S. 33

Diese Finanzierungsströme betreffen – außer den Verwaltungsausgaben – zum **464** einen Einkommens-(Geld-)Leistungen (im Jahr 2007: 60,3 Mrd. Euro und zum anderen Sachleistungen (im Jahr 2007: 253 Mrd. Euro). Seit 1995 sind die Gesundheitsausgaben stetig gestiegen. Mit zahlreichen Gesetzesänderungen hat der Gesetzgeber versucht, diesen Anstieg zu bremsen.

465 Die Ursachen für den Ausgabenanstieg im Gesundheitswesen werden allgemein in nachfrage- und angebotsseitigen Einflüssen sowie in der Tätigkeit und den Folgen des Gesetzgebers bzw. der Rechtsprechung gesehen (vgl. *Adam/Henke* 1994, S. 131). Zu den nachfrageseitigen Einflüssen werden z. B. die demographische Entwicklung, das steigende Anspruchsniveau der Bevölkerung, das unterentwickelte Kostenbewusstsein der Patienten sowie der Krankenstand und die Krankheitsspektren gezählt. Zu den angebotsseitigen Einflüssen die steigende Zahl der Ärzte, die zunehmende Spezialisierung, der höhere medizinische Wissensstand sowie der mangelnde Wettbewerb zwischen den Leistungsanbietern. Die Sozialrechtsprechung, die Ausweitung des Leistungskatalogs der Gesetzlichen Krankenversicherung und arbeits- und versicherungsrechtliche Bestimmungen (z. B. geschützter Personenkreis) sind Beispiele für Aktivitäten des Gesetzgebers und der Rechtsprechung, die mit zum Anstieg der Ausgaben beigetragen haben.

466 Hauptfinanzierungsträger für die in Krankenhäusern anfallenden Kosten sind die Gesetzlichen Krankenkassen mit insgesamt ca. 145,3 Mrd. Euro (2007). Die Ursachen für den Ausgabenanstieg in diesem Bereich sind ähnlich den Ursachen im Gesundheitswesen. Hinzu kommen bei den gesamtwirtschaftlichen Ursachen z. B. die Einkommensverbesserungen im Gesundheitsbereich sowie bei den systemspezifischen Ursachen z. B. Zahl, Alter und Geschlecht der Versicherten und die fachliche Qualifikation der Beschäftigten in diesem Bereich.

467 Die steigenden Ausgaben im Gesundheitsbereich haben in den vergangenen Jahren auch zu Diskussionen geführt, wieviel Gesundheitsgüter durch die Soziale Sicherung gewährleistet werden können und sollen. Aus ökonomischer Sicht wird dabei davon ausgegangen, dass die Beiträge der Versicherten nicht mehr steigen sollten. Eine Strategie, um dieses Ziel zu erreichen, wird in der Eigenvorsorge, direkt finanziert durch die Privaten Haushalte, gesehen.

6.5.3 Mittelaufbringung im Krankenhaus

468 Grundsätzlich sind für die Mittelaufbringung (vgl. Abbildung 59) im Gesundheitswesen bzw. der Finanzierung der Leistungen im Gesundheitsbereich, hier: im Krankenhausbereich, vier verschiedene Formen (Träger) möglich:

- *zweckgebundene Sozialversicherungsbeiträge*, die Arbeitgeber und Arbeitnehmer hälftig zu entrichten haben, die in die Gesetzliche Krankenversicherung (Fonds) eingezahlt werden.
- Die *Private Krankenversicherung* finanziert sich über Prämien, deren Höhe risikoabhängig ist.
- Als allgemeines Finanzierungsmittel des Staates gelten *Steuern*.
- Die *individuelle Versicherung* finanziert sich über Marktpreise für die empfangenen Leistungen.
- Daneben gibt es noch die *Spendenfinanzierung* von Stiftungen oder Privatpersonen.

469 Die Hauptlast der Ausgaben für die stationäre Behandlung tragen die Gesetzliche Krankenversicherung und die öffentlichen Haushalte, speziell die Länderhaushalte. Die Betriebskosten der Krankenhäuser, d. h. die laufenden Kosten für dieses Unternehmen, werden im wesentlichen aus Beiträgen (Sozialabgaben) und Prämien finanziert; die Investitionskosten (nach § 2 Nr. 2 KHG) aus allgemeinen Steuermitteln des jeweiligen Bundeslandes. Auf Grund dieser zwei Finanzierungsquellen wird auch von der dualistischen Finanzierung des Krankenhauses gesprochen. Diese „Mischfinanzierung" ist schon seit längerer Zeit umstritten. Während eine Seite für die Beibehaltung dieser Form plädiert und in der Aufgabenteilung Vorteile sieht, setzt die andere Seite auf die Finanzierung „aus einer Hand", auf eine monistische Finanzierung. Als Argument wird vor allem angeführt, dass mit den Investitionen Folgekosten für den Betrieb, also Betriebskosten entstehen, denn diese Investitionen präferieren bestimmte Betriebsabläufe und die dadurch entstehenden Kosten.

Aus der Sicht der Betriebswirtschaftslehre ist anzuführen, dass die Trennung in Investitions- und Betriebskosten und deren Finanzierung künstlich ist und die Anwendung von betriebswirtschaftlichen Überlegungen (z. B. Kalkulation von Kosten) zumindest erschwert. **470**

Es ist bereits darauf hingewiesen worden, dass bestimmte Gebrauchsgüter und alle Anlagegüter eines Krankenhauses über Fördermittel finanziert werden müssen. Dort wurde auch erläutert, was Investitionskosten im Sinne des Krankenhausfinanzierungsgesetzes sind. Im Folgenden geht es im Rahmen der dualen Finanzierung um die Finanzierung dieser Investitionskosten. **471**

Nach § 8 KHG haben die Krankenhäuser einen Rechtsanspruch auf eine Investitionsförderung, wenn sie in dem entsprechenden Bundesland als Plankrankenhaus geführt werden. Im Hinblick auf die einzelnen Fördertatbestände ist generell zu trennen zwischen **472**

- der Einzelförderung und
- der Pauschalförderung.

§ 8 KHG
Voraussetzung der Förderung

(1) [1]Die Krankenhäuser haben nach Maßgabe dieses Gesetzes Anspruch auf Förderung, soweit und solange sie in den Krankenhausplan eines Landes und bei Investitionen nach § 9 Abs. 1 Nr. 1 in das Investitionsprogramm aufgenommen sind. [2]Die zuständige Landesbehörde und der Krankenhausträger können für ein Investitionsvorhaben nach § 9 Abs. 1 eine nur teilweise Förderung mit Restfinanzierung durch den Krankenhausträger vereinbaren; Einvernehmen mit den Landesverbänden der Krankenkassen, den Verbänden der Ersatzkassen und den Vertragsparteien nach § 18 Abs. 2 ist anzustreben. [3]Die Aufnahme oder Nichtaufnahme in den Krankenhausplan wird durch Bescheid festgestellt. [4]Gegen den Bescheid ist der Verwaltungsrechtsweg gegeben.

(2) [1]Ein Anspruch auf Feststellung der Aufnahme in den Krankenhausplan und in das Investitionsprogramm besteht nicht. [2]Bei notwendiger Auswahl zwischen mehreren Krankenhäusern entscheidet die zuständige Landesbehörde unter Berücksichtigung der öffentlichen Interessen und der Vielfalt der Krankenhausträger nach pflichtgemäßem Ermessen, welches Krankenhaus den Zielen der Krankenhausplanung des Landes am Besten gerecht wird.

(3) Für die in § 2 Nr. 1a genannten Ausbildungsstätten gelten die Vorschriften dieses Abschnitts entsprechend.

Tab. 57: Pauschal- und Einzelförderung der Bundesländer 2004-2007
Quelle: Deutsche Krankenhausgesellschaft 2006, S. 4; 2008, S. 67 f. und eigene Zusammenstellung

| | Einzelförderung (§ 9 Abs. 1 u. 2 KHG) | | | | | | Pauschalförderung (§ 9 Abs. 3 KHG) | | | | | |
| | in Mio. EUR | | | | reale Veränderung ggü. | | in Mio. EUR | | | | reale Veränderung ggü. | |
	2004	2005	2006	2007	Vorjahr	1997	2004	2005	2006	2007	Vorjahr	1996
Baden-Württemberg	168,30	132,20	147,70	151,50	0,30 %	-26,79 %	154,00	149,00	149,00	153,60	0,81 %	-15,24 %
Bayern	270,55	274,05	277,55	285,50	0,59 %	-39,21 %	182,00	178,50	175,00	167,10	-6,63 %	-22,16 %
Berlin	113,50	83,70	68,42	52,90	-24,39 %	-69,98 %	31,18	31,18	31,18	31,20	-2,15 %	-44,24 %
Brandenburg	103,43	90,00	90,00	84,30	-8,41 %	-45,07 %	23,61	23,61	23,61	23,60	-2,26 %	-29,12 %
Bremen	16,98	17,12	17,19	12,90	-26,62 %	-37,36 %	17,12	17,12	17,12	17,10	-2,33 %	-13,02 %
Hamburg	40,07	56,38	79,51	69,60	-14,40 %	-1,25 %	30,66	30,45	30,50	30,50	-2,21 %	-9,02 %
Hessen	132,60	151,35	168,19	145,80	-15,23 %	2,92 %	97,50	96,00	90,00	90,00	-2,21 %	-12,87 %
Meckl.-Vorpommern	111,30	59,20	57,78	52,70	-10,81 %	-62,80 %	16,50	22,80	22,80	22,80	-2,21 %	-16,95 %
Niedersachsen	49,27	52,81	69,87	69,80	-2,31 %	-49,53 %	38,12	44,46	51,52	51,30	-2,25 %	-57,19 %
Nordrhein-Westfalen	174,64	174,64	172,00	212,00	20,53 %	-29,16 %	311,18	311,18	300,00	300,00	-2,21 %	-5,44 %
Rheinland-Pfalz	67,67	69,10	67,60	67,60	-2,21 %	-37,25 %	51,13	51,20	51,20	51,20	-2,21 %	-12,21 %
Saarland	20,86	6,17	8,85	14,30	58,01 %	-50,87 %	17,32	17,32	17,32	18,20	2,75 %	14,66 %
Sachsen	115,65	127,90	128,80	113,30	-13,98 %	-60,62 %	38,60	38,60	38,60	38,60	-2,21 %	-24,32 %
Sachsen-Anhalt	148,84	155,73	130,60	94,00	-29,62 %	-56,44 %	23,67	23,67	23,67	23,70	-2,09 %	-30,17 %
Schleswig-Holstein	48,40	45,18	49,70	53,80	5,85 %	23,32 %	38,00	38,31	38,88	38,90	-2,16 %	-8,34 %
Thüringen	113,78	117,10	109,90	100,50	-10,58 %	-50,17 %	20,30	10,00	18,00	25,00	35,81 %	-42,77 %
Alte Bundesländer	1.102,84	1.062,70	1.126,58	1.135,70	-1,52 %	-33,33 %	968,21	964,72	951,72	949,30	-2,46 %	-18,34 %
Neue Bundesländer	593,00	549,93	517,08	444,80	-15,88 %	-55,33 %	122,68	118,68	126,68	133,70	3,21 %	-29,40 %
Deutschland	**1.702,78**	**1.612,63**	**1.643,66**	**1.580,50**	**-5,97 %**	**-41,55 %**	**1.090,89**	**1.083,40**	**1.078,40**	**1.083,00**	**-1,80 %**	**-19,89 %**

Die Förderung durch das Bundesland erfolgt auf Grund landesrechtlicher Bestim-   **473**
mungen auf der Ermächtigungsgrundlage des § 11 KHG für das einzelne Krankenhaus jährlich über pauschale Fördermittel sowie – auf Antrag und entsprechender Aufnahme – in das Investitionsprogramm des Bundeslandes über Einzelförderung.

Zur Pauschalförderung: Nach § 9 Abs. 3 KHG fördern die Länder die Wieder-   **474**
beschaffung kurzfristiger Anlagegüter (z. B. Betten) sowie kleine bauliche Maßnahmen. Das Krankenhaus kann mit diesen jährlich gewährten Fördermitteln frei
wirtschaften, d. h., im Rahmen der rechtlichen Bestimmungen selbst entscheiden,
für welche Anschaffungen die Pauschalmittel verwandt werden. Die Höhe der
Pauschalförderung bestimmt das jeweilige Bundesland nach dem Versorgungsauftrag des einzelnen Krankenhauses. Für das Bundesland Baden-Württemberg
bemisst sich die Jahrespauschale nach § 3 Krankenhaus-Pauschalförderungsver-
ordnung nach einer Grundpauschale, einer Fallmengenpauschale und gegebenenfalls aus Großgeräte- und Sonderpauschalen.

Zur Einzelförderung: Eine Einzelförderung setzt einen entsprechenden Antrag an   **475**
das zuständige Ministerium des Bundeslandes voraus. Die Fördertatbestände sind
in § 9 Abs. 1 und Abs. 2 KHG aufgeführt. Nach der Antragstellung entscheidet
das Ministerium über die Aufnahme des betreffenden Krankenhauses in das Investitionsprogramm des Landes. Erst nach der Aufnahme hat das Krankenhaus einen Rechtsanspruch auf eine Gewährung von Fördermitteln (§ 8 Abs. 1 KHG).
Die Tabelle 57 vermittelt einen Überblick, welche Fördermittel die Bundesländer
2004 bis 2007 den Krankenhäusern gewährt haben.

6.5.4 Mittelweitergabe im Krankenhaus

Unter dem Begriff „Mittelweitergabe" versteht man die Modalitäten der Vergü-   **476**
tung der Leistungserbringer. Im Mittelpunkt stehen Fragen wie etwa die folgenden: *Welches ist die jeweilige Abrechnungseinheit? Wie wird die Vergütungshöhe
pro Abrechnungseinheit gefunden?* Für den Leistungserbringer „Krankenhäuser"
handelt es sich dabei um die bereits angesprochene Vergütung der Betriebskosten.

Die Personalkosten und der überwiegende Teil der Sachkosten – die laufenden   **477**
Kosten eines Krankenhauses werden als – „die Betriebskosten" zusammengefasst.

6.5.4.1 Zur Bestimmung der Abrechnungseinheiten

Der eigentliche Output des Krankenhauses besteht in der Veränderung des Zu-   **478**
standes des Patienten. Wie bereits angesprochen, lässt sich dieser Output nur sehr
schwer quantifizieren. Deshalb muss zur näheren Bestimmung dieser Leistungen
auf Hilfsgrößen zurückgegriffen werden. Je nachdem, für welche Form der Bestimmung der Abrechnungseinheit man sich entscheidet, verbinden sich damit
unterschiedliche Methoden zur Messung der Leistungsmenge. Damit lässt sich
mehr oder weniger genau – in entsprechenden Einheiten – angeben, welche Leistungen für den einzelnen Patienten erbracht worden sind. Die Tabelle 58 stellt

einige der Abrechnungseinheiten vor. Als Abrechnungseinheit kann die „Einzelleistung", der „Patiententag" oder der „Krankheitsfall" gewählt werden. Diese Abrechnungseinheiten können in Form eines periodenbezogenen Budgets oder in Form eines populationsbezogenen Budgets gegeben werden.

Tab. 58: Zur Festlegung der Vergütungshöhe pro Abrechnungseinheit

Quelle: eigene Zusammenstellung in Anlehnung an Robert Bosch Stiftung 1987, S. 65

Abrechnungs-einheiten	Umschreibung	Umsetzung bei folgenden Vergütungsformen
Einzelleistung	Erfassung der einzelnen Leistungen bei der Versorgung des Patienten.	Ambulantes Operieren
Patiententag (Pflegetag)	Mit einer Pauschale pro Tag werden alle erbrachten Leistungen für den Patienten abgegolten.	Nachstationäre Behandlung
Krankheitsfall: 1. Patientengleiche Pauschale	Behandlungsfälle werden als Abrechnungseinheit angesehen. Als im Durchschnitt homogen werden die für die Patienten erbrachten Leistungskomplexe angesehen.	Vorstationäre Behandlung
2. Differenzierte Behandlungsfälle a) Indirekte Methoden b) Direkte Methoden	Der unterschiedliche Aufwand pro Patient wird mit Hilfe von Faktoren gemessen, die im unmittelbaren Zusammenhang zu den einzelnen Krankenhäusern stehen. Den vorher definierten homogenen Fallgruppen werden die Patienten direkt zugeordnet.	DRG
Periodenbezogene Gesamtleistung 1. Starres Budget 2. Flexibles Budget	Das Krankenhaus erhält für eine bestimmte Periode meist ein Jahr das Krankenhausbudget. Das Krankenhausbudget wird für die Periode als fixes Budget gegeben. Die unterschiedliche Auslastung der Kapazitäten des Krankenhauses in einer Periode wird bei der Budgethöhe berücksichtigt.	Abteilungspflegesatz Basispflegesatz
Populationsbezogenes Budget	Die Struktur und die Bevölkerungsgröße wird bei der Budgethöhe beachtet.	

479 Auf diesen verschiedenen Abrechnungseinheiten basieren die heutigen (leistungsorientierten) Entgeltsysteme für das Krankenhaus. Beim ambulanten Operieren (§ 115b SGB V) – der Patient wird am gleichen Tag aufgenommen, operiert und wieder entlassen – wird die erbrachte Einzelleistung pro Patient nach einem bestimmten Verzeichnis vergütet.

480 Beim Abteilungs- sowie beim Basispflegesatz handelt es sich um tagesgleiche Pflegesätze. Der Abteilungspflegesatz beinhaltet vor allem die Aufwendungen für die ärztlichen und pflegerischen Leistungen; der Basispflegesatz hat die sogenannten Hotelleistungen des Krankenhauses zum Inhalt, also die Kosten für die Unterkunft und Verpflegung.

Bei der vorstationären Behandlung wird eine fachabteilungsbezogene Vergütungspauschale pro Fall berechnet, bei der nachstationären Behandlung eine fachabteilungsbezogene Vergütungspauschale pro Behandlungstag. Die vorstationäre Behandlung (§ 115a SGB V) dient dazu, abzuklären, ob eine vollstationäre Behandlung notwendig ist bzw. soll die stationäre Behandlung vorbereiten. Die nachstationäre Behandlung (§ 115a SGB V) soll das Ergebnis der abgeschlossenen vollstationären Behandlung sichern oder festigen.

481

6.5.4.2 Zur Festlegung der Vergütungshöhe pro Abrechnungseinheit

Bei der Festlegung der Vergütungshöhen geht es darum, zu klären, wie die jeweiligen Leistungen – gemessen in Abrechnungseinheiten – monetär bewertet werden (können).

482

Die Höhe der Vergütungsformen im Krankenhaus werden durch Verhandlungen, durch „Verhandlungspreise", festgelegt. Die Verhandlungspartner für diese Festlegungen sind auf der Krankenhaus-Individuellen Ebene: zwischen dem jeweiligen Krankenhaus und den Krankenkassen; auf der Länderebene: zwischen den Vertretern der jeweiligen Krankenhausgesellschaft und den Landesverbänden der Krankenkassen sowie auf der Bundesebene: zwischen den jeweiligen Vertretern den genannten Vertretungen der sozialen Selbstverwaltung.

483

Die Tabelle 59 macht deutlich, dass das Verhandlungsprinzip bei der Festlegung der finanziellen Entgelte für das Krankenhaus eine entscheidende Rolle spielt. Diese *Verhandlungen* führen auf der *Nachfrageseite* die sogenannten Sachwalter der Patienten und auf der *Angebotsseite* die Vertreter des jeweiligen Krankenhausträgers (bei Individualverhandlung) oder Vertreter von Zusammenschlüssen von Krankenhäusern (bei Kollektivverhandlungen). Nach einer Zusammenstellung von *Neubauer/Demmler* (1989, S. 101), kann zwischen der *Komponente*„Vertragsebene" und der *Komponente*„Vertragsstatus" unterschieden werden.

484

Je nach Vertragsstatus, also je nachdem, ob Kontrahierungszwang oder ob Vertragsfreiheit vorliegt, gehen die Vertragsparteien in den Fällen von Konflikten bei der Vertragsgestaltung unterschiedlich miteinander um. Im Fall der *Vertragsfreiheit* kommt es im Falle einer nicht möglichen Einigung zu keinem Vertragsabschluss. Im Fall des *Kontrahierungszwangs*übernimmt die Schiedsstelle als neutraler Dritter die Lösung des Konflikts (vgl. Tabelle 60).

485

Tab. 59: Behandlungsformen und Entscheidungen über die finanzielle Vergütung

Quelle: Eigene Zusammenstellung.

Behandlungsformen im Krankenhaus Entscheidungsform, -ebene, -verfahren der finanziellen Entgelte für die Behandlungsformen	Vorstationäre Behandlung	Nachstationäre Behandlung	Ambulantes Operieren	Teilstationäre Behandlung	Vollstationäre Behandlung
Entscheidungsform	Verhandlung	Verhandlung	Verhandlung	Verhandlung	Verhandlung
Entscheidungsebene, Geltungsbereich	Land	Land	Bund	Krankenhaus	Krankenhaus
Entscheidungsverfahren (Beteiligte) auf der über-örtlichen und örtlichen Ebene	Landeskrankenhausgesellschaft und Landesverbände der Krankenkassen	Landeskrankenhausgesellschaft Landesverbände der Krankenkassen	Deutsche Krankenhausgesellschaft und Bundesverbände der Krankenkassen	Örtliche Vertreter der Sozialleistungsträger und Vertreter des Krankenhausträgers	Örtliche Vertreter der Sozialleistungsträger und Vertreter des Krankenhausträgers

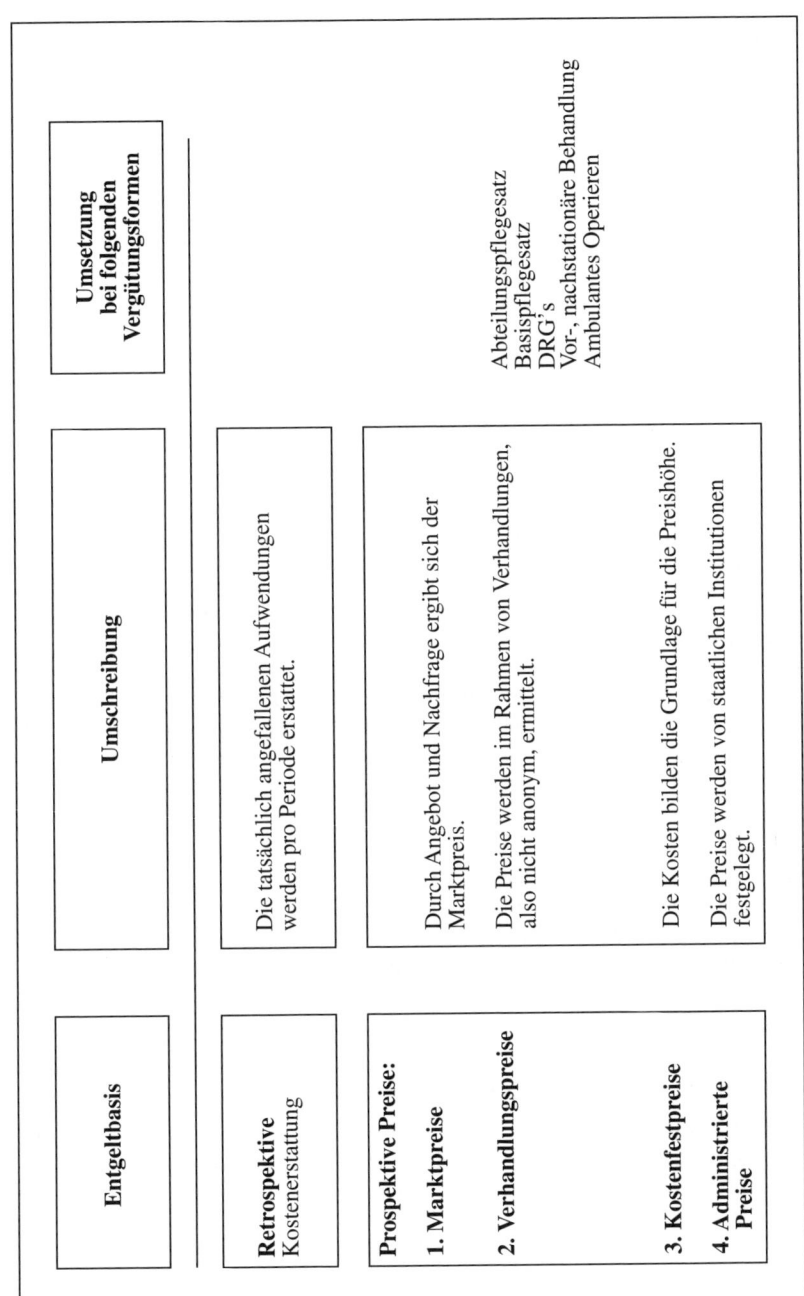

Abb. 60: Vergütung der Leistungserbringer
Quelle: eigene Zusammenstellung in Anlehnung an Robert Bosch Stiftung 1987, S. 67 ff.

Tab. 60: Vertragsstatus und Vertragsebenen

Quelle: Neubauer/Demmler 1989, S. 101

Vertragsstatus Vertragsebene	Kontrahierungszwang	Vertragsfreiheit
Kollektiv	(1) Kollektivverhandlungen mit **Schiedsstellen**	(2) Kollektivverhandlungen mit Recht zur Vertragsverweigerung
Individuell	(3) Individualverhandlungen mit **Kontrahierungszwang**	(4) Wettbewerbliche Verhandlungen

486 Grundsätzlich sind aber noch andere Vergütungsformen möglich. Abbildung 60 zeigt eine Übersicht.

6.5.5 Kriterien zur Bewertung und Auswahl eines Krankenhausvergütungssystems

487 Aus der ökonomischen Perspektive hat ein Krankenhaus-Vergütungssystem *drei Hauptaufgaben* zu erfüllen *(Neubauer* 1998, S. 578):

- Mit der *Finanzierungsfunktion* soll gewährleistet werden, dass ein durchschnittliches Krankenhaus seine Kosten vergütet bekommt.
- Die *Steuerungsfunktion* zielt darauf ab, dass „die knappen Mittel entsprechend der Wertschöpfung der einzelnen Leistungsersteller" zugeteilt werden.
- Die *Wettbewerbsfunktion* soll schließlich dafür sorgen, dass die wirtschaftliche Leistungserbringung von der unwirtschaftlichen Leistungserbringung getrennt wird.

488 Diese drei Hauptaufgaben sind zu ergänzen um die Nebenbedingungen. Diese Nebenbedingungen bestehen in der bedarfsadäquaten Gleichbehandlung der Patienten, in der angemessenen Höhe der Umstellungskosten auf ein mögliches neues Vergütungssystem, in der Art und Höhe der Folgekosten, die ein neues Vergütungssystem verursachen kann. Von diesen Kriterien ausgehend kann ein Vergütungssystem im Hinblick auf die möglichen Abrechnungseinheiten auf seine Effekte untersucht werden.

489 Als typische Effekte sind in der Abbildung 61 die Fragen nach den Auswirkungen auf die Leistungsmenge, auf die Behandlungsqualität, die Fallkosten und die Entwicklung auf die Gesundheitsausgaben genannt worden.

490 So wird die Abrechnungseinheit „Einzelleistungen" voraussichtlich zu einer Ausweitung der Leistungsmenge, zur Erhöhung der Fallkosten und zum Anstieg der Ausgaben führen. Es besteht eher ein mäßiger Anreiz zur Verbesserung der Behandlungsqualität. Im Hinblick auf die Entgeltbasis können diese Effekte für die einzelnen Formen der Vergütung noch einmal abgeschätzt werden (vgl. Abbildung 62).

Effekte / Abrechnungseinheiten	**Leistungsmenge**	**Behandlungsqualität (med. Fortschritt)**	**Fallkosten**	**Ausgaben**
Einzelleistungen	++	— / ——	++	++
Behandlungstage	++	O	++	++
Leistungskomplexe	++	+	—	++
Behandlungsfälle	+	— / +	—	+ / —
Leistungsvorhaltung (Budget)	—	—	+	O
Eingeschriebene Versicherte (HMOs)	——	——	——	——
+ mäßiger Expansionsanreiz ++ starker Expansionsanreiz	— mäßiger Reduktionsanreiz —— starker Reduktionsanreiz	O keine eindeutigen Anreize		

Abb. 61: Verwendete Abrechnungseinheiten und deren Effekte

Quelle: Neubauer 1998, S. 579

Effekte / Vergütung		Abrechnungseinheiten, Leistungsmenge	Behandlungsqualität (med. Fortschritt)	Fallkosten	Ausgaben
Individuelle Kosten	Retrospektiv	+	+	++	++
Kostendurchschnitt	Retrospektiv	—	O	+	+
Staatliche Festpreise	Prospektiv	—	—	—	—
Verhandlungspreise gemeinsam und einheitlich	Prospektiv	—	O	—	—
Verhandlungspreise selektiv	Prospektiv	—	+	—	—
Marktpreise	Prospektiv	++	++	— —	++
+ mäßiger Expansionsanreiz ++ starker Expansionsanreiz		— mäßiger Reduktionsanreiz — — starker Reduktionsanreiz	O keine eindeutigen Anreize		

Abb. 62: Bewertungserfahrungen und deren Effekte

Quelle: Neubauer 1998, S. 580

6.5.6 Derzeitiges Krankenhaus-Vergütungssystem

Wie bereits im Vorfeld deutlich wurde bestehen zwei vom Ansatz her unter- **491**
schiedliche Systeme der Krankenhaus-Vergütung:

- das BPflV-System mit den Basis- und den Abteilungspflegesätzen
- das DRG-System mit dem Behandlungsfall, der auf der Basis der Vollkostenrechnung abgerechnet wird.

Nach § 10 Abs. 1 BPflV werden die allgemeinen Krankenhausleistungen vergü- **492**
tet durch einen Gesamtbetrag nach § 12 (Budget) sowie durch tagesgleiche Pfle-

gesätze nach § 13 (Abteilungspflegesätze) BPflV. Dazu kommt noch ein Zuschlag nach § 17a Abs. 6 KHG für die Finanzierung der Ausbildungsstätten.

6.5.6.1 Vergütungen nach dem BPflV-System

493 § 17 BPflV verlangt von den Krankenhäusern für die Festlegung des Budgets, die Leistungs- und Kalkulationsaufstellung (LKA) zu erstellen und im Rahmen des Verfahrens zur Budgetfestlegung diese LKA den Verhandlungspartnern vorzulegen.

494 Neben dieser Funktion einer Verhandlungsunterlage dient die LKA als Kalkulationsvorgabe für die pflegesatzfähigen Kosten. Schließlich dienen die Angaben in der LKA dazu, die medizinisch leistungsgerechten Pflegesätze unter Beachtung der wirtschaftlichen Betriebsführung eines Krankenhauses zu ermitteln. Bei der Bemessung der Pflegesätze sind weiterhin die Leistungen anderer Krankenhäuser angemessen zu berücksichtigen (Krankenhausvergleich).

6.5.6.2 Festlegung der Vergütungen in Pflegesatzverhandlungen

495 In der Konzeption der LKA (vgl. *Tuschen/Philippi* 1995, S. 38 ff.) wird von folgenden Aspekten ausgegangen: Für die Pflegesatzverhandlungen gelten die vereinbarten Daten des letzten Pflegesatzzeitraums als Basisdaten. Für den neuen Pflegesatzzeitraum gelten die vorgelegten Forderungen des jeweiligen Krankenhauses als Verhandlungsbasis. Das erzielte Ergebnis bei den Pflegesatzverhandlungen (Vergütungsverhandlungen) wird in Vereinbarungen festgehalten. Bei der Kalkulation der Daten wird das Nettoprinzip angewandt, d. h., in der LKA werden nur die „pflegesatzfähigen Kosten" berücksichtigt und damit bleiben z. B. die Kosten für Forschung und Lehre als nicht-pflegesatzfähige Kosten außerhalb der Betrachtung. Um den tagesgleichen Pflegesatz zu ermitteln, wird ein einfaches Kalkulationsschema angewandt. Der Basispflegesatz sowie die Abteilungspflegesätze werden auf der Basis der Teilkostenrechnung kalkuliert.

496 Die LKA besteht aus folgenden *Bestandteilen:*

- Vereinbarte Vergütungen (V1 bis V4)
- Leistungsdaten (L1 bis L5)
- Kalkulation von Budget und Pflegesätzen (K1 bis K8)
- Anhänge:
  - Anhang 1: Bettenführende Fachabteilungen
  - Anhang 2: Fußnoten
  - Anhang 3: Gesonderter Ausweis für ausländische Patienten nach § 3 Abs. 4

6.5.6.3 Vergütungen nach dem DRG-System (G-DRG) nach § 17b KHG

497 Die Grundlage des ersten deutschen DRG-Systems bildet das australische DRG-System (AR-DRG). Das ursprüngliche System wurde von Australien fast identisch übernommen und wurde nach vielen Anpassungen und Veränderungen zum derzeit gültigen DRG-Version (G-DRG). Diese Modifikationen werden aber auch noch ständig weitergeführt und vom Institut für das Entgeltsystem im Krankenhaus (InEK) koordiniert bzw. entwickelt, mit dem Ziel ein genaues Vergütungssystem zu erhalten, welches die einzelnen Behandlungsfälle ökonomisch richtig abbildet. Diese Systematisierung hat jedoch auch Grenzen: „Mit 878 Fallgruppen könnte zwar ein großer Teil der Standardleistungen zufrieden stellend abgebildet werden, insbesondere die Leistungen von spezialisierten Fachabteilungen und Krankenhäusern der höchsten Versorgungsstufe werden damit jedoch nicht leistungsgerecht darzustellen sein" (vgl. *Roeder* 2005, S. 4).

Das Institut für das Entgeltsystem im Krankenhaus (InEK gGmbH) wurde am 10. Mai 2001 von den Spitzenverbänden der Krankenkassen, dem Verband der Privaten Krankenversicherung sowie der Deutschen Krankenhausgesellschaft gegründet. Seit Juni 2007 wird es in der Rechtsform einer gGmbH geführt. **498**

Die Aufgabe des Instituts besteht in der Pflege und der kontinuierlichen Weiterentwicklung des DRG-Systems auf der Grundlage des § 17b KHG. **499**

Aus medizinischer Sicht geht es dabei zum einen um die Fallgruppenpflege und zum anderen um die Kodierung der Fälle. Die Kalkulation der Fälle steht im Mittelpunkt der ökonomischen Pflege des DRG-Systems. **500**

Die Budgetvereinbarung für das einzelne Krankenhaus auf der Grundlage der DRGs erfolgt nach § 11 KHEntgG. Gemäß § 11 Abs. 1 KHEntgG wird der Gesamtbetrag, das Erlösbudget, die Summe der Bewertungsrelationen, der krankenhausindividuelle Basisfallwert, die Zu- und Abschläge, die sonstigen Entgelte und die Mehr- und Mindererlösausgleiche vereinbart. **501**

Vorab übermittelt der Krankenhausträger nach § 11 Abs. 4 zur Vorbereitung der Verhandlung den Krankenkassen die Abschnitte E1 bis E3 und B2 nach Anlage 1 des KHEntgG. Anlage 1 zum KHEntgG beinhaltet: **502**

- E Entgelte nach § 17b KHG
    - E1 Aufstellung der Fallpauschalen
    - E2 Aufstellung der Zusatzentgelte
    - E3 Aufstellung der nach § 6 KHEntgG krankenhausindividuell verhandelten Entgelte
- B Budgetermittlung
    - B2 Erlösbudget und Basisfallwert nach § 4 KHEntgG ab dem Kalenderjahr 2005

Auf die Vorgehensweise bei der Kodierung innerhalb des DRG-Systems soll in diesem Rahmen nicht eingegangen werden. Hier sei auf die Deutschen Kodierrichtlinien (DKR) in der jeweils gültigen Fassung verwiesen. **503**

Für die Vergütung nach dem DRG-System gilt: Es wird pro Behandlungsfall eine DRG mit derselben Hauptdiagnose abgerechnet. Dies gilt auch dann, wenn mehrere Krankenhäuser an einem Fall beteiligt sind. Um „Drehtüreffekte" einer zu frühen Entlassung aus der stationären Behandlung bzw. eine Aufteilung der Behandlung auf mehrere einzelne Behandlungsfälle zu vermeiden wurde ab 2005 eine Fallzusammenführung bei erneuter Aufnahme mit der gleichen Hauptdiagnose (MDC) durch die Fallpauschalenvereinbarung 2005 (FPV) mit § 2 Abs. 2 einge- **504** führt. Diese Fälle werden dann innerhalb von 30 Tagen zu einem Gesamtfall zu-sammengeführt, nach den Kodierregeln neu kodiert und falls nötig die erste Rechnungsstellung des Behandlungsfalles storniert.

505 Ein gewichtiger Aspekt bei der Vergütung im DRG-System liegt in der Aufent-haltsdauer oder auch der Verweildauer der Patienten im Krankenhaus. Die FPV legt dabei die Zeiträume und die Berechnungsmethodik der Vergütung fest:

- Die **untere Grenzverweildauer** § 1 Abs. 3: „Ist die Verweildauer von nicht verlegten Patientinnen oder Patienten kürzer als die untere Grenzverweildau-er, ist für die bis zur unteren Grenzverweildauer nicht erbrachten Belegungs-tage einschließlich des im *Fallpauschalen-Katalog* ausgewiesenen ersten Ta-ges mit Abschlag ein Abschlag von der Fallpauschale vorzunehmen. Die Hö-he des Abschlags je Tag wird ermittelt, indem die für diesen Fall im Fallpau-schalen-Katalog ausgewiesene Bewertungsrelation mit dem Basisfallwert multipliziert wird."
- Die **obere Grenzverweildauer** § 1 Abs. 2: „Ist die Verweildauer eines Pati-enten oder einer Patientin länger als die obere Grenzverweildauer, wird für den dafür im Fallpauschalen-Katalog ausgewiesenen Tag und jeden weiteren Belegungstag des Krankenhausaufenthalts zusätzlich zur Fallpauschale ein tagesbezogenes Entgelt abgerechnet. Dieses wird ermittelt, indem die für die-sen Fall im Fallpauschalen-Katalog ausgewiesene Bewertungsrelation mit dem Basisfallwert multipliziert wird."
- Die Verlegung in ein anderes Krankenhaus, vor Erreichen der **mittleren Ver-weildauer** § 3 Abs. 1: „Im Falle einer Verlegung in ein anderes Krankenhaus ist von dem verlegenden Krankenhaus ein Abschlag vorzunehmen, wenn die im Fallpauschalen-Katalog ausgewiesene mittlere Verweildauer unterschrit-ten wird. Die Höhe des Abschlags je Tag wird ermittelt, indem die bei Ver-sorgung in einer Hauptabteilung in Spalte 11 oder bei belegärztlicher Versor-gung in Spalte 13 des Fallpauschalen-Katalogs ausgewiesene Bewertungsre-lation mit dem Basisfallwert multipliziert wird."

506 Liegt die Entlassung zwischen der oberen und unteren Grenzverweildauer kann eine DRG ohne Ab- und Zuschläge abgerechnet werden. Für die Ab- und Zu-schlagsberechnung sowie der normal abrechenbaren DRG wird der Landesbasis-fallwert benötigt. Im Absatz 3 des § 17b KHG ist er verbindlich fest zu legen. Der *Landesbasisfallwert* wird für jedes Bundesland individuell durch die Spitzenver-bände der Krankenkassen des jeweiligen Bundeslandes, dem Verband der priva-ten Krankenversicherungen und dem jeweiligen Landesverband der Deutschen Krankenhausgesellschaft vereinbart. Für Baden-Württemberg wird der Landes-basisfallwert durch die jeweiligen Gremien ausgehandelt und vom Sozialministe-rium Baden-Württemberg genehmigt (vgl. *Verband der Angestellten-Kranken-kassen* 2005, S. 1-3). Dieser gilt für alle Krankenhäuser die nach dem DRG-Ver-gütungssystem in Baden-Württemberg abrechnen. Für alle anderen Bundesländer wurde analog ein Landesbasisfallwert ausgehandelt. Tabelle 61 zeigt die Ent-wicklung der Landesbasisfallwerte der Bundesländer von 2005-2008 mit den je-weiligen Verhandlungsergebnissen.

Tab. 61: Landesbasisfallwerte der Bundesländer 2005-2008
Quelle: AOK Bundesverband 2006-2008, eigene Darstellung

Land	Landes-Basisfallwert 2005			Landesweite Basisfallwerte Landes-Basisfallwert 2006			Landes-Basisfallwert 2007			Landes-Basisfallwert 2008		
	ohne Kappung	mit Kappung	Kappungsbetrag	ohne Kappung	mit Kappung	Kappungsbetrag	ohne Kappung	mit Kappung	Kappungsbetrag	ohne Kappung	mit Kappung	Kappungsbetrag
Baden-Württemberg	2.855,51 €	2.774,57 €	– 80,94 €	2.850,38 €	2.814,85 €	– 35,53 €	2.845,50 €	2.805,70 €	– 39,80 €	2.853,90 €	2.832,69 €	– 21,21 €
Bayern	2.789,75 €	2.710,50 €	– 79,25 €	2.789,38 €	2.737,07 €	– 52,31 €	2.805,19 €	2.787,19 €	– 18,00 €	2.819,14 €	2.806,14 €	– 13,00 €
Berlin	3.085,81 €	2.999,81 €	– 86,00 €	2.990,00 €	2.955,00 €	– 35,00 €	2.960,00 €	2.930,00 €	– 30,00 €	2.898,00 €	2.898,00 €	– €
Brandenburg	2.639,31 €	2.612,31 €	– 27,00 €	2.688,72 €	2.642,56 €	– 46,16 €	2.732,45 €	2.719,27 €	– 13,18 €	2.765,43 €	2.767,76 €	2,33 €
Bremen	2.915,00 €	2.866,00 €	– 49,00 €	2.899,08 €	2.849,57 €	– 49,51 €	2.885,34 €	2.849,57 €	– 35,77 €	2.878,00 €	2.871,36 €	– 6,64 €
Hamburg	2.970,73 €	2.920,41 €	– 50,32 €	2.893,40 €	2.847,39 €	– 46,01 €	2.850,00 €	2.830,00 €	– 20,00 €	2.824,00 €	2.824,00 €	– €
Hessen	2.748,00 €	2.737,99 €	– 10,01 €	2.793,30 €	2.786,58 €	– 6,72 €	2.808,14 €	2.775,92 €	– 32,22 €	2.826,12 €	2.811,12 €	– 15,00 €
Mecklenburg-Vorpommern	2.636,04 €	2.585,00 €	– 51,04 €	2.650,00 €	2.625,00 €	– 25,00 €	2.680,00 €	2.664,00 €	– 16,00 €	2.733,25 €	2.727,00 €	– 6,25 €
Niedersachsen	2.784,64 €	2.735,79 €	– 48,85 €	2.791,93 €	2.756,03 €	– 35,90 €	2.786,93 €	2.766,58 €	– 20,35 €	2.785,00 €	2.763,26 €	– 21,74 €
Nordrhein-Westfalen	2.734,30 €	2.679,80 €	– 54,50 €	2.740,95 €	2.687,23 €	– 53,72 €	2.736,22 €	2.687,99 €	– 48,23 €	2.754,49 €	2.729,00 €	– 25,49 €
Rheinland-Pfalz	2.928,10 €	2.888,10 €	– 40,00 €	2.959,53 €	2.956,53 €	– 3,00 €	2.959,53 €	2.956,53 €	– 3,00 €	2.959,53 €	2.956,53 €	– 3,00 €
Saarland	2.930,00 €	2.923,02 €	– 6,98 €	2.935,00 €	2.902,82 €	– 32,18 €	2.935,00 €	2.934,05 €	– 0,95 €	2.934,83 €	2.933,38 €	– 1,45 €
Sachsen	2.704,68 €	2.654,68 €	– 50,00 €	2.727,61 €	2.711,18 €	– 16,43 €	2.753,63 €	2.736,63 €	– 17,00 €	2.753,63 €	2.740,63 €	– 13,00 €
Sachsen-Anhalt	2.744,19 €	2.620,30 €	– 123,89 €	2.780,00 €	2.730,00 €	– 50,00 €	2.780,00 €	2.750,00 €	– 30,00 €	2.775,00 €	2.755,00 €	– 20,00 €
Schleswig-Holstein	2.649,63 €	2.619,63 €	– 30,00 €	2.666,10 €	2.653,10 €	– 13,00 €	2.673,00 €	2.666,00 €	– 7,00 €	2.685,00 €	2.682,00 €	– 3,00 €
Thüringen	2.729,60 €	2.624,98 €	– 104,62 €	2.730,00 €	2.722,50 €	– 7,50 €	2.743,00 €	2.731,00 €	– 12,00 €	2.761,00 €	2.751,00 €	– 10,00 €

507 Die Vergütungsregelungen sollen in folgenden an einem Beispiel veranschaulicht werden. Für die Berechnungen wird erneut der Fall mit Implantation eines Herz-schrittmachers (Ein-Kammersystem) mit der DRG „F12Z" gewählt. Um nun die Vergütung berechnen zu können benötigt man die Bewertungsrelationen und Verweildauerangaben aus dem Fallpauschalen-Katalog für die DRG „F12Z" (vgl. *G-DRG Version* 2006, S. 14):

- Bewertungsrelation bei Hauptabteilung: 1,939
  - Mittlere Verweildauer: 12 Tage
- Untere Grenzverweildauer:
  - Erster Tag mit Abschlag: 3
- Bewertungsrelation/Tag: 0,293
  - Obere Grenzverweildauer:
  - Erster Tag mit zus. Entgelt: 25
  - Bewertungsrelation/Tag: 0,068
- Externe Verlegung – Abschlag/Tag (Bewertungsrelation): 0,090.

508 Ferner wird angenommen, dass das Krankenhaus irgendwo in Baden-Württem-berg steht, somit kommt der Landesbasisfallwert mit 2 774,57 Euro zur Anwendung.

509 **Berechnung des Basisbetrags**: Hier wird der Landesbasisfallwert mit der Bewertungsrelation bei Hauptabteilungen multipliziert (s. Formel 2).

> Basisbetrag = Landesbasisfallwert × Bewertungsrelation =
> 2 774,57 × 1,939 = 5 379,89 €

Formel 2: Berechnung des Basisbetrages der DRG „F12Z"

510 Der Basisbetrag bzw. das Entgelt für diese DRG beträgt in Baden-Württemberg 5 379,89 Euro (zum Vergleich: in Berlin würde die gleiche DRG mit 5 816,63 Euro vergütet). Dieser Betrag wird auch ausgezahlt, wenn ein Patient in ein anderes Krankenhaus verlegt wurde und die mittlere Verweildauer erreicht wurde.

511 **Berechnung des Abschlages bei unterschreiten der unteren Verweildauer**: Dabei wird der Landesbasisfallwert mit der Bewertungsrelation der unteren Verweildauer sowie den unterschrittenen Tagen (hier: 1 unterschrittener Tag) multipliziert. Dies ergibt den Abschlagsbetrag der vom Basisbetrag abgezogen wird (s. Formel 3).

> Abschlagsbetrag = Landesbasisfallwert × Bewertungsrelation × unterschrittene Tage =
> 2 774,57 × 0,293 × 1 = 812,95 €

Formel 3: Berechnung des Abschlagbetrages der DRG „F12Z"

512 Vom Basisbetrag wird dann der Abschlagsbetrag abgezogen. In diesem Beispiel wird für die Unterschreitung von einem Tag 812,95 Euro abgezogen. Das Entgelt würde dann 4 566,94 Euro betragen.

513 **Berechnung des Zuschlages bei überschreiten der oberen Verweildauer**: Mit der gleichen Vorgehensweise wird der Zuschlagsbetrag berechnet (vgl. Formel 4).

186

> Zuschlagsbetrag = Landesbasisfallwert × Bewertungsrelation × überschrittene Tage =
> 2 774,57 × 0,068 × 188,67 €

Formel 4: Berechnung des Zuschlagbetrages der DRG „F12Z"

Auf den Basisbetrag wird der errechnete Zuschlagsbetrag von 188,67 Euro für die überschrittenen Tage dazuaddiert. Für den angenommen einen Tag würde das Krankenhaus als Entgelt 5 568,56 Euro bekommen. **514**

Berechnung des Abschlages bei unterschreiten der mittleren Verweildauer und Verlegung in ein anderes Krankenhaus: Wird ein Patient vor erreichen der mittleren Verweildauer mit der gleichen Hauptdiagnose zur Weiterbehandlung in ein anderes Krankenhaus verlegt wird, so wird für jeden unterschrittenen Tag ein Abschlag vom Entgeltbetrag abgezogen. Zur Berechnung s. Formel 5: **515**

> Abschlagbetrag bei Verlegung = (mittlere Verweildauer – tatsächliche Verweildauer) ×
> Bewertungsrelation × Landesbasisfallwert =
> (12 – 8) × 0,090 × 2,774,57 = 998,85 €

Formel 5: Berechnung des Abschlagsbetrages bei Verlegung der DRG „F12Z"

Der Patient hatte eine tatsächliche Verweildauer von acht Tagen. Nach der Verlegung wurde der Abschlagsbetrag von Basisbetrag abgezogen, so dass das Krankenhaus mit 4 381,05 Euro vergütet werden würde. Findet eine Verlegung in Rehabilitationseinrichtung statt werden keine Abschläge berechnet. **516**

Ohne eine externe Verlegung in ein anderes Krankenhaus entwickelt sich die Vergütung für die DRG „F12Z" für das Krankenhaus in diesem Beispiel wie folgt (s. Abbildung 63): **517**

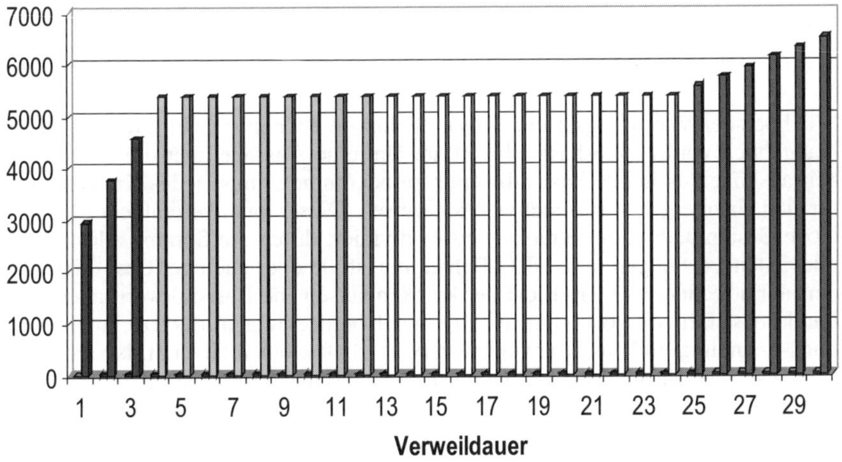

Abb. 63: Vergütungsentwicklung für die DRG „F12Z"

Zusammenfassend lässt sich folgendes über die Vergütungsentwicklung aussagen: **518**

- wird der Patient vor der unteren Grenzverweildauer entlassen müssen erhebliche Abschläge in Kauf genommen werden (Tag 1 bis 3).
- findet die Entlassung nach der oberen Grenzverweildauer (ab Tag 25) statt sind die anzurechnenden Zuschläge niedriger als die wahrscheinlichen Kosten.
- aus betriebswirtschaftlicher Sicht sind Entlassungen zwischen der unteren Grenzverweildauer und der mittleren Verweildauer anzustreben (Tag 4 bis 12, hellgrau unterlegt), da dort der Vergütungseffekt einer DRG am höchsten ist. Dies soll am Beispiel von Köninger verdeutlicht werden (vgl. Tabelle 55). Das Kalkulationsbeispiel zur DRG „F12Z" wurde linear extrapoliert um den Vergütungseffekt zu verdeutlichen (s. Abb. 64).

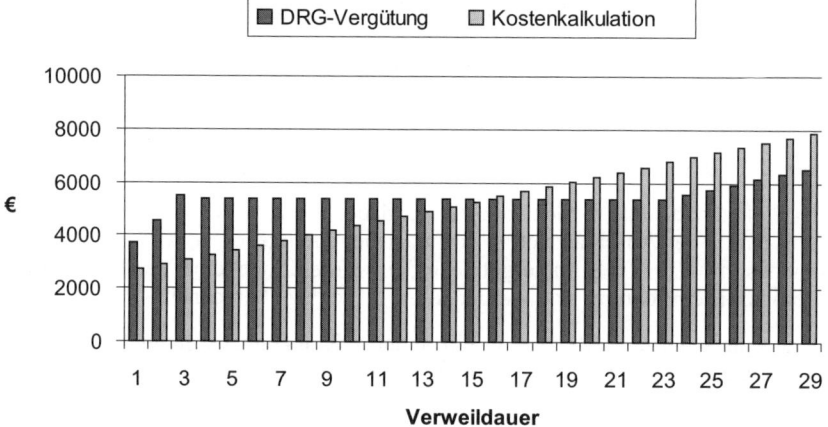

Abb. 64: Vergütungseffekt für die DRG „F12Z"
Quelle: eigene Berechnungen

519 Wie hoch der Vergütungseffekt (Kosten/Erlös-Berechnung) einer DRG ist, hängt maßgeblich vom Landesbasisfallwert ab. Um eine Aussage über die Deckungsbeitragshöhe des Landesbasisfallwertes zu bekommen, muss jedes Krankenhaus für sich einen eigenen Basisfallwert ausweisen. Dieser kann vereinfacht über das letzte Gesamtbudget des Krankenhauses dividiert durch die Summe aller DRG-relevanten Leistungen (alle DRG-Behandlungsfälle oder auch der Case-Mix) für ein Jahr errechnet werden. Liegt der krankenhauseigene Basisfallwert unter dem Landesbasisfallwert so kommt es zu einer Überdeckung in der Deckungs-Beitrags-Rechnung und das Krankenhaus erwirtschaftet einen Gewinn. Ist der krankenhauseigene Basisfallwert höher als der Landesbasisfallwert kommt es zu einer Unterdeckung und das Krankenhaus erleidet einen finanziellen Verlust.

6.5.6.4 Beitragssatzstabilität und Konvergenzphase

520 Nach § 71 Abs. 1 SGB V haben die Vertragspartner auf Seiten der Krankenkassen und der Leistungserbringer die Vereinbarungen über die Vergütungen so zu gestalten, dass Beitragssatzerhöhungen ausgeschlossen werden, es sei denn, die notwendige medizinische Versorgung ist auch nach Ausschöpfung von Wirtschaftlichkeitsreserven ohne Beitragssatzerhöhungen nicht zu gewährleisten (Grundsatz der Beitragssatzstabilität).

Dieser Grundsatz der Beitragssatzstabilität bedeutet für das einzelne Krankenhaus, dass ihr Budget nur im Rahmen der Veränderungsrate der beitragspflichtigen Einnahmen aller Mitglieder der Gesetzlichen Krankenkassen steigen darf. Die Höhe der Veränderungsraten nach § 71 SGB V ist der Tabelle 62 zu entnehmen.   **521**

Tab 62.: Veränderungsraten gemäß § 71 SGB V

Quelle: Keun/Prott 2006, S. 78

Veränderungsraten gemäß § 71 SGB V			
Jahr	**Gesamtes Bundesgebiet**	**Alte Bundesländer**	**Neue Bundesländer**
2001[1]	**1,63 %**	1,65 %	1,11 %
2002[2]	**1,89 %**	1,84 %	1,87 %
2003[3]	0,000 % 1,06 für „Frühumsteiger"	**0,00 %** 0,81 % für „Frühumsteiger"	**0,00 %** 2,09 % für „Frühumsteiger"
2004[4]	0,17 %	**0,02 %**	**0,71 %**
2005[5]	**0,38 %**	0,56 %	-0,60 %
2006[6]	0.97 %/0,63 %	**0,83 %**	**1,41 %**

[1] Vgl, *o. V.:* Veränderungsrate der beitragspflichtigen Einnahmen für 2001, in: das Krankenhaus, 10/2000, S. 827.

[2] Vgl. *Deutsche Krankenhausgesellschaft:* Veränderungsrate nach § 71 Abs. 3 SGB V für 2002 (neu), 02.10.2001, www.dkgev.de, S. 1.

[3] Vgl. *Bundesministerium für Gesundheit:* Bekanntmachung über die auf der Grundlage der vierteljährlichen Rechnungsergebnisse der Krankenkassen festzustellenden durchschnittlichen Veränderungsraten der beitragspflichtigen Einnahmen aller Mitglieder der Krankenkassen je Mitglied nach § 71 Abs. 3 Fünftes Buch Sozialgesetzbuch (SGB V) – Gesetzliche Krankenversicherung – vom 14. September 2002, Bundesanzeiger Nr. 174 vom 14.09.2002, S. 21 894.

[4] Vgl. *Bundesministerium für ttr Gesundheit und Soziale Sicherung:* Bekanntmachung vom 13.09.2003, www.bmgs.bund.de, S. 1.

[5] Vgl. *Niedersächsische Krankenhausgesellschaft:* NKG-Mitteilung Nr. 277/2004, Hannover, 15.09.2004.

[6] *Bundesministerium für Gesundheit und Soziale Sicherung:* Bekanntmachung über die auf der Grundlage der vierteljährlichen Rechnungsergebnisse der Krankenkassen festzustellenden durchschnittlichen Veränderungsraten der beitragspflichtigen Einnahmen aller Mitglieder der Krankenkassen je Mitglied nach § 71 Abs. 3 Fünftes Buch Sozialgesetzbuch (SGB V) – Gesetzliche Krankenversicherung – vom 12. September 2005, Bundesanzeiger Nr. 174 vom 12.09.2005, S. 13 782. Siehe auch Art. 1 des Entwurfs eines Gesetzes zur Verbesserung der Wirtschaftlichkeit in der Arzneimittelverordnung vom 13.12.2005.

Auf den Grundsatz der Beitragssatzstabilität sind sowohl die Krankenhäuser verpflichtet, die ihre Leistungen nach der BPflV (§ 6 BPflV) abrechnen als auch die Krankenhäuser, die ihre Leistungen nach dem KHEntgG (§ 4 Abs. 4 Satz 1 Nr. 3 KHEntgG) abrechnen.   **522**

523   Die Konvergenzphase für die Krankenhäuser wird im § 4 Abs. 1 KHEntgG rechtlich normiert.

524   Danach werden jeweils zum 1. Januar der Jahre 2005 bis 2009 der krankenhausindividuelle Basisfallwert und das Erlösbudget des Krankenhauses stufenweise
an den landesweit geltenden Basisfallwert und das sich daraus ergebende DRG-
Erlösvolumen angeglichen.

525   Wie dies im einzelnen aussehen kann, zeigt die nachfolgende Abbildung 65:

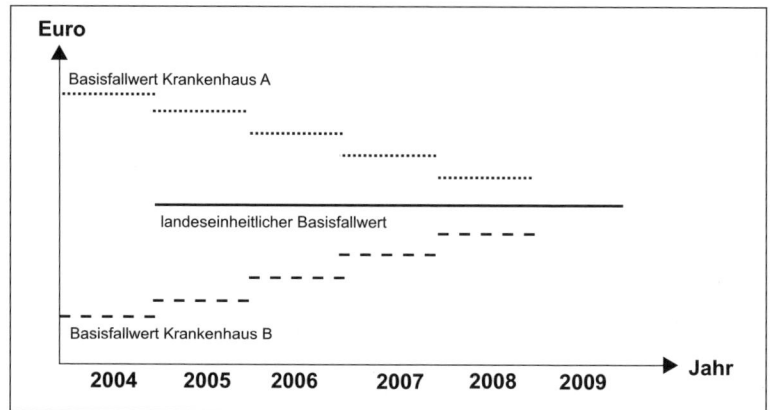

*Abb. 65: Anpassung der krankenausindividuellen Basisfallwerte an die Landes-Ba-
sisfallwerte*

Quelle:Keun/Prott 2006, S. 107

526   Beispiel:

- Landesweit geltender Basisfallwert in 2006: 2 900 €
- Krankenhaus A:
  - Krankenhausindividueller Basisfallwert: 3 200 €
  - Casemix: 8 000
  - Erlösbudget: 8 000 × 3 200 € = 25 600 000 €
  - DRG-Erlösvolumen: 8 000 × 2 900 € = 23 200 000 €
  - Angleichungsbetrag: (23 200 000 €- 25 600 000 €) × 23,5 % = -564 000 €
  - angepaßtes Erlösbudget: 25 600 000 €- 564 000 € = 25 036 000 €
  - angepaßter und für die Abrechnung relevanter Basisfallwert in 2006:
    25 036 000 € ! 8 000 = 3 130 €
- Krankenhaus B:
  - Krankenhausindividueller Basisfallwert: 2 700 €
  - Casemix: 20 000
  - Erlösbudget: 20 000 × 2 700 € = 54 000 000 €
  - DRG-Erlösvolumen: 20 000 × 2 900 € = 58 000 000 €
  - Angleichungsbetrag: (58 000 000 €- 54 000 000 €) × 23,5 % = 940 000 €
  - angepaßtes Erlösbudget: 54 000 000 € + 940 000 € = 54 940 000 €
  - angepaßter und für die Abrechnung relevanter Basisfallwert in 2006:
    54 940 000 € 120 000 = 2 747 €.

Ab 2009 sollte es dann nur noch landesweit geltende Basisfallwerte geben, die   **527**
krankenhausindividuellen entfallen. Durch das Krankenhausfinanzierungsreformgesetz wurde jedoch die Konvergenzphase verlängert: „Bei DRG-Kranken-
häusern, deren Erlösbudgets nach Beendigung der Konvergenzphase ab dem
1. Januar 2009 allein durch die Höhe der DRG-Fallpauschalen bestimmt wird, ist
eine Budgetbereinigung nicht mehr erforderlich. Lediglich bei Krankenhäusern,
die nach § 4 Abs. 9 des Krankenhausentgeltgesetzes (KHEntgG) den letzten
Konvergenzschritt erst zum 1. Januar 2010 vollziehen, ist eine Bereinigung erforderlich" (*Deutscher Bundestag* 2008, S. 46).

Das Budget der Krankenhäuser ergibt sich dann gemäß der Formel „Menge ×   **528**
Preis":

DRG-Budget = Casemix × (landes)einheitlicher Basisfallwert

Formel 6: DRG-Budget
　　　　Quelle: Keun/Prott 2005, S. 107

In Bezug auf die Universitätskliniken wurden die Anpassungen des krankenhaus-   **529**
individuellen Basisfallwertes auf den Landesbasisfallwert von *Burmann/Wehner/*
Malzahn (2008, S. 35) untersucht. Sie konnten zeigen, dass zehn Kliniken im
Verlauf von 2005 bis 2007 sich zu Budgetgewinnern entwickelt haben (vgl.
Tab. 63).

Tab 63.: Abweichungen der Basisfallwerte der Universitätskliniken vom jeweiligen
　　　Landesbasisfallwert in Prozent (2005 bis 2007)
　　　Quelle: Burmann/Wehner/Malzahn 2008, S. 35

	Abweichung vom Landes-basisfallwert *in Prozent*		
	2005	**2006**	**2007**
BADEN-WÜRTTEMBERG			
Klinikum Mann gGmbH	0,0	-3,1	-2,9
Uniklinik Freiburg	13,8*	4,9	-0,7
Uniklinik Heidelberg	10,2*	1,1	-5,8
Uniklinik Tübingen	15,4*	7,5*	2,0
Uniklinik Ulm	11,1*	2,7	0,8
BAYERN			
Klinikum Rechts der Isar der TU München	7,9*	3,5	-6,3
Uniklinik Erlangen	9,7*	2,4	-2,0
Uniklinik Regensburg	2,6	0,0	-3,0
Uniklinik Würzburg	3,9	0,4	-0,3
MECKLENBURG-VORPOMMERN			
Uniklinik Greifswald	13,4*	-1,9	-1,3
NIEDERSACHSEN			
Medizinische Hochschule Hannover	9,9*	2,5	-4,1
NORDRHEIN-WESTFALEN			
Uniklinik Köln	12,8*	8,8*	2,5
Uniklinik Düsseldorf	8,0*	4,1	-0,3

Tab 63.: (Fortsetzung)

| | Abweichung vom Landes-basisfallwert *in Prozent* | | |
	2005	2006	2007
SACHSEN Uniklinik Leipzig	9,8*	3,8	-1,5
SACHSEN-ANHALT Uniklinik Magdeburg	18,5*	11,5*	5,8
THÜRINGEN Uniklinik Jena	9,6*	2,7	-1,0
Quelle: AOK-Daten, Stand November 2007 * im jeweiligen Konvergenzjahr gekappt			

Aufgelistet sind die Universitätskliniken, deren hausindividuellen Landesbasisfallwerte für 2007 (Stand November 2007) unter den jeweiligen Landesbasisfallwert liegen. Zudem sind diejenigen Universitätskliniken enthalten, deren positive Abweichung zwischen dem individuellen Basisfallwert und dem Landesbasisfallwert von 2005 auf 2007 um mehr als zehn Prozent zurückgegangen ist.

6.6   Controlling

530   In Verbindung mit dem Ziel der Unternehmenssteuerung wird das Konzept des Controllings gebracht. Das Controlling hat in jedem Krankenhaus in den letzten Jahren vor dem Hintergrund der vielen rechtlichen Änderungen und der Änderungen im Finanzierungsmodus eine immer größere Bedeutung erlangt. Heute kann davon ausgegangen werden, dass jedes Krankenhaus bestimmte Instrumente des Controllings anwendet, um das Unternehmen Krankenhaus wirkungsvoller steuern zu können.

531   Nach den Grundlagen zum Controlling wird auf das strategische und das operative Controlling eingegangen. Der spezifische Blick erfolgt dann auf das Pflegecontrolling.

6.6.1 Grundlagen des Controllings im Krankenhaus

532   In den Krankenhäusern in Deutschland wurden verstärkt in den letzten zwei Jahrzehnten in der Verwaltung die organisatorischen Voraussetzungen geschaffen, um Personen zu beschäftigen, die sich mit Fragen des Controllings auseinandersetzen. Auf Grund der finanziellen Situation im Krankenhaus sah man sich im Rahmen der wirtschaftlichen Betriebsführung veranlasst, diesen Bereich mit Hilfe des Controllings konsequent zu steuern.

533   Eine einheitliche Auffassung, was unter Controlling zu verstehen ist, besteht nicht; diese Aussage gilt auch für den Krankenhausbereich. In den weiteren Ausführungen wird die Definition von *Horak* (1995, S. 109 f.) zum Controlling zugrunde gelegt. „Controlling im weiteren Sinn ist eine ziel-, zukunfts- und serviceorientierte Denkhaltung für alle Entscheidungsträger im Rahmen einer Organisation. Controlling im engeren Sinn bezeichnet ein Subsystem der strategischen

und operativen Unternehmensführung mit Servicecharakter, dessen Hauptaufgabe in der Koordination von Planungs- und Kontrollprozessen, Steuerungs- und Regelungsprozessen und Informationsversorgungsprozessen mit dem Zweck, die Organisationsziele bestmöglich zu erreichen, besteht [...]"

Wie in dieser Definition zum Ausdruck kommt, kann davon ausgegangen werden, dass es sich beim Controlling um einen mehrdimensionalen Begriff handelt. Abbildung 66 zeigt die möglichen Dimensionen nach Horak.   **534**

Metacontrolling (Controllingbewusstsein)	
strategisches Controlling	**operatives Controlling**
funktionales Controlling verschiedene Ausprägungsformen	**institutionales Controlling** verschiedene Ausprägungsformen
z. B.: • Controlling = Unternehmensführung • Controlling als Koordinationsfunktion der Unternehmensführung • Controlling als Servicefunktion der Unternehmensführung • Controlling = Soll/Ist-Vergleich	z. B.: • Controlling als Erweiterung des traditionellen Rechnungswesen • Controlling als problembewusstes Rechnungswesen • Controlling als Informationsmanagement

Abb. 66: Dimensionen des Controllings
Quelle: Horak 1995, S. 104

Mit „Controlling im weiteren Sinne", dem „Metacontrolling" (vgl. *Horak* 1995,   **535**
S. 104 f.) wird eine Denkhaltung der Entscheidungsträger in der Unternehmung umschrieben. Dieses „controllerische Denken" übt Einfluss auf die weiteren Dimensionen des Begriffs aus. Zum „Controlling im engeren Sinn" wird das strategische und operative Controlling sowie das Controlling als funktionaler und institutionaler Teil der Unternehmensführung gezählt. Auf die Anforderungen des Managements an das strategische und operative Controlling wird im Anschluss an diese Ausführungen eingegangen.

Beim Controlling als funktionalen Teil des Managements wird davon ausgegangen, dass dies ein Aufgabengebiet des Managements ist. Unterschiedliche Auffassungen bestehen darüber, ob Controlling als eine weitere Funktion des Managements neben z. B. Personalwirtschaft, Finanzierung anzusehen ist oder ob das Management aus der Controlling-Perspektive zu sehen ist.   **536**

Controlling als institutionaler Teil des Managements stellt auf die Organisationseinheit und damit verbunden auf den Aufgabenträger, den Stelleninhaber, ab. Es ist aus dieser Sicht nicht zwingend notwendig, dass zur Wahrnehmung der Aufgabe des Controllings eine eigene Stelle vorhanden ist.   **537**

Vom Controlling ist die Interne Revision oder Innenrevision zu trennen. Die Aufgabe des Controlling nimmt das Management zur Steuerung des Unternehmens Krankenhaus kontinuierlich wahr, während die Innenrevision unregelmäßig, fallweise wahrgenommen wird. Es ist „Aufgabe der Innenrevision, die Korrektheit von Prozessen und die Einhaltung von Zielen zu überwachen" *(Tanski* 2001, S. 16). Während im Rahmen der Internen Revision vergangene, abgeschlossene   **538**

Prozesse und Vorgänge beurteilt und überwacht werden, ist das Controlling eher als eine zukunftsorientierte Aufgabe anzusehen.

539 Besondere Anforderungen an das Controlling im Krankenhaus ergeben sich z. B. aus der rechtlichen und finanziellen Stellung des Krankenhauses in unserem Gesundheitsversorgungssystem. Soweit die Voraussetzungen gegeben sind, haben die jeweiligen Krankenhäuser einen bestimmten Versorgungsauftrag zu erfüllen. Für dieses Aufgabenspektrum erhalten die Einrichtungen im Rahmen von Budgetverhandlungen eine bestimmte finanzielle Ausstattung. Diese mittel- bis langfristigen Festlegungen hat das Controlling zu berücksichtigen und eigene Überlegungen daran auszurichten. Ziele des Krankenhauses, des Krankenhausträgers und/oder des Krankenhausmanagements sind realistisch unter Beachtung der obengenannten Rahmendaten zu formulieren.

540 Wie in der obigen Definition zum Controlling bereits ausgeführt wurde, zählt die Serviceleistung *Informationsversorgung* mit zu den Aufgaben des Controllings. An diese Serviceleistung sind aber im Krankenhaus besondere Anforderungen gestellt. Diese besonderen Anforderungen ergeben sich aus der bereits erwähnten Nicht-Markt-Struktur (sowie aus der besonderen Finanzierung der Krankenhäuser). Diese Besonderheiten haben Auswirkungen auf das Informationsmanagement und den Informationsbedarf. In den Krankenhäusern hat das Informationsmanagement die Aufgabe zu erfüllen, Informationen zielgerichtet und wirtschaftlich einzusetzen. Bei der Wahrnehmung dieser Aufgabe hat sich das Krankenhausmanagement mit dem Problem auseinanderzusetzen, welcher Informationsbedarf besteht. Beim Informationsbedarf ist grundsätzlich zu trennen zwischen einem *objektiven* und einem *subjektiven* Bedarf. „Der objektive Informationsbedarf leitet sich aus den zu erfüllenden Aufgaben ab und gibt an, welche Informationen ein Entscheidungsträger verwenden sollte. Der subjektive Informationsbedarf geht von der Sichtweise des Bedarfsträgers aus und umfasst jene Informationen, die diesem zur Erfassung und Handhabung von Problemen relevant erscheinen" *(Picot* 1991, S. 275).

541 Übertragen auf den Krankenhausbereich bedeutet dies für den objektiven Informationsbedarf, dass es neben den betriebszentrierten Informationen notwendig ist, dass die Einrichtungen auch eine sozioökonomische Betrachtung vornehmen. Zu den betriebszentrierten Informationen zählen z. B. Daten aus der Kostenrechnung. Daneben aber auch Daten zur Leistungsentwicklung wie Fallzahlen, Berechnungstage und Verweildauer. Daten zur regionalen Arbeitsmarktentwicklung, zur demographischen Entwicklung, zur wirtschaftlichen Entwicklung der Krankenkassen in der Region zählen zu der sozioökonomischen Betrachtung. Im Rahmen des subjektiven Informationsbedarfs hat der Controller mit dem Informationsempfänger abzuklären, welche Daten in welcher Form und zu welchem Zeitpunkt ihm zur Verfügung gestellt werden. Die erwähnte serviceorientierte Denkhaltung des Controllers kommt hier zum Ausdruck.

6.6.2 Strategisches und operatives Controlling im Krankenhaus

542 In den weiteren Ausführungen wird auf das Controlling im engeren Sinne, auf das strategische und das operative Controlling eingegangen. Während sich das strategische Controlling eher auf die mittel- bis langfristige Perspektive des Un-

Tab. 64: Strategisches und operatives Controlling

Quelle: Straub 1997, S. 82

	Strategisches Controlling	Operatives Controlling
	Tun wir die richtigen Dinge?	*Tun wir die Dinge richtig?*
Zentral verfolgte Zielgröße	Erfolgspotenzial und langfristige Existenzsicherung der Unternehmung Krankenhaus	Wirtschaftlichkeit, Kostendeckung und Gewinnerzielung
Vorherrschende Orientierung	Primär Unternehmungsumwelt des Krankenhauses: Adaption der Umwelt und der Institution	Primär Innenwelt des Krankenhauses: Wirtschaftlichkeit betrieblicher Prozesse
Planungsstufe	Strategische Planung	Taktische und operative Planung
Berücksichtigte und/oder ausgewertete Informationen	Zur Untersuchung von Chancen/Risiken bzw. Stärken/Schwächen: Sehr heterogene relevante Informationen (z. B. relevante Marktpositionen, Wettbewerbsvorteile). Quantitative und qualitative Informationen.	Aufwand/Ertrag; Kosten/Erlöse; daneben Leistungsgrößen
Freiheitsgrad	Bewusste Veränderbarkeit aller Planungs- und Kontrollparameter (Ziele, Handlungsalternativen)	Weitgehende Konstanz der grundsätzlichen Ziele und Handlungsalternativen
Strukturiertheits- und Formalisierungsgrad	Auf die Vorgabe eines Vorgehensrasters beschränkt	Stark strukturiertes und formaliertes Vorgehen („Fahrpläne")
Koordination	Systembildend	Systemkoppelnd
Autonomiegrad der Controller	Notwendigkeit einer sehr engen Zusammenarbeit mit anderen Stellen in allen Phasen des strategischen Controlling	Nebeneinander autonomer Aufgabenfelder des Controlling und kooperativ mit anderen Stellen zu bearbeitender Aufgabenbereiche
Aufgaben	Unterstützung der strategischen Planung Umsetzung der strategischen Planung in die operative Planung Aufbau und Durchführung der strategischen Kontrolle	Aufbau und Durchführung der erfolgszielbezogenen operativen Planung Vorbereitung der Budgetierung Aufbau und Durchführung der operativen Kontrolle Führungsunterstützung der Fachabteilungen
Art der Entscheidungen	Unstrukturiert (was könnten wir, abhängig vom Markt, was können wir, abhängig vom Know-how, was wollen wir und was erwarten andere?)	Strukturiert

ternehmens Krankenhaus konzentriert, steht für das operative Controlling die kurzfristige Sicht im Vordergrund, meist der 1-Jahres-Zeitraum.

543 Wie Tabelle 64 zu entnehmen ist, steht beim strategischen Controlling das Ziel der Ermittlung der Erfolgspotenziale, das Ziel der langfristigen Existenzsicherung des Unternehmens Krankenhaus im Vordergrund. Im Rahmen des operativen Controllings geht es um die Wirtschaftlichkeit und Kostendeckung im Unternehmen. Für das strategische Controlling steht die Krankenhausumwelt im Vordergrund. Die strategische Planung ist danach auszurichten. Auf die Innenwelt des Krankenhauses richtet das operative Controlling überwiegend den Blick und formuliert dementsprechend operative Pläne.

544 Der steigende Controllingbedarf im Krankenhaus ergibt sich zum einen aus den beschleunigten Veränderungen des Gesundheitsmarktes mit seinen zahlreichen rechtlichen und tatsächlichen Neuerungen und zum anderen aus den vermuteten und zum Teil vorhandenen Ineffizienzen bei der Leistungserstellung. So kann als ein Dauerproblem im Krankenhaus die OP-Organisation angesehen werden. Nicht ausreichend organisierte Abläufe und Zeitverluste können zu einer Verschwendung von Ressourcen führen.

545 Die Ausführungen zum *strategischen Controlling* konzentrieren sich auf den Prozess der strategischen Planung sowie einige Methoden zur Unterstützung der strategischen Planung. Im Rahmen des *operativen Controllings* im Krankenhaus wird eingegangen auf die Kosten- und Leistungsrechnung, die Entwicklung von Kennzahlen und das Berichtswesen. Als ein sehr bekanntes Instrument des Controllings im Krankenhaus gilt die Interne Budgetierung. Die *Deutsche Krankenhausgesellschaft* hat hierzu einen Vorschlag erarbeitet, wie die Interne Budgetierung aufgebaut werden kann. Dieser Vorschlag wird in seinen Grundzügen vorgestellt.

6.6.2.1 Aspekte des strategischen Controllings

546 Wie bereits erwähnt, steht im Mittelpunkt des strategischen Controllings die mittel- bis langfristige Zeitperspektive. Der Begriff der „Strategie" lässt sich mit folgenden Aspekten charakterisieren:

- Strategien richten sich auf die Oberziele/Verhaltensgrundsätze (d. h. die Unternehmenspolitik gibt den „Rahmen" vor).
- Strategien betreffen stets das Ganze.
- Strategien können nur vom obersten Management erarbeitet werden, d. h. sind nicht delegierbar.
- Strategien sind typische Beispiele schlecht strukturierter Entscheidungsprobleme.
- Strategien sind eingebettet in die Wertvorstellungen, Grundeinstellungen, subjektiven Annahmen der beteiligten
- Führungskräfte bzw. in die gegebene Unternehmenskultur (*Hopfenbeck* 2000, S. 586).

6.6.2.2 Analyse des Krankenhausmarktes

Ausgangspunkt der strategischen Überlegungen im Krankenhaus ist die strategi-   **547**
sche Planung. Sie hat die Aufgabe, Ziele für das Krankenhaus zu formulieren und
festzulegen und im nächsten Schritt auch festzulegen, wie diese Ziele erreicht
werden können. Damit überhaupt erst einmal die Auswahl einer Strategie erfolgen kann und strategische Ziele formuliert werden können, ist es notwendig, dass
zunächst Informationen zusammengetragen werden, um mit Hilfe dieser Informationen eine Standortbestimmung des Krankenhauses vorzunehmen. Die Posi-
tionierung des Krankenhauses erfolgt mit Hilfe der Umwelt- und der Krankenhausanalyse. Abbildung 67 zeigt die beiden Möglichkeiten.

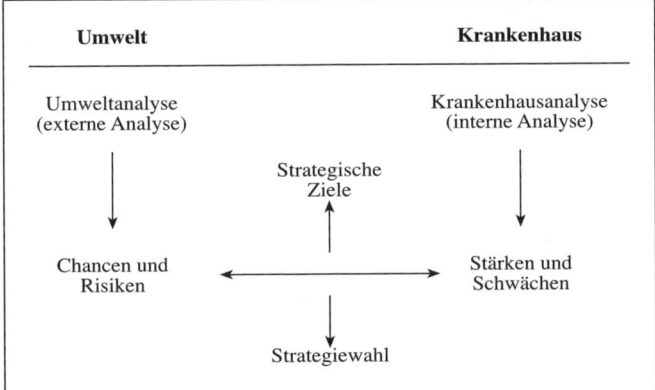

Abb. 67: Umwelt- und Krankenhausanalyse
Quelle: Patt 1996, S. 130

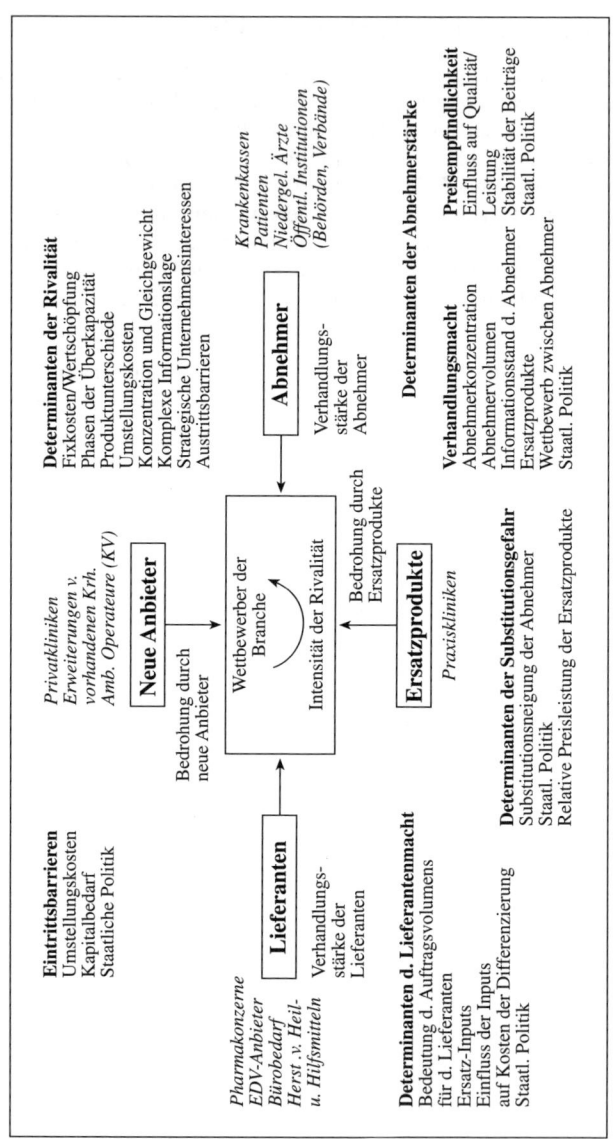

Abb. 68: Wettberwerbskräfte für das Krankenhaus

Quelle: eigene Zusammenstellung nach Porter 1995

548 Die externe Analyse kann sich dabei stützen auf das bereits erwähnte sozioökonomische Umfeld des Krankenhauses, auf die Analyse des Krankenhausmarktes
und auf die Konkurrenzanalyse.

Die ökonomische –, die demographische –, die technologische sowie die rechtliche – und politische Umwelt bilden die relevante Umwelt für das Krankenhaus. Im Rahmen der Branchenanalyse des Krankenhausmarktes sind die Wettbewerbskräfte zu identifizieren und in ihrer Entwicklung einzuschätzen. Abbildung 68 zeigt die *fünf Wettbewerbskräfte*.   **549**

Zu einigen Aspekten der einzelnen Wettbewerbskräfte lässt sich Folgendes festhalten: Krankenhäuser bzw. Krankenhausketten in privater Trägerschaft sind gegenwärtig bestrebt, vorhandene Krankenhäuser in z. B. öffentlicher Trägerschaft zu übernehmen. Daneben kann beobachtet werden, dass je nach Bedarf Krankenhäuser mit einer bestimmten Spezialisierung neu errichtet werden.   **550**

Durch die z. T. geringe Nachfragemacht beim Kauf von medizinischen Großgeräten sind Krankenhäuser gezwungen, die Bedingungen der Lieferanten zu akzeptieren.   **551**

Zunehmend machen die Krankenkassen als Einkäufer von Krankenhausleistungen von der Möglichkeit Gebrauch, einseitig den Versorgungsauftrag zu kündigen.   **552**

Neu errichtete Praxiskliniken, die von niedergelassenen Ärzte betrieben werden, in der Nähe von Krankenhäusern bieten ihre Leistungen an und treten damit in Konkurrenz zu der chirurgischen Fachabteilung des Krankenhauses.   **553**

Die Anzahl der Leistungsanbieter sowie die Veränderungen in der Gesetzgebung des sozialen Bereichs haben mit dazu geführt, dass sich der Wettbewerb innerhalb der Krankenhausbranche intensiviert hat.   **554**

6.6.2.3 Analyse der Krankenhauskonkurrenz

Neben der eben erwähnten Analyse des Krankenhausmarktes ist für ein Krankenhaus in der gegenwärtigen gesundheitspolitischen Situation entscheidend zu ermitteln, wie sich die Situation des Nachbarkrankenhauses und/oder der Nachbarkrankenhäuser darstellt. Im Rahmen einer solchen Analyse der Krankenhauskonkurrenz werden *vier Elemente* diagnostiziert, die helfen, diese Analyse durchzuführen. Diese vier Elemente sind die folgenden: **555**

1. Ziele für die Zukunft
2. Annahmen
3. gegenwärtige Strategie
4. Fähigkeiten.

Wie der Abbildung 69 zu entnehmen ist, erfolgt die Konkurrentenanalyse in *zwei Schritten*:   **556**

1. Zunächst wird gefragt, was den Konkurrenten motiviert. Seine Ziele sowie die Annahmen über sich selbst und über die Branche stehen im Vordergrund. Im weiteren Schritt wird betrachtet, wie sich der Konkurrent verhält bzw. verhalten kann. Seine gegenwärtige Strategie sowie seine Fähigkeiten stehen im Mittelpunkt. Diese vier Komponenten ermöglichen in ihrer praktischen Umsetzung eine Einschätzung der Reaktion des Konkurrenzkrankenhauses auf die eigene Strategie. Ist diese externe Analyse mit seinen verschiedenen As-

pekten durchgeführt worden, so wird es für das Krankenhausmanagement möglich sein, die eigenen Chancen und Risiken zu benennen.

2. Im nächsten Schritt erfolgt dann die interne Analyse, die Krankenhausanalyse, um die eigenen Stärken und Schwächen zu identifizieren. Der Controller bzw. das Controlling kann in dieser Situation auf Daten aus der Leistungs- und Kostenentwicklung des Krankenhauses zurückgreifen. Neben diesen vergangenheitsorientierten Daten wird z. B. interessieren, welche Entwicklung für die Zukunft für das eigene Haus zu erwarten sein wird. Auch wird sich die Frage stellen, welche Entwicklungspotenziale die eigenen Mitarbeiter oder bestimmte Mitarbeiter oder Mitarbeitergruppen haben.

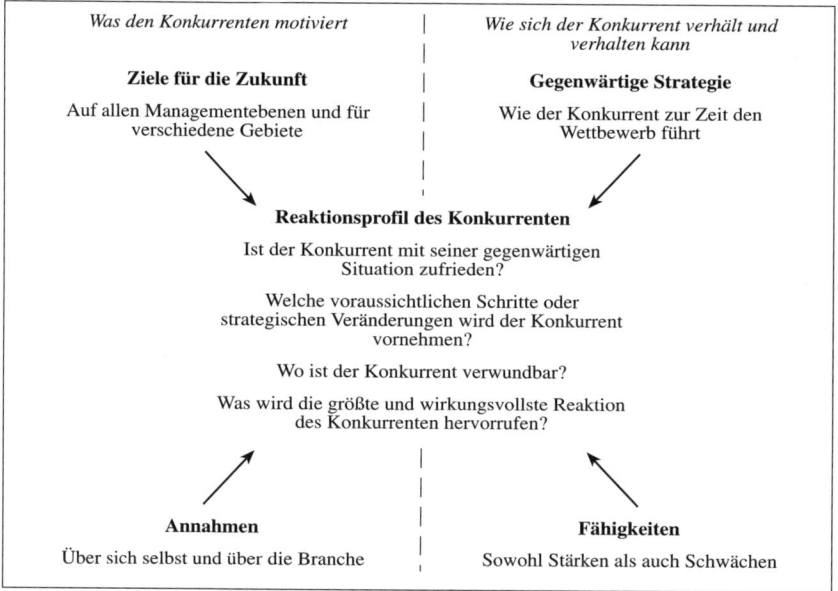

Abb. 69: Die Elemente einer Konkurrentenanalyse
Quelle: Porter 1995, S. 80

557 Nach der Erarbeitung der externen und internen Analyse und der Herausarbeitung der Chancen und Risiken sowie der Stärken und Schwächen erfolgt im nächsten Schritt die Auswahl einer Strategie. Als mögliche *strategische Optionen* (nur eine Auswahl der Möglichkeiten wird erwähnt) ergeben sich für das Krankenhaus die *Spezialisierung,* die *Diversifikation* oder die *Kooperation.*

6.6.2.4 Zur Spezialisierung

558 Im Rahmen einer Spezialisierungsstrategie wird ein Krankenhaus versuchen, sich auf bestimmte Aufgaben zu konzentrieren. Dies kann bedeuten, dass es bestimmte Leistungen nicht mehr anbietet, um die Spezialisierung mit der „Umschichtung von Ressourcen" auch tatsächlich zu erreichen.

6.6.2.5 Zur Diversifikation

Diversifikationsstrategien zielen darauf ab, dass bisherige Leistungsprogramm **559** eines Krankenhauses auszuweiten und im Idealfall mit neuen Angeboten in neuen Märkten präsent zu sein. Von horizontaler Diversifikation ist auszugehen, wenn auf der gleichen Wirtschaftsstufe Leistungsneuentwicklungen erfolgen. Bei Ausweitungen auf vor- und nachgelagerte Wirtschaftsstufen wird von einer vertikalen Diversifikation gesprochen. Besteht bei den Veränderungen zu den bisherigen Märkten keine oder nur eine lockere Verbindung, so ist von einer lateralen Diversifikation auszugehen.

6.6.2.6 Zur Kooperation

Die Zusammenarbeit mit anderen Krankenhäusern, mit Einrichtungen der Pflege- **560** versicherung oder anderen Einrichtungen steht im Mittelpunkt der Kooperationsstrategie. Diese Strategien sind für das einzelne Krankenhaus so umzusetzen, dass sie sich nicht gegenseitig ausschließen, sondern ergänzen.

Zur Unterstützung der strategischen Planung sollen in den folgenden Ausführun- **561** gen *drei Methoden* kurz vorgestellt werden:

- das Frühwarnsystem,
- die Portfolio-Technik und
- die Szenario-Technik.

Diese Methoden können mit dazu beitragen, dass die im Rahmen der strategi- **562** schen Planung vorhandenen Unsicherheiten und Unwägbarkeiten reduziert werden.

Das Krankenhausmanagement hat bei der Erarbeitung und der Umsetzung einer **563** Strategie auch ein Informationsproblem. Es benötigt rechtzeitig und umfassend die entsprechenden Informationen, um abschätzen zu können, ob bestimmte Entwicklungen in die „richtige" Richtung laufen oder nicht.

Frühwarnsysteme „sind spezielle Informationssysteme, die die Aufgabe haben, **564** mit zeitlichem Vorlauf auf Ereignisse aufmerksam zu machen, die mit hoher Wahrscheinlichkeit die Entwicklung des Krankenhauses nachhaltig beeinflussen werden" *(Patt* 1996, S. 156). Um ein Frühwarnsystem aufbauen zu können, ist es zunächst erforderlich, dass die Bereiche (extern und/oder intern) benannt werden, die ständig beobachtet werden sollen. Im zweiten Schritt sind dann für diese einzelnen Bereiche Indikatoren zu bilden. Diese Indikatoren müssen die Entwicklungen in den Bereichen auch tatsächlich widerspiegeln. Ein *Beispiel* für externe und interne Frühwarnindikatoren ist der nachstehenden Abbildung zu entnehmen (vgl. Abbildung 70).

1	**Externe Frühwarnindikatoren**

1.1   Politische und soziale Umweltfaktoren

1.1.1   Demographische Faktoren
- Bevölkerungswachstum
- Bevölkerungsdichte
- Altersstruktur
- Krankenhaushäufigkeit
- Vermögensverhältnisse
- Einkommensverhältnisse
- Änderungen in der Struktur der privaten Haushalte

1.1.2   Politische Faktoren
- Sozialgesetzgebung (spezifische Gesetzgebung für Krankenhäuser)
- Entwicklung der finanziellen Mittel zur Förderung von Investitionen
- Gesundheitspolitische Programme der Parteien
- Wahltermine
- Entwicklung der Vorstellung von Gesundheit in der Gesellschaft
- Gewerkschaftliche Forderungen zur Gesundheitspolitik
- Möglichkeiten der Einflussnahme durch Krankenhausverbände

1.1.3   Wirtschaftliche Faktoren
- Entwicklung des Bruttosozialprodukts
- Ausgabenentwicklung der Krankenkassen (Beitragssätze)
- Ernährungsgewohnheiten
- Lebensgewohnheiten (Konsum von Suchtmitteln)
- Umweltbelastungen
- Entwicklung der Arztdichte

1.1.4   Technologische Faktoren
- Forschungsvorhaben im Gesundheitssektor
- Kommunikationswesen
- Technologiestand
- Technologische Entwicklungen
- Altersstruktur der Geräte
- neue Aktivitäten der Konkurrenzkrankenhäuser
- Öffentliche Meinung zu den verschiedenen Technologien

1.2   Krankenhausleistungsangebot
Einzelne Fachabteilungen (Aktivitätenstruktur)
- Kapazitätsauslastung im Verhältnis zu den anderen Kliniken im Einzugsbereich
- Substitutionsmöglichkeiten (ambulante Behandlung, Spezialkliniken)
- Spezialisierungsgrad
- Technologische Entwicklung
- Qualitätsstandards

1.3   Arbeitsmarkt
- Arbeitslosenzahl und -quote
- Sozialprestige der Berufe
- Ausbildungsmöglichkeiten
- Lohnniveau
- Verhalten der Konkurrenzkrankenhäuser

2	**Interne Frühwarnindikatoren**

2.1   Entwicklung des Gesamtklinikums
- Aufgabenstellung (Grund-, Regel-, Maximalversorgung)
- Entwicklungstendenzen (Akademisches Lehrkrankenhaus, neue Fachrichtungen)

2.2   Bauliche Faktoren
- Altersstruktur der Gebäude
- Flächenverteilung
- Baustruktur
- Bausubstanz
- Investitionsplanung
- Instandhaltungsmaßnahmen

2.3	Leistungsdaten der Fachabteilungen – Zahl der Betten – Pflegetage – Verweildauer – Wahlleistungen
2.4	Personalbereich – Arbeitsstunden, Fehlzeiten, Fluktuation – Betriebsklima, Betriebstrend – Fort- und Weiterbildungsmaßnahmen – Entwicklung und Zusammensetzung des Personals – Belastungsziffer
2.5	Finanzen – Pflegesätze – Entwicklung der Bilanzen – Ergebnisanalysen – Öffentliche Förderungsprogramme und -mittel
2.6	Material – Substitutionsmöglichkeiten (Einwegartikel) – Sortimentsgestaltung (Standardlisten) – Verbrauchsmengen, Preise, Lagerkosten, Bestellkosten – Logistik – Umweltschutzbestimmungen – Hilfs- und Nebenbetriebe – Produkte – Möglichkeiten des Fremdbezugs
2.7	Organisation – Führungsprozess (Delegation von Verantwortung, Mitarbeiterbesprechung, Personalbeurteilung) – Aufbauorganisation – Ablauforganisation (Einhaltung von Arbeitsanweisung und Dienstzeiten)
2.8	Informationswesen – Archivierung, Dokumentation – Entscheidungsorientiertheit des Rechnungswesens – Automatisierungsgrad

Abb. 70: Externe und interne Frühwarnindikatoren
  Quelle: Patt 1996, S. 164 ff.

565 Die Frühwarnindikatoren sind laufend auszuwerten und zu beurteilen. Das Krankenhausmanagement hat einzuschätzen, wie sich z. B. eine bestimmte Entwicklung eines Indikators auf das Krankenhaus auswirken wird. Je nach Situation sind Maßnahmen zu ergreifen, um rechtzeitig gegenzusteuern.

566 Im Rahmen der strategischen Planung kann ein Krankenhaus strategische Geschäftseinheiten bilden. Fachabteilungen eines Krankenhauses können als solche Einheiten bezeichnet werden, da sie eine spezifische Marktaufgabe wahrnehmen, relativ eigenständig im Krankenhaus sind und mit zum Erfolg eines Krankenhauses beitragen. Die strategische Betrachtung der Geschäftseinheiten kann mit Hilfe des Instruments der Portfolioanalyse geschehen. Die Dimensionen „Marktwachstum" und „Marktanteil" sollen dabei als langfristige Erfolgsdeterminanten angesehen werden (vgl. Abbildung 71).

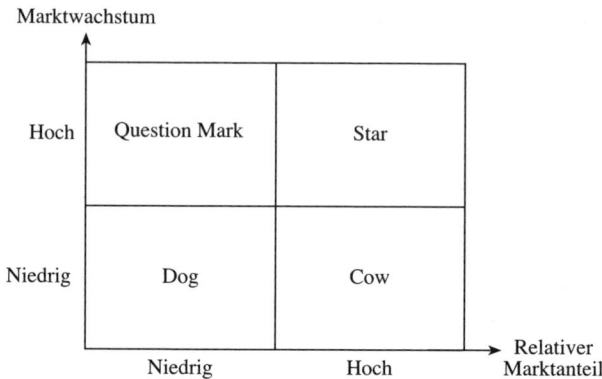

Abb. 71: Marktwachstums-Marktanteils-Portfolio
Quelle: Meffert/Bruhn 2000, S. 141

567   **Question Mark:** Neben starkem Marktwachstum zeichnet sich diese Geschäftseinheit durch einen relativ geringen Marktanteil aus. Für das Krankenhaus besteht die Chance, den Marktanteil auszuweiten oder die Gefahr, wenn dies nicht
gelingen sollte, Fehlinvestitionen geleistet zu haben.

568   **Dog:** Bei dieser Geschäftseinheit ist sowohl ein geringes Marktwachstum als
auch ein geringer Marktanteil vorhanden.

569   **Star:** Die Geschäftseinheit „Star" ist gekennzeichnet durch starkes Marktwachstum und relativ hohen Marktanteil. In der Wachstumsphase werden relativ hohe
finanzielle Mittel gebunden und es werden kaum Überschüsse erwirtschaftet.

570   **Cow:** Bei dieser Geschäftseinheit besteht eine gute Marktposition, allerdings bei
geringem bis keinem Marktwachstum. Mit dieser Geschäftseinheit werden Überschüsse erzielt. Diese können mit dazu verwandt werden, um die Geschäftseinheiten „Star" und „Question Mark" weiter auszubauen.

571   Im Rahmen der strategischen Planung kann ein Krankenhaus seine Fachabteilungen in dieses Portfolio einordnen und im nächsten Schritt festlegen, wie sich die
Fachabteilungen, die Geschäftseinheiten, zukünftig im Rahmen dieser Matrix
entwickeln sollen.

572   Krankenhäuser haben auch in längerfristiger Perspektive ihre Entwicklungen ab-
zuschätzen. „Mit Szenarien werden mögliche Zukunftsbilder gezeichnet, d. h.
Aussagen zu den denkbaren langfristigen Entwicklungen Strategie bestimmender
Ereignisse getroffen. Szenarien dienen zwei Zwecken:

- *absichernd:* zur Prognose und Interpretation von Risiken;
- *unternehmerisch:* zur Entdeckung von bisher unbekannten strategischen Optionen" (*Hopfenbeck* 2000, S. 564).

573   Um diese Zukunftsbilder zu zeichnen, bedient sich die Szenario-Technik eines
„Trichters". Dieser Trichter zeigt den Möglichkeitsraum in der Spanne vom

schlechtesten zum bestmöglichen Szenario auf. In der Mitte des Trichters befindet sich das Trendszenario. Abbildung 72 zeigt die mögliche Darstellungsform von Szenarien.

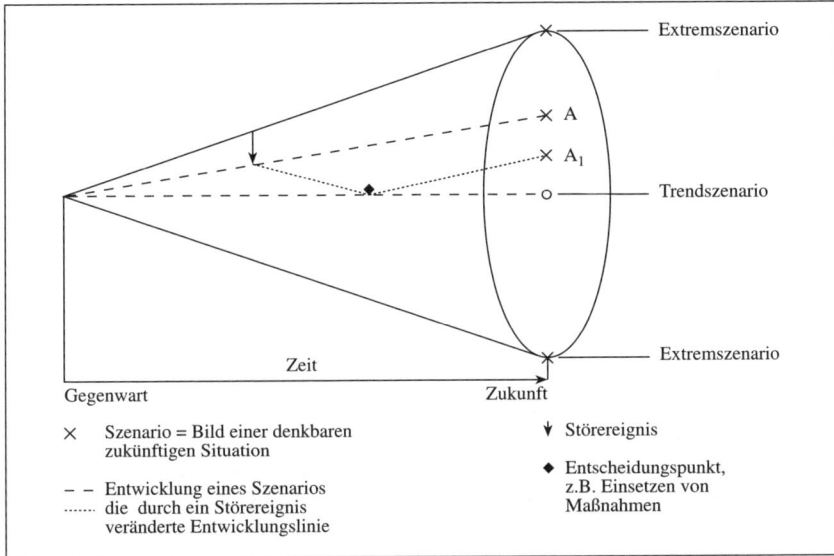

Abb. 72: *Denkmodell zur Darstellung von Szenarien*
Quelle: Hopfenbeck 2000, S. 565

Das Bild zeigt das Szenario A als trendmäßige Entwicklung, das Szenario A 1   **574**
unter Beachtung eines Störereignisses. Der Einsatz der Szenario-Technik ermöglicht es der Krankenhausleitung in Alternativen zu Denken und sich mit diesem Instrument schon frühzeitig mit der Zukunft auseinanderzusetzen, unter Beachtung der verschiedensten Bedingungen wie z. B. der Bevölkerungsentwicklung, der Entwicklung der Medizin, der Pflege, der möglichen Entwicklung der Sozialversicherung. Gleichzeitig wird durch die Anwendung dieses Instruments Transparenz bei Entscheidungen hergestellt, in dem offen gelegt wird, unter welchen Bedingungen man zu welchen Entscheidungen gekommen ist. Auch unter Zuhilfenahme von Frühwarnindikatoren kann das Unternehmen Krankenhaus mit der Szenario-Technik seine Chancen und Risiken fundierter abwägen.

6.6.2.7 Aspekte des operativen Controllings

In der gegenwärtigen Zeit wird im Krankenhaus das operative Controlling meis-   **575**
tens angewandt. Die kurzfristige Betrachtung, der 1-Jahres-Zeitraum oder das Geschäftsjahr wird mit dem Begriff des operativen Controllings in Verbindung gebracht.

576   Ausgewählte Instrumente werden im Folgenden vorgestellt:
- Kosten- und Leistungsrechnung
- Kennzahlen und Berichtswesen
- Interne Budgetierung.

6.6.2.8 Kosten- und Leistungsrechnung

577   Es wurde bereits die Grundstruktur der Kosten- und Leistungsrechnung vorgestellt. Beide Instrumente des internen Rechnungswesens haben die Krankenhäuser nach § 8 KHBV im Betriebsalltag einzusetzen. Im Rahmen der Leistungsrechnung wird danach gefragt, wer wo für wen wann welche Leistungen erbringt. Die Kostenrechnung im Krankenhaus besteht aus den Grundelementen: Kostenartenrechnung, Kostenstellenrechnung und Kostenträgerrechnung. Nach § 8 KHBV haben die Krankenhäuser die Kostenartenrechnung sowie die Kostenstellenrechnung einzurichten. Mit bedingt durch Veränderung der Krankenhausfinanzierung sind die Krankenhäuser gegenwärtig dabei, ihre Kostenträgerrechnung auf- und auszubauen.

578   Für das operative Controlling sind die Komponenten der Leistungsrechnung im Rahmen der Leistungserbringung zu erfassen und vom Controller auszuwerten. Bei den Elementen der Kostenrechnung kann sich der Controller weitestgehend auf die „Zahlen der Buchhaltung" als Ausgangsbasis stützen.

6.6.2.9 Kennzahlen und Berichtswesen

579   „Kennzahlen können generell charakterisiert werden als Zahlen, die sich auf wichtige betriebswirtschaftliche Tatbestände beziehen, diese in konzentrierter Form widerspiegeln und dadurch die Lage und Entwicklung von Betrieben (Unternehmungen) erkennen lassen. Kennzahlen sollen also die für bestimmte Zwecke wichtigen, messbaren Sachverhalte von Betrieben und ihrer Umwelt wiedergeben. Man bezeichnet sie als betriebswirtschaftliche Kennzahlen, wenn sie ausschließlich oder überwiegend betriebswirtschaftlichen Zwecken dienen." (zit. nach *Lenzen* 1986, S. 167) Überträgt man diese Definition und Aufgabenstellung von Kennzahlen auf den Krankenhausbereich, so heißt dies, dass mit Hilfe von Krankenhaus-Kennzahlen eine Beurteilung des Betriebes aus betriebswirtschaftlicher Sicht möglich wird.

580   Kennzahlen können nach unterschiedlichen Kriterien gebildet werden:

- absoluten Größen
- relativen Größen
- in zeitlicher Dimension
- nach der Art.

581   Nach der Bildung von Kennzahlen können diese zu einem Kennzahlensystem zusammengefasst werden. Der Auf- und Ausbau eines solchen Kennzahlensystems kann mit dazu beitragen, dass mit ihm die wirtschaftliche Situation des Krankenhauses beurteilt werden kann. In einem nächsten Schritt könnte man durch die Beobachtung der Entwicklung von Kennzahlen über einen längeren Zeitraum feststellen, wie sich das Krankenhaus entwickelt hat.

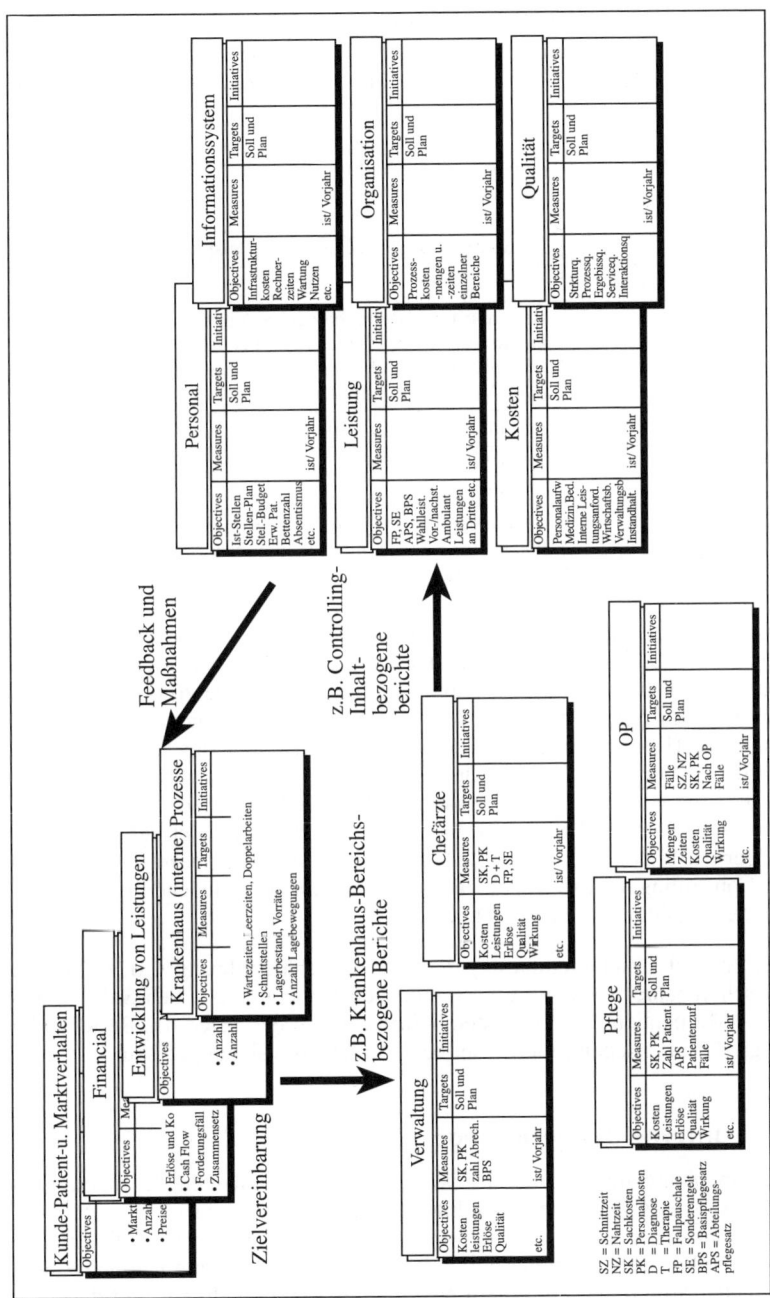

Abb. 73: Ein Beispiel für Berichte
Quelle: Straub 1997, S. 295

582 Ein Beispiel für einige Kennzahlen für Krankenhausfunktionen zeigt die nachstehende Tabelle 65. Für den Funktionsbereich Pflege werden als Kennzahlen z. B. der Pflegeaufwand/Einheit oder die durchschnittliche Verweildauer in der Abteilung erwähnt.

Tab. 65: Kennzahlen für Krankenhausfunktionen

Quelle: Straub 1997, S. 299

Gliederung	Elementare Kennzahlen (nur Beispiele):
Krankenhausfunktionen	
Pflege	Bettenbestand, Bettenbelegung, Verweildauer, Pflegeaufwand/Einheit, Pflegekosten/Fachabteilung, entlassene Patienten im Berichtszeitraum, Pflegetage, durchschnittliche Verweildauer in der Abteilung
Medizinischer Bereich	Anzahl behandelter Patienten
Verwaltung	Zeitdauer der Rechnungsbearbeitung, Einhaltung Skontofristen
Versorgung	Leistungen/Leistungsstelle, Leistungsintensität, Kosten/Patient für Lebensmittel, medizinischen Bedarf oder Energie etc.

583 Eingangs wurde erwähnt, dass der Controller die Serviceleistung Informationsversorgung zu erfüllen hat. Diese Aufgabe kann er mit Hilfe des Berichtswesens wahrnehmen. Ein ausgebautes Berichtswesen hat die Aufgabe, dass die richtigen Informationen zur richtigen Zeit zu den richtigen Adressaten gelangen. Der Adressat soll mit Hilfe der Informationen durch den Bericht die augenblickliche wirtschaftliche Situation erkennen. Bei der Gestaltung des Berichts kommt es darauf an, dass die wesentlichen Informationen kurz und informativ für die Adressaten aufgebaut werden. Die Kennzahlen können dabei eine wichtige Grundlage für den Bericht bilden. Ein Beispiel für Krankenhausbereichsbezogene Berichte oder für Controllinginhaltsbezogene Berichte mit den verschiedenen Komponenten sind der Abbildung 73 zu entnehmen.

584 Nach der Phase der Zielvereinbarung durch die Geschäftsführung z. B. zu Beginn eines Geschäftsjahres dienen die verschiedenen Berichte dazu, den Soll-Ist-Abgleich zu dokumentieren. Im nächsten Schritt können die Daten des Berichts die Grundlage für ein „Gegensteuern" bei bestimmten Abweichungen sein.

6.6.2.10 Interne Budgetierung

585 Im Zusammenhang mit den bereits vorgestellten Instrumenten des operativen Controllings ist das Instrument der Internen Budgetierung zu sehen. „Aus betriebswirtschaftlicher Sicht stellt die Budgetierung eine periodische, auf betriebliche Einheiten bezogene Planung und Kontrolle von an den Unternehmenszielen ausgerichteten Sollgrößen mit einem bestimmten Verbindlichkeitsgrad dar. [...] Die externe Budgetierung umfasst die politisch induzierte Festlegung einer Ausgabensumme für bestimmte Teilbereiche des Gesundheitswesens (sektorale Globalbudgets) sowie bilaterale Budgetvereinbarungen zwischen den Finanzierungsträgern und der einzelnen Einrichtung (einrichtungsbezogene Budgets). Die interne Budgetierung im Rahmen des DRG-Systems ist sehr stark von der Erlösorientierung geprägt.

Das nachfolgende Modell der Städtischen Kliniken Frankfurt Höchst zeigt, wie ein solches erlösorientiertes Budget aufgebaut sein kann.   **586**

„Das nachfolgend dargestellte Budgetierungssystem ist ein Modell aus der Praxis, das in den Städtischen Kliniken in Frankfurt Höchst eingesetzt wird. Der Grund für den Aufbau einer erlösorientierten Kostenartenbudgetierung ist die Tatsache, dass das Krankenhausinformationssystem für eine flächendeckende Profit-Center-Rechnung noch nicht hinreichend ausgestaltet ist, aber gleichzeitig die Vorteile einer kombinierten Steuerung von Erlösen und Kosten genutzt werden soll.   **587**

Auch wenn Sparkonzepte in den medizinischen/pflegerischen Leistungsbereichen nie Begeisterung auslösen, so kann doch festgestellt werden, dass das nachfolgend vorgestellte System aufgrund seiner Nachvollziehbarkeit eine hohe Akzeptanz in den Kernleistungsbereichen erzielt.   **588**

6.6.2.10.1 Grundidee

Die interne Budgetverteilung wird weitgehend der externen Preisbildung angepasst, d. h., die Kliniken erhalten die Budgets, die von den Krankenkassen, der Kassenärztlichen Vereinigung oder sonstigen Financiers für bestimmte Leistungen zur Verfügung gestellt werden, unmittelbar weitergereicht.   **589**

Das Budgetierungssystems versucht folgenden Kriterien gerecht zu werden: **590**

- rechnerische und inhaltliche Herleitung der Budgetvorgaben mit eindeutigem Bezug zu den externen Budgets,
- Flexibilität der Budgets in Abhängigkeit von der realen Leistungsentwicklung,
- Verständlichkeit des Budgetierungssystems mit Aussagekraft in unterschiedlichen Verdichtungsstufen mit einem Zugang zu einem großen Empfängerkreis,
- sinnvolle Vorstufe zu der geplanten Gesamt-Erlös-Kostenberechnung (Profit-Center-Ansatz).

Bei der Ermittlung der Budgetvorgaben erfolgt eine individuelle Berücksichtigung in den unterschiedlichen medizinischen Fächern hinsichtlich   **591**

- der noch bestehenden Ungenauigkeitsgrade im DRG-System,
- des Anteils an zu erbringenden nicht gedeckten ambulanten Leistungen, deren Vergütung zu niedrig ist und
- dem historisch gewachsenen Stellenbestand.

Weiterhin erfolgt für die Personalbudgets eine Plausibilisierung des mit Hilfe der DRG-Systematik ermittelten Soll-Stellenbedarfs durch Personalbedarfsermittlungen nach den bisher angewandten gängigen Anhaltszahlen.   **592**

Die bei der neuen Methodik sich zum Teil ergebenden Personalüberhänge werden nicht per se als ein Merkmal der Unwirtschaftlichkeit gewertet, da es sich   **593** vielfach um eine Diskrepanz zwischen erbrachten Leistungen und den dafür zur Verfügung stehenden Vergütungen handelt.

594   In gemeinsamen Gesprächen mit den Chefärzten und Pflegedienstleitungen wird dieser Anteil erarbeitet, um festzustellen, welche Einsparungen mit Hilfe von Prozessoptimierungen realistisch erreichbar sind. Dabei wird ebenfalls kritisch geprüft, ob nicht nur im operativen Sinne „die Dinge richtig getan werden", sondern auch im strategischen Sinne „die richtigen Dinge getan werden", d. h., nicht nur die Kostenstruktur, sondern auch das Leistungsangebot steht zur Diskussion.

595   Die internen Budgets der medizinischen Dienstleister Radiologie, Anästhesie und Labor werden ebenfalls aus den externen Erlösen abgeleitet, d. h. z. B. im stationären Bereich aus den für diese Leistungen vorgesehenen DRG-Anteilen.

6.6.2.10.2 Konzeption der erlösorientierten internen Budgetierung

596   Das interne Budget für eine Kostenart (z. B. Medizinischer Sachbedarf) leitet sich aus allen Erlösarten (z. B. ambulante oder stationäre Erlöse), die eine Klinik erzielt, ab (vgl. Abbildung 74 Konzeption der erlösorientierten Budgetierung).

597   Das Plan-Budget für eine Kostenart berechnet sich auf Grundlage der prospektiven Planung, z. B. der DRG-Leistungsplanung mit den Kostenträgern. Das Soll-Budget einer Kostenart leitet sich aus dem Planbudget ab, berücksichtigt aber die tatsächliche Leistungsentwicklung. Für die konkreten Erlösarten im Krankenhaus sieht der Budgetbericht folgendermaßen aus (vgl. Abbildung 75).

598   Der größte Anteil des Kostenartenbudgets bestimmt sich aus den stationären Erlösen. Der für die einzelnen Kostenarten enthaltene Erlösanteil aus den DRG-Erlösen wird anhand der vom InEK (Institut für das Entgeltsystem im Krankenhaus) veröffentlichten DRG-Kalkulationsdaten ermittelt.

	Kostenart					
	Kostenart$_1$		Kostenart$_2$		Kostenart$_n$	
Erlösart	Plan ↑	Soll	Plan ↑	Soll	Plan ↑	Soll
Erlösart$_1$						
Erlösart$_2$						
...						
Erlösart$_n$						
Summe	Plan-Budget Kostenart$_1$	Soll-Budget Kostenart$_1$	Plan-Budget Kostenart$_2$	Soll-Budget Kostenart$_2$	Plan-Budget Kostenart$_n$	Soll-Budget Kostenart$_n$

Abb. 74:   Modell eines erlösorienterten Budgets
Quelle: Thiex-Kreye/von Collas 2004, S. 8-12

Die Erlösanteile zur Komplettierung der Kostenartenbudgets aus anderen Erlösen **599**
basieren auf internen Kalkulationen" (*Thiex-Kreye/von Collas* 2004, S. 8-12).

Nr.	Erlösart	Kostenart					
		Ärztlicher Dienst		Pflegedienst		medizinischer Sachbedarf	
		PLAN	SOLL	PLAN	SOLL	PLAN	SOLL
	DRG-Erlöse						
2	Zusatzentgelte						
	vorstationäre Erlöse Erlöse aus Integrierter Versorgung						
5	ambulante Erlöse						
6	Nutzungsentgelte						
	Budget ohne Anpassung						
	+/– Anpassung						
	Budget						

Abb. 75: Erlösorientierte Budgetierung im Krankenhaus
　　　Quelle: Thiex-Kreye/von Collas 2004, S. 8-12

6.6.2.11 Pflege-Controlling

In den bisherigen Ausführungen wurde überwiegend das *einrichtungsbezogene* **600**
Controlling vorgestellt. Diese Sicht des Controllings ist in der wissenschaftlichen
Literatur etabliert und in der Praxis wird dieses Controlling angewendet. Das
Pflege- wie das Medizin-Controlling befindet sich dagegen im Aufbau. Die leistungsorientierten Entgelte wie die Fallpauschalen und Sonderentgelte und die angestrebten DRGs tragen mit dazu bei, dass das Controlling in den Einrichtungen
immer stärker und differenzierter ausgebaut wird. Der Name „Pflege-
Controlling", „Medizin-Controlling" ergibt sich aus dem Zusammenhang der be-
ruflichen Tätigkeit (die Zuordnung der Berufe zu den Dienstarten: *Pflegedienst*
und *Funktionsdienst* für das Pflege-Controlling und der Ärztliche Dienst für das
Medizin-Controlling) der Arbeitskräfte in den Einrichtungen des Gesundheitswesens. Ein Vorschlag, wie ein solches Pflege-Controlling aussehen kann, wird in
Grundzügen in den weiteren Ausführungen vorgestellt (vgl. *Kalbitzer* 1998).
„Die Aufgaben des Pflege-Controllings leiten sich aus den Leistungen und Kosten des Pflege- und Funktionsdienstes ab. Kernaufgaben sind insbesondere:

- Aufbau einer aussagekräftigen Leistungserfassung,
- Abbau unnötiger bzw. fehlerhafter Leistungserfassungen,
- Personalbedarfsermittlungen,
- Analysen und Berechnungen,
- Erstellen von Kennzahlen und Frühwarnsystemen,
- Empfängerorientierte Berichterstattung,
- Beratung der Führungskräfte,

- Beratung des kaufmännischen Controllings in pflegerischen Fragen" *(Kalbitzer* 1998, S. 6 f.).

601 Mit diesem Controlling-Ansatz orientiert sich der Autor an den allgemeinen Aufgaben des Controlling. In seinen weiteren Ausführungen trennt er dann weiter nach dem strategischen und dem operativen Controlling. „Operatives Pflege-Controlling" unterstützt den Pflegedienst über alle Aufgabenbereiche und Hierarchieebenen bei Zielbildung, Zielsteuerung und Zielerreichung bezogen auf einen Zeitraum von bis zu einem Jahr. Kern bildet das Berichtswesen, das die Pflegedienstleitungen regelmäßig über die Ist-Situationen informiert" (ebenda, S. 9). Ein *Pflege-Controlling-Bericht* sollte nach den Vorstellungen der Autoren „kurz und spannend" aufgebaut werden und im wesentlichen die folgenden Punkte umfassen:

- „Personalkosten nach Kostenstelle und Kostenart als Plan-Ist-Vergleich und im Vorperiodenvergleich (Ist-Ist-Vergleich),
- Personalbesetzungsstatistik (Plan-Ist-Vergleich),
- Personalausfallstatistik,
- Überstundenstatistik,
- Kosten für Inner- und Außerbetriebliche Fortbildung,
- Kosten der Fachweiterbildung,
- Kosten der Ausbildung,
- Sachkosten nach Kostenstelle und Kostenart als Plan-Ist-Vergleich und im Vorperiodenvergleich (Ist-Ist-Vergleich),
- Kosten für Leiharbeitskräfte,
- Kosten für Spezialbetteneinsatz,
- Kosten für Personalwerbung,
- Pflegeintensität und Personalbedarf (entsprechend Pflegepersonalregelung von 1993), Kennzahlen:
  - Kosten Pflege- und Funktionsdienst je Tag und Fall,
  - Kosten medizinischer und pflegerischer Sachbedarf je Tag und Fall,
  - Vollkräfte je Fall […]" (ebenda, S. 10).

602 Je nach Größe des Krankenhauses und damit nach Aufgabenumfang kann das Controlling zentral in der Geschäftsführung als Stabstelle angesiedelt werden. In dieser Stabsstelle wäre dann auch das Pflege-Controlling als Aufgabe wahrzunehmen. Eine andere Form der organisatorischen Einbindung könnte so gestaltet werden, dass den einzelnen Bereichen im Krankenhaus (der Verwaltung, dem Ärztlichen Dienst, dem Pflegedienst) das entsprechende Controlling zugeordnet wird. Der Vorteil dieser Zuordnung ist darin zu sehen, dass die spezifischen Belange der einzelnen Bereiche im jeweiligen Controlling Berücksichtigung finden können.

6.6.3 Zusammenfassung

603 Das Controlling gilt auch in Sozialen Dienstleistungsunternehmen als Instrument der Unternehmenssteuerung. Im Rahmen des Metacontrollings wird es verstanden als Denkhaltung. Das Controlling im engeren Sinne trennt zwischen dem strategischen und dem operativen Controlling. Das strategische Controlling ist auf einen mittel- bis langfristigen Zeitraum ausgerichtet und beginnt mit der strategischen Planung. Die Umwelt- und Krankenhausanalyse führt zur Herausarbeitung der Chancen und Risiken sowie der eigenen Stärken und Schwächen. Mit der Auswahl einer für geeignet angesehenen Strategie sollen die Ziele des strategischen Controllings erreicht werden. Die strategische Planung kann z. B. durch Früherkennungssysteme, durch die Portfolio-Technik und die Szenario-Technik unterstützt werden. Das operative Controlling ist meist auf den 1-Jahres-Zeitraum ausgerichtet. Instrumente für das operative Controlling sind z. B. die Kosten- und Leistungsrechnung, Kennzahlensysteme und die Interne Budgetierung. Das Pflege-Controlling mit seiner spezifischen Aufgabenstellung für den Pflegebereich ist noch weiterzuentwickeln. Mit ihm kann auch die strategische und die operative Ausrichtung verfolgt werden.

6.7   Marketing

In der gegenwärtigen Situation sind die Krankenhäuser gezwungen, sich an ihrem Umfeld und an ihren unmittelbaren Mitkonkurrenten zu orientieren, wenn sie zukünftig weiter bestehen wollen. Diese verstärkt geforderte Marktorientierung zwingt sie, zu entscheiden, was sie in welchem Umfang zu welcher Zeit und zu welchen Bedingungen anbieten wollen. Darüber hinaus haben sie in ihr Kalkül mit einzubeziehen, wer ihre Leistungen zu welchen Bedingungen in Anspruch nimmt. Neben dem erwähnten Konkurrenzdruck werden als weitere Gründe für den Einsatz von Marketing im Krankenhaus das veränderte Selbstverständnis des Patienten angeführt. Die Patienten erwarten eine umfangreiche Aufklärung über ihre Situation sowie die Unterrichtung über ihre Möglichkeiten. Um dies zu leisten, hat das Management die kommunikativen Fähigkeiten seines Personals zu fördern. Schließlich haben sich die Krankenhäuser nach außen, gegenüber der Öffentlichkeit so zu präsentieren, dass sie in einem positiven Licht erscheinen. Die Diskussionen über Reformbemühungen, Kostensteigerungen und Skandale im Krankenhaus haben in der Vergangenheit den Gesundheitsbereich in einem eher negativen Licht erscheinen lassen. Auch hier kann mit Hilfe des Marketing ein verändertes Image aufgebaut werden. Diese Faktoren: *Konkurrenzdruck, verändertes Selbstverständnis der Patienten, Imageprobleme des Gesundheitsbereichs*, tragen mit dazu bei, dass das Marketing im Dienstleistungsbereich Krankenhaus angewendet wird.

604

Nach der Erläuterung einiger Grundlagen zum Marketing wird in den weiteren Abschnitten auf das *strategische* und das *operative Marketing* eingegangen.

605

6.7.1 Grundlagen des Marketings im Krankenhaus

In einem Standardlehrbuch wird *Marketing* wie folgt definiert: „In der klassischen Interpretation bedeutet Marketing die Planung, Koordination und Kontrolle aller auf die aktuellen und potenziellen Märkte ausgerichteten Unternehmensaktivitäten. Durch eine dauerhafte Befriedigung der Kundenbedürfnisse sollen die Unternehmensziele verwirklicht werden" (*Meffert* 2000, S. 8).

606

Nach dieser Auffassung ist das Marketing ein Instrument, um die Unternehmensziele zu erreichen. Damit diese Ziele erreicht werden können, sind alle Unterneh-

607

mensaktivitäten auf die Bedürfnisse des Kunden, des Marktes auszurichten mit der gewünschten Konsequenz, den Kunden möglichst dauerhaft an die Produkte des Unternehmens zu binden. Für das Dienstleistungsunternehmen Krankenhaus gelten im Hinblick auf das Marketing die Überlegungen zum Dienstleistungsmarketing. „Ausgehend von der klassischen Auffassung des Begriffes Marketing […] kann auch das Dienstleistungsmarketing als marktorientiertes, duales Führungskonzept verstanden werden. So kann Dienstleistungsmarketing zum einen als Leitkonzept des Managements im Sinne eines gelebten Unternehmenswertes („Shared Values") und zum anderen als gleichberechtigte Unternehmensfunktion interpretiert werden." (*Meffert/Bruhn* 2000, S. 17) Nach dieser Definition gilt beim Marketing für den Dienstleistungsbereich auch die Marktorientierung. Die marktorientierte Unternehmensführung kann dabei erfolgen, in dem das Marketing als weitere Unternehmensfunktion vom Management wahrgenommen wird oder aber das Management das Marketing zum Leitbild seines gesamten Handelns ausgewählt hat. Für den Krankenhausbereich kann wohl eher davon ausgegangen werden, dass das Marketing als weitere Unternehmensfunktion wahrgenommen wird, ähnlich der Unternehmensfunktion Controlling. Das Marketing-Management kann definiert werden als die zielorientierte Gestaltung aller marktgerichteten Unternehmensaktivitäten (vgl. *Meffert* 2000, S. 11).

Besonderheiten von Dienstleistungen	Implikationen für das Dienstleistungsmarketing
Immaterialität **– Nichtlagerfähigkeit**	– Materialisierung von Dienstleistungen – Intensive Koordination zwischen Dienstleistungsproduktion und -nachfrage – Flexibilität bei der Planung von Dienstleistungskapazitäten – Management der kurzfristigen Nachfragesteuerung
– Nichttransportfähigkeit	– Hohe Distributionsdichte für Dienstleistungen des täglichen Bedarfs – Räumliche Distanz von Angebot und Nachfrage bei Dienstleistungen mit geringer Bedarfshäufigkeit
Leistungsfähigkeit des Dienstleistungsanbieters	– Dokumentation spezifischer Dienstleistungskompetenzen – Differenzierter Einsatz von Herstellungskomponenten – Materialisierung des Fähigkeitenpotenzials
Integration des externen Faktors	– Berücksichtigung von Transport- und Lagerproblemen des externen Faktors – Standardisierungsprobleme – Marketingorientierung im Dienstleistungserstellungsprozess – Probleme der asymmetrischen Informationsverteilung – Demarketing bei verrichtungssimultanen Dienstleistungen

Abb. 76: Besonderheiten von Dienstleistungen und Implikationen für das Dienstleistungsmarketing

Quelle: Meffert/Bruhn 2000, S. 53

Zur Abgrenzung von Marketing und Controlling führt *Meffert* aus, „dass das   **608**
Marketing als Führungskonzeption vom Markt her der Unterstützung durch das
Controlling als Führungskonzeption vom Ergebnis her bedarf" (*Meffert* 2000,
S. 1123).

Wie bereits angeführt, zeichnen sich Dienstleistungen durch bestimmte Beson-   **609**
derheiten wie z. B. die Immaterialität, die Integration des externen Faktors aus.
Diese Besonderheiten haben auch Auswirkungen auf das Dienstleistungsmarketing. Einige Aspekte dieser Auswirkungen sind Abbildung 76 zu entnehmen.

So bedeutet die Nichtlagerfähigkeit, dass auf Grund der begrenzt vorhandenen   **610**
Kapazitäten (z. B. Krankenhausbetten) die Nachfrage und die Inanspruchnahme
von Krankenhausleistungen intensiv koordiniert werden müssen. Die Integration
des externen Faktors, des Patienten, in den Dienstleistungserstellungsprozess bedeutet im Hinblick auf das Marketing, dass im Krankenhaus die Bedürfnisse des
Patienten bei der Leistungserstellung zu berücksichtigen sind. Bei der Leistungserstellung ist der Patient direkt beteiligt. Die Ärzte, das Pflegepersonal hat dies
bei der Erbringung ihrer Arbeitsleistungen zu berücksichtigen.

Um *Marketing im Krankenhaus* einzusetzen, bedarf es einer Marketingkonzepti-   **611**
on. Diese besteht aus den Elementen:

* Unternehmensziele
* Marketingstrategien
* Marketinginstrumenten.

Den Zusammenhang zeigt Abbildung 77. Die weiteren Ausführungen nehmen   **612**
Bezug auf diese Elemente.

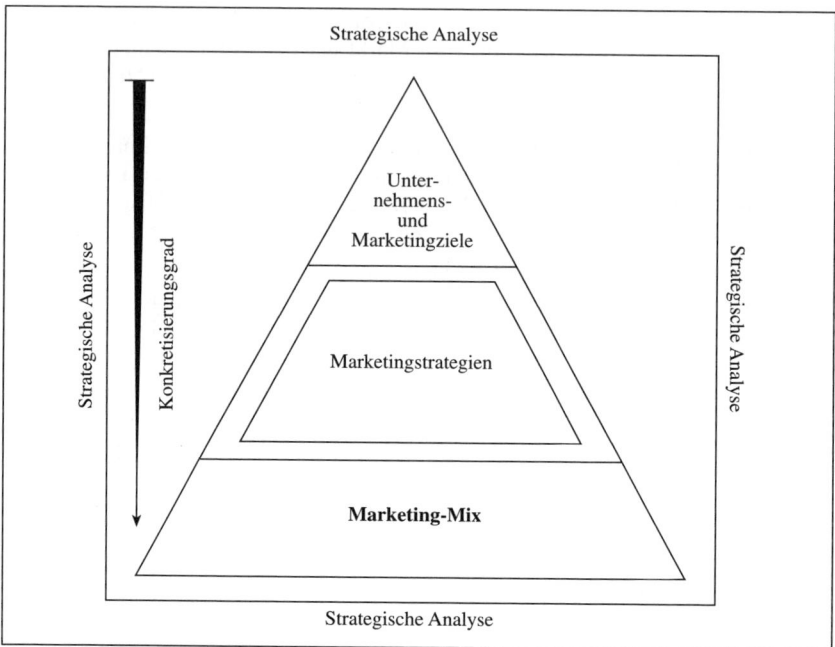

Abb. 77: Aufbau und Inhalt der Marketingkonzeption
Quelle: Meffert 2000, S. 62

6.7.2 Strategisches Marketing im Krankenhaus

613   Bereits in der Definition zum Begriff „Marketing" wurde deutlich, dass die Ziel-orientierung ein zentrales Element des Marketing ist und diese Ziele mit Hilfe des Marketing auch erreicht werden sollen. Im Dienstleistungsunternehmen Kran-kenhaus kann zwischen Unternehmens-, Kunden- und Mitarbeitergerichteten Zielen getrennt werden (vgl. *Meffert/Bruhn* 2000, S. 150 ff.). Auf die unterneh-mensgerichteten Ziele im Krankenhaus wurde bereits früher eingegangen. Dazu gehört u. a. das Ziel der Bedarfsdeckung wie das finanzwirtschaftliche Ziel. Die Umschreibung dieser Ziele ist der Abbildung 78 zu entnehmen.

614   Zu den kundengerichteten Zielen sind die Ziele zu zählen, mit deren Hilfe die Kunden erreicht werden sollen. Die Ermittlung der Kundenzufriedenheit, der dauerhaften Kundenbindung, das Image bei den Kunden spielt hier eine bedeu-tende Rolle. Übertragen auf den Krankenhausbereich bedeutet dies, dass eines der Ziele für das Krankenhaus wäre, eine hohe Patientenzufriedenheit zu errei-chen. Ein weiteres Ziel könnte es sein, ein positives Image bei den Patienten und bei den potenziellen Patienten zu erreichen. Im engen Zusammenhang mit den *kundengerichteten Zielen* sind die *mitarbeitergerichteten Ziele* zu sehen. Im Krankenhaus erfolgt die Leistungserstellung in der Kombination von Mensch-Mensch und nicht wie im Sachgüterbereich von Mensch-Maschine. Deshalb wird

216

Leistungserstellungsziel:	Mit Hilfe dieses Zieles werden Art, Anzahl und Qualität der Krankenhausleistungen sowie die Gestaltung des Leistungserstellungsprozesses festgelegt.
Bedarfsdeckungsziel:	Dieses Ziel betrifft die Übereinstimmung des Leistungsangebotes mit dem Bedarf an Krankenhausleistungen hinsichtlich der Dringlichkeit ihrer Befriedigung und ihrer zeitlichen und räumlichen Verteilung.
Angebotswirtschaftsziel:	Es definiert die Preisgestaltung des Krankenhauses und dessen Kontakte zu seiner Umwelt (einweisende Ärzte, Krankenkassen, Krankenhäuser, andere Einrichtungen des Gesundheitswesens und die Öffentlichkeit allgemein).
Finanzwirtschaftsziel:	Hierbei geht es um die dauerhafte finanzielle Sicherung der Leistungserstellung.
Autonomie- und Integrationsziel:	Mit Hilfe dieses Zieles werden der Grad der Unabhängigkeit gegenüber Dritten sowie Art und Umfang der Kooperation mit anderen Wirtschaftseinheiten festgelegt.

Abb. 78: Ziele des Krankenhauses
     Quelle: Haubrock/Meiners/Albers 1998, S. 61

es mit zufriedenen Mitarbeitern eher möglich werden, dass Ziel von zufriedenen Patienten zu erreichen. Als weitere mitarbeitergerichtete Ziele können die Motivation und die Bindung der Mitarbeiter an das Unternehmen Krankenhaus angesehen werden.

Im Rahmen der Erstellung einer Marketingkonzeption wären aus den Zielen eines **615** Krankenhauses einschließlich der Marketingziele im weiteren Schritt die entsprechenden Marketingstrategien zu entwickeln, um mit ihrer Hilfe auch die Ziele zu erreichen. Im Zusammenhang mit dem Kapitel über strategisches Controlling wurden Ausführungen zur Strategie und zum Prozess der strategischen Planung getätigt. Einige Methoden der strategischen Planung wurden vorgestellt. Auf diese Ausführungen wird in diesem Zusammenhang Bezug genommen. Im Rahmen der Ausführungen zum strategischen Marketing wird aus der Vielzahl der strategischen Möglichkeiten im Dienstleistungsbereich (vgl. *Meffert/Bruhn* 2000, S. 162-204) im weiteren auf die Marktfeldstrategie eingegangen. „Marktfelder stellen Angebots-Nachfrage-Sektoren dar, in denen ein Betrieb bestimmte Leistungen (Sachgüter und/oder Dienstleistungen = Produkte i. w. S.) entweder bereits anbietet oder künftig anbieten kann" (*Raffee/Fritz/Wiedmann* 1994, S. 154). Die *vier Basisstrategien* (Marktfeldstrategien) im Rahmen dieses Ansatzes zeigt die Tabelle 66.

Tab. 66: Marktfeldstrategien im Dienstleistungsmarketing

Quelle: Meffert/Bruhn 2000, S. 172

Märkte Dienstleistungen	Gegenwärtig	Neu
Gegenwärtig	Marktdurchdringung	Marktentwicklung
Neu	Dienstleistungsentwicklung/-innovation	Diversifikation

616 Danach kann getrennt werden zwischen den folgenden *Strategien:*

- Marktdurchdringung
- Marktentwicklung
- Dienstleistungsentwicklung/-innovation
- Diversifikation.

617 Die Umschreibung dieser Strategien sowie deren Übertragung auf den Krankenhausbereich ist Tabelle 67 zu entnehmen.

Tab. 67: Marktfeldstrategien im Krankenhaus

Quelle: eigene Zusammenstellung; Bezugnahme auf Meffert/Bruhn 2000, S. 172-177

Marktfeldstrategien	Umschreibung	Übertragung auf den Krankenhausbereich einige Beispiele
Marktdurchdringung	„Im Rahmen der Marktdurchdringungsstrategie erfolgt eine Intensivierung der Bemühungen, bei den vorhandenen Kunden die gegenwärtigen Leistungsarten eines Dienstleistungsunternehmens vermehrt abzusetzen" (S. 172).	Gewinnung von Patienten, die sich bislang im Nachbar-Krankenhaus behandeln ließen.
Marktentwicklung	„Innerhalb der Marktentwicklungsstrategie wird angestrebt, für die gegenwärtigen Dienstleistungen einen oder mehrere neue Märkte zu finden" (S. 173).	Überregionale Gewinnung von Patienten; Patienten aus dem Ausland.
Dienstleistungsentwicklung/Dienstleistungsinnovationen	„Die Strategie der Dienstleistungsentwicklung basiert auf der Überlegung, für die gegenwärtigen Kunden neue, innovative Dienstleistungen zu entwickeln" (S. 174).	Zusätzliche Dienstleistungen: z. B. der Soziale Dienst übernimmt die Vermittlung (mit allen bürokratischen Arbeiten) von bestimmten Patienten in Einrichtungen der Pflegeversicherung.

218

Diversifikation	„Eine Diversifikationsstrategie ist durch die Ausrichtung der Unternehmensaktivitäten auf neue Dienstleistungen für neue Märkte charakterisiert" (S. 174).	Das Krankenhaus bietet *„Individuelle Gesundheitsleistungen (IGeL)"* an: z. B. Fitness-Studio, Vorsorgeuntersuchungen usw.

6.7.3 Operatives Marketing im Krankenhaus

Nachdem Krankenhausziele bzw. Marketingziele formuliert worden sind, ist im nächsten Schritt die Frage nach einer geeigneten Strategie zu klären, um diese Ziele zu erreichen. Nachdem die Strategie festgelegt worden ist, sind geeignete Instrumente einzusetzen, um die Strategie zu konkretisieren. Um die Konkretisierung dieser Ziele geht es im Rahmen des operativen Marketings.

618

Mit den *Instrumenten* der

619

- Leistungspolitik,
- Gegenleistungspolitik,
- Distributionspolitik,
- Kommunikationspolitik

wird versucht, diese Ziele umzusetzen.

Diese Instrumente werden im Folgenden vorgestellt und auf den Krankenhausbereich übertragen. Die Instrumente werden im Rahmen eines Marketing-Mix mit unterschiedlicher Intensität und in unterschiedlicher Ausgestaltung parallel und/oder allein eingesetzt, um die Ziele zu erreichen.

620

6.7.3.1 Zur Leistungspolitik

Im Sinne des Marketings setzen sich die Leistungen im Krankenhaus aus einer objektiven und einer subjektiven Komponente zusammen. Zur objektiven Komponente zählen die physischen und technisch erbrachten Leistungen. Der Leistungserstellungsprozess ist daneben durch die Integration des externen Faktors durch subjektive Faktoren wie Gefühle, Eindrücke geprägt. Aus Marketingsicht sind im Rahmen der pflegerischen Arbeit die erwähnten zwei Leistungskomponenten zu beachten. Weniger ausgeprägt als bei der medizinischen Leistungserbringung sind bei der pflegerischen Arbeit die objektiven Faktoren. Pflegerische Arbeit kann als gefühlsbetonte Vertrauensarbeit bezeichnet werden. Damit sind die subjektiven Faktoren hier ausgeprägter vorhanden. Bei der Gestaltung der pflegerischen Arbeit haben u. a. die Wünsche und Vorstellungen der Patienten Beachtung zu finden. Auch hat die Vorstellung von *Qualität,* aus der Sicht der Patienten, in die Gestaltung der pflegerischen Arbeit einzufließen.

621

6.7.3.2 Zur Gegenleistungspolitik

622   Im Wirtschaftsleben werden Tauschvorgänge nach dem Prinzip: Leistung – Gegenleistung, oder Ware gegen Geld, vollzogen. Wie bereits erwähnt bestehen im Krankenhaus grundsätzlich nicht-schlüssige Tauschbeziehungen.

623   Anders sieht es aus, wenn der Patient Wahlleistungen mit dem Krankenhaus vereinbart, wie die Unterkunft in einem 1-Bett-Zimmer. Hier gilt auch wie im Wirtschaftsleben der Leistungsprinzip: besondere Unterkunft gegen Geld. Ein erweiterter Leistungsbegriff ist notwendig für Institutionen, in denen grundsätzlich nicht-schlüssige Tauschbeziehungen gelten. Ein weitgefasster Leistungsbegriff hat neben den monetären Größen auch die nicht-monetären Gegenleistungen in den Blick zu nehmen. In den Marketingüberlegungen hat diese Perspektive Beachtung zu finden. Im Rahmen des Krankenhausaufenthalts ist der Patient, der nach dem uno-actu-Prinzip mitzuwirken hat bei der Genesung, konfrontiert mit dem Phänomen der Angst vor der Behandlung oder mit Wartezeiten im Rahmen des Behandlungsablaufs. Das Marketing kann bei den genannten Beispielen mit dazu beitragen, dass die Austauschbeziehungen zwischen dem Krankenhaus und seinen Mitarbeitern und dem Patienten wirksamer gestaltet werden können. So kann die Angst durch eine umfassende Informationspolitik möglicherweise reduziert werden. Durch die Optimierung der Ablaufzeiten bei der Behandlung können Warte- und Leerlaufzeiten verringert werden.

6.7.3.3 Zur Distributionspolitik

624   Allgemein bezieht sich „Die Distributionspolitik […] auf die Gesamtheit aller Entscheidungen und Handlungen, welche die Übermittlung von materiellen und/oder immateriellen Leistungen vom Hersteller zum Endkäufer und damit von der Produktion zur Konsumtion beziehungsweise gewerblichen Verwendung betreffen" *(Meffert* 2000, S. 600). Auf Grund des uno-actu-Prinzips im Krankenhaus stellt sich die Distributionspolitik anders dar.

625   Da die Krankenhäuser in Deutschland sich zumeist schon seit Jahrzehnten an einem bestimmten Standort befinden, geht es im Rahmen der Distributionspolitik zum einen um die physisch-logistische Erreichbarkeit und zum anderen um die „psychische Distanzüberwindung" (vgl. *Holzmüller/Scharitzer* 1996, S. 355).

626   Aus der *Marketingperspektive* ist zu überlegen, ob die Patienten die Einrichtung Krankenhaus gut erreichen können z. B. durch die Nahverkehrsanbindung, durch ausreichende Parkflächen vor dem Krankenhaus, durch die Beschilderung der Zufahrtswege zum Krankenhaus. Im Krankenhaus ist dafür zu sorgen, dass die Beschilderung so gestaltet wird, dass der Patient und/oder der Besucher die entsprechenden Räumlichkeiten findet. „Die psychische Erreichbarkeit ist […] ein Konzept, das die vielfältigen subjektiven Eindrücke von Patienten bezüglich der Zugänglichkeit eines Krankenhauses umfasst. In den Köpfen von Konsumenten ergeben sich innere Bilder von bestimmten Orten oder Institutionen, die sich zu sogenannten „kognitiven Landkarten" verdichten" *(Holzmüller/Scharitzer* 1996, S. 355). Um diese Erreichbarkeit für den Patienten zu erleichtern, ist es aus Marketingüberlegungen wichtig, dass die Beziehungen zwischen dem Krankenhaus und dem einweisenden Arzt gepflegt werden. Weiter ist z. B. das Personal im

Eingangsbereich eines Krankenhauses oder das Personal des Krankenwagens beim Transport von Patienten so zu schulen, dass der Patient Vertrauen gewinnt und sich sicher fühlt.

6.7.3.4 Zur Kommunikationspolitik

„Unter Kommunikationspolitik wird [...] die Übermittlung von Informationen und Bedeutungsinhalten zum Zwecke der Steuerung von Meinungen, Einstellungen, Erwartungen und Verhaltensweisen entsprechend spezifischer Zielvorstellungen der Krankenhausleitung verstanden" *(Holzmüller/Scharitzer* 1996, S. 356).   **627**

Nach dieser Definition ist der Ausgangspunkt der Kommunikationspolitik im Krankenhaus die Zielvorstellung der Krankenhausleitung. Die Politik sollte darauf abzielen, dass Krankenhaus nach innen und nach außen einheitlich erscheinen zu lassen. Die Basis für eine erfolgreiche Identitätsvermittlung und -gestaltung bilden die folgenden *Instrumente* in Abbildung 79:   **628**

Corporate-Identity-Instrumente	Corporate Communications (CC)	Systematischer Einsatz aller Kommunikationsinstrumente: Imagebroschüren, (Stellen-)Anzeigen, Hausmitteilungen etc.
	Corporate Design (CD)	Aufbau eines typischen Erscheinungsbildes durch den symbolischen Einsatz aller visuellen Elemente: Farben, Schriften, Leitlinien etc. bei Visitenkarten, Anzeigen usw.
	Corporate Behaviour (CB)	Widerspruchsfreies und schlüssiges Verhalten aller Mitglieder im Innen- und Außenverhältnis durch Aufbau eines Selbstverständnisses (Unternehmens-Persönlichkeit)

Abb. 79: Corporate-Identity-Instrumente
Quelle: Greulich/ Thiele 1999, S. 161

Diese Corporate-Identity-Instrumente sollen mit dazu beitragen, dass für die jeweilige Einrichtung ein Profil gewonnen wird und dieses Profil nach innen und außen zur Identitätsbildung beiträgt. Neben diesen Zielvorstellung bzw. im Anschluss an die Umsetzung dieser Vorstellungen ist für das Krankenhaus die Öffentlichkeitsarbeit von zentraler Bedeutung für die Kommunikationspolitik. „Öffentlichkeitsarbeit/Public Relations umfasst sämtliche Maßnahmen eines Unternehmens, mit denen es bei ausgewählten Zielgruppen um Vertrauen und Verständnis wirbt" *(Bruhn* 1999, S. 237). Als Ausgangsbedingung der Öffentlichkeitsarbeit im Krankenhaus sind die Besonderheiten der Dienstleistungsarbeit in diesem Bereich zu beachten. Es gilt die Immaterialität bei der Leistungserstellung. Die Mitarbeiter im Krankenhaus, ihre Qualifikation, ihre Arbeitsbedingungen und ihre Motivation hat bei der Leistungserstellung eine zentrale Bedeutung. Die Mund-zu-Mund-Information durch die Patienten und/oder durch die Mitar-   **629** beiter zu den Patienten hat Wirkungen auf das Erscheinungsbild des Krankenhauses.

630 Im Rahmen der Öffentlichkeitsarbeit kann getrennt werden zwischen der externen und der internen Arbeit. In Abbildung 80 sind beispielhaft einige Aktivitäten zu beiden Aufgabenfeldern angeführt.

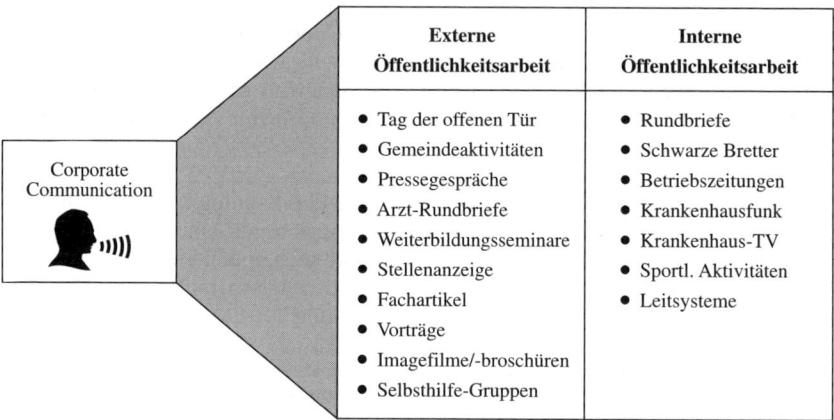

Corporate Communication	**Externe Öffentlichkeitsarbeit**	**Interne Öffentlichkeitsarbeit**
	• Tag der offenen Tür	• Rundbriefe
	• Gemeindeaktivitäten	• Schwarze Bretter
	• Pressegespräche	• Betriebszeitungen
	• Arzt-Rundbriefe	• Krankenhausfunk
	• Weiterbildungsseminare	• Krankenhaus-TV
	• Stellenanzeige	• Sportl. Aktivitäten
	• Fachartikel	• Leitsysteme
	• Vorträge	
	• Imagefilme/-broschüren	
	• Selbsthilfe-Gruppen	

Abb. 80: Nach außen und innen gerichtete Öffentlichkeitsarbeit
Quelle: Skowronnek/Molina 1997, S. 14

631 Abschließend sei in der Abgrenzung zur Öffentlichkeitsarbeit auf den Bereich der Werbung eingegangen, die im Krankenhaus und in den weiteren Gesundheitsinstitutionen eine besondere Rolle auf Grund bestehender rechtlicher Beschränkungen spielt. Daneben wird es für die Krankenhäuser immer wichtiger, nach außen auf ihre Leistungen aufmerksam zu machen, um im Wettbewerb mit den anderen Leistungsanbietern bestehen zu können.

632 Nach Erörterung der rechtlichen Probleme zur Werbung von Ärzten, Kliniken und Sanatorien kommt der Rechtsanwalt *Rieger* zu folgendem Ergebnis: „Sonach ist davon auszugehen, dass ärztliche und nichtärztliche Betreiber von Kliniken und Sanatorien nicht nur durch die Ankündigung gegenüber einem unbestimmten Personenkreis in Form von Anzeigen in den Medien für ihr Angebot werben dürfen, ihnen vielmehr auch das direkte Herantreten an potenzielle Interessenten, vor allem durch Werbeprospekte und direkte Anschreiben, erlaubt sein muss. Voraussetzung hierfür ist jedoch, dass die Aufmachung der Direktwerbung sachlich gehalten ist und der Wahrheit entspricht; unsachliche und reißerische Werbung ist nach wie vor verboten" *(Rieger* 2000, S. 19 f.). In Fallbeispielen (Eintragung in öffentliche Verzeichnisse; Anzeigenwerbung; Presseberichte; Rundschreiben des Krankenhauses; Tag der offenen Tür; Internetwerbung) zeigt der genannte Autor, welche Formen der Werbung zulässig sind (ebenda, S. 20-22).

633 Im Rahmen eines Marketing-Mix können diese Instrumente in unterschiedlicher Form und Ausprägung von der Krankenhausleitung im operativen Marketing eingesetzt werden.

6.7.4 Zusammenfassung

Mit Hilfe des *Marketing* wird versucht, die *Unternehmensziele zu erreichen*. Das **634** Marketing-Management bietet Unterstützung für die zielorientierte Gestaltung aller marktgerichteten Unternehmensaktivitäten, um den angestrebten Zustand zu erreichen. In der Abgrenzung zum Controlling kann das Marketing als Führungskonzeption vom Markt her verstanden werden. Controlling ist dagegen die Führungskonzeption vom Ergebnis her. Aus den Besonderheiten der Dienstleistungen ergeben sich auch für das Marketing vielfältige Implikationen. Diese sind mit bei der Entwicklung einer Marketingkonzeption zu beachten.

Im Rahmen des strategischen Marketing kann zur systematischen Marktbearbei- **635** tung die Marktfeldstrategie mit den Bereichen: Marktdurchdringung, Marktentwicklung, Dienstleistungsentwicklung und Diversifikation gewählt werden. In der operativen Umsetzung können die Instrumente der Leistungspolitik, der Gegenleistungspolitik, der Distributionspolitik und der Kommunikationspolitik in unterschiedlicher Form und Ausprägung zum Einsatz kommen. Abschließend ist zum Einsatz des Marketing im Krankenhaus festzuhalten, dass dieses Instrumentarium nur dann wirksam eingesetzt werden kann, wenn Unternehmensziele konkret formuliert und festgelegt worden sind (z. B. für ein Jahr) und das Marketing sich an diesen konkreten Zielen auch orientiert. Bislang dürfte es für den Krankenhaussektor noch nicht die Regel sein, das pro-aktiv agiert wird und (Jahres-)-Ziele konkret formuliert werden und die Umsetzung permanent überwacht wird.

7 Qualitätsmanagement

Krankenhäuser wie Pflegeeinrichtungen haben sich gegenwärtig wie zukünftig **636** den verschärften Bedingungen beim Leistungserstellungsprozess zu stellen. Die Anforderungen von außen durch z. B. den Gesetzgeber an Pflegeeinrichtungen werden zunehmen. Um sich am Markt zu behaupten, muss die personenbezogene Dienstleistung einer Pflegeeinrichtung kostengünstig und von dauerhaft hoher Qualität sein. Das Ergebnis des wirtschaftens liefert die Finanzbuchhaltung. Die Frage nach der Ergebnisqualität im medizinisch/pflegerischen Bereich ist bei weitem schwieriger zu beantworten, da der Patient am Dienstleistungsprozess als externer Faktor mitwirkt. Das Management hat im Streben nach beständig hoher Qualität und deren Transparenz die unterschiedlichsten *Interessengruppen* zu berücksichtigen:

- den Gesetzgeber,
- die Träger,
- die Kostenträger,
- den Patienten,
- die Mitarbeiter,
- die Umwelt.

Jeder dieser Interessengruppen stellt andere Anforderungen an eine *hohe Quali-* **637** *tät*. Sie ist folglich kontextbezogen und es nicht möglich von einer pauschalen Qualität zu sprechen unter der alle das gleiche verstehen. Im Ergebnis ist aber festzuhalten, dass die Summe der Einzelqualitäten eine hohe Gesamtqualität ergeben soll bzw. muss. Dies impliziert, dass über alle Berufsgruppen und in allen

Hierarchiebereichen einer Pflegeeinrichtung gleichbleibend hohe Anforderungen an die Durchführung der jeweiligen Arbeitsaufgabe geknüpft sind. Die Aufgabe des Qualitätsmanagements ist eine Führungsaufgabe.

638 Intention der folgenden Kapitel ist, die Qualitätsanforderungen des Gesetzgebers an zugelassene Plankrankenhäuser darzustellen. Im weiteren Verlauf sollen gängige Instrumente der Qualitätssicherung und -zertifizierung im Krankenhausbereich kurz vorgestellt werden.

7.1 Rechtliche Rahmenbedingungen

639 Für Plankrankenhäuser ist der Nachweis von Qualität nicht optional sondern gesetzlich im SGB V festgelegt. Seit der Gesundheitsreform 2000 hat sich dieser Zwang des Qualitätsnachweises stetig durch die Überarbeitung und Neufassung der Paragraphen 135a (Verpflichtung zur Qualitätssicherung) und 137 (Qualitätssicherung bei zugelassenen Krankenhäusern) SGB V verstärkt.

§ 135a SGB V
Verpflichtung zur Qualitätssicherung

(1) Die Leistungserbringer sind zur Sicherung und Weiterentwicklung der Qualität der von ihnen erbrachten Leistungen verpflichtet. Die Leistungen müssen dem jeweiligen Stand der wissenschaftlichen Erkenntnisse entsprechen und in der fachlich gebotenen Qualität erbracht werden.

(2) Vertragsärzte, medizinische Versorgungszentren, zugelassene Krankenhäuser, Erbringer von Vorsorgeleistungen oder Rehabilitationsmaßnahmen und Einrichtungen, mit denen ein Versorgungsvertrag nach § 111a besteht, sind nach Maßgabe der §§ 136a, 136b, 137 und 137d verpflichtet,

1. sich an einrichtungsübergreifenden Maßnahmen der Qualitätssicherung zu beteiligen, die insbesondere zum Ziel haben, die Ergebnisqualität zu verbessern und
2. einrichtungsintern ein Qualitätsmanagement einzuführen und weiterzuentwickeln.

§ 137 SGB V
Qualitätssicherung bei zugelassenen Krankenhäusern

(1) Der Gemeinsame Bundesausschuss beschließt unter Beteiligung des Verbandes der privaten Krankenversicherung, der Bundesärztekammer sowie der Berufsorganisationen der Krankenpflegeberufe Maßnahmen der Qualitätssicherung für nach § 108 zugelassene Krankenhäuser einheitlich für alle Patienten. Dabei sind die Erfordernisse einer sektor- und berufsgruppenübergreifenden Versorgung angemessen zu berücksichtigen. Die Beschlüsse nach Satz 1 regeln insbesondere

1. die verpflichtenden Maßnahmen der Qualitätssicherung nach § 135a Abs. 2 sowie die grundsätzlichen Anforderungen an ein einrichtungsinternes Qualitätsmanagement,
2. Kriterien für die indikationsbezogene Notwendigkeit und Qualität der im Rahmen der Krankenhausbehandlung durchgeführten diagnostischen und therapeutischen Leistungen, insbesondere aufwändiger medizintechnischer Leistungen; dabei sind auch Mindestanforderungen an die Strukturqualität einschließlich im Abstand von

fünf Jahren zu erfüllender Fortbildungspflichten der Fachärzte und an die Ergebnisqualität festzulegen,

3. *einen Katalog planbarer Leistungen nach den §§ 17 und 17b des Krankenhausfinanzierungsgesetzes, bei denen die Qualität des Behandlungsergebnisses in besonderem Maße von der Menge der erbrachten Leistungen abhängig ist, Mindestmengen für die jeweiligen Leistungen je Arzt oder Krankenhaus und Ausnahmetatbestände,*

4. *Grundsätze zur Einholung von Zweitmeinungen vor Eingriffen,*

5. *Vergütungsabschläge für zugelassene Krankenhäuser, die ihre Verpflichtungen zur Qualitätssicherung nicht einhalten und*

6. *Inhalt und Umfang eines im Abstand von zwei Jahren zu veröffentlichenden strukturierten Qualitätsberichts der zugelassenen Krankenhäuser, in dem der Stand der Qualitätssicherung insbesondere unter Berücksichtigung der Anforderungen nach den Nummern 1 und 2 sowie der Umsetzung der Regelungen nach Nummer 3 dargestellt wird. Der Bericht hat auch Art und Anzahl der Leistungen des Krankenhauses auszuweisen. Er ist über den in der Vereinbarung festgelegten Empfängerkreis hinaus von den Landesverbänden der Krankenkassen und den Verbänden der Ersatzkassen im Internet zu veröffentlichen. Der Bericht ist erstmals im Jahr 2005 für das Jahr 2004 zu erstellen.*

Wenn die nach Satz 3 Nr. 3 erforderliche Mindestmenge bei planbaren Leistungen voraussichtlich nicht erreicht wird, dürfen ab dem Jahr 2004 entsprechende Leistungen nicht erbracht werden. Die für die Krankenhausplanung zuständige Landesbehörde kann Leistungen aus dem Katalog nach Satz 3 Nr. 3 bestimmen, bei denen die Anwendung von Satz 4 die Sicherstellung einer flächendeckenden Versorgung der Bevölkerung gefährden könnte; sie entscheidet auf Antrag des Krankenhauses bei diesen Leistungen über die Nichtanwendung von Satz 4. Zum Zwecke der Erhöhung von Transparenz und Qualität der stationären Versorgung können die Kassenärztlichen Vereinigungen und die Krankenkassen und ihre Verbände die Vertragsärzte und die Versicherten auf der Basis der Qualitätsberichte nach Nummer 6 auch vergleichend über die Qualitätsmerkmale der Krankenhäuser informieren und Empfehlungen aussprechen.

(2) Die Beschlüsse nach Absatz 1 sind für zugelassene Krankenhäuser unmittelbar verbindlich. Sie haben Vorrang vor Verträgen nach § 112 Abs. 1, soweit diese keine ergänzenden Regelungen zur Qualitätssicherung enthalten. Verträge zur Qualitätssicherung nach § 112 Abs. 1 gelten bis zum Abschluss von Vereinbarungen nach Absatz 1 fort.

(3) (weggefallen)

Betrachtet man beide Paragraphen so kommen *Kerres/Seeberger* (2001, S. 355) **640** einerseits zu dem Schluss: „Es wird deutlich, dass hier zwar von Qualitätsmanagement und Maßnahmen zur Qualitätssicherung die Rede ist, dass aber weder Vorgehensweisen noch Konzepte oder Instrumente genannt werden." Andererseits haben Plankrankenhäuser die Verpflichtung Qualität nachzuweisen, ansonsten drohen Vergütungsabschläge oder der Ausschluss aus dem Krankenhausplan. Es stellt sich also die Frage mit welchen Mitteln die geforderten Qualitätsnachweise durchgeführt werden können. Um diese Frage zu beantworten wurde nach § 91 SGB V der *Gemeinsame Bundesausschuss* (G-BA) gebildet.

7.2   Der „Gemeinsame Bundesausschuss"

641   Der Gemeinsame Bundesausschuss ist eine Kommission, die sich in Bezug auf die Krankenhausbehandlung nach § 91 Abs. 7 SGB V aus insgesamt 21 Mitgliedern wie folgt zusammensetzt:

- 3 unparteiische Mitglieder:
  - 1 Vorsizender
  - 2 weitere Mitglieder
- 9 Vertreter der Krankenkassen (Kostenträger), die von den jeweiligen Spitzenverbänden benannt werden:
  - AOK-Bundesverband (3)
  - Verband der Angestellten-Krankenkassen (1)
  - Arbeiter-Ersatz-Verband (1)
  - Bundesverband der Betriebskrankenkassen (1)
  - Bundesverband der Innungskrankenkassen (1)
  - Bundesverband der landwirtschaftlichen Krankenkassen (1)
  - Bundesknappschaft (1)
- 9 Vertreter der Leistungserbringer:
  - Kassenärztliche Bundesvereinigung (4)
  - Kassenzahnärztliche Bundesvereinigung (1)
  - Deutsche Krankenhausgesellschaft (4)

642   Ferner können bei jeder Sitzung bis zu neun Patientenvertreter teilnehmen, die aber kein Stimmrecht besitzen.

643   Die Vereinbarungen G-BA sind nach Genehmigung durch das *Bundesministerium für Gesundheit und soziale Sicherheit* (BMGS) mit rechtsverbindlichem Charakter und somit für die Plankrankenhäuser als untergesetzliche Norm (Richtlinienerlass des Ministeriums) anzusehen. Diese Richtlinien werden im Bundesanzeiger (BAnz) veröffentlicht.

§ 91 SGB V
Gemeinsamer Bundesausschuss

(1) Die Kassenärztlichen Bundesvereinigungen, die Deutsche Krankenhausgesellschaft, die Bundesverbände der Krankenkassen, die Deutsche Rentenversicherung Knappschaft-Bahn-See und die Verbände der Ersatzkassen bilden einen Gemeinsamen Bundesausschuss. Der Gemeinsame Bundesausschuss ist rechtsfähig.

(2) Der Gemeinsame Bundesausschuss besteht aus einem unparteiischen Vorsitzenden, zwei weiteren unparteiischen Mitgliedern, vier Vertretern der Kassenärztlichen Bundesvereinigung, einem Vertreter der Kassenzahnärztlichen Bundesvereinigung, vier Vertretern der Deutschen Krankenhausgesellschaft, drei Vertretern der Ortskrankenkassen, zwei Vertretern der Ersatzkassen, je einem Vertreter der Betriebskrankenkassen, der Innungskrankenkassen, der landwirtschaftlichen Krankenkassen und der Knappschaftlichen Krankenversicherung. Über den Vorsitzenden und die weiteren unparteiischen Mitglieder sowie über deren Stellvertreter sollen sich die Verbände nach Absatz 1 einigen. Kommt eine Einigung nicht zu Stande, erfolgt eine Berufung durch das Bundesministerium für Gesundheit und Soziale Sicherung im Benehmen mit den Verbänden nach Satz 1. Die Vertreter der Ärzte und ihre Stellvertreter werden von

den Kassenärztlichen Bundesvereinigungen, die Vertreter der Krankenhäuser und ihre Stellvertreter von der Deutschen Krankenhausgesellschaft sowie die Vertreter der Krankenkassen und ihre Stellvertreter von den in Absatz 1 genannten Verbänden der Krankenkassen bestellt. § 90 Abs. 3 Satz 1 und 2 gilt entsprechend. Für die Tragung der Kosten des Gemeinsamen Bundesausschusses mit Ausnahme der Kosten der von den Verbänden nach Absatz 1 bestellten Mitglieder gilt § 139c Abs. 1 entsprechend. § 90 Abs. 3 Satz 4 gilt entsprechend mit der Maßgabe, dass vor Erlass der Rechtsverordnung außerdem die Deutsche Krankenhausgesellschaft anzuhören ist. Der Gemeinsame Bundesausschuss fasst seine Beschlüsse mit der Mehrheit seiner Mitglieder, sofern die Geschäftsordnung nichts anderes bestimmt.

(3) Der Gemeinsame Bundesausschuss beschließt

1. eine Verfahrensordnung, in der er insbesondere methodische Anforderungen an die wissenschaftliche sektorenübergreifende Bewertung des Nutzens, der Notwendigkeit und der Wirtschaftlichkeit von Maßnahmen als Grundlage für Beschlüsse sowie die Anforderungen an den Nachweis der fachlichen Unabhängigkeit von Sachverständigen und das Verfahren der Anhörung zu den jeweiligen Richtlinien, insbesondere die Feststellung der anzuhörenden Stellen, die Art und Weise der Anhörung und deren Auswertung, regelt,
2. eine Geschäftsordnung, in der er Regelungen zur Arbeitsweise des Gemeinsamen Bundesausschusses, insbesondere zur Geschäftsführung und zur Vorbereitung der Richtlinienbeschlüsse durch Einsetzung von Unterausschüssen, trifft. In der Geschäftsordnung sind Regelungen zu treffen zur Gewährleistung des Mitberatungsrechts der von den Organisationen nach § 140 f Abs. 2 entsandten sachkundigen Personen.

Die Verfahrensordnung und die Geschäftsordnung bedürfen der Genehmigung des Bundesministeriums für Gesundheit und Soziale Sicherung. Der Gemeinsame Bundesausschuss gibt evidenzbasierte Patienteninformationen, auch in allgemein verständlicher Form, zu Diagnostik und Therapie von Krankheiten mit erheblicher epidemiologischer Bedeutung ab.

(...)

(7) Bei Beschlüssen zu § 137 und zu Richtlinien nach § 137c wirken anstelle der vier Vertreter der Kassenärztlichen Bundesvereinigung und des Vertreters der Kassenzahnärztlichen Bundesvereinigung fünf weitere Vertreter der Deutschen Krankenhausgesellschaft mit.

(...)

(9) Die Beschlüsse des Gemeinsamen Bundesausschusses mit Ausnahme der Beschlüsse zu Entscheidungen nach § 137b und zu Empfehlungen nach § 137 f sind für die Versicherten, die Krankenkassen und für die an der ambulanten ärztlichen Versorgung teilnehmenden Leistungserbringer und die zugelassenen Krankenhäuser verbindlich.

(10) Die Aufsicht über den Gemeinsamen Bundesausschuss führt das Bundesministerium für Gesundheit und Soziale Sicherung; die §§ 67, 88 und 89 des Vierten Buches gelten entsprechend.

Eine Aufgabe des G-BA ist unter anderem die konkrete Formulierung der Vorgehensweise bei der Qualitätssicherung und deren Umsetzung für die Krankenhäuser. In der *„Vereinbarung gemäß § 137 Abs. 1 Satz 3 Nr. 1 SGB V über die* **644** *grundsätzlichen Anforderungen an ein einrichtungsbezogenes Qualitätsmanagement für nach § 108 SGB V zugelassene Krankenhäuser"* (*BAnz*) sind diese ausgearbeiteten Anforderungen zum 01. Januar 2006 in der Neufassung in Kraft getreten. Ferner bekamen die Krankenhäuser mit der *„Anlage 2 zur Vereinbarung gemäß § 137 Abs. 1 Satz 3 Nr. 6 SGB V über Inhalt und Umfang eines strukturierten Qualitätsberichts für nach § 108 SGB V zugelassen Krankenhäuser"* die verbindlichen *„Ausfüllhinweise" im Februar 2007 an die Hand.*

645   Damit schließt der G-BA die oben formulierte Unsicherheit von *Kerres/Seeberger* in Bezug auf die Durchführung der Qualitätssicherung

646   Zur Unterstützung der Arbeit des Gemeinsamen Bundesausschusses wurde für den Bereich der externen Qualitätssicherung die Bundesgeschäftsstelle Qualitätssicherung gGmbH im Jahr 2001 eingerichtet.

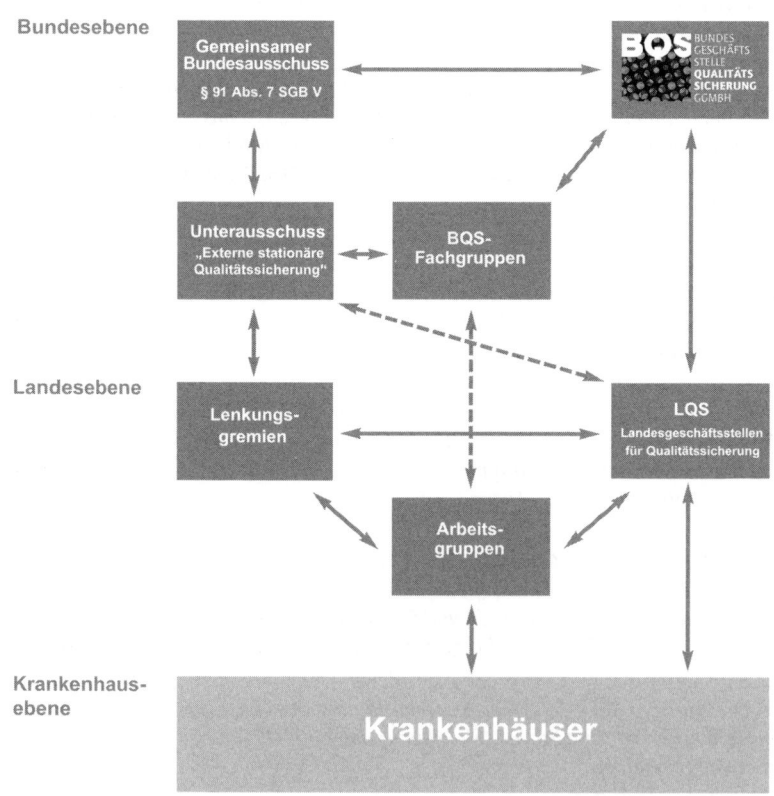

Abb. 81:   *Gemeinsamer Bundesausschuss – Auftraggeber und Partner*
            Quelle: Mohr/Bauer et al. 2006, S. 179

Wie die externe Qualitätssicherung nach § 137 SGB V auf den verschiedenen **647** Ebenen sowie in verschiedenen Gremien organisiert ist, zeigt Abbildung 81.

Im Jahr 2004 wurde daneben noch das Institut für Qualität und Wirtschaftlichkeit **648** im Gesundheitswesen (IQWiG) gemäß § 139a SGB V gegründet.

„Das IQWiG ist ein unabhängiges wissenschaftliches Institut, das den Nutzen **649** medizinischer Leistungen für den Patienten untersucht. Es erforscht, was therapeutisch und diagnostisch möglich und sinnvoll ist, und informiert Ärzte und Patienten darüber" (*Institut für Qualität und Wirtschaftlichkeit im Gesundheitswesen* 2005, S. 5).

Das IQWiG wird im Auftrage des G-BAs oder des Bundesgesundheitsministeri- **650** ums tätig.

Es setzt sich mit grundsätzlichen Fragen zur Qualität und Wirtschaftlichkeit der **651** Leistungserbringung im Rahmen der gesetzlichen Krankenversicherung auseinander.

7.2.1 Internes Qualitätsmanagement

Der G-BA unterscheidet bei seiner Betrachtung von Qualität die externe und in- **652** terne Qualität. In den folgenden Kapiteln sollen die Unterschiede verdeutlicht werden.

In seiner Präambel übernimmt der G-BA in der oben genannten Vereinbarung **653** folgende Definition für das Qualitätsmanagement (QM): „Unter Qualitätsmanagement wird eine Managementmethode verstanden, die – auf die Mitwirkung aller Mitarbeiter gestützt – die Qualität in den Mittelpunkt ihrer Bemühungen stellt und kontinuierlich bestrebt ist, die Bedürfnisse der Patienten, Mitarbeiter, Angehörigen oder beispielsweise auch der zuweisenden Ärzte zu berücksichtigen. Besondere Bedeutung hat in diesem Zusammenhang die berufsgruppen-, hierarchie- und fach-übergreifende Zusammenarbeit sowie die stetige interne, systematische Bewertung des erreichten Standes der Qualitätssicherungsanstrengungen (vgl. Begründung zum Entwurf eines Gesetzes zur Reform der gesetzlichen Krankenversicherung ab dem Jahr 2000 [GKV-Gesundheitsreform 2000] BT-Drucksache 14/1245)" (*BAnz*).

Wichtig ist hierbei, dass die Plankrankenhäuser „das Modell des internen Quali- **654** tätsmanagements auf der Basis der grundsätzlichen Anforderungen dieser Vereinbarungen frei auswählen können" (ebenda). Der G-BA strebt einerseits ein anwendbares aber andererseits umfassendes Qualitätsmanagement an. Innerhalb des gewählten Modells müssen folgende Prinzipen enthalten sein:

- Patientenorientierung
- Verantwortung und Führung
- Wirtschaftlichkeit
- Prozessorientierung
- Mitarbeiterorientierung und -beteiligung
- Zielorientierung und Flexibilität
- Fehlervermeidung und Umgang mit Fehlern
- Kontinuierlicher Verbesserungsprozess

- Verpflichtung zu einer ethischen, moralischen und humanitären Werteorientierung (Qualitätskultur) (ebenda, eigene Zusammenstellung).

7.2.1.1 Zielfestlegung und sonstige Anforderungen des G–BA

655 Die oben genannte Vereinbarung des G-BA legt in § 1 bis 3 für ein Plankrankenhaus die Ziele des einrichtungsinternen QM fest. Die Kernaussagen werden in Abb. 78 kurz skizziert.

Vereinbarung gemäß § 137 Abs. 1 Satz 3 Nr. 1 SGB V über die grundsätzlichen Anforderungen an ein einrichtungsinternes Qualitätsmanagement für nach § 108 SGB V zugelassene Krankenhäuser	
§ 1 Ziele des einrichtungsinternen Qualitätsmanagements	(1) Qualitätsmanagement ist ein Instrument der Organisationsentwicklung und kommt damit in erster Linie dem Patienten zugute … Im Zuge eines zunehmenden Wettbewerbs wird Qualität und Patientenzufriedenheit im Krankenhaus immer stärker zu einem Faktor des Unternehmenserfolges … (2) … Gemeinsame Grundlage von Qualitätsmanagementmodellen ist die Bewertung und Optimierung, die sich u. a. in der Methodik im „Plan-Do-Check-Act"-Zyklus (nach Deming) niederschlägt. Prioritäres Ziel des Qualitätsmanagements ist die patientenorientierte Prozessoptimierung. (3) … Hierfür kann eine Begutachtung des Qualitätsmanagements durch Externe in Form einer Fremdbewertung oder Zertifizierung unterstützend sein. Der Motivationsschub einer externen Beurteilung ist nicht zu unterschätzen. (4) Qualitätssicherungsmaßnahmen sind integraler Bestandteil des Qualitätsmanagements. Insofern bieten auch die externen Qualitätssicherungsmaßnahmen gemäß §§ 137, 112 SGB V Erkenntnisse und Unterstützung für ein systematisches einrichtungsinternes Qualitätsmanagement.
§ 2 Grundsätzliche Anforderungen an die Ablauforganisation	(1) Qualitätsmanagement ist als Bestandteil der Unternehmenspolitik des Krankenhauses zu betrachten. (2) Der Krankenhausträger sollte das Qualitätsmanagement als Unternehmensziel verankern. (3) Die Krankenhausleitung sollte die Steuerung der Prozesse festlegen einschließlich der Festlegung der jeweiligen Prioritäten. Die Krankenhausleitung ist verantwortlich für die operative Umsetzung. (4) Im Mittelpunkt der Prozessoptimierung steht die Patientenorientierung. (5) Krankenhausträger, Krankenhausleitung und alle übrigen Mitarbeiter haben sich im Bewusstsein ihrer Verantwortung für die Qualität ihrer Leistungen, für die Beachtung der Qualitätssicherung und für die Realisierung der Regelungen zum Qualitätsmanagement einzusetzen. (6) Die organisatorischen und ökonomischen Voraussetzungen und Auswirkungen sowie der Zusammenhang mit den übrigen Zielen und Rahmenbedingungen der Patientenversorgung sollten verdeutlicht werden. (7) Die Kernprozesse sollen in der Organisation festgelegt und umgesetzt werden. … (12) Die Ergebnisse der externen Qualitätssicherung gemäß §§ 137, 112 SGB V sollten innerhalb der Abteilung berufsgruppenübergreifend diskutiert werden. …

§ 3 Grund-sätzliche An-forderungen an die Auf-bauorganisa-tion	(1) Es sollte ein übergeordnetes zentrales Gremium mit enger Anbindung an die Krankenhausleitung eingerichtet werden. … (2) Aufgaben des übergeordneten zentralen Gremiums sind die Steuerung, Koordinierung und Realisierung der in den dezentralen Arbeitsgruppen konzipierten Maßnahmen der internen Qualitätssicherung. … (3) Dezentrale Arbeitsgruppen auf Bereichsebene sollten zur systematischen Überprüfung der Arbeitsbereiche und Arbeitsabläufe auf Verbesserungsmöglichkeiten und ggf. Erarbeitung hausinterner Regelungen zur internen Qualitätssicherung eingerichtet werden. …

Abb. 78: § 1 bis 3 der Vereinbarung gemäß § 137 Abs. 1 Satz 3 Nr. 6 SGB V über Inhalt und Umfang eines strukturierten Qualitätsberichtes für nach § 108 SGB V zugelassene Krankenhäuser
Quelle: BANZ-Nr. 242

Interessant ist die Tatsache, dass nach § 1 Abs. 3 keine Fremdbewertung bzw. Zertifizierung erforderlich ist. Es würde ausreichen ein internes QM zu etablieren, das die oben genannten Prinzipien berücksichtigt und den PDCA-Zyklus nachweist. Die zu beobachtenden Zertifizierungsbemühungen (also die Bestätigung durch einen unparteiischen Dritten, dass Vorgaben und Ergebnisse der angebotenen Dienstleistung übereinstimmen) der Plankrankenhäuser verfolgen höchst wahrscheinlich einen ganz anderen Zweck. Die Bestätigung der nachgewiesenen Qualität z. B. durch ein *TÜV-Zertifikat* stärkt die Bereitschaft sich in diesem Krankenhaus behandeln zu lassen. Es erhöht die Vertrauensbeziehung zwischen Patient und Krankenhaus (siehe auch Rn. 42 ff.). Die Erklärung lässt sich an folgendem Beispiel verdeutlichen: Würden Sie ein Auto ohne gültige „TÜV-Plakette" kaufen, wenn für das gleiche Geld ein identischer Wagen mit gültiger TÜV-Plakette zur Auswahl steht? Wahrscheinlich würden Sie sich für das Auto mit TÜV entscheiden, da dort ja die elementar wichtigen Bestandteile dieses Kraftfahrzeuges von einem unparteiischen Dritten als sicher und regelgerecht eingestuft wurden. Ähnlich wird sich der Patient bei der Auswahl eines Krankenhauses verhalten, sofern er den Krankenhausaufenthalt planen kann. Obwohl anzunehmen ist, dass dem Patient die tiefere Kenntnis um die Inhalte des Zertifikates fehlen, wird der Vertrauensvorschuss und damit der Imagegewinn des Krankenhauses wahrscheinlich deutlich höher ausfallen wenn auf ein solches Zertifikat hingewiesen werden kann.

656

7.2.1.2 Verfahren der internen Qualitätsbewertung

Wie oben angeführt sind die Plankrankenhäuser frei in der Auswahl ihres Verfahrens zur Qualitätsbewertung. Der G-BA gibt in den Erläuterungen (E-2) zur *Verordnung gemäß § 137 Abs. 1 Satz 3 Nr. 6 SGB V über Inhalt und Umfang eines strukturierten Qualitätsberichts für nach § 108 SGB V zugelassenen Krankenhäusern* Vorschläge zum Einsatz solcher Modelle um die gesetzlich vorgeschriebene Qualität nachzuweisen: „Falls sich das Krankenhaus im Berichtszeitraum an Maßnahmen zur Bewertung von Qualität bzw. des Qualitätsmanagements beteiligt hat (Selbst- oder Fremdbewertungen), kann dieses dargestellt werden. Die jeweiligen Maßnahmen können mit Blick auf nicht Sachverständige kurz vorgestellt, ihre Bedeutung für die Versorgungsqualität und das Qualitätsmanagement hervorgehoben werden.

657

658   Als Nachweise für die Bewertung von Qualität bzw. des Qualitätsmanagements kommen insbesondere in Betracht:

- Freiwillige Verfahren der externen Qualitätssicherung (z. B. der Fachgesellschaften)
- Allgemeine Zertifizierungsverfahren (z. B. DIN EN ISO, Öko-Audit)
- Krankenhausspezifische Zertifizierungsverfahren (z. B. nach KTQ®)
- Exzellenz-Modelle (z. B. EFQM)
- Peer reviews (z. B. Audit, Visitation, Hospitation)" (*BAnz*).

659   Bei den Plankrankenhäusern sind es in der Praxis vor allem das DIN EN ISO-Verfahren, KTQ® / proCumCert (welches dem KTQ®-Verfahren entspricht, mit der Erweiterung um zusätzlichen Inhalte für kirchliche Träger) und EFQM welche als Zertifizierungsverfahren zum Einsatz kommen. Für die genaue Beschreibung der einzelnen Verfahren sei hier auf die zahlreiche Literatur verwiesen.

660   Das Management eines Krankenhauses muss im Vorfeld klären, welches Zertifizierungsverfahren verwendet werden soll. Auch ist von Interesse, ob ein Verfahren ausreicht sämtliche Bereiche eines Krankenhauses in Bezug auf die Qualitätssicherung abzubilden, oder ob es besser ist, mehrere Verfahren in den einzelnen Abteilungen einzusetzen. Ferner ist auch nicht sofort ersichtlich welche Qualitäten die genannten Zertfiizierungsverfahren selbst mitbringen. *Herholz* stellte dazu fest: „Keines der in Deutschland praktizierten Zertifizierungsverfahren wurde bisher hinsichtlich Praktikabilität und der Kosten/Nutzen-Relation ausreichend evaluiert. Das Angebot an Zertifizierungsprogrammen, Beratungsfirmen und Zertifizierungsorganisationen ist ... völlig intransparent hinsichtlich der Ziele, Instrumente, Maßnahmen, Kosten und der Qualität der angebotenen Leistungen" (2002, S. 168). Dieser Tatsache nahm sich unter anderem die *Zentralstelle der deutschen Ärzteschaft zur Qualitätssicherung in der Medizin* an. Die Zentralstelle ist eine gemeinsame Einrichtung der *Bundesärztekammer* und der *Kassenärztlichen Bundesvereinigung*. Sie veröffentlichte eine Übersicht und eine Einschätzung der oben genannten Zertifizierungsverfahren (vgl. Tabelle 68) auf ihrer Internetpräsenz[2].

661   Die Stärken und Schwächen der Modelle gilt es für das Management im Vorfeld der Einführung genau zu evaluieren, damit eine Umsetzung in der Praxis auch gelingen kann, denn jedes dieser Modelle und Verfahren benötigen erhebliche finanzielle und personelle Ressourcen.

7.2.2 Externes Qualitätsmanagement

662   Neben dem internen Qualitätsmanagement sind im Krankenhausplan **zugelassene Krankenhäuser** verpflichtet ein externes QM durch zu führen und in einem Qualitätsbericht zu veröffentlichen. Diese Verpflichtung entsteht aus der *Vereinbarung gemäß § 137 Abs. 1 Satz 3 Nr. 6 SGB V über Inhalt und Umfang eines strukturierten Qualitätsberichtes für nach § 108 SGB V zugelassene Krankenhäuser* (*BAnz*) des Gemeinsamen Bundesausschusses (nach § 91 Abs. 7 SGB V).

Tab. 68: Übersicht über QM-Methoden und -Instrumente

Quelle: q-m-a.de in eigener Zusammenstellung, 2005

Verfahren	Stärken	Schwächen
DIN-EN-ISO Zertifizierung	– Standardisierung – internationale Erfahrungen, Einbindung in ein internationales Normensystem – hoher Bekannheitsgrad – Fremdbewertung – Transparenz durch Standardisierung – erwiesene Wettbewerbsvorteile	– keine speziellen Instrumente für gesundheitsinstitutionen – kommerzielle Zertfizierung – kein peer review-Verfahren – hoher Beratungsaufwand – zielt nicht auf Angemessenheit medizinischer Leistungen – Kosten-Nutzen-Relation fraglich
EFQM-Modell	– UQM-Modell – Anreizmodell durch Qualitätspreise – hohe Akzeptanz durch Selbstbewertung – zunehmende Erfahrung im Gesundheitsbereich – zielt auf Ergebnisqualität im Managementbereich ab – relativ kostengünstig – International	– unzureichende Standardisierung – zielt nicht auf medizinische Ergebnisqualität und Angemessenheit der Leistung – kein Peer Review Verfahren – Kosten-Nutzen-Relation nicht evaluiert
Zertfizierung medizinischen Institutionen (KTQ)	– Speziell für Gesundheitsinstitutionen – Pier Review-Verfahren – aktuelle Innovationen im deutschen Gesundheitssystem (KTQ) – zielt primär auf Struktur-, Prozess- und Ergebnisqualität – Selbstbewertung und Fremdbewertung – über den akutstationären Bereich anwendbar	– Zielt nicht obligatorisch auf mediznische Ergebnisqualität und Angemessenheit der Leistung – Kosten-Nutzen-Relation noch nicht evaluiert – noch keine internationalen Erfahrungen

7.2.2.1 Zielfestlegung und sonstige Anforderungen des G–BA

Der Qualitätsbericht ist von jedem zugelassenen Krankenhaus zu erstellen. Es ist **663** nicht zulässig, dass ein Träger mit mehreren Krankenhäusern diese bündelt und zu einem Bericht zusammenfasst. Das gleiche gilt für Krankenhäuser die aus betriebswirtschaftlichen Gründen fusioniert haben. Die Ziele und sonstigen Anforderungen an diesen Bericht legt der G-BA in § 1 bis 4 der oben genannten Verordnung fest.

Vereinbarung gemäß § 137 Abs. 1 Satz 3 Nr. 6 SGB V über Inhalt und Umfang eines strukturierten Qualitätsberichtes für nach § 108 SGB V zugelassene Krankenhäuser

§ 1
Ziele des Qualitätsberichtes

Die Ziele des Qualitätsberichtes umfassen

1. *Information und Entscheidungshilfe für Versicherte und Patienten im Vorfeld einer Krankenhausbehandlung,*
2. *eine Orientierungshilfe bei der Einweisung und Weiterbetreuung der Patienten insbesondere für Vertragsärzte und Krankenkassen,*
3. *die Möglichkeit für die Krankenhäuser, ihre Leistungen nach Art, Anzahl und Qualität nach außen transparent und sichtbar darzustellen.*

§ 2
Zweck der Vereinbarung

(1) Zweck der Vereinbarung ist die Umsetzung der gesetzlichen Bestimmungen nach § 137 SGB V zur Qualitätssicherung im Krankenhaus durch die Festlegung des Verfahrens und die inhaltliche Gestaltung der Struktur des Qualitätsberichts.

(2) Diese Vereinbarung regelt insbesondere den Inhalt und Umfang eines im Abstand von zwei Jahren zu veröffentlichenden strukturierten Qualitätsberichts der zugelassenen Krankenhäuser, in dem der Stand der Qualitätssicherung ... dargestellt wird. Der Bericht hat auch Art und Anzahl der Leistungen des Krankenhauses auszuweisen.

(3) Krankenhäuser, die den Qualitätsbericht nach dieser Vereinbarung nicht fristgerecht veröffentlichen, werden gemäß § 17c Abs. 1 Satz 8 KHG „Prüfung der Abrechnung von Pflegesätzen" jährlich durch den Medizinischen Dienst der Krankenversicherung geprüft.

§ 3
Inhalt, Umfang und Fortschreibung des Qualitätsberichts

(1) Inhalt und Umfang des Qualitätsberichts werden in Anlage 1 zu dieser Vereinbarung vorgegeben; die Ausfüllhinweise nach Anlage 2 sind zu beachten. Die Anlagen sind Bestandteil dieser Vereinbarung und werden regelmäßig überprüft und gegebenenfalls fortgeschrieben.

(2) Bei der Fortschreibung der Anlagen sind insbesondere die Vereinbarungen gemäß § 137 Abs. 1 Satz 3 Nr. 2 und Nr. 3 SGB V zu berücksichtigen.

§ 4
Empfängerkreis/ Veröffentlichung

(1) Der Qualitätsbericht ist erstmals spätestens zum 31. August 2005 für das Jahr 2004 zu erstellen. Er ist dann im Abstand von zwei Jahren jeweils spätestens zum 30. Juni für das Vorjahr zu erstellen. Der Qualitätsbericht ist den Landesverbänden der Krankenkassen, den Verbänden der Ersatzkassen, dem Verband der privaten Krankenversicherung sowie der Deutschen Krankenhausgesellschaft und den Patien-

tenvertretern nach § 140f SGB V in elektronischer Fassung unverzüglich zur Verfügung zu stellen.

(2) Der Qualitätsbericht ist von den Landesverbänden der Krankenkassen und den Verbänden der Ersatzkassen sowie vom Verband der privaten Krankenversicherung erstmals spätestens zum 30. September 2005 für das Jahr 2004 und dann im Abstand von zwei Jahren jeweils spätestens zum 31. Juli im Internet zu veröffentlichen. ...

(3) Mit der Publikation des Qualitätsberichts durch die Landesverbände der Krankenkassen und die Verbände der Ersatzkassen sowie den Verband der privaten Krankenversicherung im Internet steht der Qualitätsbericht allen weiteren potentiellen Empfängern zur Verfügung. Die Publikation des Qualitätsberichts im Internet enthält gegebenenfalls eine technische Verknüpfung zu der Internet-Homepage des Krankenhauses, um ergänzende Informationsmöglichkeiten ohne Aufwand zu eröffnen.

Der zu erstellende Qualitätsbericht des Krankenhauses ist folglich *alle zwei Jahre* zu erstellen und in zwei Versionen zu veröffentlichen: **664**

1. als pdf-Datei zur Veröffentlichung im Internet (geschützt). Diese kann seit dem 31. August für jedes Krankenhaus im Internet unter http://www.g-qb.de eingesehen werden.
2. als maschinenlesbare Form (Word-Format, XML-Format oder als txt-Format), die den Landesverbänden der Krankenkassen, den Verbänden der Ersatzkassen, dem Verband der privaten Krankenversicherung, der DKG und den Patientenvertretern nach § 140f SGB V zur Verfügung gestellt wird.

In den Erläuterungen zur oben genannten Verordnung findet sich die unter dem Buchstaben „D – Qualitätspolitik" die grundlegende Intention des Qualitätsberichtes: „Der Qualitätsbericht hat die Grundsätze sowie die strategischen und operativen Ziele der Qualitätspolitik des Krankenhauses darzustellen. Auf grundlegende Maßnahmen zur Verbreitung und Umsetzung der Qualitätspolitik ist hinzuweisen. Zu diesen Maßnahmen gehört auch die Information von Patienten, Mitarbeitern, niedergelassenen Ärzten und der interessierten Fachöffentlichkeit.   **665**

In erster Linie könnten hier die folgenden Inhalte abgehandelt werden: **666**

- Qualitätsphilosophie des Krankenhauses (z. B. Leitbild, Vision, Mission, Unternehmensgrundsätze)
- Qualitätsziele des Krankenhauses (z. B. Qualitätsentwicklungsplan, strategische Ziele)
- Qualitätsmanagementansatz des Krankenhauses mit den Elementen:
  - Patientenorientierung
  - Verantwortung und Führung
  - Wirtschaftlichkeit
  - Prozessorientierung
  - Mitarbeiterorientierung und -beteiligung
  - Zielorientierung und Flexibilität
  - Fehlervermeidung und Umgang mit Fehlern
  - Kontinuierlicher Verbesserungsprozess
  - Kommunikation der Qualitätspolitik" (*BAnz*).

7.2.2.2 Durchführung der externen Qualitätssicherung

667 Der zu erstellende Qualitätsbericht richtet sich vornehmlich an den Patienten. Er ist so zu halten, dass ein medizinischer Laie die Inhalte nachvollziehen kann. Da der Bericht einen hohen Standardisierungsgrad aufweist sind unterschiedliche Krankenhäuser leicht miteinander zu vergleichen. Da jedes Krankenhaus diesen Bericht veröffentlichen muss, ist die Möglichkeit gegeben, dass sich der Patient im Vorfeld genau informieren kann. Der Bericht ist in zwei Teile aufgeteilt:

- der *Basisteil,* er enthält unter anderem Informationen über:
    - die allgemeinen Struktur- und Leistungsdaten des Krankenhauses, z. B. Bettenzahl, Versorgungsschwerpunkte, Fachabteilungen, ambulante Behandlungsmöglichkeiten apparative Ausstattung etc.
    - die Auflistung der mindestens 30 TOP-DRGs auch in umgangssprachlicher Sprache
    - die Auflistung der 10 häufigsten DRGs der Fachabteilungen, ebenfalls in umgangssprachlicher Sprache
    - die Auflistung der 10 häufigsten chirurgischen Eingriffe (OPS-302). Diese sind verpflichtend in verständlicher Sprache beschrieben.
    - die Personalqualifikation des ärztlichen sowie des Pflegedienstes
    - die Durchführung der externen Qualitätssicherung inklusive dem Vergleich zum Bundesdurchschnitt
    - die Umsetzung der Mindestmengenverordnung nach § 137 Abs. 1 S. 3 Nr. 3 SGB V inklusive der Anzahl der Fälle mit Komplikationen

- der *Systemteil,* er enthält:
    - Angaben über die Qualitätspolitik (operative und strategische Qualitätsziele)
    - Beteiligung an Fremd- bzw. Selbstbewertungen des QM
    - QM-Projekte im Berichtszeitraum
    - Kontaktadressen z. B. vom Qualitätsbeauftragten, Leitungskräfte etc.
    - Links zur eigenen Homepage, Broschüren u. s. w.

668 Durch diese Form der Berichtsführung kann der Patient anhand objektiver Daten einen für sich relevanten Krankenhausvergleich durchführen. Gleichzeitig können sich die Krankenhäuser untereinander vergleichen. Es ist der erste Schritt in der Umsetzung eines bundesweiten Benchmarking.

Teil III: Unternehmen und Markt – Stationäre Pflegeeinrichtungen

In diesem Teil stehen die Stationären Pflegeeinrichtungen (Pflegeheime) nach dem Pflegeversicherungsgesetz im Mittelpunkt. Im Jahr 2007 standen in 11 029 Pflegeheimen in Deutschland für die Pflegebedürftigen 799 059 verfügbare Pflegeplätze bereit. Die „durchschnittliche Betriebsgröße" eines Pflegeheims beläuft sich danach auf 75 verfügbare Plätze. **669**

Mit dem Beginn der Pflegeversicherung am 1. Januar 1995 haben sich auch die Unternehmen der Stationären Pflegeeinrichtungen verstärkt mit betriebswirtschaftlichen Fragestellungen bei der Steuerung ihres Unternehmens auseinander zu setzen. In diesem Abschnitt geht es um diese Fragestellungen. Im Zentrum steht neben der Betrachtung der Leistungsbereitstellung der Stationären Pflegeeinrichtungen die Beschreibung dieses Nicht-Marktes. **670**

Im 1. Teil wird auf einige Aspekte zu den Unternehmensprozessen in den stationären Pflegeeinrichtungen eingegangen. Mit Fragen zur Planung und zum Bau von Pflegeheimen setzt sich Teil 2 auseinander. Die Nicht-Marktstruktur und die Nicht-Marktregeln in diesem Sektor der Pflegeversicherung werden abschließend erörtert. **671**

8 Zu den Unternehmensprozessen

Die „stationären Pflegeeinrichtungen" bieten neben der Tages-, Nacht- und Kurzzeitpflege die Dauerpflege an. Mit dem Angebot der Tages- und Nachtpflege ergänzte die stationäre Pflege die häusliche Pflege, in dem die Pflegeperson für diesen Zeitraum von ihrer Tätigkeit entlastet wurde. Dieses Angebot ist zwar nach wie vor existent, allerdings orientieren sich die stationären Pflegeeinrichtungen vermehrt an neuen Angeboten. So stehen Wohngemeinschaften, Palliativ Care, Wachkomastationen und Andere derzeit im Vordergrund, wenn Einrichtungen neue Geschäftsfelder eröffnen möchten. Die eigentliche Aufgabe der stationären Pflege besteht in der Versorgung der Pflegebedürftigen auf Dauer. Dies geschieht dann, wenn die häusliche Pflege nicht mehr sichergestellt werden kann. **672**

Die Angebote werden überwiegend von Pflegebedürftigen in Anspruch genommen, die ein hohes Lebensalter erreicht haben. **673**

In den Pflegeheimen werden für die Pflegebedürftigen die pflegerischen Leistungen erbracht, daneben Betreuungs- und Versorgungsleistungen. **674**

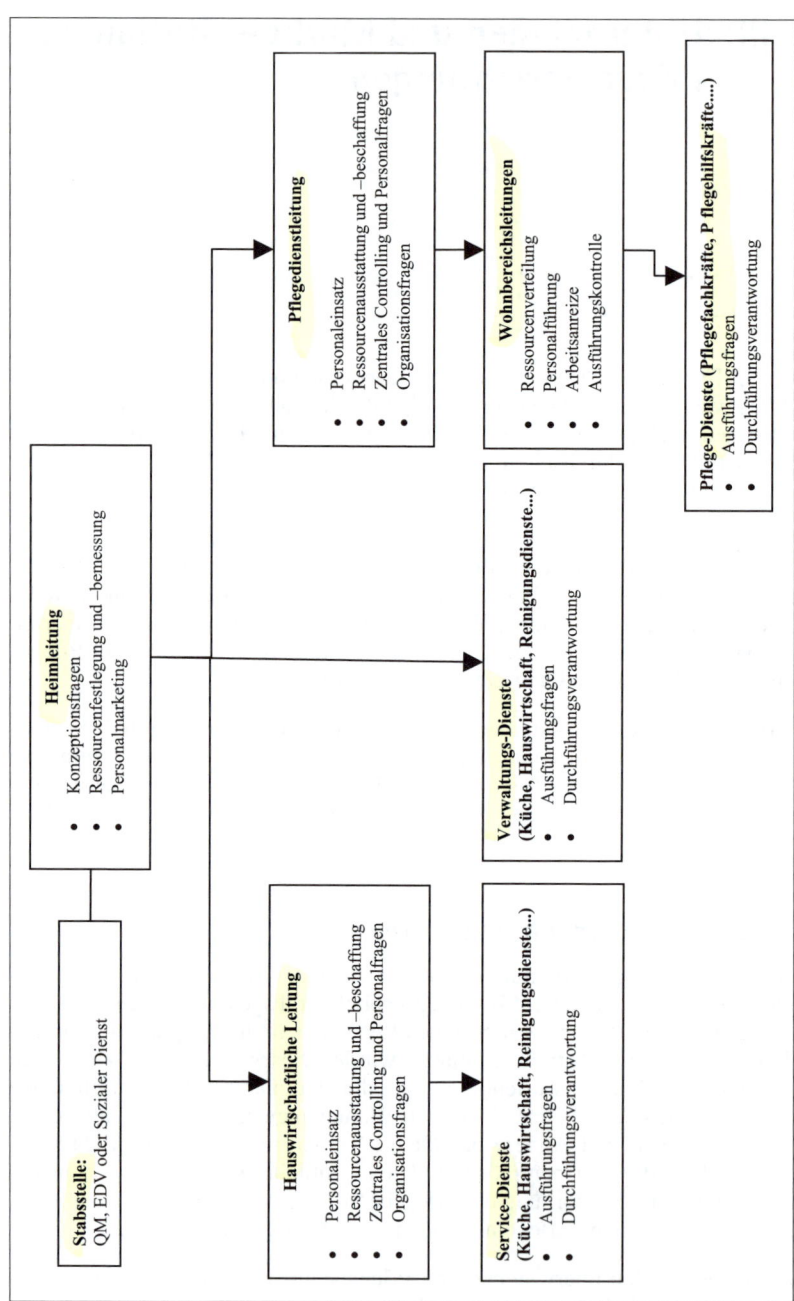

Abb. 82: Organigramm eines Alten- und Pflegeheims
    Quelle: eigene Darstellung, 2005

Für diese Leistungserbringung stehen kleine, mittlere und große Pflegeheime zur   **675**
Verfügung. Als kleine Pflegeheime werden Heime mit 20 bis 50 Plätzen bezeichnet. Mittlere Heime verfügen über ca. 50 bis 150 Plätze. Große Heime haben über 150 Plätze.

Die Pflegeheime werden in unterschiedlichen Rechtsformen geführt. Wie im   **676**
Krankenhausbereich, so haben wir hier einen Wandel zu den Rechtsformen zu verzeichnen, der den Einrichtungen mehr wirtschaftliche Eigenständigkeit garantiert, also z. B. die Bildung von Eigenbetrieben nach öffentlichem Recht oder die Bildung einer gemeinnützigen GmbH nach privatem Recht.

Die Aufbau-Organisation eines Alten- und Pflegeheims wird beispielhaft mit   **677**
dem Organigramm (vgl. Abbildung 82) gezeigt.

„Hierunter versteht man ein einfaches Schaubild, das die in einer Einrichtung   **678**
praktizierte Stellenordnung mitsamt den hinterlegten Aufgaben, Kooperations- und Koordinationserfordernissen wiedergibt" *(Voss* 1999, S. 120).

Der Heimleitung sind nach diesem Organigramm die Hauswirtschaftliche Lei-   **679**
tung und die Pflegedienstleitung direkt unterstellt. Diese Leitungen haben wiederum ihre eigenen nachgeordneten Mitarbeiter. Die Mitarbeiter des Qualitätsmanagements, der EDV-Abteilung sowie des Sozialen Dienstes sind ebenfalls der Heimleitung direkt unterstellt. Sie erfüllen ihre Aufgaben im Rahmen einer **Stabsstelle.**

9   Marktzufuhr

Wie bereits an anderer Stelle ausgeführt, wird mit dem Begriff der Marktzufuhr   **680**
die Errichtung der Leistungsbereitschaft zum Ausdruck gebracht. In den folgenden Ausführungen werden zunächst einige Grundlagen zur Planung im Bereich der Institutionen der Pflegeversicherung erörtert. Dann wird ein Indikatorengestütztes Planungsmodell zur Pflegeinfrastruktur aus dem Bundesland Nordrhein-Westfalen vorgestellt. Schließlich wird am Beispiel vom Bundesland Baden-Württemberg gezeigt, mit welcher Entwicklung des stationären Pflegebedarfs bis 2010 auf Landesebene und Kreisebene gerechnet. Abschließend erfolgt der Blick auf die Anforderungen der Bau- und Raumkonzepte in der stationären Pflege.

9.1   Grundlagen

Im § 8 Abs. 1 Pflegeversicherungsgesetz ist festgehalten worden, dass die pflege-   **681**
rische Versorgung der Bevölkerung eine gesamtgesellschaftliche Aufgabe ist. Weiter wird im Abs. 2 ausgeführt, dass die Länder, die Kommunen, die Pflegeeinrichtungen und die Pflegekassen, unter Mitwirkung des Medizinischen Dienstes, eng zusammenwirken, um eine leistungsfähige, regional gegliederte, ortsnahe und aufeinander abgestimmte ambulante und stationäre pflegerische Versorgung zu gewährleisten. Eine weitere Konkretisierung erfährt die Vorhaltung der pflegerischen Versorgungsstruktur durch den § 9 Pflegeversicherungsgesetz. Danach sind die Länder verantwortlich für die Vorhaltung einer leistungsfähigen, zahlenmäßig ausreichenden und wirtschaftlichen Versorgungsstruktur.

§ 8 SGB XI
Gemeinsame Verantwortung

(1) Die pflegerische Versorgung der Bevölkerung ist eine gesamtgesellschaftliche Aufgabe.

(2) Die Länder, die Kommunen, die Pflegeeinrichtungen und die Pflegekassen wirken unter Beteiligung des Medizinischen Dienstes eng zusammen, um eine leistungsfähige, regional gegliederte, ortsnahe und aufeinander abgestimmte ambulante Versorgung der Bevölkerung zu gewährleisten. Sie tragen zum Ausbau und zur Weiterentwicklung der notwendigen pflegerischen Versorgungsstrukturen bei; das gilt insbesondere für die Ergänzung des Angebots an häuslicher und stationärer Pflege durch neue Formen der teilstationären Pflege und Kurzzeitpflege sowie für die Vorhaltung eines Angebots von die Pflege ergänzenden Maßnahmen der medizinischen Rehabilitation. Sie unterstützen und fördern darüber hinaus die Bereitschaft zu einer humanen Pflege und Betreuung durch hauptberufliche und ehrenamtliche Pflegekräfte sowie durch Angehörige, Nachbarn und Selbsthilfegruppen und wirken so auf eine neue Kultur des Helfens und der mitmenschlichen Zuwendung hin.

§ 9 SGB XI
Aufgabe der Länder

Die Länder sind verantwortlich für die Vorhaltung einer leistungsfähigen, zahlenmäßig und wirtschaftlich pflegerischen Versorgungsstruktur. Das Nähere zur Planung und zur Förderung der Pflegeeinrichtungen wird durch Landesrecht bestimmt. Zur finanziellen Förderung der Investitionskosten der Pflegeeinrichtungen sollen Einsparungen eingesetzt werden, die den Trägern der Sozialhilfe durch die Einführung der Pflegeversicherung entstehen

682   Wie den Ausführungen zu §§ 8 und 9 zu entnehmen ist, ist den Ländern die Aufgabe zugesprochen worden, die pflegerische Versorgungsstruktur vorzuhalten. Am Beispiel vom Bundesland Baden-Württemberg und deren Landespflegegesetz wird erläutert, wie die Planung aufgebaut ist.

683   Nach § 3 Landespflegegesetz BW erstellt das Sozialministerium unter Beteiligung des Landespflegeausschusses den Landespflegeplan. Der Landespflegeausschuss gemäß § 2 Landespflegegesetz in Verbindung mit § 92 Pflegeversicherungsgesetz berät über Fragen der pflegerischen Versorgung. Er setzt sich aus den Vertretern der an der pflegerischen Versorgung Beteiligten Verbänden und Körperschaften zusammen. Der Landespflegeplan umfasst gemäß § 3 Abs. 2 Landespflegegesetz BW Grundsätze und Ziele für eine bedarfsgerechte, leistungsfähige und wirtschaftliche Versorgung der Bevölkerung. In den weiteren Ausführungen wird exemplarisch auf den Landespflegeplan Baden-Württemberg eingegangen.

684   Dieser Rahmenplan auf Landesebene bietet einen Orientierungsrahmen für die kleinräumige Planung auf Kreisebene. Nach § 3 Abs. 2 Landespflegegesetz bilden Hinweise zu pflegevermeidenden und -ergänzenden Maßnahmen sowie das Verzeichnis bedarfsgerechter Pflegeheime (Pflegeheimverzeichnis) den Rahmen für die Kreispflegepläne.

240

§ 3 Landespflegegesetz
Rahmenplan auf Landesebene

(1) Zur Verwirklichung der in diesem Gesetz und in den §§ 8 und 9 SGB XI genannten Zwecke und Ziele erstellt das Sozialministerium unter Beteiligung des Landespflegeausschusses den Landespflegeplan; dabei ist das Einvernehmen mit den Pflegekassen und den kommunalen Landesverbänden sowie den Landeswohlfahrtsverbänden anzustreben.

(2) Der Landespflegeplan umfasst Grundsätze und Ziele für eine bedarfsgerechte leistungsfähige und wirtschaftliche Versorgung der Bevölkerung. Hinweise zu pflegevermeidenden und – ergänzenden Maßnahmen sowie das Verzeichnis bedarfsgerechter Pflegeheime (Pflegeheimverzeichnis) und bildet den Rahmen für die Kreispflegepläne. Er ist insbesondere mit den Planungen im Gesundheitswesen abzustimmen. Bestehende Verpflichtungen zur Planung in mit der pflegerischen Versorgung verbundenen Bereichen bleiben unberührt.

(3) Das Pflegeheimverzeichnis erhält die als bedarfsgerecht anerkannten teil- und vollstationären Pflegeeinrichtungen (Pflegeheime) nach Art und Umfang ihres Leistungsangebots. Das Sozialministerium nimmt die Pflegeheime im Einvernehmen mit dem Träger der Kreispflegeplanung und nach Beratung mit dem Landespflegeausschuss in das Pflegeheimverzeichnis gegenüber dem Träger durch Bescheid fest.

Die Kreispflegepläne werden nach § 4 Landespflegegesetz von den Stadt- und Landkreisen erstellt. Sie haben bei der Aufstellung die örtlichen Bedürfnissen und Gegebenheiten zu berücksichtigen. Dabei sind sie räumlich zu gliedern.   **685**

Weitere Bestimmungen zum Kreispflegeplan sind im § 4 Landespflegegesetz festgehalten.   **686**

§ 4 Landespflegegesetz
Kreispflegeplan

(1) Die Stadt- und Landkreise erstellen entsprechend den örtlichen Bedürfnissen und Gegebenheiten räumlich gegliederte Kreispflegepläne. Der Kreispflegeplan enthält die Darstellung von Bestand, Bedarf und erforderlichen Maßnahmen zur Bedarfsdeckung.

(2) Die Stadt- und Landkreise beteiligen die kreisangehörigen Gemeinden an der Kreispflegeplanung und stimmen sich mit dem überörtlichen Sozialhilfeträger ab.

(3) Der Kreispflegeplan ist unter Mitwirkung der an der örtlichen Versorgung Beteiligten im Sinne von § 2 zu erstellen.

(4) Das Sozialministerium wird ermächtigt, im Einvernehmen mit dem Innenministerium durch Rechtsverordnung Näheres zum Verfahren der Aufstellung sowie zum Inhalt der Kreispflegepläne zu bestimmen, soweit dies für eine einheitliche Rechtsanwendung erforderlich ist.

Die im § 4 Abs. 4 Landespflegegesetz BW ausgesprochene Ermächtigung zum Erlass einer Rechtsverordnung zum Verfahren der Aufstellung und zum Inhalt der Kreispflegepläne ist in Baden-Württemberg noch nicht umgesetzt worden.   **687**

Der Gemeinderat der Stadt Freiburg hat Kriterien zur Aufnahme in das Pflegeheimverzeichnis nach § 3 Abs. 3 Landespflegegesetz festgelegt.   **688**

241

9.2 Indikatorengestütztes Planungsmodell zur Pflegeinfrastruktur

689 Um die erwähnten Pläne auf Landes- und auf Kreisebene zu verabschieden, ist es notwendig, dass der erforderliche **Pflegebedarf** ermittelt wird. Wie dies vor sich gehen kann, wird am Beispiel der Planungshilfe aus Nordrhein-Westfalen verdeutlicht. Diese ist vom Landespflegeausschuss am 28. November 1997 verabschiedet worden.

690 Beim Prognose- und Planungsprozess wird zwischen *drei Phasen* getrennt:

- der Bestandserhebung
- der Ermittlung von Richtmargen
- dem qualitativen Planungsprozess.

691 Abbildung 83 zeigt noch einmal die einzelnen Phasen.

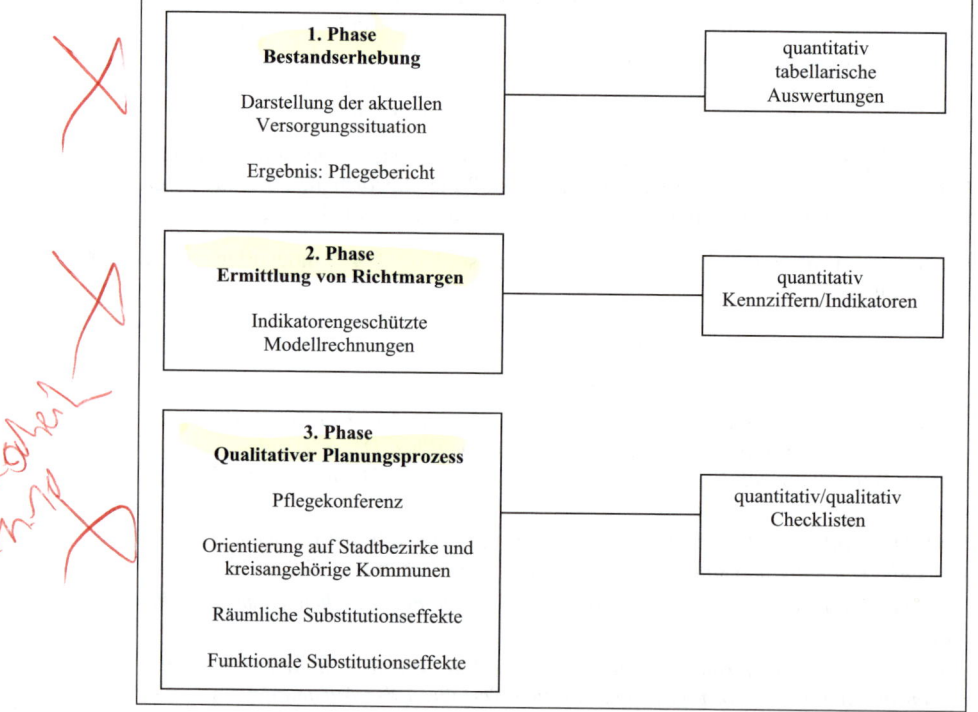

Abb. 83: Prognose- und Planungsprozess in drei Phasen

Quelle: Ministerium für Arbeit, Gesundheit und Soziales des Landes Nordrhein-Westfalen 1998, S. 19

9.2.1 1. Phase: Bestandserhebung

Die Bestandserhebung beginnt mit der Erfassung der kommunalen Ist-Situation **692** zur Pflegeinfrastruktur. Dazu kann auf die Daten zurückgegriffen werden, die im Rahmen der Pflegestatistik erhoben werden.

9.2.2 2. Phase: Ermittlung von Richtmargen

In dieser Phase geht es darum, Bestimmungsgrößen zu ermitteln, die Auskunft **693** geben über die voraussichtliche Inanspruchnahme der pflegerischen Leistungen nach dem Pflegeversicherungsgesetz für bestimmte Zeiten. Für Nordrhein-Westfalen wurden folgende Indikatoren ermittelt:

- Bevölkerungsindikatoren:
    - Anzahl der 65- bis 74-Jährigen
    - Anzahl der 75-Jährigen und Älteren
- Bedarfsindikatoren:
    - Entwicklung des häuslichen Pflegepotentials Haushaltsgröße (Einpersonenhaushalte)
- Bestandsindikator:
- Nutzerstruktur.

Nach entsprechender Gewichtung der Indikatoren erfolgt die Berechnung nach **694** einem bestimmten Prognosemodell. Dieses Prognosemodell mit den entsprechenden Schritten zur Ermittlung der Werte zeigt Abbildung 84.

Berechnungsschritte im Prognosemodell

Die Berechnung der Prognosewerte erfolgt für alle Versorgungsbereiche nach einem einheitlichen Muster:

1. Bestimmung der Inanspruchnahme 1997 durch Auswertung der Infrastrukturbestandserhebung (*Basiswertbestimmung*)

2. Ermittlung eines potenziellen Mehr- bzw. Minderbedarfs an pflegerischen Leistungen (*Ermittlung des Veränderungspotentials*) und

3. Abschätzung der zukünftigen Inanspruchnahme anhand von Indikatoren (*Hochrechnung auf zukünftige Perioden*)

Aus diesen drei Schritten kann ein allgemeines Berechnungsschema abgeleitet werden, das im Folgenden auf die genannten Versorgungsbereiche übertragen wird.

> Inanspruchnahme 98/02=(Inanspruchnahme97 = Veränderungspotential) x Hochrechnungsfaktor

---

Abb. 84: Berechnungsschritte im Prognosemodell
> Quelle: Ministerium für Arbeit, Gesundheit und Soziales des Landes Nordrhein-Westfalen 1998, S. 23 ff.

Bei der Basiswertbestimmung wird von der tatsächlichen Zahl der Inanspruch- **695** nehmer der bestimmten Leistungen nach dem Pflegeversicherungsgesetz zu einem bestimmten Zeitpunkt ausgegangen. Die Ermittlung des Veränderungspotentials soll.

696 Auskunft über möglichen Mehr- und Minderbedarf an pflegerischen Leistungen geben. In einem dritten Berechnungsschritt ist die Hochrechnung auf zukünftige Perioden vorzunehmen. Als Indikatoren werden dazu herangezogen:

- die Entwicklung der Bevölkerung getrennt nach der Altersgruppe der 65- bis 74-Jährigen und der 75-Jährigen und Älteren;
- das häusliche Pflegepotential berechnet aus dem quantitativen Verhältnis der 50-bis 75-jährigen Frauen zu den über 80-Jährigen und Älteren;
- der Anteil der Einpersonenhaushalte bei den 65-jährigen und älteren Menschen.

697 Nach der Basiswertbestimmung erfolgt die Ermittlung des Veränderungspotentials. Für die vollstationäre Dauerpflege in Nordrhein-Westfalen lag die durchschnittliche Inanspruchnahmequote der 80-Jährigen und Älteren, 1998, bei 0,19, d. h., dass 19 v. H. dieser Altersgruppe voraussichtlich diese Leistungen in Anspruch nimmt. Beim Veränderungspotential wird von 5 v. H. (+ / – 2,5 v. H.) ausgegangen.

698 Der Indexwert ergibt sich aus der Berechnung der drei Indikatoren für die zukünftigen Perioden: Bevölkerung, häusliches Pflegepotential und Einpersonenhaushalte.

699 Nach dieser Berechnung erfolgt der qualitative Planungsprozess.

9.2.3 3. Phase: Qualitativer Planungsprozess

700 In diesem Prozess ist genauestens zu überprüfen, ob die in der zweiten Phase ermittelten Werte mit den örtlichen Gegebenheiten übereinstimmen und was zu geschehen hat, wenn dies nicht der Fall ist.

701 Fragen wie

- Welche Konsequenzen ergeben sich daraus?
- Sind alle betroffenen Personenkreise in der Kommune berücksichtigt worden?
- Welche weiteren Verfahrens schritte zur Umsetzung der Planung sind einzuleiten?
- Welche Kosten ergeben sich?
- Wie kann die Finanzierung von möglichen neuen Einrichtungen zur Pflegeinfrastruktur aussehen?

sind im Rahmen des qualitativen Planungsprozesses zu klären. Dazu können örtliche Pflegekonferenzen einberufen werden, in denen auch Vertreter aus den Stadtbezirken bzw. den kreisangehörigen Gemeinden mitwirken. Im Rahmen der räumlichen Substitutionseffekte ist zu beachten, dass der Einzugsbereich der **Anbieter** der pflegerischen Leistungen ausreichend groß ist, dass sie auch wirtschaftlich überleben können. Dies gilt auch für die funktionalen Substitutionseffekte. Hier ist zu analysieren, welche Beziehungen zwischen den einzelnen Versorgungsbereichen bestehen. Nach Abarbeitung der erwähnten drei Phasen kann der Kreispflegeplan von der Kommune in den entsprechenden Gremien verabschiedet werden. Problematisch zeigt sich hier die Nichtinformation gleicher Anbieter, die privat, d. h. ungefördert bauen. Diese sind nicht im Kreispflegeplan

aufgenommen und es kommt zur Realisierung verschiedener Projekte im gleichen Bereich, die sich gegenseitig Konkurrenz machen.

9.3 Landespflegeplan 2000 Baden-Württemberg; Teil 3: Stationäre Pflege in Einrichtungen der Altenhilfe

Das Sozialministerium Baden-Württemberg hat im September 2000 Teil 3: Stati- **702**
onäre Pflege in Einrichtungen der Altenhilfe, den Rahmenplan mit Bedarfseck-
werten für den stationären Pflegebereich vorgelegt. „Bei der Pflegeinfrastruktur-
planung auf der Grundlage des Landespflegegesetzes handelt es sich um keine
Bedarfsplanung im engeren Sinne, sondern lediglich um eine Rahmenplanung.
Sie hat, etwa im Unterschied zur Krankenhausplanung, auch keinen unmittelbaren Einfluss auf die Zulassung der Pflegeeinrichtungen. Diese erfolgt ausschließlich durch entsprechende Versorgungsverträge mit den Pflegekassen und unabhängig von Bedarfsgesichtspunkten. Bedeutsam ist die Landes- und Kreispflegeplanung jedoch für die Investitionskostenförderung nach dem Landespflegegesetz, wonach öffentliche Fördermittel nur für bedarfsgerechte Investitionsvorhaben eingesetzt werden dürfen" *(Sozialministerium BW* 2000, Teil 3, S. 64). Für
die Rahmenplanung wird für die Ermittlung des landesweiten Bedarfs an stationären Pflegeangeboten die alters-gruppenspezifische Quote der Inanspruchnahme
von stationärer Pflege herangezogen. Auf Kreisebene erfolgt dies auf der Grundlage einer regionalen Gewichtung der Merkmale der Siedlungs- und Bevölke-
rungsstruktur.

Auf der Grundlage der letzten Bevölkerungsvorausberechnung wurde unter Be- **703**
rücksichtigung altersspezifischer Quoten der Inanspruchnahme für das Jahr 2010
folgender voraussichtlicher Bedarf an teil- und vollstationären Pflegeangeboten
errechnet, vgl. Tabelle 69.

Tab. 69: Voraussichtlicher Bedarf an teil- und vollstationären Pflegeangeboten im Jahr 2010

Quelle: Sozialministerium Baden-Württemberg 2000, 3. Teil, S. 79

Voraussichtlicher Bedarf an teil- und vollstationären Pflegeangeboten im Jahr 2010			
	Tagespflege	Kurzzeitpflege	Dauerpflege
Untere Variante	3 800	1 900	65 400
Obere Variante	5 000	2 500	72 300

Nach der unteren Variante geht man davon aus, dass für das Jahr 2010 für die Ta- **704**
gespflege 3 800, für die Kurzzeitpflege 1 900 und für die Dauerpflege 65 400
Plätze zur Verfügung stehen sollten. Nach der oberen Variante sind dies 5 000
Plätze, 2 500 Plätze und 72 300 Plätze.

Auf Kreisebene erfolgte in Baden-Württemberg die Abschätzung des Pflegebe- **705**
darfs auf der Grundlage des Siedlungsstruktur-Indexes.

„Grundlage für die Berechnung des Siedlungsstrukturfaktors sind die auf die **706**
Struktur der Wohnbevölkerung ab 60 Jahren zum Jahresende 1993 hochgerech-

neten Repräsentativergebnisse der Infratest-Studien zu den Pflegebedürftigen in Privathaushalten und Einrichtungen" (*Sozialministerium BW* 2000, Teil 3, S. 80). In einem weiteren Schritt wurden fünf Regionstypen gebildet, gestaffelt nach der Einwohnerzahl. Für jeden Regionstyp wurde abgeschätzt, wie viel Pflegebedürftige sich entsprechend in Privathaushalten und in Heimen ergeben.

707   Tabelle 70 zeigt die Regionstypen.

Tab. 70: Regionstypen

Quelle: Sozialministerium Baden-Württemberg 2000, 3. Teil, S. 81

Regionsty- pen		Pflegebedürftige in	
		Privathaushalten	**Heimen**
1	Kernzonen (500 000 Einwohner u.m.)	4,5	5,4
2	Kernzonen (100 000 bis unter 500 000)	4,8	5,1
3	Verstädterungs- und Ergänzungsge- biete	5,5	4,6
4	Gebiete mit Verdichtungsansätzen	5,6	4,5
5	Ländlicher Raum (unter 20 000 EW)	6,5	3,6

708   Bei diesen fünf Regionstypen zeigt sich, dass mit abnehmender Siedlungsdichte (nach der Einwohnerzahl) der Anteil der in Privathaushalten versorgten Personen steigt. Gegenläufig ist die Entwicklung in den Heimen.

709   „Mit 83 268 Dauer-, 4 353 Kurzzeit- und Tagespflegeplätzen (Dez. 2007) verfügt Baden-Württemberg über eine gut ausgebaute, moderne und leistungsfähige Pflegeinfrastruktur im Bereich der Altenhilfe. In Folge der absehbaren demografischen und gesellschaftlichen Entwicklungen werden die stationären Pflegeeinrichtungen künftig noch stärker als bislang Versorgungsaufgaben übernehmen müssen, die seither in den Familien geleistet werden. Eckpunkte der Weiterentwicklung der stationären Pflegestruktur sind:

- Anpassungen des Platzangebotes an die demografische Entwicklung, auch in Hinsicht auf ein Überangebot.
- Flexible und effiziente Hilfeangebote zur Entlastung pflegender Angehöriger. Die teilstationären Pflegeleistungen können hierzu einen besonders wirksamen Beitrag leisten. Die Angebote der Tages-, Kurzzeit- und Nachtpflege sind daher verstärkt aus zu bauen und gezielt zu fördern.
- Weiterer Ausbau wohnortnaher, gemeinde- bzw. stadtteilbezogener Pflegeeinrichtungen. Qualitative Weiterentwicklung der Betreuungskonzepte stationärer Pflege auch mehr Einbeziehung von Angehörigen und Bürgerschaftlichem Engagement.
- Vernetzung der verschiedenen Leistungsbereiche und möglichst durchlässige Versorgungsstruktur auch zum ambulanten Bereich.
- Qualifizierung für die besonderen Bedürfnisse Demenzkranker.
- Qualitätsvolle und gleichzeitig kostengünstige Bau- und Betriebskonzepte" (*Ministerium für Arbeit und Soziales Ba-Wü* 2001).

246

9.4   Anforderungen an Bau- und Raumkonzepte stationärer Pflege

Bei den Bau- und Raumkonzepten für die stationäre Pflege sind die Bewohnerbe-   **710**
dürfnisse zu beachten. Gleichzeitig sind die Konzeptionen so zu gestalten, dass
zukünftige geänderte Bedarfslagen (z. B. bei einer veränderten Bewohnerschaft)
auch berücksichtigt werden können. Um den Heimalltag so normal wie möglich
für die Bewohner erscheinen zu lassen, sollten folgende Punkte beachtet werden
(vgl. *Sozialministerium Baden-Württemberg* 2000, 3. Teil, S. 52, 53) den Kernbereich des Heims bildet der Wohnraum, der individuell oder gemeinsam genutzt
wird. Dieser Raum sollte attraktiv gestaltet werden. Der Anteil der Einzelzimmer
sollte bei mindestens 80 v. H. liegen, das Raumprogramm ist so zu konzipieren,
dass mit ihm die Bedürfnisse der Bewohner zufrieden gestellt werden können.
Wenn möglich, sollte es erreicht werden, dass jedem Bewohner ein eigener Sani-
tärbereich zur Verfügung steht. Der Trend geht aber seit geraumer Zeit wieder zurück zu Doppel- und Mehrbettzimmern, da häufig die Preisfrage den Ausschlag
für das Anmieten der Räume gibt. Häufig werden für Einzelzimmer Zuschläge
erhoben, so dass sich Betroffene dann für Mehrbettzimmer entscheiden.

Für demenzerkrankte Pflegebedürftige sind die baulichen Dinge so zu gestalten,   **711**
dass ihren besonderen Bedürfnissen damit entsprochen wird. Letztendlich sind
die Pflegeheime so zu gestalten, dass sie in ihrer gesamten Anlage barrierefrei
sind. Dabei ist die DIN 18025 zu beachten.

Die durchschnittlichen Kosten eines Pflegeplatzes liegen derzeit bei Neubau im   **712**
Rahmen von ca. 85 000 Euro und ca. 65 000 – 70 000 Euro im Sanierungsbereich,
pro Pflegeplatz (*Bundesministerium für Familie, Jugend und Soziales* 2004,
S. 11).

Die durchschnittliche Zimmergröße liegt bei 19 qm (Einzelzimmer) bzw. 26 qm   **713**
(Doppelzimmer).

In der Heimmindestbauverordnung (§ 14 Wohnplätze) sind nachfolgende Zim-   **714**
mermaße verbindlich festgelegt, an denen sich bei einem Bau und einer Überprüfung orientiert wird:

„*(1) Wohnplätze für eine Person müssen mindestens einen Wohnschlafraum mit einer*   **715**
Wohnfläche von 12 qm, Wohnplätze für zwei Personen einen solchen mit einer Wohn-
fläche von 18 qm umfassen Für die dritte oder vierte Person muss die zusätzliche
Wohnfläche wenigstens je 6 qm betragen" (*HeimMinBauV* 2003).

10   Nicht-Marktprozesse

Auch im Bereich der Institutionen der Pflegeversicherung haben wir es ähnlich   **716**
wie im Krankenhausbereich mit Nicht-Marktprozessen zu tun. Deshalb wird auf
die Ausführungen zu den Nicht-Marktprozessen in Kapitel 5 (Rn. 239) verwiesen.

Der Begriff des „Sachwalters" spielt auch hier eine Rolle. Im Krankenhaus   **717**
nimmt der (einweisende) Arzt die Interessen der Patienten wahr. Der Patient ist
auf Grund seiner Kenntnisse über medizinische Notwendigkeiten dazu nicht in

der Lage. Die Finanzierung des Krankenhausaufenthalts übernimmt als Leistungsfinanzierer die gesetzliche Krankenkasse. Im Bereich der Pflegeversicherung besteht die Sachwalterbeziehung zwischen dem Pflegebedürftigen und dem Medizinischen Dienst der Pflegekasse. Der Medizinische Dienst stellt mit seinem Gutachten fest, ob und in welchem Umfang die Person pflegebedürftig ist. Leistungsveranlasser für diese Leistungen ist der Pflegebedürftige selbst und/oder die Angehörigen. Die Besonderheit gegenüber dem Krankenhausbereich besteht darin, dass der Leistungsfinanzierer und der Leistungsveranlasser in engen institutionellen Beziehungen stehen. Dies kann mit Rückwirkungen auf Art und Umfang der Leistungsinanspruchnahme haben. Abbildung 85 verdeutlicht noch einmal die unterschiedlichen Zusammenhänge.

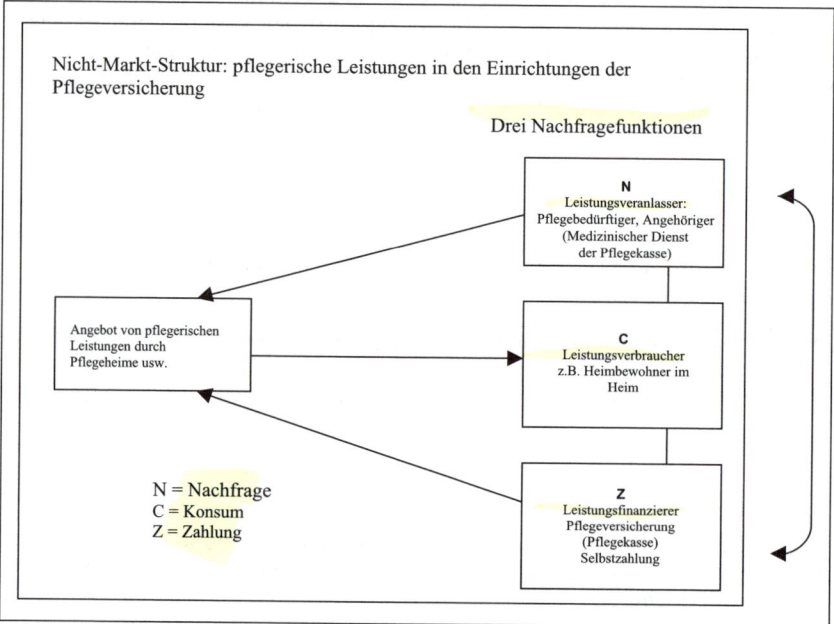

Abb. 85: Nicht-Markt im Bereich der Pflegeversicherung

Quelle: eigene Zusammenstellung

718 In den weiteren Ausführungen wird zunächst die Marktstruktur mit den Anbietern und Nachfragern nach Pflegeleistungen beschrieben. Im nächsten Abschnitt geht es dann um die Marktregeln mit einigen grundlegenden institutionellen Regeln zum Bereich der Pflegeversicherung.

10.1 Beeinflussung durch die Nicht-Marktstruktur

719 Um die Anbieter- und Nachfrageseite des Pflegeversicherungsmarktes in Deutschland beschreiben zu können, ist auf Daten des Statistischen Bundesamtes zurückzugreifen. Das Statistische Bundesamt hat diese Daten auf Grund der Pflegestatistik-Verordnung erhoben und veröffentlicht. Die Pflegestatistik wird von den Statistischen Ämtern des Bundes- und der Länder seit Dezember 1999 alle zwei Jahre durchgeführt. Ziel der Statistik ist es, Daten zum Angebot von und der Nachfrage nach pflegerischer Versorgung zu gewinnen. Bei den Erhebungsmerkmalen wird getrennt nach den Merkmalen, die das Angebot der pflegerischen Versorgung repräsentieren und den Merkmalen, die die Nachfrageseite widerspiegeln (vgl. Tabelle 71). Es werden daher Daten über die Pflegebedürftigen sowie über die Pflegeheime und ambulanten Dienste einschließlich des Personals erhoben (vgl. Tabelle 72).

Tab. 71: Teil A – Pflegestatistik-Verordnung im Überblick

Quelle: Thiele 2004 a, S. 18

Teile	Erhebungsmerkmale
Pflegeeinrichtungen	§ 1 Abs. 1 Pflegestatistik-Verordnung Erhebung als Bundesstatistik werden durchgeführt über 1. die Pflegeeinrichtung, 2. die Pflegegeldleistungen § 1 Abs. 2 Pflegestatistik-Verordnung Pflegeeinrichtungen im Sinne dieser Verordnung sind ambulante Pflegeeinrichtungen (Pflegedienste) sowie teilstationäre und vollstationäre Pflegeeinrichtungen (Pflegeheime), mit denen ein Versorgungsvertrag nach dem Elften Sozialgesetzbuch besteht (zugelassene Pflegeeinrichtungen)
Pflegedienstleistungen	§ 2 Abs. 2 Pflegestatistik-Verordnung Erhebungsmerkmale bei den Erhebungen nach § 1 Abs. 1 Nr. 2 sind 1. Art des Leistungsträgers und des privaten Versicherungsunternehmens, 2. Empfänger von Pflegeleistungen nach §§ 37 oder 38 des Elften Sozialgesetzbuch nach Geschlecht, Geburtsjahr, Wohnort (Postleitzahl) und Grad der Pflegebedürftigkeit.

Tab. 72: Teil B – Pflegestatistik-Verordnung im Überblick

Quelle: Thiele 2004 a, S. 19

Erhebungsmerkmale	Umschreibung der Erhebungsmerkmale
Stationäre Pflegeeinrichtungen (Pflegeheime)	Angebot von pflegerischer Versorgung
Art des Trägers	Freigemeinnütziger Träger Privater Träger Öffentlicher Träger
Art der Pflegeeinrichtung (Organisation)	Nach der überwiegenden Personengruppe (Pflegeheim für zum Beispiel alte Menschen, Behinderte) Nach organisatorischen Einheiten, z. B. Dauerpflege, Kurzzeitdienst Pflegeheim mit angeschlossenem ambulanten Hilfsdienst Pflegeheim in Anbindung an zum Beispiel eine Wohneinrichtung

Tab. 72: (Fortsetzung)

Erhebungsmerkmale	Umschreibung der Erhebungsmerkmale
Zahl der verfügbaren Plätze nach SGB XI	Im vollstationären Bereich (z. B. Anzahl 1-Bett-Zimmer für Dauerpflege) Im teilstationären Bereich
Vergütung	Pflegesatz (nach Pflegeklasse und Leistungsart) Entgelt für Unterkunft und Verpflegung
Personalbestand	Geschlecht Beschäftigungsumfang im Pflegeheim nach SGB XI Überwiegender Tätigkeitsbereich (z. B. Pflege und Betreuung) Berufsabschluss (z. B. Altenpflege)
Versorgte Personen	Nachfrage nach pflegerischer Versorgung Geschlecht Geburtsjahr Grad der Pflegebedürftigkeit (Pflegestufe) Art der Pflegeleistung (z. B. Dauerpflege, Kurzzeitpflege)

10.1.1 Stationäre Pflegeeinrichtungen (Pflegeheime) – ausgewählte Merkmale der Anbieterseite

720 Im Jahr 2007 gab es in Deutschland 11029 Pflegeheime. Von denen befanden sich 4322 in privater Trägerschaft, 6072 in freigemeinnütziger Trägerschaft und 635 in öffentlicher Trägerschaft. Tabelle 73 zeigt die Zusammensetzung der Pflegeheime nach der Trägerschaft noch einmal.

Tab. 73: Träger der Einrichtungen

Quelle: Statistisches Bundesamt, 2009

Pflegeheime	insgesamt	Private Träger	Freigemeinnützige Träger	Öffentliche Träger
Anzahl	11 029	4 322	6 072	635

721 Die Zusammenstellung lässt deutlich werden, dass 53,5 v. H. der Pflegeheime sich in freigemeinnütziger Trägerschaft befinden, dann folgen die privaten Heime mit 37 v. H. Nur 9.5 v. H. der Pflegeheime befinden sich in öffentlicher Trägerschaft. Die öffentlichen Träger haben gegenüber der letzten Erfassung 2005 von 702 auf 635 abgenommen.

722 Das Angebot dieser 11029 Pflegeheime konzentrierte sich zu 95,9 v. H. auf das Angebot von ausschließlich 799059 Dauerpflegeplätzen. Der Rest des Angebots verteilt sich auf die verschiedenen Variationsmöglichkeiten, wie sie in der Pflegestatistik ausgewiesen wurden mit 4,1 v. H. und damit mit 30 738 Plätzen für Kurzzeit-, Tages- oder Nachtpflege.

Bei der Art der verfügbaren Plätze wird unterschieden zwischen Plätzen für die **723**
voll-stationäre Pflege, für die Tages- und für die Nachtpflege. Die vollstationäre
Pflege trennt wiederum zwischen Dauer- und Kurzzeitpflege. Nach § 42 Abs. 2
Pflegeversicherungsgesetz ist für den Pflegebedürftigen der Anspruch auf Kurz-
zeitpflege auf vier Wochen pro Kalenderjahr beschränkt. Die teilstationäre Pflege
(Tages- und Nachtpflege) ist im § 41 Pflegeversicherungsgesetz geregelt. Im
Vergleich zu der Anzahl der Dauerpflegeplätze werden nur wenige Plätze für die
Kurzzeitpflege und für die Tages- und Nachtpflege bereitgehalten.

In den einzelnen Bundesländern sind die Pflegeheime, differenziert nach der Trä- **724**
gerschaft der Einrichtungen, in unterschiedlichem Ausmaß vertreten. So sind die
freigemeinnützigen Träger in allen Bundesländern dominierend vertreten, dann
folgen die privaten Träger und dann erst die öffentlichen Träger. Mit Abstand
stellen auch die freigemeinnützigen Träger die meisten verfügbaren Heimplätze
zur Verfügung (vgl. Tabellen 74 und 75).

Tab. 74: Regionale Verteilung und Trägerschaft 2007

Quelle: eigene Zusammenstellung und Statistisches Bundesamt 2009

Land	Anzahl der Pflegeheime nach Träger						
	Gesamt	Private		Freigemeinnützige		Öffentliche	
	absolut	absolut	%	absolut	%	absolut	%
Baden-Würt-temberg	1 384	468	33,8	793	57,3	123	8,9
Bayern	1 574	498	31,6	894	56,8	182	11,6
Berlin	364	171	47,0	183	50,3	10	2,7
Brandenburg	339	93	27,	234	69,0	12	3,5
Bremen	90	32	35,6	58	64,4	0	0,0
Hamburg	177	84	47,5	92	52,0	1	0,6
Hessen	672	307	45,7	324	48,2	41	6,1
Meckl.-Vor-pommern	268	70	26,1	186	69,4	12	4,5
Niedersachsen	1 394	824	59,1	528	37,9	42	3,0
Nordrhein-Westfalen	2 138	625	29,2	1431	66,9	82	3,8
Rheinland-Pfalz	435	164	37,7	264	60,7	7	1,6
Saarland	134	42	31,3	90	67,2	2	1,5
Sachsen	698	249	35,7	407	58,3	42	6,0
Sachsen-An-halt	407	159	39,1	228	56,0	20	4,9
Schleswig-Hol-stein	651	444	68,2	177	27,2	30	4,6
Thüringen	304	92	30,3	183	60,2	29	9,5
Deutschland	**11 029**	**4 322**	**39,2**	**6072**	**55,1**	**635**	**5,8**

Am 15.12.2007 waren in den Pflegeheimen 573 545 Personen beschäftigt, davon **725**
202 764 Vollzeit und 338 000 Teilzeit (vgl. Tabelle 75). Werden die Beschäftig-

ten nach den Tätigkeitsbereichen betrachtet, so waren 393 772 im Bereich von Pflege und Betreuung tätig. Im Hauswirtschaftsbereich waren es 102 547 Personen. Den drittgrößten Tätigkeitsbereich im Pflegeheim stellen die Beschäftigten im Verwaltungs- und Geschäftsführungsbereich mit 31 754 Personen. Ähnliche Personenzahlen sind im Bereich der sozialen Betreuung und im Bereich der Haustechnik tätig. Die Wandlung des Pflegeheims zu einem Dienstleistungsunternehmen zeigt sich auch in der Anzahl der Beschäftigten in den eher bewohnerfernen Bereichen wie Verwaltung, der Haustechnik sowie dem Hauswirtschaftsbereich. Diese Tätigkeitsbereiche haben im Pflegeheim gegenüber der Vergangenheit an Bedeutung gewonnen.

Tab. 75: Beschäftigungsverhältnis und Tätigkeitsbereich in den Pflegeheimen am 15.12.2007

Quelle: eigene Zusammenstellung und Statistisches Bundesamt 2009

Beschäftigungsverhältnis/ Tätigkeitsbereich	Anzahl	
	absolut v. H.	in
Personal insgesamt Beschäftigungsverhältnis	573 545	
Vollzeit	202 764	35,4 %
Teilzeit	338 000	57,2 %
Praktikant/Schüler/Auszubildende	32 315	5,6 %
Helfer im freiwillig sozialen Jahr	3 951	0,7 %
Zivildienstleistende	6 523	1,1 %
Überwiegender Tätigkeitsbereich im Pflegeheim		
Pflege & Betreuung	393 772	68,5 %
Soziale Betreuung	22 405	3,7 %
Hauswirtschaftsbereich	102 547	18,4 %
Haustechnischer Bereich	15 057	2,6 %
Verwaltung & Geschäftsführung	31 754	5,5 %
Sonstiger Bereich	8 010	1,3 %

726 Von den 573 545 Personen, die im Pflegeheim beschäftigt waren, haben 225 477 eine pflegerische Ausbildung. Wie nicht anders zu erwarten war, sind die Personen, die eine pflegerische Ausbildung abgeschlossen haben, hauptsächlich im Bereich Pflege und Betreuung tätig. In diesem Bereich sind 122 333 Personen, die eine dreijährige Altenpflegeausbildung abgeschlossen haben, dazu kommen 61 238 Personen, die eine Ausbildung zur Gesundheits- und Krankenpflegekraft abgeschlossen haben. Zu diesen kommen noch einmal 16 527 Personen, welche die Ausbildung zum/r Altenpflegehelfer/in abgeschlossen haben. Auffällig ist, dass auch vom verbliebenen Rest Personen mit anderen oder ohne Berufsabschlüsse ebenfalls im Bereich Pflege und Betreuung tätig sind, vgl. dazu Tabelle 76.

Tab. 76: Berufsabschluss und Tätigkeitsbereich – insbesondere Pflege; in Pflegeheimen am 15.12.2007
Quelle: eigene Zusammenstellung und Statistisches Bundesamt 2009

Berufsabschluss Überwiegender Tätigkeitsbereich im Pflegeheim	Staatlich anerkannte Altenpfleger	Staatlich anerkannte Altenpflegehelfer	Gesundheits- und Krankenpflegekräfte	Krankenpflegehelfer	Pflege insgesamt	Übrige Berufsabschlüsse	Ohne Berufsabschluss	Insgesamt
Pflege & Betreuung	118 593	16 175	57 875	18 149	210 792	93 598	69 726	393 772
Soziale Betreuung	1 475	204	745	206	2 630	14 825	2 798	22 405
Hauswirtschaftlicher Bereich	163	95	157	150	565	65 259	34 522	102 547
Haustechnischer Bereich	33	4	14	6	57	11 922	2 394	15 057
Verwaltung & Geschäftsführung	1 876	35	2 263	38	4 212	24 198	1 766	31 754
Sonstiger Bereich	193	14	184	14	405	4 778	1 950	8 010
insgesamt	122 333	16 527	61 238	18 563	218 661	214 580	113 156	573 545

727   Nach der Heimpersonalverordnung hat das in den Pflegeheimen beschäftigte Personal zu mindestens 50 % qualifiziertes Pflegepersonal zu sein, wobei dieses Personal sich aus Pflegepersonen und anderem Fachpersonal in der Betreuung zusammensetzen kann. Auch im Eckpunktepapier der *Landesregierung Baden-Württemberg* (7/2007) zur Reform des Heimgesetzes wird an dieser Regelung festgehalten.

10.1.2 Stationäre Pflegeeinrichtungen (Pflegeheime) – ausgewählte Merkmale der Nachfrageseite

728   Die **Nachfrager** nach den Pflegeleistungen in den Pflegeheimen sind die Pflegebedürftigen. Am 15.12.2007 haben 671 080 Personen die vollstationäre Pflege in Anspruch genommen, daneben 38 231 die teilstationäre Pflege.

729   Die meisten Pflegebedürftigen, sowohl im vollstationären als auch im teilstationären Bereich sind der Pflegestufe II zuzuordnen. Dauerpflegeplätze werden von mehr als einer halben Million Personen in Deutschland in Anspruch genommen. Daneben wohnen 10 833 Personen in Heimen, die noch keiner Pflegestufe zugeordnet wurden.

730   Schwerstpflegebedürftig und damit der höchsten Pflegestufe (III) zu zuordnen waren 145 136 Personen, Härtefälle, die noch darüber hinaus gingen insgesamt 4 140 Personen.

10.2 Beeinflussung durch Nicht-Marktregeln

731   Damit Marktprozesse ablaufen können, sind neben den Marktbeteiligten die Marktregeln, hier die Nicht-Marktregeln, von entscheidender Bedeutung. Diese Regeln zeigen z. B. dem Unternehmen Pflegeheim, was zu beachten ist, um dieses erfolgreich wirtschaftlich zu führen. Nach der Erörterung einiger Grundlagen zu diesem Bereich wird anschließend auf die stationäre Pflege in Einrichtungen der Altenhilfe eingegangen. Der Blick auf wichtige Gesetze und Verordnungen zum Pflegeheim-Bereich und auf die Vergütungsverhandlungen runden das Bild ab.

10.2.1 Grundlagen

732   Das Pflegeversicherungsgesetz ist zum 1. Januar 1995 in Kraft getreten. Es ist als XI. Buch in das Sozialgesetzbuch eingefügt worden. Die soziale Pflegeversicherung ist neben der Krankenversicherung, der Unfallversicherung, der Rentenversicherung und der Arbeitslosenversicherung die fünfte Säule des Sozialen Sicherungssystems in Deutschland. Nach einer über 20-jährigen Diskussion wurde das Pflegeversicherungsgesetz vom Deutschen Bundestag verabschiedet. „Zuletzt waren rund 80 % der stationär versorgten Pflegebedürftigen in den alten Bundesländern auf die Sozialhilfe angewiesen. In den neuen Bundesländern waren es annähernd 100 % der Pflegebedürftigen" *(Vogel/Schaaf* 1995, S. 7). Das Pflegeversicherungsgesetz wurde in Kraft gesetzt, um diese sozialpolitische Fehlentwicklung zu korrigieren, d. h.der Bezug der Sozialhilfe sollte bei Pflegebedürftigen die Ausnahme sein und nicht zum Regelfall werden.

733   Wie viele Pflegebedürftige es vor in Kraft treten dieses Gesetzes gab, zeigt Tabelle 77.

Tab. 77: Pflegebedürftige in der Bundesrepublik Deutschland, hochgerechnet und in Prozent der Gesamtbevölkerung (Stand: Ende 1993)

Quelle: zitiert nach Ritter/Hohmeier 1999, S. 234

	Bundesgebiet Fallzahlen		Westdeutschland Fallzahlen		Ostdeutschland Fallzahlen	
	in Tsd.	%	in Tsd.	%	in Tsd.	%
Gesamtbevölkerung	81 338	100	65 739	100	15 559	100
Pflegebedürftige in Privathaushalten insgesamt	1 204	1,5	972	1,5	232	1,5
davon mit						
tägl. Pflegebedarf	550	0,7	440	0,7	110	0,7
mehrf. tägl. Pflegebedarf	465	0,6	373	0,6	92	0,6
ständigem Pflegebedarf	189	0,2	159	0,2	30	0,2
Vorrangig hauswirtschaftl. Hilfebedarf	2 071	2,5	1 534	2,3	537	3,4
Pflegebedürftige in Heimen insgesamt	495	0,6	413	0,6	82	0,5
davon mit						
tägl. Pflegebedarf	124	0,2	101	0,2	23	0,1
mehrf. tägl. Pflegebedarf	184	0,2	150	0,2	34	0,2
ständigem Pflegebedarf	187	0,2	162	0,2	25	0,2
Vorrangig hauswirtschaftl. Hilfebedarf	242	0,3	203	0,3	39	0,2
Heimbewohner ohne Hilfebedarf	67	0,1	59	0,1	7	0,0

734 Wie der Tabelle 77 zu entnehmen ist, gab es in Deutschland Ende 1993, also kurz vor in Kraft treten des Pflegeversicherungsgesetzes 1,2 Millionen Pflegebedürftige, die in Privathaushalten versorgt wurden. 495 000 Pflegebedürftige waren in Heimen. 1999 waren dies schon ca. 575 000 Personen.

735 Das Spektrum des gesetzlichen Auftrags der Pflegeversicherung reicht von der Selbstbestimmung, der Eigenverantwortung des von der Pflegebedürftigkeit Betroffenen bis zur Sicherstellung der pflegerischen Versorgung durch die Pflegekassen, vgl. Tabelle 78.

Tab. 78: Pflegeversicherungsgesetz – Aufgaben und Ziele bei der Pflege

Quelle: Vogel/Schaaf 1995, S. 22 f.

Aufgaben und Ziele der Pflege	SGB XI	Titel
Möglichst selbstständiges und selbstbestimmtes Leben, das der Würde des Menschen entspricht	§ 2 Abs. 1	Selbstbestimmung
Körperliche, geistige und seelische Kraft wiedergewinnen und erhalten		
Angemessenen Wünschen bei der Gestaltung der Hilfe, soll, wenn möglich, entsprochen werden	§ 2 Abs. 2 (auch § 33 SGB I)	
Auf religiöse Bedürfnisse Rücksicht nehmen	§ 2 Abs. 3	
Unterstützung, damit der Pflegebedürftige möglichst lange in seiner häuslichen Umgebung bleiben kann.	§ 3	Vorrang der häuslichen Pflege
Aktive Mitwirkung an der Vermeidung von Pflegebedürftigkeit	§ 6 Abs. 1	Eigenverantwortung
Teilnahme an Maßnahmen zur medizinischen Rehabilitation	§ 6 Abs. 2	
Mitwirkung bei aktiver Pflege		
Unterstützen und fördern der Bereitschaft zu humaner Pflege und Betreuung	§ 8 Abs. 2	Gemeinsame Verantwortung
Hinwirken auf eine Kultur des Helfens und der mitmenschlichen Zuwendung. Ausbau und Weiterentwicklung durch neue Formen der teilstationären Pflege und der Kurzzeitpflege		
Die Länder sind verantwortlich für die Vorhaltung einer leistungsfähigen, zahlenmäßig ausreichenden und wirtschaftlichen pflegerischen Versorgungsstruktur	§ 9	Aufgaben der Länder
Humane und aktivierende Pflege unter Achtung der Menschenwürde entsprechend dem allgemein anerkannten Stand der medizinisch-pflegerischen Erkenntnisse pflegen, versorgen und betreuen	§ 11 Abs. 1	Rechte und Pflichten der Pflegeeinrichtungen
Nahtloses und störungsfreies Ineinandergreifen von ärztlicher Behandlung, Behandlungspflege, rehabilitativen Maßnahmen, Grundpflege und hauswirtschaftlicher Versorgung	§ 12 Abs. 2	Aufgaben der Pflegekassen

Hilfe besteht in der Unterstützung, in der teilweisen oder vollständigen Übernahme der Verrichtungen	§ 14 Abs. 3	Begriff der Pflegebedürftigkeit
Beaufsichtigung oder Anleitung mit dem Ziel der eigenständigen Übernahme der Verrichtungen		
Leistungen nach dem allgemein anerkannten Stand der medizinisch-pflegerischen Erkenntnisse zu erbringen	§ 28 Abs. 3	Leistungsarten, Grundsätze
Aktivierung des Pflegebedürftigen, um vorhandene Fähigkeiten zu erhalten und, soweit möglich, verlorene zurück zu gewinnen.	§ 28 Abs. 4	
Um der Gefahr der Vereinsamung entgegen zu wirken, sollen bei der Leistungserbringung Kommunikationsbedürfnisse berücksichtigt werden		
Die Leistungen müssen wirksam und wirtschaftlich sein: sie dürfen das Maß des Notwendigen nicht übersteigen	§ 29 Abs. 1	Wirtschaftlichkeitsgebot
Die Pflegekassen haben eine bedarfsgerechte und gleichmäßige, dem allgemein anerkannten Stand der medizinisch-pflegerischen Erkenntnisse entsprechende, pflegerische Versorgung zu gewährleisten.	§ 69 Abs. 1	Sicherstellungsauftrag

„Obwohl die soziale Pflegeversicherung bei der gesetzlichen Krankenversicherung angesiedelt wurde, werden mit dem SGB XI andere Ziele verfolgt. Die Leistungen der gesetzlichen Krankenversicherung orientieren sich an den (drohenden oder eingetretenen) Krankheiten und sind grundsätzlich umfassend ausgestaltet. Ist eine bestimmte Maßnahme notwendig, so besteht ein Anspruch, der – unter Berücksichtigung des Wirtschaftlichkeitsgebotes – den tatsächlichen Erfordernissen (den Notwendigkeiten) Rechnung trägt. Von Zuzahlungen o. ä. abgesehen ist der Anspruch auf Krankenbehandlung entsprechen dem allgemein anerkannten Stand medizinischer Erkenntnisse regelmäßig weder in der Höhe noch zeitlich begrenzt. [...] Diese Ausgangslage gilt für die soziale Pflegeversicherung nicht. Anders als in der Krankenversicherung soll hier lediglich eine solidarische Unterstützung angeboten werden, die dem Einzelnen eine ‚Grundversorgung‘ ermöglicht" (*Vogel/Schaaf* 1995, S. 20 f.). **736**

Auf weitere wichtige Bestimmungen des Pflegeversicherungsgesetzes wird in den weiteren nachfolgenden Ausführungen eingegangen. **737**

10.2.2 Pflegebedürftigkeit und Pflegeheime

Nach § 14 Abs. 1 SGB XI sind Personen *pflegebedürftig*, die wegen einer körperlichen, geistigen oder seelischen Krankheit oder Behinderung für die gewöhnlichen und regelmäßig wiederkehrenden Verrichtungen im Ablauf des täglichen Lebens auf Dauer, voraussichtlich für *mindestens sechs Monate, in erheblichen oder höherem Maße der Hilfe bedürfen*. Um festzustellen, ob eine Person pflegebedürftig ist, hat sie einen Antrag nach § 33 Abs. 1 SGB XI an die zuständige Pflegekasse zu stellen. Die Pflegekasse prüft dann, ob der Antragsteller versichert **738**

257

ist, ob die entsprechenden Versicherungszeiten erfüllt sind und ob Pflegebedürftigkeit vorliegt und wenn ja, welche Stufe in Frage kommt. Die Prüfung der Pflegebedürftigkeitübernimmt nach § 18 SGB XI der Medizinische Dienst der Krankenversicherung. Dieser erstellt hierzu ein entsprechendes Gutachten und teilt das Ergebnis seiner Prüfung nach § 18 Abs. 5 SGB XI der Pflegekasse mit und empfiehlt entsprechende Maßnahmen. Die Zuordnung zu den entsprechenden Stufen der Pflegebedürftigkeit nimmt der Medizinische Dienst der Krankenversicherung in seinem Gutachten vor. Die Pflegekasse trifft anschließend die Entscheidung über die zu gewährenden pflegerischen Leistungen. Dies wird dem Betroffenen durch einen rechtsmittelfähigen Bescheid mitgeteilt.

739 Der Begriff Pflegebedürftigkeit wird neu definiert. „Ein neuer Beirat zur Überprüfung des Pflegebedürftigkeitsbegriffs soll für das Bundesgesundheitsministerium Entscheidungsgrundlagen erarbeiten, damit der Begriff der Pflegebedürftigkeit neu definiert und das Begutachtungsverfahren geändert werden kann" (vgl. Caspers-Merk 2007, S. 62). Ende 2006 wurde von den Spitzenverbänden der Pflegekassen ein Modellprojekt zum Begutachtungsverfahren begonnen, welches bis zum 30. November 2008 abgeschlossen sein sollte. Mitte des Jahres 2009 kam der neue Pflegebedürftigkeitsbegriff heraus. Er berücksichtigt die kognitiven Einschränkungen vermehrt. Die Einführung des neuen Pflegebedürftigkeitbegriffs und auch die Koppelung an die damit verbundene Finanzierung ist bei Erstellung dieses Buches noch in Bearbeitung. Die Einstufung nach dem neuen Pflegebedürftigkeitsbegriff wird zukünftig voraussichtlich in fünf Pflegestufen geschehen. Die Zuordnung ist derzeit noch in Bearbeitung. Die noch gültige gesetzliche Bestimmung zur Pflegebedürftigkeit und die Stufen der Pflegebedürftigkeit sind dem § 14 Abs. 1 SGB XI zu entnehmen.

§ 14 SGB XI
Begriff der Pflegebedürftigkeit

(1) Pflegebedürftig im Sinne dieses Buches sind Personen, die wegen einer körperlichen, geistigen oder seelischen Krankheit oder Behinderung für die gewöhnlichen und regelmäßig wiederkehrenden Verrichtungen im Ablauf des täglichen Lebens auf Dauer, voraussichtlich für mindestens sechs Monate, in erheblichem oder höherem Maße (§ 15) der Hilfe bedürfen.

§ 15 SGB XI
Stufen der Pflegebedürftigkeit

(1) Für die Gewährleistung von Leistungen nach diesem Gesetz sind pflegebedürftige Personen (§ 14) einer der folgenden drei Pflegestufen zu zuordnen:

1. *Pflegebedürftige der Pflegestufe I (erheblich Pflegebedürftige) sind Personen, die bei der Körperpflege, der Ernährung oder der Mobilität für wenigstens zwei Verrichtungen aus einem oder mehreren Bereichen mindestens einmal täglich der Hilfe bedürfen und zusätzlich mehrfach in der Woche Hilfe bei der hauswirtschaftlichen Versorgung benötigen.*

2. *Pflegebedürftige der Pflegestufe II (Schwerpflegebedürftige) sind Personen, die bei der Körperpflege, der Ernährung oder der Mobilität mindestens dreimal täglich zu verschiedenen Tageszeiten der Hilfe bedürfen und zusätzlich mehrfach in der Woche Hilfe bei der hauswirtschaftlichen Versorgung benötigen.*

3. Pflegebedürftige der Pflegestufe III (Schwerstpflegebedürftige) sind Personen, die bei der Körperpflege, der Ernährung oder der Mobilität täglich rund um die Uhr, auch nachts, der Hilfe bedürfen und zusätzlich mehrfach in der Woche Hilfe bei der hauswirtschaftlichen Versorgung benötigen.

Für die Gewährung von Leistungen nach § 43a reicht die Feststellung, dass die Voraussetzungen der Pflegestufe I erfüllt sind.

(2) Bei Kindern ist für die Zuordnung der zusätzliche Hilfebedarf gegenüber einem gesunden gleichaltrigen Kind maßgeblich.

(3) Der Zeitaufwand, den ein Familienangehöriger oder eine andere nicht als Pflegekraft ausgebildete Pflegeperson für die erforderlichen Leistungen der Grundpflege und hauswirtschaftlichen Versorgung benötigt, muss wöchentlich im Tagesdurchschnitt

1. in der Pflegestufe I mindestens 90 Minuten betragen; hierbei müssen auf die Grundpflege mehr als 45 Minuten entfallen.
2. in der Pflegestufe II mindestens drei Stunden betragen; hierbei müssen auf die Grundpflege mindestens zwei Stunden entfallen.
3. in der Pflegestufe III mindestens fünf Stunden betragen; hierbei müssen auf die Grundpflege mindestens vier Stunden entfallen.

Je nach Schwere der Pflegebedürftigkeit sind die Pflegebedürftigen in stationären **740** Pflegeeinrichtungen (Pflegeheimen) unterzubringen, wobei letztlich der Pflegebedürftige die Entscheidung trifft, ob er in ein Pflegeheim geht oder nicht.

Nach § 71 Abs. 2 SGB XI sind *stationäre Pflegeeinrichtungen* (Pflegeheime) **741** selbstständig wirtschaftende Einrichtungen, in denen Pflegebedürftige:

1. unter ständiger Verantwortung einer ausgebildeten Pflegefachkraft gepflegt werden,
2. ganztägig (vollstationär) oder nur tagsüber oder nur nachts (teilstationär) untergebracht und verpflegt werden.

Aus dieser gesetzlichen Umschreibung eines Pflegeheims ergibt sich, dass „die **742** Pflegeeinrichtung [...] wirtschaftlich selbstständig arbeiten (muss). Es muss also garantiert werden, dass unterschiedliche Tätigkeitsbereiche der Einrichtung für den Bereich Pflege über klare Zuständigkeiten und Finanzierungsstrukturen (insbesondere Rechnungswesen) verfügen" (*Griep/Renn* 2000, S. 24). Daneben ist festgehalten worden, dass ein Pflegeheim unter ständiger Leitung einer Pflegefachkraft stehen muss.

Nach § 69 SGB XI haben die Pflegekassen den Sicherstellungsauftrag, d. h. sie **743** haben im Rahmen ihrer Leistungsverpflichtung eine bedarfsgerechte und gleichmäßige, dem allgemein anerkannten Stand medizinisch-pflegerischer Erkenntnisse entsprechenden pflegerische Versorgung der Versicherten zu gewährleisten.

§ 69 SGB XI
Sicherstellungsauftrag

Die Pflegekassen haben im Rahmen ihrer Leistungspflicht eine bedarfsgerechte und gleichmäßige, dem allgemein anerkannten Stand medizinisch-pflegerischer Erkenntnisse entsprechende pflegerische Versorgung der Versicherten zu gewährleisten (Si-

cherstellungsauftrag). Sie schließen hierzu Versorgungsverträge und Vergütungsvereinbarungen mit den Trägern von Pflegeeinrichtungen (§ 71) und sonstigen Leistungserbringern. Dabei sind die Vielfalt, die Unabhängigkeit und Selbstständigkeit sowie das Selbstverständnis der Träger von Pflegeeinrichtungen in Zielsetzung und Durchführung ihrer Aufgabe zu achten.

744   Der Sicherstellungsauftrag der Pflegekassen bezieht sich auf ihre Leistungsverpflichtung. Die Länder sind nach § 9 SGB XI verantwortlich für die Vorhaltung einer entsprechenden Pflegeinfrastruktur.

745   Um den Sicherstellungsauftrag zu erfüllen, schließen die Pflegekassen mit den Pflegeeinrichtungen Versorgungsverträge ab. Gemäß § 72 Abs. 1 SGB XI dürfen die Pflegekassen stationäre Pflege nur durch Pflegeeinrichtungen gewähren, mit denen ein Versorgungsvertrag besteht (zugelassene Pflegeeinrichtungen). In dem Versorgungsvertrag sind Art, Inhalt und Umfang der allgemeinen Pflegeleistungen (§ 4 Abs. 2) festzulegen, die von der Pflegeeinrichtung während der Dauer des Vertrages für die Versicherten zu erbringen sind (Versorgungsauftrag). Das Leistungsspektrum eines Pflegeheimes erstreckt sich auf allgemeine Pflegeleistungen, auf die Unterkunft und Verpflegung sowie auf Zusatzleistungen (vgl. Tabelle 79).

Tab. 79: Allgemeine Leistungen und Zusatzleistungen

Quelle: Röber (1831) 2000, S. 4

Allgemeine Pflegeleistungen	Inhalte
– Hilfen bei der Mobilität	Aufstehen und Zubettgehen, Betten und Lagern, Gehen, Stehen, Treppensteigen, Verlassen und Wiederaufsuchen des Pflegeheims, An- und Auskleiden.
– Hilfen bei der Körperpflege	Waschen, Duschen und Baden, Zahnpflege, Kämmen, Rasieren, Darm- und Blasenentleerung
– Hilfen bei der Ernährung	Anleitung zur selbstständigen Nahrungsaufnahme
– Soziale Betreuung	Organisation der Heimaufnahme, Angehörigenarbeit, Einzelfallhilfe (Krisenintervention), Sterbebeistand und Sterbebegleitung
– Medizinische Behandlungspflege	Verbandswechsel, Injektionen, Katheterisierung, Einläufe, Spülungen, Dekubitusversorgung
Unterkunft und Verpflegung	**Inhalte**
– Unterkunft	Wohnraum einschl. Nebenräume, Gemeinschaftsräume, Wäscheversorgung, Gemeinschaftsveranstaltungen, Gebäudewartung und Unterhaltung, Reinigen, Ver- und Entsorgung (Wasser, Strom, Abfall)
– Verpflegung	Ausgewogene, pflegegerechte Ernährung, Angebot von Getränken und Speisen unter Berücksichtigung individueller Bewohnerwünsche.
Zusatzleistungen	**Inhalte**
	Serviceleistungen beim Einzug ins Pflegeheim, Instandhaltung priv. Wäsche, Pflege von Haustieren, Telefon, Fernsehgerät im Zimmer des Heimbewohners.

Die allgemeinen Pflegeleistungen werden über die Pflegeversicherung finanziert, **746** Unterkunft und Verpflegung sowie die Zusatzleistungen hat grundsätzlich der Pflegebedürftige zu finanzieren. In Verbindung mit dem Landespflegeplan und den jeweiligen Kreispflegepläne erhält in Baden-Württemberg gemäß§ 3 Abs. 3 Landespflegegesetz das entsprechende Pflegeheim vom Sozialministerium einen Feststellungsbescheid, in dem ihm mitgeteilt wird, dass das Pflegeheim in das Pflegeheimverzeichnis – Teil A – des Landes Baden-Württemberg aufgenommen worden ist. Mit diesem Bescheid ist es als bedarfsgerecht anerkannt.

10.2.3 Gesetze, Verordnungen und Verträge

Im Folgenden wird kurz auf grundlegende relevante rechtliche Regelungen zum **747** Pflegeheim, die aus betriebswirtschaftlicher Sicht von Bedeutung sind, eingegangen. Es sind dies (neben dem Sozialgesetzbuch XI):

- die soziale Pflegeversicherung
- das Heimgesetz,
- das SGB XII (Sozialhilfe),
- das Pflege-Qualitätssicherungsgesetz,
- die Heimmindestbauverordnung,
- die Heimpersonalverordnung,
- die Pflege-Buchführungsverordnung
- und für das Bundesland Baden-Württemberg (als Beispiel) das Landespflegegesetz.

Bis auf das erwähnte Landesgesetz gelten die übrigen rechtlichen Regelungen für **748** alle Pflegeheime im Bundesgebiet (vgl. Tabelle 80).

Die grundlegenden Bestimmungen zum Pflegeheim sind im Pflege-Versiche- **749** rungsgesetz geregelt. Das Heimgesetz zielt darauf ab, die Interessen und Bedürfnisse der Heimbewohner zu schützen und u. a. die Rechte und Pflichten der Heimträger zu normieren. Das Bundessozialhilfegesetz regelt die Inanspruchnahme der Hilfe zum Lebensunterhalt und die Hilfe in besonderen Lebenslagen. Es kommt für die Pflegebedürftigen dann infrage, wenn sie finanziell nicht in der Lage sind, die Kosten der Heimunterbringung aufzubringen und / oder wenn die Voraussetzungen für die Hilfe in besonderen Lebenslagen erfüllt sind. In Bezug auf die Investitionsaufwendungen kommt der Sozialhilfeträger auch infrage. Das Pflege-Qualitätssicherungsgesetz, zum 1.1.2002 ist es in Kraft getreten, dient der Sicherung und Weiterentwicklung der Pflegequalität und der Stärkung der Verbraucherrechte. Die Heimmindestbauverordnung, sie wurde auf Grund der gesetzlichen Ermächtigung im Heimgesetz erlassen, regelt die Einhaltung von bestimmten baulichen Normen im Pflegeheim. Die Heimpersonalverordnung, sie wurde auf Grund der gesetzlichen

Ermächtigung im Heimgesetz erlassen, regelt u. a. die Eignung des Heimleiters, **750** die Eignung der Beschäftigten, die Frage, wer zu den Fachkräften zu zählen ist sowie die Fort- und Weiterbildung. Heimgesetze sind seit 2008 Ländersache. Im Rahmen der Förderalismusreform wurde diese Kompetenz an die Bundesländer zurückgegeben.

*Tab. 80: Zielsetzung einiger pflegeversicherungsrelevanter Gesetze und
Verordnungen – Stationärer Bereich*

Quelle: eigene Zusammenstellung

Gesetz/Verordnung	Zielsetzung / Anwendungsbereich
Sozialgesetzbuch XI: Soziale Pflegeversicherung	§ 1 Abs. 1 Zur sozialen Absicherung des Risikos der Pflegebedürftigkeit wird als neuer eigenständiger Zweig der Sozialversicherung eine soziale Pflegeversicherung geschaffen. § 1 Abs. 4 Die Pflegeversicherung hat die Aufgabe, Pflegebedürftigen Hilfe zu leisten, die wegen der Schwere der Pflegebedürftigkeit auf solidarische Unterstützung angewiesen sind.
Heimgesetz	Zweck des Gesetzes ist es 1. die Würde sowie die Interessen und Bedürfnisse der Bewohner von Heimen vor Beeinträchtigungen zu schützen, 2. die Selbstständigkeit, die Selbstbestimmung und die Selbstverantwortung der Bewohner zu wahren und zu fördern, 3. die Einhaltung der dem Träger des Heimes gegenüber den Bewohner zu sichern, 4. die Mitwirkung der Bewohner zu sichern, 5. eine dem allgemein anerkannten Stand der fachlichen Erkenntnis entsprechende Qualität des Wohnens und der Betreuung zu sichern, 6. die Beratung in Heimangelegenheiten zu fördern sowie 7. die Zusammenarbeit der für die Durchführung dieses Gesetzes zuständigen Behörden mit den Trägern und deren Verbänden, den Pflegekassen, dem Medizinischen Dienst der Krankenversicherung sowie den Trägern der Sozialhilfe zu fördern.
SGB XII	§ 1 Abs. 1 Die Sozialhilfe umfasst Hilfe zum Lebensunterhalt und Hilfe in besonderen Lebenslagen. § 1 Abs. 2 Aufgabe der Sozialhilfe ist es, dem Empfänger der Hilfe die Führung eines Lebens zu ermöglichen, das der Würde des Menschen entspricht. Die Hilfe soll ihn soweit wie möglich befähigen, unabhängig von ihr zu leben; hierbei muss er nach seinen Kräften mitwirken.
Pflege-Qualitätssicherungsgesetz Elftes Kapitel SGB XI, §§ 112-120	§ 112 Abs. 2 Die zugelassenen Pflegeeinrichtungen sind verpflichtet, sich an Maßnahmen zur Qualitätssicherung zu beteiligen und in regelmäßigen Abständen die erbrachten Leistungen und deren Qualität nach zu weisen; bei stationärer Pflege erstreckt sich die Qualitätssicherung neben den allgemeinen Pflegeleistungen auch auf die medizinische Behandlungspflege, die soziale Betreuung, die Leistungen bei Unterkunft und Verpflegung (§ 87) sowie auf die Zusatzleistungen (§ 88).
Verordnung über bauliche Mindestanforderungen für die Altenwohnheime und Pflegeheime für Volljährige (Heimmindestbauverordnung)	Einrichtungen im Sinne des § 1 Abs. 1 des Heimgesetzes, die in der Regel mindestens sechs Personen aufnehmen, dürfen nur betrieben werden, wenn sie die Mindestanforderungen der §§ 2 bis 29 erfüllen, soweit nicht nach den §§ 30 und 31 etwas anderes bestimmt wird.

Verordnung für personelle Anforderungen für Heime (Heimpersonalverordnung)	§ 1 Der Träger eines Heimes im Sinne des § 1 Abs. 1 des Heimgesetzes darf nur Personen beschäftigen, welche die Mindestanforderungen der §§ 2 bis 7 erfüllen, soweit nicht in den §§ 10 und 11 etwas anderes bestimmt wird.
Pflege-Buchführungsverordnung	Die Rechnungs- und Buchführungspflichten der Pflegeeinrichtungen richten sich nach dieser Verordnung, unabhängig davon, ob die Pflegeeinrichtung Kaufmann im Sinne des Handelsgesetzbuches ist, und unabhängig von der Rechtsform der Pflegeeinrichtung.
Landespflegegesetz Baden-Württemberg	§ 1 Abs. 1 Zweck des Gesetzes ist es, eine bedarfsgerechte Versorgung der Bevölkerung durch eine leistungsfähige und wirtschaftliche pflegerische Versorgungsstruktur zu gewährleisten. Das Gesetz soll zu sozial tragbaren Pflegesätzen beitragen.

In der Pflege-Buchführungsverordnung sind die Vorschriften zum Rechnungswesen, auch des Pflegeheims, für die Einrichtungen nach dem Pflege-Versicherungsgesetz festgehalten worden. Für jedes Bundesland sind im Landespflegegesetz Regelungen zur Gewährleistung der pflegerischen Versorgungsstruktur enthalten. Die Pflegebuchführungsverordnung ist nicht mehr bindend für Betreiber von Altenpflegeeinrichtungen. Zur Sicherstellung der Buchführung wird sie aber weiterhin durchgeführt.   **751**

„Die allgemeinen Inhalte und Grundsätze der Leistungen der Pflegeeinrichtungen nach § 72 SGB XI werden in Rahmenverträgen nach § 75 SGB XI zwischen den Landesverbänden der Pflegekassen und denen der Träger der Einrichtungen festgelegt, die für die Pflegeeinrichtungen unmittelbar verbindlich sind. Sie sind i. d. R. Bestandteil der Versorgungsverträge … und der Vergütungsvereinbarungen" (*Griep/Renn* 2000, S. 40). Der mögliche Inhalt dieser Rahmenverträge ist im § 75 Abs. 2 Nr. 1 bis 8 SGB XI genannt. So können nach Nr. 3 dieser Bestimmung in einem Rahmenvertrag die Maßstäbe und Grundsätze für eine wirtschaftliche und leistungsbezogene, am Versorgungsauftrag orientierte personelle Ausstattung der Pflegeeinrichtungen vereinbart werden.   **752**

Für das SGB XI gilt ein abgestuftes Normensystem. Die Rangfolge der Rechtsnormen für die Leistungserbringung ist Abbildung 86 zu entnehmen.   **753**

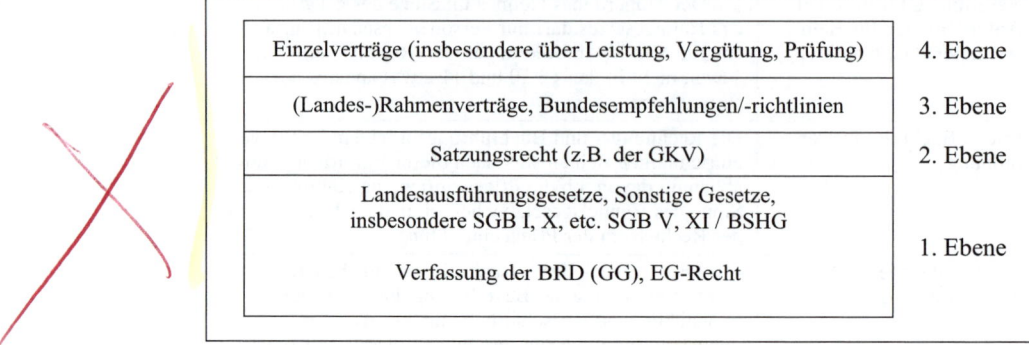

Einzelverträge (insbesondere über Leistung, Vergütung, Prüfung)	4. Ebene
(Landes-)Rahmenverträge, Bundesempfehlungen/-richtlinien	3. Ebene
Satzungsrecht (z.B. der GKV)	2. Ebene
Landesausführungsgesetze, Sonstige Gesetze, insbesondere SGB I, X, etc. SGB V, XI / BSHG Verfassung der BRD (GG), EG-Recht	1. Ebene

Abb. 86: Rangfolge der Rechtsnormen der Leistungserbringung
Quelle: Griep/Renn 2000, S. 39

754   Nach Abbildung 86 kommt erst dann eine einzelvertragliche Regelung zur Anwendung, wenn auf allen anderen Ebenen keine Regelung zu dem entsprechenden Bereich getroffen worden ist.

755   Welche Bestimmungen für die Finanzierung der Pflegeheime von Bedeutung sind, ist aus Tabelle 81 zu entnehmen.

Tab. 81: Wichtige Bestimmungen zur Finanzierung der Stationären Pflegeeinrichtungen (Pflegeheime)

Quelle: Thiele 2004 a, S. 36

Pflegeversicherungsgesetz	Pflege-Buchführungsverordnung	Bundessozialhilfegesetz – Auszug	Heimgesetz	Ba-Wü. Pflegeheimförderung vom 18. Juni 1996
1. Kapitel: Allgemeine Vorschriften §§ 1 bis 13 2. Kapitel: Leistungsberechtigter Personenkreis §§ 14 bis 19 3. Kapitel: Versicherungspflichtiger Personenkreis §§ 20 bis 27 4. Kapitel: Leistungen der Pflegeversicherung §§ 28 bis 45 5. Kapitel: Organisation §§ 46 bis 53a 6. Kapitel: Finanzierung §§ 54 bis 68 7. Kapitel: Beziehungen der Pflegekassen zu den Leistungserbringern §§ 69 bis 81 8. Kapitel: Pflegevergütung §§ 82 bis 92a 9. Kapitel: Datenschutz und Statistik §§ 93 bis 109 10. Kapitel: Private Pflegeversicherung §§ 110 bis 111 11. Kapitel: Qualitätssicherung, Sonstige Regelungen zum Schutz der Pflegebedürftigen §§ 112 bis 120 12. Kapitel: Bußgeldvorschriften § 121	§ 1 Anwendungsbereich § 2 Geschäftsjahr § 3 Buschführungsverordnung, Inventar § 4 Jahresabschluss § 5 Einzelvorschriften zur Bilanz § 6 Aufbewahrung und Vorlage von Unterlagen § 7 Kosten- und Leistungsrechnung § 8 Wahlrecht für Kapitalgesellschaften § 9 Befreiungen § 10 Ordnungswidrigkeiten § 11 Inkrafttreten und Übergangsvorschriften Anlage 1: Gliederung der Bilanz Anlage 2: Gliederung der Gewinn- und Verlustrechnung Anlage 3a: Anlagennachweis Anlage 3b: Nachweis der Förderungen nach Landesrecht (Fördernachweis) Anlage 4: Kontenrahmen für die Buchführung Anlage 5: Kostenstellenrahmen für die Kosten- und Leistungsrechnung (Muster) Anlage 6: Kostenträgerübersicht	§ 1 Inhalt und Aufgabe der Sozialhilfe § 2 Nachrang der Sozialhilfe § 9 Träger der Sozialhilfe § 10 Verhältnis zur freien Wohlfahrtspflege § 27 Arten der Hilfe § 37 Krankenhilfe § 39 Personenkreis § 40 Maßnahmen der Hilfe § 43 Erweiterte Hilfe § 68 Inhalt § 68a Bindungswirkung § 69 Häusliche Pflege § 69a Pflegegeld § 69b Andere Leistungen § 69c Leistungskonkurrenz § 75 Altenhilfe § 93 Einrichtungen	§ 1 Anwendungsbereich § 2 Zweck des Gesetzes § 3 Leistungen des Heims, Rechtsverordnung § 4 Beratung § 5 Heimvertrag § 6 Anpassungspflicht § 7 Erhöhung des Entgelts § 8 Vertragsdauer § 9 Abweichende Vereinbarungen § 10 Mitwirkung der Bewohner § 11 Anforderungen an den Betrieb eines Heimes § 12 Anzeige § 13 Aufzeichnungs- und Aufbewahrungspflicht § 14 Leistungen an Träger und Beschäftigte § 15 Überwachung § 16 Beratung bei Mängeln § 17 Anordnungen § 18 Beschäftigungsverbot kommissarische Heimleitung § 19 Untersagung § 20 Zusammenarbeit, Arbeitsgemeinschaften § 21 Ordnungswidrigkeiten § 22 Berichte § 23 Zuständigkeit und Durchführung des Gesetzes § 24 Anwendbarkeit de Gewerbeordnung § 25 Fortgeltung von Rechtsverordnungen § 25a Erprobungsregelungen § 26 Übergangsvorschriften	§ 1 Kostenrichtwerte § 2 Förderhöchstbeträge § 3 Mindestbeiträge förderfähiger Kosten § 4 Anpassung an die Preisentwicklung § 5 Inkrafttreten

756 Am Beispiel vom Bundesland Baden-Württemberg soll exemplarisch gezeigt werden, welche Gegenstände in einem Landespflegegesetz normiert werden, siehe dazu Abbildung 87.

Landespflegesetz Baden-Württemberg	
1. Abschnitt: Verantwortung für die pflegerische Versorgung	
§ 1	Grundsatz
§ 2	Landespflegeausschuss,
2. Abschnitt: Planung	
§ 3	Rahmenplan auf Landesebene
§ 4	Kreispflegeplan,
3. Abschnitt: Investitionsförderung von Pflegeheimen	
§ 5	Grundsatz
§ 6	Förderprogramme
§ 7	Förderung von Investitionsmaßnahmen
§ 8	Umfang der Förderung
§ 9	Bewilligung
§ 10	Förderung von Nutzungsentgelten
§ 11	Förderung von Grundstückskosten
§ 12	Entsprechende Anwendung der Vorschriften des Landeskrankenhausgesetzes Baden-Württemberg
§ 13	Grundsatz
§ 14	Verfahren
§ 15	Investitionszuschlag bei Pflegediensten,
5. Abschnitt: Verantwortung für das Vorfeld und Umfeld von Pflege	
§ 16	Verantwortung für das Vorfeld und Umfeld von Pflege,
6. Abschnitt: Auskunftspflichten und Statistik	
§ 17	Auskunftspflichten
§ 18	Statistik
7. Abschnitt: Erstattung der Ausbildungsvergütung	
§ 19	Erstattung
§ 20	Umlagen
§ 21	Ermächtigung
§ 22	Ordnungswidrigkeiten
§ 23	Zuständigkeit
8. Abschnitt: Inkrafttreten, Übergangsvorschriften	
§ 24	Inkrafttreten

Abb. 87: Landespflegesetz Baden-Württemberg

10.2.4 Vergütungsverhandlungen

Auch für die Einrichtungen im Pflegeversicherungsbereich gilt bei Fragen der Finanzierung ihrer Einrichtungen das Verhandlungsprinzip. Das Budget wird mit den Vertragsparteien ausgehandelt. Bevor darauf eingegangen wird, erfolgt noch der Blick auf die Finanzierung der Leistungen, siehe Abbildung 88.

757

Leistungsbereich	Finanzierungsquellen					
	Pflegeleistungen			Unterkunft	Investition	Zusatzleistungen
	Pflegestufe 1	Pflegestufe 2	Pflegestufe 3	Verpflegung	Instandhaltung	
bezahlt vorrangig.....						
Entgeltschultner (primär)	Pflegeversicherung **Pflegekasse**			Pflegebedürftige	Land bzw. Pflegebedürftige	Pflegebedürftige
Und wenn das Geld nicht ausreicht.....						
EntgeltSchultner (sekundär)	Pflegebedürftige bzw. Sozialhilfe			Sozialhilfe	Sozialhilfe	

Abb. 88: Finanzierung stationärer Pflege unter Einbeziehung der Sozialhilfe
Quelle: Zapp et al. 2000, S. 21

Wie der Abbildung 88 zu entnehmen ist, kommen für die Finanzierung der Leistungen im Pflegeheim unterschiedliche Finanzierungsträger infrage. So sind grundsätzlich für die Finanzierung der Pflegeleistungen die Pflegekassen zuständig. Für die Finanzierung der Unterkunft und Verpflegung der Pflegebedürftigen. Die Investitionskosten werden vom Land bzw. vom Pflegebedürftigen finanziert. Schließlich hat die Zusatzleistungen der Pflegebedürftige ausschließlich zu finanzieren. Aus der Abbildung ist auch zu entnehmen, dass der Sozialhilfeträger (bei Vorliegen der entsprechenden Voraussetzungen) in die Finanzierung eintritt, wenn der zunächst erwähnte Finanzierungsträger dazu nicht in der Lage ist.

758

Die erwähnten Leistungen werden zumeist nach dem Verhandlungsprinzip ausgehandelt. Individuelle Verhandlungen nach § 85 Abs. 2 SGB XI oder Kollektiv-Verhandlungen nach § 86 SGB XI können für die Vereinbarung der Pflegeleistungen und der Leistungen für Unterkunft und Verpflegung geführt werden. Die Pflegesätze für die Pflegeleistungen sind nach § 84 Abs. 2 Satz 2 SGB XI in drei Pflegeklassen nach dem Versorgungsaufwand einzuteilen. Dabei sind die Pflegestufen nach § 15 SGB XI zugrunde zu legen.

759

10.2.4.1 Entscheidungsebene und Geltungsbereich

Die Entscheidungsebene bzw. der Geltungsbereich dieser Vereinbarungen sowie die am Verfahren Beteiligten sind der Tabelle 82 zu entnehmen. Bei Nichteinigung können die Vertragsparteien die Schiedsstelle nach § 76 Abs. 1 SGB XI anrufen.

760

Tab. 82: Leistungen und Entscheidungen über die finanzielle Vergütung im Pflegeheim

Quelle: Thiele 2004 a, S. 39

Entscheidungsform, -ebene, -verfahren der finanziellen Entgelte für die Leistungen	Leistungen					
	Pflegeleistungen	„Pflegesätze"	Unterkunft und Verpflegung	„Entgelte"	Investitionskosten	Zusatzleistungen „Zuschläge"
Entscheidungsform	Verhandlungen		Verhandlungen		Verhandlung	Vertrag
Entscheidungsebene/ne Geltungsbereich	Individual	Kollektiv	Individual	Kollektiv		
	Pflegeheim	Landesebene	Pflegeheim	Landesebene	Pflegeheim	Pflegebedürftiger
Entscheidungsverfahren (Beteiligte) – auf der überörtlichen Ebene –	Kostenträgerseite: Pflegekassen Sonst. Soz.vers.träger, gemeinsame Arbeitsgemeinschaften, der zuständige örtliche Sozialhilfeträger – Leistungserbringerseite: Träger des Pflegeheims	Kostenträgerseite: Pflegekassen Sonst. Soz.vers.träger, gemeinsame Arbeitsgemeinschaften, der zuständige örtliche Sozialhilfeträger – Leistungserbringerseite: Vertretung durch Dritte, z. B. Spitzenverbände der freien Wohlfahrtspflege	Kostenträgerseite: Pflegekassen Sonst. Soz.vers.träger, gemeinsame Arbeitsgemeinschaften, der zuständige örtliche Sozialhilfeträger – Leistungserbringerseite: Träger des Pflegeheims	Kostenträgerseite: Pflegekassen Sonst. Soz.vers.träger, gemeinsame Arbeitsgemeinschaften, der zuständige örtliche Sozialhilfeträger – Leistungserbringerseite: Vertretung durch Dritte, z. B. Spitzenverbände der freien Wohlfahrtspflege	Kostenträgerseite: Landeswohlfahrtsverband – Leistungserbringerseite: Träger des Pflegeheims	Kostenträgerseite: Pflegebedürftiger – Leistungserbringerseite: Träger des Pflegeheims

Investitionskosten werden auch nach dem Verhandlungsprinzip, ohne die Pflege- **761** kassen, vom Pflegeheim, nach Bedarf, vereinbart. Hierbei kommt es darauf an, ob die Einrichtung Fördermittel zum Pflegeheimbau erhalten hat und diese nicht über den Pflegebedürftigen refinanzieren muss, oder ob die Investitionen unge-förderte sind und damit über den Kunden refinanziert werden. Voraussichtlich läuft im Jahr 2010 die Möglichkeit der Förderung aus, so dass zukünftig Pflege-heimneu- und umbauten grundsätzlich ohne Fördermittel zu tätigen sind. Pflege-heime, die sich mit dem Um- oder Neubaugedanken tragen und bis 2009 keinen Förderbescheid erhalten haben, werden keine Fördermittel mehr erhalten.

Sollte ein Pflegebedürftiger sich Zusatzleistungen wünschen, so kann er diese im **762** Rahmen einer vertraglichen Vereinbarung mit dem Pflegeheim vereinbaren. Da-zu gehört bspw. die Aufnahme von Haustieren oder Leistungen, die über die „normale" Betreuungsleistung hinausgehen.

Die Einordnung der finanziellen Vergütung im Pflegeheim erfolgt im nächsten **763** Schritt anhand der Kriterien „Vertragsebene" und „Vertragsstatus" (vgl. Tabel-le 83).

Tab. 83: Vertragsstatus und Vertragsebene

Quelle: Neubauer/Demmler 1989, S. 101

Vertragsebene	Vertragsstatus	
	Kontrahierungszwang	**Vertragsfreiheit**
Kollektiv	Kollektivverhandlungen mit Schiedsstelle	Kollektivverhandlungen mit Recht zur Vertragsver-weigerung
Individuell	Individualverhandlungen mit Kontrahierungszwang	Wettbewerbliche Verhand-lungen

Hierbei wird deutlich, dass auf der Ebene Vertragsstatus der Kontrahierungs- **764** zwang vorherrscht, d. h. die Pflegekassen haben mit den Einrichtungen, bei Vor-liegen der Voraussetzungen, einen Versorgungsvertrag abschließen und damit im nächsten Schritt auch Pflegesatzverhandlungen zu führen. Dies kann sowohl auf individueller als auch auf kollektiver Ebene geschehen. Vertragsfreiheit besteht für die Beteiligten und damit wettbewerbliche Verhandlungen, bei den Zusatz-leistungen.

10.2.4.2 Rechnungswesen/Finanzierung

Für die stationären Pflegeeinrichtungen sind die pflegewirtschaftlichen Themen **765** des Rechnungswesens und der Finanzierung von zentraler Bedeutung. Im folgen-den Teil werden diese beiden Bereiche in ihren Grundzügen vorgestellt. Für die Gestaltung des Rechnungswesens sind in der Pflege-Buchführungsverordnung (PBV) die entsprechenden Regelungen festgelegt worden. Mit dem Inkrafttreten der PBV zum 1.1.1996 hatten die stationären Einrichtungen zum 31.12.1997 ih-ren Jahresabschluss nach diesen Bestimmungen zu erstellen. Für das Geschäfts-jahr 1997 war eine Kosten- und Leistungsrechnung aufzustellen. Zum Geltungs-bereich der PBV ist festzuhalten, dass diese Rechnungslegungsvorschrift sich nur

269

auf den Teil der Pflegeeinrichtung bezieht, der Leistungen nach dem Sozialgesetzbuch XI erbringt. Die PBV ist damit keine unternehmensbezogene Rechnungslegungsvorschrift wie zum Beispiel die Krankenhaus-Buchführungsverordnung.

766 Von den Rechnungslegungsvorschriften sind nach § 9 Abs. 1 PBV ohne Antragstellung die Stationären Pflegeeinrichtungen befreit, deren Erlöse aus der Pflegeversicherung unter 500 000 Euro liegen und die unter 21 Pflegeplätze bereithalten. Für die teilstationären Pflegeeinrichtungen und die Einrichtungen der Kurzzeitpflege liegt die Anzahl der Pflegeplätze bei bis zu acht Plätzen. Auf Antragstellung werden nach § 9 Abs. 2 PBV vollstationäre Pflegeeinrichtungen mit 21 bis zu 30 Pflegeplätzen befreit. Die Entscheidung über den Antrag treffen die Landesverbände der Pflegekassen gemeinsam im Einvernehmen mit der zuständigen Landesbehörde. „Auch die befreiten Pflegeeinrichtungen haben eine vereinfachte Einnahmen- und Ausgabenrechnung zu führen, die den Grundsätzen ordnungsmäßiger Buchführung entspricht und zumindest den in § 259 Abs. 1 HGB normierten Rechenschaftspflichten gerecht wird (§ 9 Abs. 3 PBV).

§ 9 PBV
Befreiungsvorschriften

(1) Von den Vorschriften dieser Verordnung sind befreit:

1. *Pflegedienste mit bis zu sechs Vollzeitkräften; Teilzeitkräfte sind auf Vollzeitkräfte umzurechnen,*
2. *teilstationäre Pflegeeinrichtungen und Einrichtungen der Kurzzeitpflege mit bis zu acht Pflegeplätzen,*
3. *vollstationäre Pflegeeinrichtungen mit bis zu zwanzig Pflegeplätzen. Für die Ermittlung der Vollzeitkräfte und der Pflegeplätze sind die Durchschnittswerte im abgelaufenen Geschäftsjahr maßgebend. Satz 1 gilt nicht für Pflegeeinrichtungen, deren Umsätze aus der Erfüllung ihres Versorgungsauftrages nach dem Elften Buch des Sozialgesetzbuchs (ohne Investitionsaufwendungen) bei Pflegeheimen 500 000 Euro, bei Pflegediensten 250 000 Euro im abgelaufenen Geschäftsjahr übersteigen.*

(2) Von den Vorschriften dieser Verordnung können ganz oder teilweise befreit werden:

1. *Pflegedienste mit sieben bis zu zehn Vollzeitkräften; Teilzeitkräfte sind auf Vollzeitkräfte umzurechnen,*
2. *teilstationäre Pflegeeinrichtungen und Einrichtungen der Kurzzeitpflege mit neun bis zu fünfzehn Pflegeplätzen,*
3. *vollstationäre Pflegeeinrichtungen mit einundzwanzig bis zu dreißig Pflegeplätzen. Absatz 1 Satz 2 gilt entsprechend. Über eine Befreiung und ihre Versagung entscheiden auf Antrag des Trägers der Pflegeeinrichtung die Landesverbände der Pflegekassen gemeinsam im Einvernehmen mit der zuständigen Landesbehörde nach pflichtgemäßem Ermessen. Maßstab für diese Ermessensentscheidung ist insbesondere die Frage, ob die mit der Anwendung der Verordnung verbundenen Kosten in einem angemessenen Verhältnis zu dem erreichbaren Nutzen stehen oder ob die in § 7 gestellten Anforderungen nicht auch auf andere Weise erreicht werden können*

(3) Pflegeeinrichtungen, die nach Absatz 1 oder 2 von den Vorschriften dieser Verordnung befreit sind, haben eine vereinfachte Einnahmen- und Ausgabenrechnung zu führen, die den Grundsätzen ordnungsmäßiger Buchführung entspricht; als Mindestanforderung gelten die in § 259 Abs. 1 des Bürgerlichen Gesetzbuchs aufgeführten Rechenschaftspflichten entsprechend. Die Auskunfts- und Nachweispflichten der Pflegeeinrichtungen nach dem Siebten und Achten Kapitel des Elften Buches Sozialgesetzbuch bleiben unberührt.

Außerdem bleiben sie an das gesetzliche Wirtschaftlichkeitsgebot gebunden. Die Selbstverwaltung der Beteiligten ist beauftragt, in Rahmenverträgen auf Landesebene Verfahrens- und Prüfungsgrundsätze für Wirtschaftlichkeitsprüfungen zu vereinbaren (§ 75 Abs. 2 Nr. 7 SGB XI). Dazu gehört auch – jedenfalls für die von der PBV befreiten Pflegeeinrichtungen – eine vertragliche Verständigung über ein (vereinfachtes) Rechnungswesen" (*Bundesrat*, Drucksache 502/95, S. 72).

767

Nach der Erläuterung einiger Grundlagen zum Rechnungswesen der stationären Pflegeeinrichtungen wird anschließend das interne und externe Rechnungswesen in diesen Einrichtungen vorgestellt.

768

Abschließend wird auf Grundlagen zur Finanzierung der stationären Pflegeeinrichtungen eingegangen.

769

11 Grundlagen zum Rechnungswesen in stationären Pflegeeinrichtungen

In diesem Kapitel wird nach der Erläuterung der Gliederungsmöglichkeiten des Rechnungswesens auf die Grundzüge der Buchführung für stationäre Pflegeeinrichtungen eingegangen.

770

Wie bereits ausgeführt wurde, kann das Rechnungswesen nach verschiedenen Kriterien gegliedert werden. Nach dem Kriterium der Informationsrichtung wird getrennt zwischen dem internen und dem externen Rechnungswesen. Dem internen Rechnungswesen mit der Betriebsbuchhaltung kommt die Aufgabe der rechen-technischen Wiedergabe des wirtschaftlichen Geschehens im Betrieb zu sowie die Planung, Steuerung und Kontrolle des betrieblichen Geschehens. Die Kosten- und Leistungsrechnung ist ein zentrales Element des internen Rechnungswesens. Das externe Rechnungswesen mit der Finanzbuchhaltung hat zunächst die Aufgabe, die finanziellen Beziehungen des Betriebes zur Umwelt darzustellen. Daneben erfüllt es die wichtige Aufgabe der Rechenschaftslegung für das abgelaufene Geschäftsjahr. Der Jahresabschluss mit der Bilanz, der Gewinn- und Verlustrechnung und dem Anhang bildet das Kernelement des externen Rechnungswesens. Die weiteren Ausführungen orientieren sich an dieser Aufteilung.

771

Informationsempfänger des Rechnungswesens sind für das interne Rechnungswesen hauptsächlich das Management der Stationären Pflegeeinrichtungen. Das externe Rechnungswesen ist eine wichtige Entscheidungsgrundlage für die Trägerorgane der Einrichtung. Sie sind auch die wichtigsten Informationsempfänger. Daneben noch die möglichen Kreditgeber für die Einrichtung. Weitere Informati-

772

onsempfänger für das Rechnungswesen können Behörden sein, Vertretungen der Mitarbeiterschaft der Einrichtungen, die Öffentlichkeit.

773 Die PBV ist die Rechnungslegungsvorschrift für Pflegeeinrichtungen nach dem SGB XI. Die Verpflichtung zur Rechnungslegung und Buchführung enthält die Pflege-Buchführungsverordnung (PBV). Der § 1 Abs. 1 dieser Verordnung lautet: „Die Rechnungs- und Buchführungspflichten der Pflegeeinrichtungen richten sich nach dieser Verordnung, unabhängig davon, ob die Pflegeeinrichtung Kaufmann im Sinne des Handelsgesetzbuches ist, und unabhängig von der Rechtsform der Pflegeeinrichtung."

774 Mit dieser Regelung ist grundsätzlich festgelegt worden, dass die Pflegeeinrichtungen nach SGB XI ihre Rechnungs- und Buchführungspflichten nach dieser Verordnung zu führen haben und zwar unabhängig davon, ob die Pflegeeinrichtung Kaufmann im Sinne des Handelsgesetzbuches ist und unabhängig von der Rechtsform der Einrichtung. Auf die Befreiungsvorschriften im § 9 PBV ist bereits hingewiesen worden.

775 Die PBV trennt bei den zugelassenen Pflegeeinrichtungen zwischen zwei Typen: den Einrichtungen, die nur Leistungen im Sinne des SGB XI erbringen (ein- und mehrgliedrige Einrichtungen) und den Einrichtungen, die auch andere Sozialleistungen im Sinne des SGB I erbringen (gemischte Einrichtungen). Der Typ der „mehrgliedrig gemischten Einrichtungen" kommt in der Praxis am häufigsten vor. Im Hinblick auf die Pflichten zur Buchführung und zum Jahresabschluss gelten für die erwähnten Typen einige besondere Regelungen nach der PBV, die der nachstehenden Tabelle 84 zu entnehmen sind.

Tab. 84: Zugelassene Pflegeeinrichtung und Pflege-Buchführungsverordnung
Quelle: Thiele 2004 b, S. 7

Kriterien	Einrichtungen, die nur Leistungen nach SGB XI erbringen		„Gemischte Einrichtungen" § 1 Abs. 2 PBV
	Eingliedrige Pflegeeinrichtungen	**Mehrgliedrige Pflegeeinrichtungen**	
Umschreibung der Einrichtungen	Dies sind Pflegeeinrichtungen, die entweder nur ambulante, teilstationäre, Kurzzeitpflege oder vollstationäre Pflege nach SGB XI erbringen.	Dies sind Pflegeeinrichtungen, die gleichzeitig mehrere Arten von Pflegeleistungen nach SGB XI erbringen; z. B. vollstationäre Pflege in einem Pflegeheim oder häusliche Pflege durch eine Sozialstation.	Dies sind Pflegeeinrichtungen, die neben den Leistungen nach SGB XI auch andere Sozialleistungen nach SGB I erbringen; z. B. SGB V, Eingliederungshilfen.
Buchführung	Doppelte kaufmännische Buchführung; Grundsätze ordnungsgemäßer Buchführung; Handelsrechtliche Ansatz- und Bewertungsvorschriften	Wie bei eingliedrigen Pflegeeinrichtungen, **aber ...** Abgrenzung von Buchführungskreisen	Wie bei den eingliedrigen Pflegeeinrichtungen **aber ...** die PBV gilt nur für die Einrichtungen nach SGB XI; Abgrenzung von Buchführungskreisen

| Jahresabschluss | Nach § 4 Abs. 1 PBV besteht der Jahresabschluss aus:
– der Bilanz
– der Gewinn- und Verlustrechnung
– dem Anhang einschließlich Anlagen- und Fördernachweis | Wie bei den eingliedrigen Pflegeeinrichtungen
aber …
nach § 4 Abs. 2 PBV besteht die Möglichkeit der Zusammenfassung der einzelnen Buchführungskreise zu einer Bilanz und zu einer Gewinn- und Verlustrechnung;
aber
Anlagen- und Fördernachweise gesondert für jede Pflegeeinrichtung | Wie bei den eingliedrigen Pflegeeinrichtungen
aber …
nach § 4 Abs. 3 PBV besteht das Wahlrecht der Erstellung eines Jahresabschlusses: Teil-Jahresabschluss für den Leistungsbereich nach SGB XI
oder
„Teil-Gewinn- und Verlustrechnung" mit den pflegebezogenen Erträgen und Aufwendungen nach SGB XI und eindeutiger Rechnung zu den üblichen Leistungsbereichen;
aber …
Anlagen- und Fördernachweise gesondert für jede Pflegeeinrichtung |

In den Ausführungen zur Buchführung und zum Jahresabschluss (externes Rechnungswesen) wird auf bestimmte Einzelheiten dieser Tabelle eingegangen. **776**

Der § 3 PBV legt fest, wie die Pflegeeinrichtungen ihre Buchführung und ihr Inventar zu führen haben: **777**

Die Pflegeeinrichtungen führen ihre Bücher nach den Regeln der kaufmännischen doppelten Buchführung. Für Buchführung und Inventar gelten die §§ 238 bis 241 des Handelsgesetzbuches. Die Konten sind nach dem Kontenrahmen der Anlage 4 einzurichten. **778**

Im Folgenden wird auf diese Bestimmung im Einzelnen näher eingegangen: **779**

1. „Die Pflegeeinrichtungen führen ihre Bücher …"
- Bei der Organisation der Buchführung ist zu trennen zwischen dem Grundbuch und dem Hauptbuch. Das Grundbuch erfasst die Geschäftsvorfälle in zeitlicher Reihenfolge; das Hauptbuch in sachlicher Gliederung. Als Ergänzung zum Hauptbuch gibt es eine Reihe von Nebenbüchern wie z. B.:
  - – die Anlagenbuchhaltung; die den Bestand an Anlagevermögen ausweist; dazu zählen auch Tische und Stühle auf den Stationen;
  - – die Debitorenbuchhaltung; die Forderungen ausweist, die die Stationäre Pflegeeinrichtung gegen andere noch hat;
  - – die Kreditorenbuchhaltung; die die Verbindlichkeiten der Stationären Pflegeeinrichtungen gegenüber anderen ausweist.

2. „… nach den Regeln der kaufmännischen doppelten Buchführung …"
- „Bei der doppelten Buchführung werden alle Geschäftsvorgänge mit Auswirkung auf das Betriebsvermögen nicht nur in zeitlicher, sondern auch in sachlicher Hinsicht geordnet dargestellt und festgehalten. Alle Geschäftsvorgänge werden als zweiseitige Wertbewegungen erfasst. Sie verändern in jeweils gleichem Umfang, aber mit unterschiedlichen Vorzeichen, zwei

sachliche Bereiche. Die doppelte Buchführung beinhaltet damit automatisch eine Kontrolle: Veränderungen auf der einen Seite müssen stets denen auf der anderen Seite entsprechen. Die doppelte Buchführung bildet außerdem die Grundlage für den Jahresabschluß, weil sich aus ihr die Bilanz und die Gewinn- und Verlustrechnung (§ 4 PBV) systematisch ergeben" (*Bundesrat*, Drucksache 502/95, S. 48).

3. **„Für Buchführung und Inventar gelten die §§ 238 bis 241 des Handelsgesetzbuches":**
   - Diese Bestimmungen des HGB regeln den *formalen Charakter* der Buchführung näher, und zwar:
     - § 238 HGB Vorgaben zur Buchführungspflicht
     - § 239 HGB die Führung der Handelsbücher,
     - § 240 HGB Vorschriften zum Inventar und
     - § 241 HGB Vorschriften zum Inventurvereinfachungsverfahren.
   - Die in diesen Bestimmungen festgehaltenen Kriterien muss jede Buchhaltung erfüllen. So hat sie z. B. die Grundsätze ordnungsmäßiger Buchführung (GoB) zu beachten (§ 238 Abs. 1 HGB). Nach diesen Bestimmungen des Handelsgesetzbuchs hat jede Stationäre Pflegeeinrichtung seine Vermögensgegenstände und Schulden am Ende eines Geschäftsjahres zusammenzustellen. So hat auch der Bereich „Pflege" auf jeder Station jährlich eine Inventur durchzuführen. Diese Bestände fließen in die Ermittlung des Jahresabschlusses (Bilanz und Gewinn- und Verlustrechnung) ein.

4. **„Die Konten sind nach dem Kontenrahmen der Anlage 4 einzurichten ...":**
   - Den Kontenrahmen gibt die Anlage 4 der PBV vor; er ist für die Pflegeeinrichtungen verbindlich. Der Kontenrahmen besteht aus den Kontenklassen 0 bis 8. Innerhalb dieser Kontenklassen gibt es die weiteren Unterteilungen in Kontengruppen, Kontenuntergruppen und schließlich das Konto. Die Kontenklassen bilden die Grundlage für die Bilanz und für die Gewinn- und Verlustrechnung. Während die Kontenklassen 0 bis 3 Konten der Bilanz sind, bilden die Kontenklassen 4 bis 8 die Grundlage für die Gewinn- und Verlustrechnung. Die Finanzbuchhaltung, bestehend aus der Hauptbuchhaltung und den Nebenbuchhaltungen, umfasst alle geldlichen Vorgänge zwischen den Pflegeeinrichtungen und seiner Umwelt. Die Betriebsbuchhaltung oder Kosten- und Leistungsrechnung hat den Prozess der Leistungserstellung und -verwertung innerhalb der Pflegeeinrichtung zum Gegenstand (siehe zu dem Kontenrahmen nach der PBV auch Tabelle 85).

780 Es wurde bereits ausgeführt, dass die PBV zwischen zwei Typen von Einrichtungen trennt. Im Hinblick auf die mehrgliedrig gemischten Einrichtungen besteht das Problem, dass sie zum einen (für den Bereich des SGB XI) die PBV zu beachten haben und für den übrigen Geschäftsbereich (z. B. Sozialhilfebereich) ihre eigenen Vorstellungen zum Kontenrahmen verwirklichen können. Um diesen Einrichtungen eine Orientierung für ihr Rechnungswesen zu geben, hat der Deutsche Caritasverband (vgl. *Deutscher Caritasverband* 1999) einen Muster-Kontenrahmen für karitative Einrichtungen (ausgenommen Krankenhäuser) unter Berücksichtigung der PBV verabschiedet. Dieser Kontenrahmen soll gerade in den mehrgliedrig gemischten Einrichtungen zur Anwendung kommen.

Tab. 85: Kontenklassen und Kontengruppen des Kontenrahmens nach Anlage 4 zur PBV

Quelle: PBV

Kontenklasse	Kontengruppe	Umschreibung
0		Ausstehende Einlagen, Anlagevermögen
	00	Ausstehende Einlagen
	01	Grundstücke und grundstücksgleiche Rechte
	02	Grundstücke und grundstücksgleiche Rechte mit Wohnbauten
	03	Grundstücke und grundstücksgleiche Rechte ohne Wohnbauten
	04	Bauten auf fremden Grundstücken
	05	Technische Anlagen
	06	Einrichtung und Ausstattung
	07	Anlagen im Bau, Anzahlungen auf Anlagen
	08	Immaterielle Vermögensgegenstände, Beteiligungen und andere Finanzanlagen
1		Umlaufvermögen, Rechnungsabgrenzung
	10	Vorräte
	11	Forderungen aus geleistete Anzahlungen auf Lieferungen und Leistungen
	12	Kassenbestand, Guthaben bei Kreditinstituten und Schecks
	13	Wertpapiere des Umlaufvermögens
	14	Forderungen aus öffentlicher Förderung
	15	Forderungen aus nicht öffentlicher Förderung
	16	Sonstige Vermögensgegenstände
	17	Ausgleichsposten
	18	Rechnungsabgrenzungsposten
	19	Bilanzverlust
2		Eigenkapital, Sonderposten, Rückstellungen
	20	Eigenkapital
	21	Sonderposten aus öffentlichen Fördermitteln für Investitionen
	22	Sonderposten aus nichtöffentlicher Förderung für Investitionen
	23	Ausgleichsposten aus Darlehensförderung
	24	Rückstellungen
3		Verbindlichkeiten, Rechnungsabgrenzung
	30	Verbindlichkeiten aus Lieferungen und Leistungen
	31	Verbindlichkeiten gegenüber Kreditinstituten
	32	Verbindlichkeiten aus öffentlicher Förderung
	33	Verbindlichkeiten aus nicht-öffentlicher Förderung
	34	Erhaltene Anzahlungen

Tab. 85: (Fortsetzung)

Kontenklasse	Kontengruppe	Umschreibung
	35	Sonstige Verbindlichkeiten
	36	Umsatzsteuer
	37	Verwahrgeldkonto
	38	Rechnungsabgrenzung
	39	frei
4		Betriebliche Erträge
	40	Erträge aus ambulanten Pflegeleistungen
	41	Erträge aus teilstationären Pflegeleistungen
	42	Erträge aus vollstationären Pflegeleistungen
	43	Erträge aus Leistungen der Kurzzeitpflege
	44	Zuweisungen und Zuschüsse zu Betriebskosten
	45	Erträge aus öffentlicher Förderung für Investitionen
	46	Erträge aus nicht-öffentlicher Förderung für Investitionen
	47	Erträge aus der Auflösung von Sonderposten
	48	Rückvergütungen, Erstattungen, Sachbezüge, Erträge aus Sonderrechnungen
	49	frei
5		Andere Erträge
	50	Erträge aus Beteiligungen und Finanzanlagen
	51	Zinsen und ähnliche Erträge
	52	Erträge aus dem Abgang von Gegenständen des Anlagevermögens und aus Zuschreibungen zu Gegenständen des Anlagevermögens
	53	Erträge aus der Auflösung von Rückstellungen
	54	Bestandsveränderungen, aktivierte Eigenleistung
	55	Sonstige ordentliche Erträge
	56	Außerordentliche Erträge
	57	frei
	58	frei
	59	frei
6		Aufwendungen
	60	Löhne und Gehälter
	61	Gesetzliche Sozialabgaben (Aufteilung wie 600 bis 605)
	62	Altersversorgung
	63	Beihilfen und Unterstützungen
	64	Sonstige Personalaufwendungen
	65	Lebensmittel
	66	Aufwendungen für Zusatzleistungen
	67	Wasser, Energie, Brennstoffe

	68	Wirtschaftsbedarf / Verwaltungsbedarf
	69	frei
7		Weitere Aufwendungen
	70	Aufwendungen für Verbrauchsgüter gemäß § 82 Abs. 2 Nr. 1, 2. Halbsatz SGB XI / soweit nicht in andere Konten verbucht)
	71	Steuern, Abgaben, Versicherungen
	72	Zinsen und ähnliche Aufwendungen
	73	Sachaufwendungen für Hilfs- und Nebenbetriebe
	74	Zuführung von Fördermitteln zu Sonderposten oder Verbindlichkeiten
	75	Abschreibungen
	76	Mieten, Pacht, Leasing
	77	Aufwendungen für Instandhaltung und Instandsetzung, sonstige ordentliche Aufwendungen
	78	Außerordentliche Aufwendungen
	79	frei
8		Eröffnungs- und Anschlusskonten
	80	frei
	81	frei
	82	frei
	83	frei
	84	frei
	85	Eröffnungs- und Abschlusskosten
	86	Abgrenzung der Erträge, die nicht in die Kostenrechnung eingehen
	87	Abgrenzung der Aufwendungen, die nicht in die Kostenrechnung eingehen
	88	Kalkulatorische Kosten
	89	frei

11.1 Internes Rechnungswesen in stationären Pflegeeinrichtungen

Ein zentrales Element des internen Rechnungswesens ist die Kosten- und Leistungsrechnung, auf die in den weiteren Ausführungen eingegangen wird. Für die Gestaltung der Kosten- und Leistungsrechnung ist nicht nur die PBV von zentraler Bedeutung, sondern das neue Heimgesetz und das Pflegequalitätssicherungsgesetz.   **781**

11.1.1 Grundlagen

Die Notwendigkeit des Aufbaus einer Kosten- und Leistungsrechnung in stationären Pflegeeinrichtungen lässt sich mit folgenden Gründen verdeutlichen: **782**

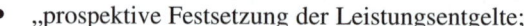

- „prospektive Festsetzung der Leistungsentgelte;
- Aufteilung des bisherigen Pflegesatzes in Teilentgelte für Unterkunft und Verpflegung, Pflege und nicht durch öffentliche Förderung gedeckte Investitionskosten sowie Entgelte für Zusatzleistungen
- Notwendigkeit stärkerer Kontrolle der Wirtschaftlichkeit der Einrichtung
- Abgrenzung der pflegebezogenen Betriebszweige der Pflegeeinrichtung (ambulant, vollstationär, teilstationär, Kurzzeitpflege; sofern mehrere Betriebszweige in der Pflegeeinrichtung anfallen)" (*Deutscher Caritasverband* 1999, S. 107).

783 Daneben enthalten das neue Heimgesetz sowie das Pflege-Qualitätssicherungsgesetz Bestimmungen zur Leistungserbringung in Stationären Pflegeeinrichtungen. Nach § 5 Abs. 1 Heimgesetz ist zwischen dem Träger und dem künftigen Bewohner ein Heimvertrag abzuschließen. Gemäß § 5 Abs. 3 Heimgesetz muss der Heimvertrag eine allgemeine Leistungsbeschreibung des Heims, insbesondere der Ausstattung, enthalten. Im Heimvertrag müssen die Leistungen des Trägers, insbesondere Art, Inhalt und Umfang der Unterkunft, Verpflegung und Betreuung einschließlich der auf die Unterkunft, Verpflegung und Betreuung entfallenden Entgelte angegeben werden. Außerdem müssen die weiteren Leistungen im Einzelnen gesondert beschrieben und die jeweiligen Entgeltbestandteile hierfür gesondert angegeben werden. Neben diesen Anforderungen aus dem Heimvertrag haben die Teil- und Voll-stationären Pflegeeinrichtungen ab 1. Januar 2004 den Nachweis einer wirksamen Leistungs- und Qualitätsvereinbarung (LQV) nach § 80a SGB XI zu erbringen. Nach § 80a SGB XI sind in der Leistungs- und Qualitätsvereinbarung die wesentlichen *Leistungs- und Qualitätsmerkmale* festzulegen, wie

1. die Struktur und die voraussichtliche Entwicklung des zu betreuenden Personenkreises, gegliedert nach Pflegestufen, besonderem Bedarf an Grundpflege, medizinischer Behandlungspflege oder sozialer Betreuung,
2. Art und Inhalt der Leistungen, die von dem Pflegeheim während des nächsten Pflegesatzzeitraums oder der nächsten Pflegesatzzeiträume erwartet werden,
3. die personelle und sächliche Ausstattung des Pflegeheims einschließlich der Qualifikation der Mitarbeiter.

784 Mit diesen Anforderungen aus den gesetzlichen Bestimmungen hat das Pflegeheim eine aussagekräftige Kosten- und Leistungsrechnung aufzubauen und weiterzuentwickeln, um diese zwingenden Vorschriften zu erfüllen. Kommt es nicht zum Abschluss der angesprochenen Leistungs- und Qualitätsvereinbarung für die Einrichtung, so wird es auch nicht zum Abschluss der Vergütungsvereinbarung nach §§ 84 ff. SGB XI kommen.

785 Grundlage der LQV ist der Versorgungsvertrag. Die LQV wiederum ist notwendig für die Vergütungsvereinbarung (vgl. Abbildung 89).

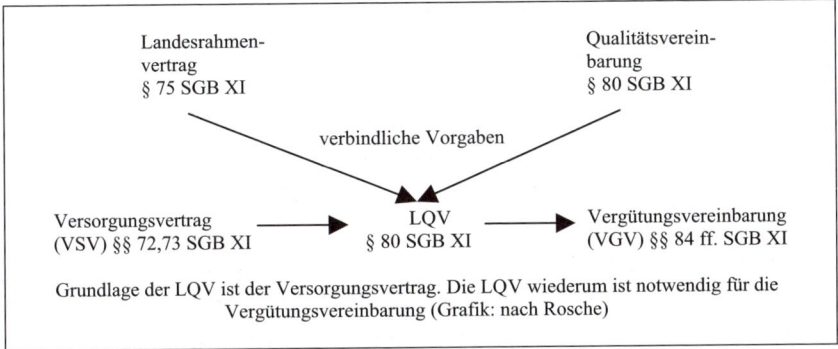

Abb. 89: Versorgungsvertrag LQV – Vergütungsvereinbarung
Quelle: Care konkret, 7. Juni 2002

Welche Bedeutung den Kosten und Leistungen in den Pflegeeinrichtungen zu-   **786**
kommt, ergibt sich aus § 7 PBV. Trennen lässt sich dabei zwischen den Aufgaben
der Kosten- und Leistungsrechnung und den Mindestanforderungen, siehe Abbildung 90.

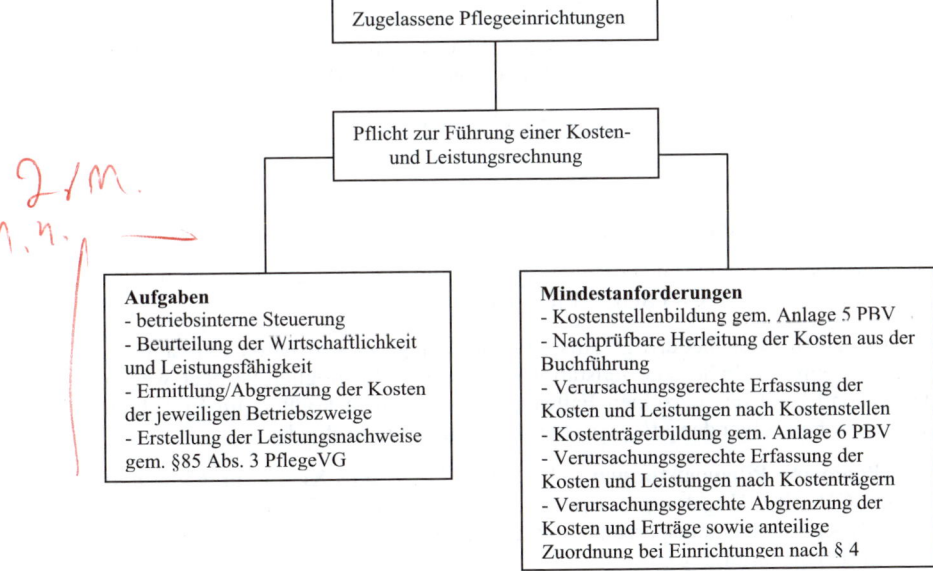

*Abb. 90: Zugelassene Pflegeeinrichtungen – Pflicht zur Führung einer Kosten- und
        Leistungsrechnung*
Quelle: Mühge 1996, S. 120

Danach haben die zugelassenen Pflegeeinrichtungen eine *Kosten- und Leistungs-*   **787**
rechnung zu führen, die:

- eine betriebsinterne Steuerung erlaubt; um dieses Ziel zu erfüllen, sind die dazu notwendigen Informationen zeitnah zu erfassen, auszuwerten und den Entscheidungsträgern vorzulegen,
- eine Beurteilung der *Wirtschaftlichkeit* und *Leistungsfähigkeit* ermöglicht; die Erfassung der Leistungen nach Art, Qualität und Anzahl bildet die Grundlage, um die genannte Beurteilung vornehmen zu können.
- Weiter heißt es dann: Die Kosten- und Leistungsrechnung muss die Ermittlung und Abgrenzung der Kosten der jeweiligen Betriebszweige ermöglichen;
- dies gilt für die mehrgliedrigen, gemischten Einrichtungen nach der PBV … sowie die Erstellung der Leistungsnachweise nach den Vorschriften des Achten Kapitels des Elften Buches Sozialgesetzbuch ermöglichen.

788   Im Zusammenhang mit dem Abschluss der Pflegesatzvereinbarung nach § 85 Abs. 3 SGB XI hat das Pflegeheim geeignete Nachweise rechtzeitig vorzulegen.

789   Zu den Mindestanforderungen der Kosten- und Leistungsrechnung gehören:

- Kostenstellenbildung gem. Anlage 5 PBV
- Nachprüfbare Herleitung der Kosten aus der Buchführung
- verursachungsgerechte Erfassung der Kosten und Leistungen nach Kostenstellen
- Kostenträgerbildung gem. Anlage 6 PBV
- Verursachungsrechte Erfassung der Kosten und Leistungen nach Kostenträgern
- Verursachungsgerechte Abgrenzung der Kosten und **Erträge** sowie anteilige Zuordnung bei Einrichtungen nach § 4 Abs. 2 oder 3 PBV.

790   Auf einzelne Aspekte dieser Aufgabenstellungen wird in den weiteren Ausführungen eingegangen.

11.1.2 Leistungsrechnung

791   Der eigentliche Leistungsanspruch der Pflegebedürftigen für die stationären Pflegeeinrichtungen ist in § 43 SGB XI festgelegt.

792   Danach haben Pflegebedürftige Anspruch auf Pflege in vollstationären Einrichtungen, wenn häusliche oder teilstationäre Pflege nicht möglich ist oder wegen der Besonderheit des einzelnen Falles nicht in Betracht kommt. Im Einzelnen wird zwischen folgenden *pflegerischen Leistungen* unterschieden:

- **Allgemeine Pflegeleistungen** (§ 82 Abs. 1 Nr. 1 SGB XI i. V. m. §§ 84 und 85 SGB XI): Zugelassene Pflegeheime erhalten nach § 82 Abs. 1 Nr. 1 SGB XI eine leistungsgerechte Vergütung für die allgemeinen Pflegeleistungen (Pflegevergütung).
- **Unterkunft und Verpflegung** (§ 82 Abs. 1 Nr. 2 SGB XI i. V. m. § 87 SGB XI): Zugelassene Pflegeheime erhalten nach § 82 Abs. 1 Nr. 2 SGB XI bei stationärer Pflege ein angemessenes Entgelt für Unterkunft und Verpflegung.
- **Gesondert berechenbare Investitionsaufwendungen bei nicht vollständiger Förderung durch die Länder** (§ 82 Abs. 3 SGB XI): Soweit betriebsnotwendige Investitionsaufwendungen oder Aufwendungen für Miete, Pacht,

Nutzung oder Mitbenutzung von Gebäuden oder sonstige abschreibungsfähige Anlagegüter durch öffentliche Förderung nicht vollständig gedeckt sind, kann die Pflegeeinrichtung diesen Teil der Aufwendungen den Pflegebedürftigen gesondert berechnen.

- **Besondere Komfortleistungen bei Unterkunft und Verpflegung** (§ 88 Abs. 1 Nr. 1 SGB XI): Neben den Pflegesätzen und den Entgelten für Unterkunft und Verpflegung darf das Pflegeheim mit den Pflegebedürftigen über die im Versorgungsvertrag vereinbarten notwendigen Leistungen hinaus gesondert ausgewiesene Zuschläge für besondere Komfortleistungen bei Unterkunft und Verpflegung vereinbaren.

- **Zusätzliche pflegerisch-betreuende Leistungen** (§ 88 Abs. 1 Nr. 2 SGB XI): Neben den Pflegesätzen und den Entgelten für Unterkunft und Verpflegung darf das Pflegeheim mit den Pflegebedürftigen über die im Versorgungsvertrag vereinbarten notwendigen Leistungen hinaus gesondert ausgewiesene Zuschläge für zusätzliche pflegerisch-betreuende Leistungen vereinbaren.

Diese pflegerischen Leistungen werden direkt am Pflegebedürftigen erbracht. Daneben gibt es noch die bewohnerbezogenen, die organisations- und mitarbeiter-bezogenen Leistungen, die zu den indirekten pflegerischen Leistungen zählen. **793**

Zu den nicht-pflegerischen Leistungen werden z. B. die Leistungen der Küche oder der Reinigung gerechnet. Mit diesen Sekundärleistungen für den Pflegebedürftigen soll das eigentliche Ziel der Arbeit in den Stationären Pflegeeinrichtungen erreicht werden, das Wohlbefinden und das Wohlfühlen des Pflegebedürftigen im Pflegeheim. Dieser Zusammenhang mit der Leistungserbringung verdeutlicht noch einmal die Abbildung 91. **794**

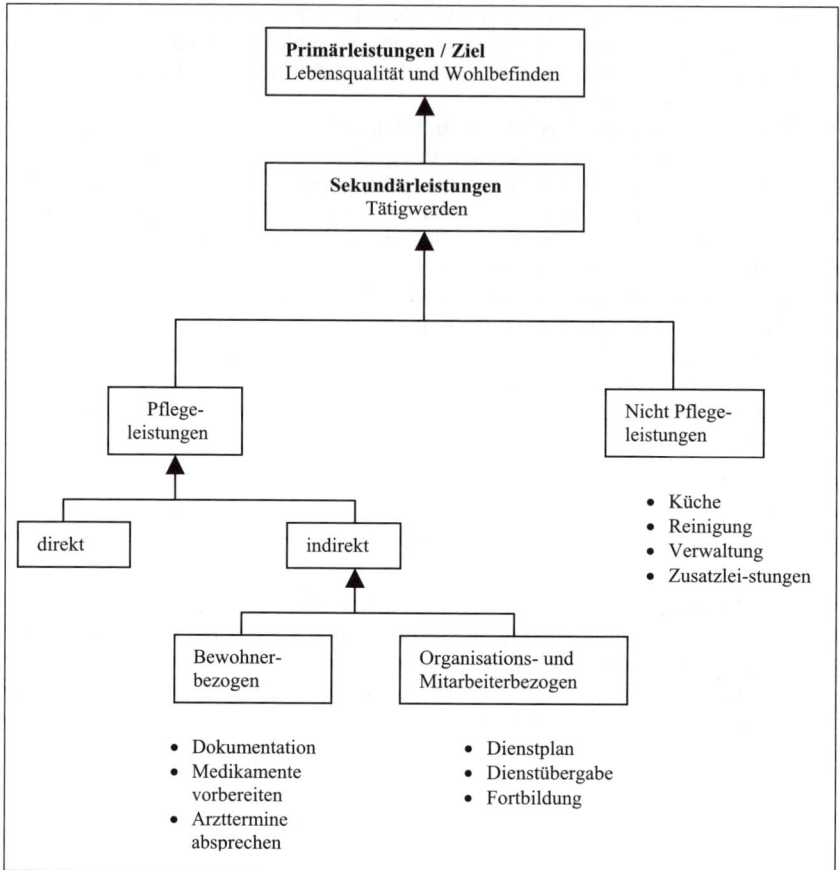

Abb. 91: *Leistungserbringung in Stationären Pflegeeinrichtungen*
Quelle: Zapp et al. 2000, S. 69

795 Es wurde bereits erwähnt, dass durch die Anforderungen des neuen Heimgesetzes und des Pflege-Qualitätssicherungsgesetzes die Leistungsrechnung für die Stationären Pflegeeinrichtungen von zentraler Bedeutung ist. Im Rahmen der Leistungsrechnung ist die folgende Frage zu klären (vgl. dazu Abbildung 92):

⇨ Wer erbringt	Die Dienstart, die diese Leistung erbringt, z.B. erbringt die Pflege Pflegeleistungen => Personalkostenart
⇨ Mit welchen Mitteln	Die Sachmittel, die zur Leistungserstellung benötigt werden. => Sachkostenart
⇨ Wo	Die Leistungsstelle, in der die Leistung erbracht wird, z.B. der Wohnbereich. Leistungsstelle => Kostenstelle.
⇨ Für wen	Der Leistungsträger, der die Leistung empfängt, z.B. der Bewohner. Leistungsempfänger => möglicher Kostenträger.
⇨ Wann	Zeitpunkt der Leistungserstellung.
⇨ Welche Leistung	Die Art der Leistung, z.B. eine Mahlzeit (Pflegeleistung), ein Bad (Pflegeleistung), eine Theaterbegleitung (Zusatzleistung) Leistungsart = Leistungsträger => Kostenträger Ist die Leistungsart eine abzurechnende Leistung, dann stimmen die Leistungsart und Leistungsträger überein.

Abb. 92: Aufgabenprogramm der Leistungsrechnung
     Quelle: Zapp et al. 2000, S. 63

Wer erbringt mit welchen Mitteln wo, für wen, wann, welche Leistungen?   **796**

Die Umsetzung dieses Aufgabenprogramms für die Stationären Pflegeeinrichtun-   **797**
gen erhält zum gegenwärtigen Zeitpunkt Unterstützung durch die Notwendigkeit
der Umsetzung der Bestimmungen des Pflege-Qualitätssicherungsgesetzes
(PQsG). „Erstmalig und detailliert wird mit dem PQsG nicht nur auf den einrich-
tungsbezogenen Bedarf pauschal abgestimmt, sondern auf die individuellen Erfordernisse der Pflegebedürftigen der Einrichtung" (*Richter/Wipp* 2002, S. 17).
Die Verfasser schlagen deshalb für die interne Leistungserfassung vor, zu ermitteln,

- „auf welcher Grundlage (Pflegemodell, Leitbild)
- für welche Bewohner
- mit welchem zeitlichen Umfang
- welche Leistungen (Art und Häufigkeit deren Inanspruchnahme) erbracht werden und
- welcher interne und/oder externe Pflegeschlüssel zu Grunde gelegt wird" (*Richter/Wipp* 2002, S. 17).

Im Rahmen der Leistungsrechnung haben sich die einzelnen Einrichtungen mit   **798**
diesen Fragen konkret aus einander zusetzen.

Beim Aufbau der Leistungsrechnung kann getrennt werden zwischen der Leis-   **799**
tungsartenrechnung, der Leistungsstellenrechnung und der Leistungsträgerrech-
nung (s. Tabelle 86).

283

Tab. 86: Leistungsrechnung – Kostenrechnung

Quelle: eigene Zusammenstellung in Anlehnung an die Ausführungen von Zapp et al. 2000, S. 70 f. (für die Leistungsrechnung)

	Leistungsrechnung		
	Leistungsartenrechnung	**Leistungsstellenrechnung**	**Leistungsträgerrechnung**
Umschreibung	Gliederung der Leistungen nach den verschiedenen Arten	Gliederung der Leistungsstellen nach funktionalen oder räumlichen Gesichtspunkten	Die Leistungen sind den Leistungsträgern zuzuordnen.
Beispiele aus dem Bereich der Stationären Pflegeeinrichtungen	Pflegeleistungen, Leistungen für die Unterkunft und Verpflegung, Zusatzleistungen	Wäscherei, Küche als Leistungsstellen für die Versorgung der Heimbewohner	„Im Dienstleistungsbetrieb der stationären Altenhilfe ist eine separate Leistungsträgerrechnung notwendig. Zum Beispiel entspricht die Leistungsart „Morgentoilette" nicht dem Leistungsträger. Je nach Pflegeeinstufung des Bewohners, für de die Leistung erbracht wurde, ist die Leistung dann dem Leistungsträger „Pflegesatz der Pflegestufe" zuzuordnen. Die Leistungsart „Mittagessen" ist nicht gleichzusetzen mit dem Leistungsträger, der Leistungsträger ist das Entgeld für Unterkunft und Verpflegung." (*Zapp et al.* 2000, S. 71)
	Kostenrechnung		
	Kostenartenrechnung	Kostenstellenrechnung	Kostenträgerrechnung
Umschreibung / Fragestellungen	Welche Kosten sind entstanden?	Wo sind die Kosten entstanden?	Wofür sind die Kosten entstanden?

11.1.3 Kostenrechnung

800 Die Kostenrechnung gliedert sich nach den Bereichen: „Kostenarten-", „Kostenstellen-" und „Kostenträgerrechnung".

801 Mit der Kostenartenrechnung lassen sich die angefallenen Kosten erfassen. Dabei sind die erfassten (Verbrauchs)-Mengen zu messen und (Güter)-Preise zu bewerten. Diese Erfassung dient daneben der Kontrolle der Kosten im Zeitvergleich sowie der Weiterverwendung der Daten für die Kostenstellen- und Kostenträgerrechnung. Die Daten der Kostenartenrechnung ergeben sich aus der Buchführung, aus der Finanzbuchhaltung, der Materialbuchhaltung sowie der Lohn- und Gehaltsbuchhaltung.

Die Kostenarten"Personalkosten" und „Sachkosten" können nach verschiedenen **802**
Kriterien unterschieden werden, wobei allgemein zwischen Einzel- und Gemeinkosten, variablen und fixen Kosten sowie Primär- und Sekundärkosten zu unterscheiden ist. Tabelle 87 bietet einen kurzen Überblick.

Tab. 87: Bestimmte Begriffe der Kostenrechnung

Quelle: eigene Zusammenstellung in Anlehnung an Deutscher Caritasverband 1999, S. 112,
115-117

Unterscheidungs-merkmal	Einzelne Merkmale Umschreibung	Beispiele aus Stationären Pflegeeinrichtungen
Verrechnungsbezo-gene Kosten	**Einzelkosten** Werden einer Kostenstelle / einem Kostenträger direkt zuge-rechnet.	Bezogen auf Kostenstellen: Zurechnung der Personalkos-ten einer Pflegestation Bezogen auf Kostenträger Spezielle Verbrauchsmateria-lien werden einer speziellen pflegerisch-betreuenden Leistung zugerechnet.
	Sondereinzelkosten Werden einem Kostenträger / einer Leistung direkt zugerech-net	Pflegehilfsmittel für einen speziellen Heimbewohner
	Gemeinkosten Sie werden den Kostenträgern mittelbar zugeordnet	Strom, Heizkosten
Auslastungsbezo-gene Kosten	**Fixe Kosten** Sie sind unabhängig vom Aus-lastungsgrad, von Schwankun-gen der Auslastung, fest	Personalkosten
	Variable Kosten Sie unterliegen den Auslas-tungsgraden, den Auslastungs-schwankungen	Lebensmittelkosten
Herkunft der Kos-tengüter	**Primäre Kosten** Sie entstehen durch den Bezug von Kostengütern am Beschaf-fungsmarkt. Nur sie gehen in die Kostenartenrechnung ein.	Personalkosten, Kosten für Lebensmittel
	Sekundäre Kosten Sie entstehen durch den Ver-brauch innerbetrieblicher Leis-tungen und selbsterstellter Leistungen.	Speisenlieferung von der Kü-che an die Stationen

285

Tab. 87:   (Fortsetzung)

Unterscheidungs-merkmal	Einzelne Merkmale Umschreibung	Beispiele aus Stationären Pflegeeinrichtungen
Aufbau der Kostenrechnung	**Kostenartenrechnung?** Welche Kosten sind entstanden? **Kostenstellenrechnung** Wo sind die Kosten entstanden **Kostenträgerrechnung** Wer hat die Kosten verursacht?	Personalkosten, Sachkosten
Systeme der Kostenrechnung: zeitbezogene Systeme	**Istkostenrechnung** Am Ende werden die Kosten ermittelt	Jahresergebnis für das abgelaufene Geschäftsjahr
	Normalkostenrechnung Durchschnittswerte der Vergangenheit bilden die Grundlagen für die Ermittlung der „Normalkosten"	Kalkulation der Personalkosten 2003 auf der Basis der Ist-Werte für 2002
	Plankostenrechnung Basis für die Kostenermittlung sind zukünftige Planungsphasen. Ausgangspunkt ist die Leistungsplanung. Die Mengen (Leistungen) werden mit den voraussichtlichen Preisen bewertet	Wirtschaftsplan

803   Die Unterscheidung der Kosten im Hinblick auf ihre Zurechenbarkeit auf die Produkte ermöglicht eine Differenzierung in Einzelkosten und Gemeinkosten. Einzelkosten können direkt dem Kostenträger zugerechnet werden; die Gemeinkosten dagegen erst über entsprechende Schlüssel. Mit Hilfe des Kriteriums „Veränderlichkeit bei Auslastungsschwankungen" lassen sich die Kosten in fixe und variable Kosten trennen. In den stationären Pflegeeinrichtungen sind die Kosten überwiegend fixe Kosten. Variable Kosten sind z. B. die Aufwendungen für Lebensmittel, für die sich bei Mengenänderungen die Aufwendungen ändern. Primärkosten werden in der Kostenartenrechnung ausgewiesen; sie entstehen durch Leistungen, die auf dem Beschaffungsmarkt (Personal- und Sachkosten) entstehen. Die Sekundärkosten umfassen hingegen die Kosten für den Verbrauch innerbetrieblicher und selbsterstellter Leistungen.

804   Die Erfassung der Kostenarten erfolgt entweder (a) nach der getrennten Ausweisung von Mengen und Preise oder (b) in der undifferenzierten Werterfassung.

805   Zu (a): So werden die Personalkosten nach dem ersten Verfahren ermittelt, indem in der Personalrechnung zum einen die Dimension „Vollkräfte" erfasst wird und zum anderen die Dimension „Euro". Für die betriebsinterne Steuerung ist die getrennte Erfassung von Menge und Wert unverzichtbar.

806   Zu (b): Nach der undifferenzierten Werterfassung wird nur ein Kostenbetrag ausgewiesen, also zwischen der Mengen- und der Preiskomponente nicht aufgeteilt.

Diese Werterfassung ist bei den meisten Kostenarten in den Stationären Pflegeeinrichtungen der Fall.

Ähnlich wie im Krankenhausbereich sind auch bei den Stationären Pflegeeinrichtungen die Abschreibungen als weitere Kostenart zu berücksichtigen (§ 5 Abs. 1, 2 und 5 PBV).   **807**

Die Kostenstellenrechnung hat zunächst die Aufgabe, die Einzel- und Gemeinkosten zutreffend und sachgemäß zu verteilen. Daneben stellt sie eine Grundlage dazu dar, bestimmte organisatorische – und Führungsaufgaben zu erfüllen.   **808**

Die PBV schreibt vor, Kostenstellen zu bilden. Kostenstellen tragen mit dazu bei, dass in den Stationären Pflegeeinrichtungen Verantwortungsbereiche geschaffen werden, die dem Pflegeheimmanagement eine bessere betriebsinterne Steuerung ermöglichen.   **809**

Die *Ausgangsfrage* für die *Kostenstellenrechnung* lautet: Wo sind die Kosten entstanden?   **810**

Die Bildung von Kostenstellen kann grundsätzlich nach folgenden Kriterien erfolgen (vgl. *Deutscher Caritasverband* 1999, S. 118):   **811**

- nach dem Ort: räumlich abgegrenzter Bereich; z. B. Küche, Station
- nach Funktionsbereichen: Zusammenfassung nach gleichartigen Tätigkeiten; z. B. Verwaltung, Hauswirtschaft
- nach Verantwortungsbereichen: für eine Kostenstelle gibt es einen Kostenstellenverantwortlichen; z. B. für Station X gibt es nur einen Kostenstellenverantwortlichen
- nach abrechnungstechnischen Gesichtspunkten: die Kostenstellenbildung orientiert sich an den abrechnungsfähigen Leistungen, z. B. Unterkunft und Verpflegung, Zusatzleistungen.

Für den Kostenstellenrahmen nach der PBV sind diese Kriterien bei der Bildung der Kostenstellen in unterschiedlicher Ausprägung zur Anwendung gekommen.   **812**

Der Kostenstellenrahmen der Anlage 5 zur PBV bildet die Grundlage, um die genannte Frage nach dem Ort der Kostenentstehung in den Stationären Pflegeeinrichtungen zu beantworten, wobei zwischen Vor- und Hauptkostenstellen zu trennen ist. Von Vorkostenstellen wird aus abrechnungstechnischen Gesichtspunkten gesprochen, da ihre Kosten an empfangende Kostenstellen (Hauptkostenstellen) weitergeleitet werden. Auf Grund der mittelbaren Beteiligung an der Leistungserstellung zählen diese Kostenstellen zu den Hilfskostenstellen. Bei den Hauptkostenstellen wird getrennt zwischen Haupt- und Nebenkostenstellen. Hauptkostenstellen sind die eigentlichen Ort der betrieblichen Leistungserstellung. Nebenkostenstellen sind Stellen im Betrieb, die mit der eigentlichen Aufgabe/der eigentlichen Leistungserstellung nicht im Zusammenhang stehen.   **813**

Bei der Bildung von Kostenstellen ist zu beachten, dass die Kostenstellen eindeutig voneinander abgegrenzt werden und dabei der Grundsatz der Wirtschaftlichkeit und Übersichtlichkeit beachtet wird, d. h. der Kostenstellenplan darf nicht zu viele Kostenstellen ausweisen. Die durch die Kostenstellen gewonnenen Informationen müssen in einem angemessenen Verhältnis zu dem verwaltungstechnischem Aufwand stehen, der durch die Erfassung entsteht. Daneben sollten die   **814**

Kostenstellen eine Abgrenzung der verschiedenen Verantwortungsbereiche ermöglichen.

815 Nachdem die Kosten erfasst worden sind, sind sie in einem weiteren Schritt auf die einzelnen Kostenstellen zu verteilen. Dabei ist das Kostenverursachungsprinzip zu beachten; d. h. die Kosten sind der Kostenstelle zuzuweisen, die sie verursacht hat. Die Einzelkosten bzw. die Sondereinzelkosten können relativ einfach den entsprechenden Kostenstellen zugeordnet werden. Für den Bereich der Gemeinkosten ist diese unmittelbare Zuordnung nicht gegeben. Die entstandenen Kosten sind nach entsprechenden Umlageschlüsseln zu verteilen.

816 Nachdem die Kostenarten den jeweiligen Kostenstellen zugeordnet sind, steht in der Kostenträgerrechnung die Frage im Mittelpunkt, für wen die Kosten entstanden sind. Neben der Ermittlung dieser Kosten dient die Kostenträgerrechnung der Wirtschaftlichkeitskontrolle sowie der Planung, Steuerung und Analyse der Leistungsprozesse in den Stationären Pflegeeinrichtungen. In Anlage 6 zur PBV ist eine Muster-Kostenträgerübersicht für die Stationären Pflegeeinrichtungen ausgewiesen worden.

817 Da die Kosten in den Stationären Pflegeeinrichtungen meist nicht direkt dem Verursacher zugeordnet werden können, da es wenige Einzelkosten gibt, sind die Gemeinkosten „umzulegen". Dies geschieht nach dem Durchschnittsprinzip, d. h. die Kosten für die Heizung werden nach dem Verteilungsschlüssel qm verteilt. Dabei wird unterstellt, dass für alle Räume eine gleiche Inanspruchnahme der Heizung erfolgte. Die eher willkürliche Verteilung der Kosten auf die Kostenträger geschieht nach dem Kostenträgerfähigkeitsprinzip.

818 Es wird getrennt zwischen der Kostenträgerstück- und Kostenträgerzeitrechnung. Dabei weist die Kostenträgerstückrechnung aus, wie die Entgelte in den Stationären Pflegeeinrichtungen zu kalkulieren sind, und die Kostenträgerzeitrechnung, welche Erlöse mit diesen Entgelten erzielt worden sind. Im Rahmen der Kostenträgerstückrechnung wird zwischen der *Vor-* und der *Nachkalkulation* unterschieden.

819 Im Zusammenhang mit möglichen Verfahren zur Ermittlung der Stückkosten, orientiert an den Vergütungsformen in den Stationären Pflegeeinrichtungen, wird nur auf das eingegangen, das für diesen Bereich gegenwärtig zur Anwendung kommt.

820 Die Errechnung der Vergütungsformen erfolgt in einer erweiterten Fassung der Divisionskalkulation. Grundsätzlich werden bei der Divisionskalkulation alle Kosten zusammengefasst und anschließend im Rahmen der Durchschnittsrechnung auf die entsprechenden Kostenträger verteilt. Sie kommt bei einheitlicher Massenfertigung im industriellen Bereich zur Anwendung. Für die Kalkulation der Entgelte für die Pflegeheime käme diese Form nicht infrage. Die Ermittlung der entsprechenden Entgeltbestandteile nach dem achten Kapitel des SGB XI (§§ 82-88 SGB XI) erfolgt mit Hilfe der Divisionskalkulation mit Äquivalenzziffern. „Dieses Verfahren kann angewendet werden, wenn mehrere Sorten eines Produkts produziert werden. Die Leistungen sind dann zwar nicht mehr einheitlich, stehen aber in festen Relationen zueinander" (*Deutscher Caritasverband* 1999, S. 124). Das Beispiel in Abbildung 93 zeigt, wie die Äquivalenzziffernrechnung in einer Pflegeeinrichtung angewendet werden kann. Der Umrechnungsfaktor / die Äquivalenzziffern werden festgemacht am durchschnittlichen Zeitaufwand für die Erbringung einer Grundpflege. Die einzelnen Pflegeklassen 1,2, und 3 stehen dabei in einer festen Relation zueinander, nämlich: 1,0 Std. 1,5 Std. und 2,0 Std.

Beispiel zur Äquivalenzziffernberechnung:

Eine Pflegeeinrichtung hat Personalkosten für den Pflegedienst in Höhe von insgesamt 2.900.000,00 € sowie Kosten für (nicht gesondert abrechenbares) pflegerisches Verbrauchsmaterial in Höhe von 100.000,00 €. Daraus ergeben sich ‚pflegebezogene‘ Kosten in Höhe von insgesamt 3.000.000,00 €.

Es wurden folgende	Pflegekasse 1	15.000
Pflegeleistungen (Pflegetage)	Pflegekasse 2	10.000
erbracht:	Pflegekasse 3	10.000
Der durchschnittliche	Pflegekasse 1	1,0 Std.
Zeitaufwand für die Erbringung	Pflegekasse 2	1,5 Std.
einer Grundpflege beträt in:	Pflegekasse 3	2,0 Std.

Mit Hilfe des Zeitfaktors werden zunächst die Leistungen wie folgt in „wertgleiche" Leistungen umgerechnet:

Ungewichtige Leistungen		Umrechnungsfaktor/ Äquivalenzziffer		gewichtete Leistungen
15.000 Leistungen Pflegekasse 1	x	1,0	=	15.000
10.000 Leistungen Pflegekasse 2	x	1,5	=	15.000
10.000 Leistungen Pflegekasse 3	x	2,0	=	20.000
35.000				50.000

In einem zweiten Schritt werden die Gesamtkosten durch die gewichtigen Leistungen geteilt

3.000.000,00 €: 50.000 gewichtete Leistungen = 60,00 €/gew. Leistung

In einem dritten Schritt werden durch Multiplikation des so ermittelten Preises für den Faktor 1,0 mit den Umrechnungsfaktoren (Äquivalenzziffern) die Kosten den Pflegeleistungen (Pflegetage) der Pflegekassen 1-3 zugeordnet:

€/gew. Leistungen	Umrechnungsfaktor/ Äquivalenzziffer		€je Leistung	Anzahl Leistungen		Kosten gesamt in €
60,00	x	1,0	= 60,00 x	15.000	=	900.000.00
60,00	x	1,5	= 90,00 x	10.000	=	900.000.00
60,00	x	2,0	= 120,00 x	10.000	=	1.200.000.00
				35.000		3.000.000.00

Abb. 93: Beispiel zur Äquivalenzziffernrechnung

Quelle: in Anlehnung an Deutscher Caritasverband 1999, S. 125 f.

Die Kostenträgerzeitrechnung bzw. kurzfristige Erfolgsrechnung bezieht die wertmäßigen Leistungen (Erlöse) in ihre Analyse mit ein, um so den kurzfristigen Betriebserfolg zu ermitteln.   **821**

Nach dem Gesamtkostenverfahren wird dieser Erfolg durch Gegenüberstellung sämtlicher Aufwendungen und sämtlicher Erlöse während einer Rechnungsperio-   **822** de ermittelt. Das Umsatzkostenverfahren bezieht sich dagegen lediglich auf die in dieser Periode erzielten Umsatzerlöse und Umsatzaufwendungen.

823   In den Stationären Pflegeeinrichtungen kommt das Gesamtkostenverfahren zur Anwendung, d. h. die Kosten (differenziert nach Kostenarten) werden den Erlösen (differenziert nach Erlösarten) gegenübergestellt.

824   Wie die Kostenarten-, Kostenstellen- und Kostenträgerrechnung miteinander zusammenhängen, verdeutlicht Abbildung 94.

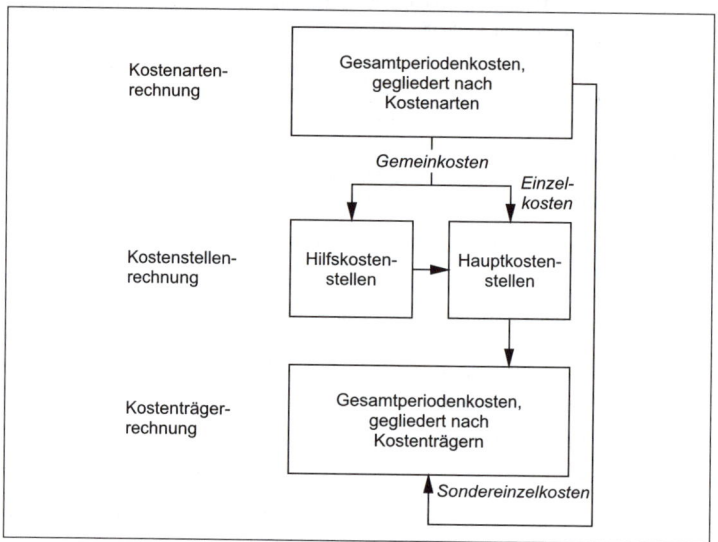

Abb. 94: Kostenerfassung und Kostenverteilung

Quelle: Deutscher Caritasverband 1999, S. 115; etwas veränderte Fassung

825   Im Zusammenhang mit der Kalkulation der Leistungen in den Stationären Pflegeeinrichtungen ist auch die Frage zu klären, ob alle oder nur Teile der Kosten auf den / die Kostenträger zu verteilen sind. Werden nur Teile der Kosten -(und zwar nur die, die direkt mit der Leistungserstellung im Zusammenhang stehen)- in der Kalkulation berücksichtigt, so spricht man von einer „Teilkostenrechnung". Im Gegensatz dazu berücksichtigt die „Vollkostenrechnung" alle angefallenen Kosten anteilig bei den einzelnen Kostenträgern. In den Stationären Pflegeeinrichtungen wird generell die Vollkostenrechnung angewendet.

826   Sowohl bei der Vollkosten- als auch bei der Teilkostenrechnung kann zwischen der Istkosten-, Normalkosten- und Plankostenrechnung getrennt werden.

11.2 Externes Rechnungswesen

827   Die bisherigen Ausführungen hatten das interne Rechnungswesen zum Gegenstand. Jetzt wird die Seite des Rechnungswesens betrachtet, die für die Trägervertreter der Pflegeeinrichtungen von entscheidender Bedeutung ist: das externe

Rechnungswesen bzw. der Jahresabschluss. Mit Hilfe des Jahresabschlusses kann der Träger einer Pflegeeinrichtung feststellen, wie die Einrichtung im betreffenden Geschäftsjahr gewirtschaftet hat.

Das externe Rechnungswesen hat die Erstellung des Jahresabschlusses zum Inhalt. Ihre wesentlichen Elemente sind die Bilanz und die Gewinn- und Verlustrechnung.   **828**

Nach der Erörterung einiger Grundlagen zum Jahresabschluss der Pflegeeinrichtungen nach der Pflege-Buchführungsverordnung wird auf die Bilanz und die Gewinn- und Verlustrechnung eingegangen.   **829**

11.2.1 Grundlagen

Nach § 4 Abs. 1 PBV besteht der Jahresabschluss der Pflegeeinrichtung aus der Bilanz, der Gewinn- und Verlustrechnung sowie dem Anhang mit dem Anlagennachweis und dem Nachweis der Förderung nach Landesrecht (Fördernachweis). Dieser Jahresabschluss ist von den Pflegeeinrichtungen innerhalb von sechs Monaten nach Ablauf des Geschäftsjahres aufzustellen.   **830**

§ 4 PBV
Jahresabschluss

(1) Der Jahresabschluss der Pflegeeinrichtung besteht aus:

1. der Bilanz gegliedert nach Anlage 1,
2. der Gewinn- und Verlustrechnung, gegliedert nach Anlage 2, sowie
3. dem Anhang einschließlich des nach den Anlagen 3a und 3b gegliedertenAnlagen- und Fördernachweises.

Der Jahresabschluss ist innerhalb von sechs Monaten nach Ablauf des Geschäftsjahres aufzustellen. Für die Aufstellung und den Inhalt des Jahresabschlusses gelten § 242, § 243 Abs. 1 und 2, §§ 244 bis 256, § 264 Abs. 2, § 265 Abs. 2, 5 und 8, § 268 Abs. 3, § 275 Abs. 4, § 277 Abs. 3 Satz 1 und Abs. 4, § 279, § 284 Abs. 2 Nr. 1 und 3 des Handelsgesetzbuches sowie Artikel 24 Abs. 5 Satz 2 und Artikel 28 des Einführungsgesetzes zum Handelsgesetzbuch.

(2) Soweit ein Träger mehrere Pflegeeinrichtungen betreibt, die keine Vollkaufleute im Sinne des Handelsgesetzbuches sind, kann er diese in einem Jahresabschluss zusammenfassen. Dabei ist der Anlagen- und Fördernachweis nach den Anlagen 3a und 3b für jede Pflegeeinrichtung gesondert zu erstellen. § 7 bleibt unberührt.

(3) Bei gemischten Einrichtungen im Sinne des § 1 Abs. 2 Satz 2 kann der Träger

1. einen auf die Leistungen nach dem Elften Buch Sozialgesetzbuch begrenzten Jahresabschluss (Teil-Jahresabschluss erstellen oder
2. unter Verwendung der Anlagen 3a und 3b die Erträge und Aufwendungen seiner Pflegeeinrichtungen in einer nach Anlage 2 gegliederten Teil-Gewinn- und Verlustrechnung so zusammenfassen, dass sie von den anderen Leistungsbereichen der Einrichtung getrennt sind. Ist eine Abgrenzung nicht möglich, haben die erforderlichen Zuordnungen zu den verschiedenen Leistungsbereichen auf der Grundlage von vorsichtigen und wirklichkeitsnahen Schätzungen zu erfolgen. § 7 bleibt unberührt.

291

831 Es wurde bereits vorgestellt, dass es für die Pflegeheime unterschiedliche Organisationsformen gibt. In der PBV wird getrennt zwischen eingliedrigen Pflegeeinrichtungen, mehrgliedrigen Pflegeeinrichtungen und gemischten Einrichtungen. Für diese unterschiedlichen Einrichtungen besteht nach der PBV die Möglichkeit, den Jahresabschluss unterschiedlich zu gestalten. Nach § 4 Abs. 2 PBV kann ein Träger mehrerer Pflegeeinrichtungen, die keine Vollkaufleute im Sinne des HGB sind, zu einem gemeinsamen Jahresabschluss zusammenfassen. Abbildung 95 zeigt diese Möglichkeit auf. Der Jahresabschluss wird in diesem Fall von der Pflege-GmbH erstellt, da die einzelnen Pflegeeinrichtungen A, B und C keine Vollkaufleute im Sinne des HGB's sind. Für jede Pflegeeinrichtung ist aber ein Anlagen- und Fördernachweis aufzustellen. Ebenfalls ist die Kosten- und Leistungsrechnung nach § 7 PBV für jede Einrichtung aufzustellen.

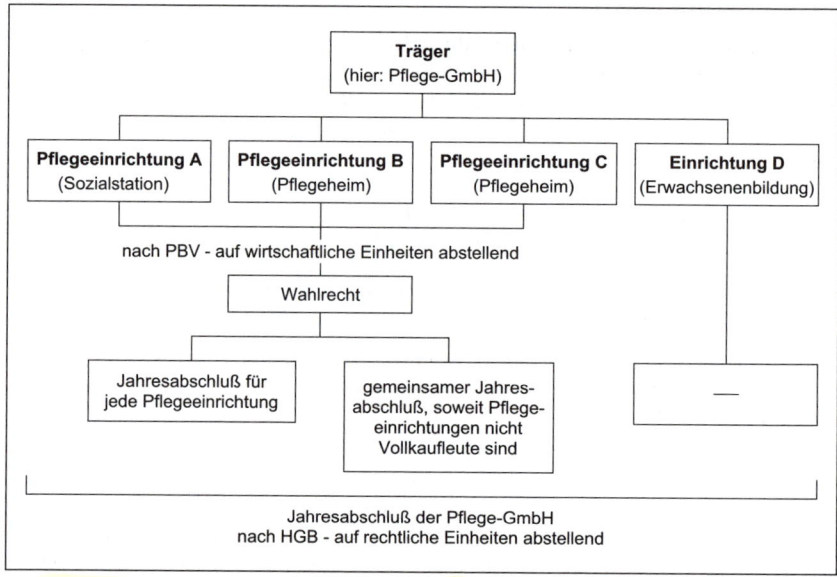

Abb. 95: Jahresabschluss der Pflege-GmbH
Quelle: Mühge 1996, S. 114

832 Anders sieht es aus bei gemischten Einrichtungen. Hier besteht nach § 4 Abs. 3 PBV für den Träger der Pflegeeinrichtung die Möglichkeit, einen Teil-Jahresabschluss aufzustellen oder eine Teil-Gewinn- und Verlustrechnung vorzulegen, die eine eindeutige Trennung von den anderen Leistungsbereichen der Einrichtung ermöglicht. Abbildung 96 zeigt die Möglichkeiten auf.

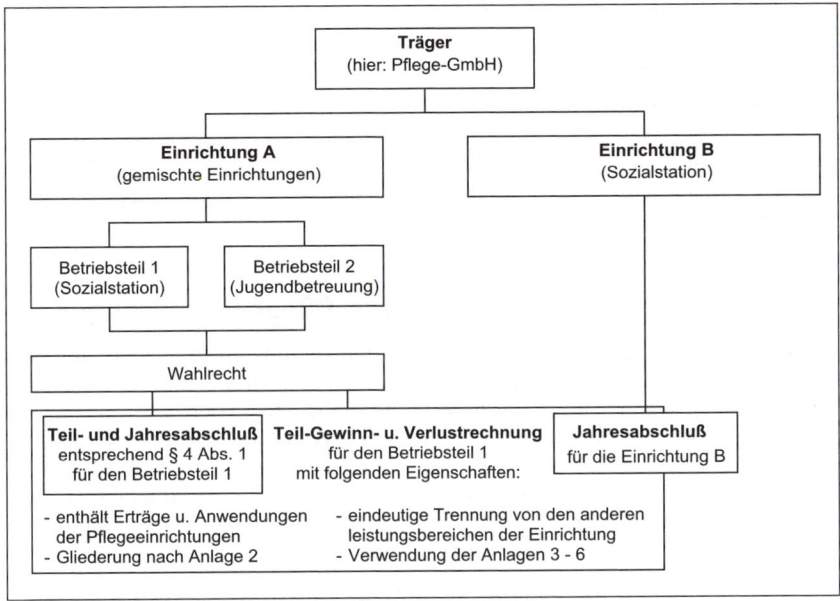

Abb. 96: Jahresabschluss eines Trägers mit gemischten Einrichtungen § 4 Abs. 3 PBV

Quelle: Mühge 1996, S. 115

In Bezug auf die Praxis in der Anwendung der Bestimmungen des § 4 PBV zeigt **833** sich, dass die mehrgliedrigen, gemischten Einrichtungen dominieren. Die Ausweisung von getrennten Gewinn- und Verlustrechnung wird vorgenommen, aber eine einheitliche Bilanz nach den Bestimmungen der PBV wird ausgewiesen.

11.2.2 Bilanz und Gewinn- und Verlustrechnung

Bei der Bilanz erfolgt eine Gegenüberstellung von Vermögen (Aktiv-Seite) und **834** Kapital (Passiv-Seite) zu einem bestimmten Zeitpunkt; meist ist dies der 31. Dezember eines Jahres.

Die Bilanz ermöglicht es, durch Saldo der Aktiv- und Passiv-Seite den Unternehmenserfolg festzustellen. Die Gewinn- und Verlustrechnung ist eine Zeitraumrechnung (1. Januar bis 31. Dezember eines Geschäftsjahres), mit der alle ökonomischen Vorgänge dargestellt werden. Dies erfolgt durch eine Gegenüberstellung der Aufwendungen und Erträge. Die Gewinn- und Verlustrechnung eröffnet die Möglichkeit, die Quellen des (Miss-) Erfolges nachzuweisen. **835**

Beide Rechnungen sind vergangenheitsorientiert und ergeben sich aus den Daten **836** der Finanzbuchhaltung. Neben der Bilanz und der Gewinn- und Verlustrechnung besteht der Jahresabschluss aus dem Anlagen- und Fördernachweis nach § 4 Abs. 1 PBV.

837   Im Anlagennachweis wird die Entwicklung des Anlagevermögens der Pflegeeinrichtungen näher erläutert, einschließlich der Entwicklung der Abschreibungen. Der Fördernachweis weist aus, welche Fördermittel die Einrichtung nach Landesrecht und sonstige Fördergeber erhalten hat.

838   Neben § 4 PBV enthalten die §§ 5,6 und 8 PBV Regelungen zum Jahresabschluss. § 5 PBV enthält Einzelvorschriften zur Bilanz; § 6 PBV trifft Regelungen zur Aufbewahrung und Vorlage von Unterlagen; § 8 PBV enthält Regelungen zum Wahlrecht für Kapitalgesellschaften.

12   Finanzierung von stationären Pflegeeinrichtungen

839   In diesem Punkt wird herausgearbeitet, wie die stationären Pflegeeinrichtungen finanziert werden. Zunächst wird deshalb noch einmal dargelegt, welche Leistungen angeboten werden und wie diese grundsätzlich finanziert werden. Für die Jahre 1995 bis 1999 wird dann die Finanzentwicklung der Sozialen Pflegeversicherung aufgezeigt. Nach dem Eingehen auf die nicht-schlüssigen Tauschbeziehungen im Pflegeversicherungsbereich stellt sich die Frage der Mittelaufbringung und der Mittelverwendung.

12.1   Leistungen der stationären Pflegeeinrichtungen und deren Finanzierung

840   Das Pflegeversicherungsgesetz befindet sich derzeit, im Jahr 2007, in einer Reformierungsphase. Die Zuzahlungen zu den Pflegeleistungen bleiben in den Pflegestufen I und II stabil, die Zuzahlung in Pflegestufe III erhöht sich von 1 432 Euro auf 1 550 Euro, in Härtefällen von 1 688 Euro auf 1 918 Euro. Die Finanzierung der Pflegeversicherung wird dadurch gesichert, dass der Beitrag zum 1. Juli 2008 um 0,25 Prozentpunkte erhöht wird. In 2007 liegt er noch bei 1,7 % des Bruttoeinkommens (1,95 % für Kinderlose) (vgl. *Bundesregierung* 2007).

841   Finanzielle Anreize sollen es stationäre Pflegeeinrichtungen ermöglichen, mit aktivierender Pflege und Rehabilitation eine qualitativ gute Pflege zu bieten. Sollte eine Verbesserung im Gesundheitszustand der Pflegebedürftigen erzielt werden, erhalten die Einrichtungen für diese Personen einmalig den Betrag von einheitlich 1 536 Euro. Der Betrag entspricht der Differenz zwischen den Leistungsbeiträgen der Pflegestufe II und Pflegestufe I, der sich innerhalb eines halben Jahres ergibt.

842   Zum Leistungsbereich der stationären Pflegeeinrichtungen gehören die Pflegeleistungen, Unterkunft und Verpflegung. Investitionen und Instandhaltung sowie die Zusatzleistungen. Die Finanzierung dieser Leistungen erfolgt grundsätzlich für die Pflegeleistungen über die Pflegekasse (s. Tabelle 88), für die Unterkunft und Verpflegung durch den Pflegebedürftigen. Sollte das Geld für die Finanzierung der stationären Versorgung eines Pflegebedürftigen für die erwähnten Leistungsbereiche nicht ausreichend sein, so übernimmt die Restfinanzierung der Sozialhilfeträger.

Tab. 88: Leistungsprogramm der Pflegeversicherung

Quelle: Deutscher Bundestag, Drucksache 14/5590, S. 17

		Pflegestufe I Erheblich Pflegebedürftige	Pflegestufe II Schwerpflegebedürftige	Pflegestufe III Schwerstpflegebedürftige
Kurzzeit-pflege	Pflegeaufwendungen bis € im Kalenderjahr	1 470	1 470	1 470
Teilstationäre Tages- und Nacht-pflege	Pflegeaufwendungen bis € monatlich	˜420	˜980	˜1 470
Vollstationäre Pflege	Pflegeaufwendungen pauschal € monatlich	1 023	1 279	1 470

1) Auf Nachweis werden den ehrenamtlichen Pflegepersonen notwendige Aufwendungen (Verdienstausfall, Fahrkosten usw.) bis zum Gesamtbetrag von 1 432 erstattet.

12.2 Finanzentwicklung der Sozialen Pflegeversicherung von 1995 bis 1999

Bevor auf die Finanzentwicklung der Sozialen Pflegeversicherung eingegangen wird, soll in einem Überblick gezeigt werden (s. Abbildung 97), welche Summen die Ausgabenträger der Pflegeversicherung im Jahr 2000 für die pflegerischen Leistungen zahlten. **843**

Nach dieser Berechnung des Statistischen Bundesamtes gab die Soziale Pflegeversicherung 14,5 Mrd. Euro für pflegerische Leistungen aus, davon 7,7 Mrd. Euro für die stationäre und teilstationäre Pflege. Dies ist die größte Summe, die für eine Einrichtung gezahlt wurde. Die öffentlichen Haushalte leisteten Zahlungen in Höhe von 2,6 Mrd. Euro. Davon entfielen 1,9 Mrd. Euro auf die stationären / teilstationären Einrichtungen. **844**

Die privaten Haushalte bzw. die privaten Organisationen ohne Erwerbscharakter leisteten Zahlungen in Höhe von 2,8 Mrd. Euro, davon 1,7 Mrd. Euro für die stationären und die teilstationären Pflegeeinrichtungen. Der Ausgabenträger Private Pflege-Pflichtversicherung ist nach dieser Zusammenstellung relativ unbedeutend. Lediglich 0,8 Mrd. Euro wurden von diesem Träger für pflegerische Leistungen gezahlt. Neben den Ausgaben für die vollstationäre Pflege gehören die Geldleistungen und die Pflegesachleistungen zu den größten Ausgabenpositionen der Sozialen Pflegeversicherung. Die Geldleistungen und die Sachleistungen werden zum überwiegenden Teil in der häuslichen Pflege geleistet. **845**

In Bezug auf die Ausgaben der stationären und teilstationären Pflegeeinrichtungen für die pflegerischen Leistungen und die Leistungen für Unterkunft und Verpflegung ergibt sich für 2002 nach der neuen Gesundheitsausgabenrechnung des Statistischen Bundesamtes eine Summe von 17,4 Mrd. Euro. **846**

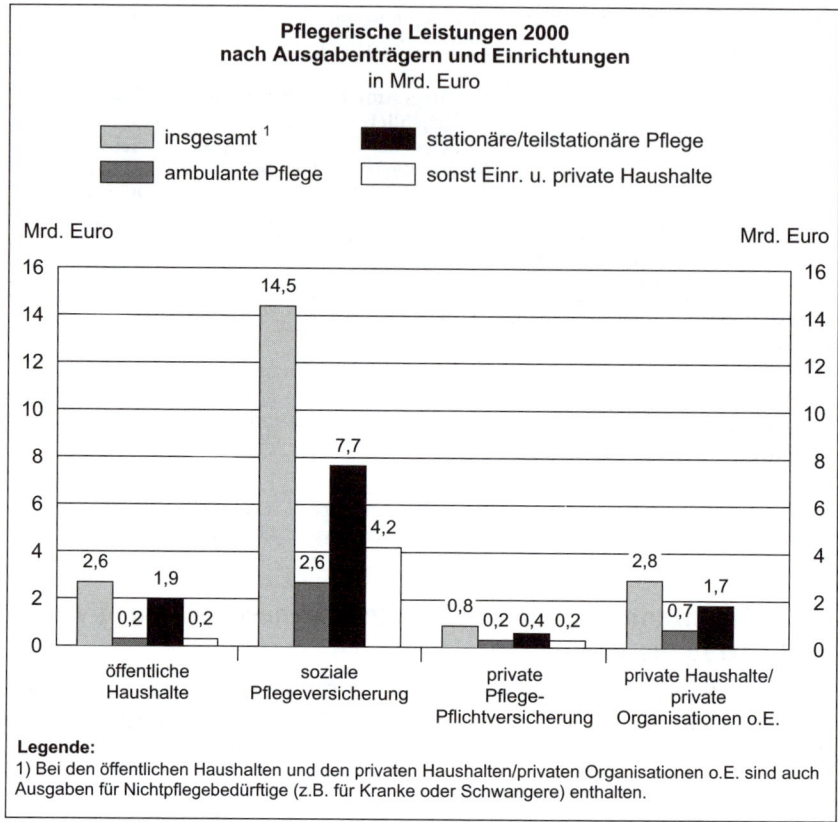

Abb. 97: *Pflegerische Leistungen 2000 nach Ausgabenträgern und Einrichtungen*
Quelle: Statistisches Bundesamt 2002, S. 23

847 Wie die Finanzmittel aufgebracht werden können, die „äußere Finanzierung“, wird jetzt erörtert. Daran anschließend wird gezeigt, wie die Finanzierung der Leistungsanbieter, die „innere Finanzierung“, erfolgt.

12.3 Mittelaufbringung

848 Im Rahmen der Mittelaufbringung wird zunächst auf die Finanzierung des Pflege-Versicherungsschutzes eingegangen. Daneben wird die Finanzierung der Investitionen für die Leistungsanbieter erörtert.

849 Grundsätzlich sind für die Mittelaufbringung bzw. Finanzierung der Leistungen im Gesundheitsbereich, hier: im Pflegebereich, vier verschiedenen Formen (Träger) möglich:

- Zweckgebundene Sozialversicherungsbeiträge bzw. Sozialabgaben, die Arbeitgeber und Arbeitnehmer sowie Rentner und Rentenversicherungsträger hälftig zu entrichten haben, die in die Soziale Pflegeversicherung eingezahlt werden.

- Die Private Versicherung finanziert sich über Prämien, deren Höhe risikoabhängig ist. Dies ist anders geregelt bei der Privaten Pflichtpflegeversicherung. Nach § 1 Abs. 2 Satz 2 Pflegeversicherungsgesetz muss eine private Pflegeversicherung abgeschlossen werden, wenn jemand wegen Krankheit bei einem privaten Krankenversicherungsunternehmen versichert ist. Der Versicherungsschutz hat nach § 23 Abs. 1 SGB XI gleichwertig dem Versicherungsschutz in der sozialen Pflegeversicherung zu sein. Risikoabhängige Prämienhöhen sind nur beschränkt zulässig (vgl. *Griep/Renn* 2000, S. 305).
- Als allgemeines Finanzierungsmittel des Staates gelten Steuern. Die Förderung von Investitionen des Staates für die stationären Pflegeeinrichtungen sowie die Sozialhilfeausgaben des Staates werden über Steuern finanziert.
- Individuelle Zusatzleistungen finanzieren sich über Marktpreise für die empfangenen Leistungen.

Diese grundsätzlichen Möglichkeiten der Finanzierung hat der *Sachverständigenrat für Die Konzertierte Aktion Im Gesundheitswesen* (1997), auch im Zusammenhang mit der Pflegeversicherung, einmal festgehalten (s. Abbildung 98).   **850**

Neben der Finanzierung der laufenden Ausgaben ist für die betrachteten Einrichtungen auch die Finanzierung der Investitionen von Bedeutung. Zu *den betriebsnotwendigen Investitionsaufwendungen* zählen nach § 82 Abs. 2 SGB XI: **851**

- Maßnahmen, die dazu bestimmt sind, die für den Betrieb der Pflegeeinrichtung notwendigen Gebäude und sonstigen abschreibungsfähigen Anlagegüter herzustellen, anzuschaffen, wiederzubeschaffen, zu ergänzen, instand zu halten oder instand zu setzen; ausgenommen sind die zum Verbrauch bestimmten Güter (Verbrauchsgüter),
- der Erwerb und die Erschließung von Grundstücken, Miete, Pacht, Nutzung oder Mitbenutzung von Grundstücken, Gebäuden oder sonstigen Anlagegüter,
- der Anlauf oder die innerbetriebliche Umstellung von Pflegeeinrichtungen,
- die Schließung von Pflegeeinrichtungen oder ihre Umstellung auf andere Aufgaben.

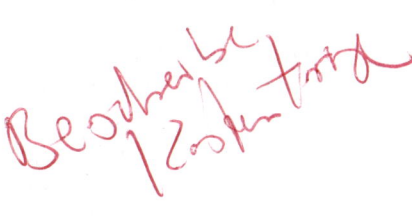

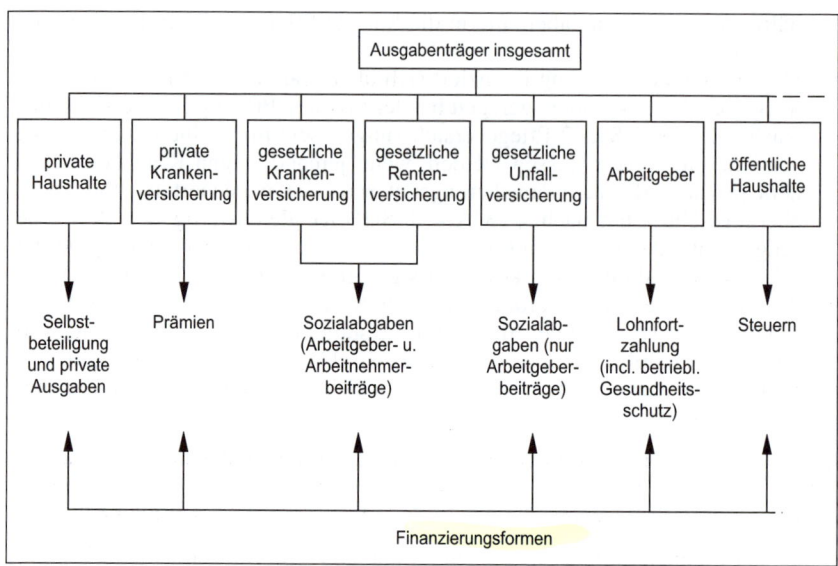

*Abb. 98: Ausgabenträger und Finanzierungsformen im Gesundheitswesen einschließ-
lich Pflegeversicherung*

Quelle: in Anlehnung an Sachverständigenrat für die konzertierte Aktion, Sondergutachten
1997, S. 262

852 Es ist nach § 9 SGB XI die Aufgabe der Länder, die Investitionskosten der Pflegeeinrichtungen finanziell zu fördern.

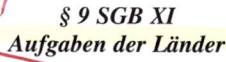

**§ 9 SGB XI
Aufgaben der Länder**

*Die Länder sind verantwortlich für die Vorhaltung einer leistungsfähigen, zahlen-
mäßig ausreichenden und wirtschaftlichen pflegerischen Versorgungsstruktur. Das
Nähere zur Planung und zur Förderung der Pflegeeinrichtungen wird durch Landesrecht bestimmt. Zur finanziellen Förderung der Investitionskosten der Pflegeeinrichtungen sollen Einsparungen eingesetzt werden, die den Trägern der Sozialhilfe durch
die Einführung der Pflegeversicherungen entstehen.*

853 Neben den Ländern hat der Pflegebedürftige einen Teil der Investitionskosten zu
übernehmen, wenn die öffentlichen Fördermittel nicht ausreichen (§ 82 Abs. 3
SGB XI). Allerdings bedarf dies der Zustimmung der zuständigen Landesbehörde. Daneben übernimmt der Sozialhilfeträger einen Teil der Investitionsaufwendungen. In den Bundesländern ist in den jeweiligen Landespflegegesetzen die
Frage der förderfähigen Investitionskosten geregelt. Am Beispiel des Bundeslandes *Baden-Württemberg* soll dargelegt werden, welche grundsätzlichen Aussagen
zur Investitionsförderung von Pflegeheimen getroffen worden sind.

§ 5
Landespflegegesetze Baden-Württemberg (Grundsatz)

(1) Die Förderung von Pflegeheimen nach diesem Abschnitt ist eine gemeinsame Aufgabe von Land, Stadt- und Landkreises sowie Gemeinden. Die förderfähigen Investitionskosten werden in Höhe von 60 vom Hundert übernommen; der Fördersatz kann bei der Förderung von Einrichtungen der Tages- oder Nachtpflege sowie der Kurzzeitpflege angemessen erhöht werden. Zwei Drittel der Förderung des jeweiligen Vorhabens werden über den Staatshausplan getragen, ein Drittel vom Standortkreis. Die anteilige Förderung der Kreise ist weisungsfreie Pflichtaufgabe. Soweit Pflegeheime Versorgungsaufgaben für mehrere Kreise übernehmen, tragen diese der Förderung anteilig.

(2) Zugelassene Pflegeheime im Sinne von § 72 Abs. 1 SGB XI erhalten Investitionskostenzuschüsse nach den Vorschriften dieses Abschnitts, soweit ihreAufnahme in das Pflegeheimverzeichnis bestandskräftig festgestellt ist. Pflegeheime, die nach § 91 SGB XI den Preis für ihre Leistungen unmittelbar mit den Pflegebedürftigen vereinbaren, erhalten keine Förderung nach diesem Abschnitt."

Nach dieser Bestimmung ist die genannte Förderung eine gemeinsame Aufgabe von Land, Stadt- und Landkreisen sowie Gemeinden, wobei das Land 2/3 übernimmt und der Standortkreis 1/3. Die Förderquote liegt bei 60 % der förderfähigen Investitionskosten.   **854**

Bei den Investitionsregelungen der Länder (vgl. *Danner* 1998, S. 22 ff.) zu diesem Bereich wird zwischen Ländern unterschieden, welche die Objektförderung ausgewählt haben und den Ländern, die die „Objekt-Subjekt-Förderung" betreiben. Baden-Württemberg wird zu den Ländern gezählt, die „reine Objektförderer" sind. Bei ihnen steht das Objekt „Pflegeheim" im Mittelpunkt der Förderung. Nähere Einzelheiten zur Förderung sind der Tabelle 89 zu entnehmen.   **855**

In der Praxis stellt die Investitionsförderung durch die Länder zunehmend ein Problem dar. Die vorhandenen Einrichtungen der voll- und teilstationären Pflege sehen sich zunehmend mit der Problemstellung konfrontiert, dass ihr vorhandener Investitionsbedarf durch die Länder nicht ausreichend gefördert werden kann, da Mittel im Staatshaushalt für diese Aufgabe nur im geringen Umfang ausgewiesen worden sind.   **856**

Tab. 89: Förderung und Förderquoten in Baden-Württemberg
Quelle: Deutscher Bundestag, Drucksache 14/5590, S. 129, 136

	Förderung und Förderquoten					
	vollstationäre Pflegeeinrichtungen				teilstationäre Pflegeeinrichtungen	ambulante Pflegeeinrichtungen
	Herstellung Erstausstattung (Erstinvestitionen)	Wiederbeschaffung Ergänzung (Folgeinvestitionen)	Instandhaltung Instandsetzung (Folgeinvestitionen)	„alte Last"		
Baden-Württemberg Landespflegegesetz (LPflG) vom 11. September 1995 geändert durch Gesetz vom 11. Dezember 1996 Pflegeheimförderungsverordnung (PflegeheimFVO) vom 18. Juni 1996	60 v. H. (§ 5 Abs. 1 LPflG) vollstationär: 80 v. H. (§ 2 Abs. 2 PflegeheimFVO) bis max. zum Kostenrichtwert von 90000 € pro Platz erfolgt Festbetragsförderung für vollstationäre Heime bis zu 1080 € pro m2 Nettogrundfläche, spezielle Räume werden gesondert gefördert; bei Kurzzeitpflege Förderung bis zu 1 440 € pro m² Grundfläche (§ 9 Abs. 6 LPflG i. V. m. § 1 PflegeheimFVO)	nein (§ 7 Abs. 2 LPflG)	Sanierungs- und Modernisierungsmaßnahmen: ja (§ 7 Abs. 1 Nr. 2 LPflG) Voraussetzung: wenn die förderfähigen Investitionskosten pro Pflegeheimplatz 75 % der Kostenrichtwerte nicht überschreiten (§ 2 Abs. 1 PflegeheimFVO) und 5 % der Kostenrichtwerte nicht unterschreiten (§ 3 PflegeheimFVO)	nein	60 v. H. und mehr (§ 5 Abs. 1 S. 2 LPflG) Tages- und Nachtpflege 90 v. H. (§ 2 Abs. 2 PflegeheimFVO) bis max. zu den Kostenrichtwerten von (§ 1 PflegeheimFVO) 90 000 € (Nachtpflege) bzw. 40 000 € (Tagespflege) pro Platz erfolgt die Festbetragserhöhung bis zu 1 623 € pro m², andere Förderbeiträge gelten z. B. für Nass- oder Küchenräume	nein
	– die Kostenrichtwerte und Förderhöchstbeträge werden mit dem Baukosten-Index fortgeschrieben (§ 4 PflegeheimFVO) – die Förderung wird jeweils zu 2 / 3 vom Land und zu 1 / 3 vom Standortkreis getragen (§ 5 Abs. 1 LPflG)					

12.4   Mittelverwendung: Finanzierung der Betriebskosten

Im Rahmen der Mittelverwendung steht die Frage der Finanzierung der Leistungsanbieter, hier: der stationären Pflegeeinrichtungen, im Vordergrund. Es geht bei der Frage der Mittelverwendung um die Bestimmung der Abrechnungseinheit und um die Festlegung der Vergütungshöhe pro Abrechnungseinheit.   **857**

Nach § 82 Abs. 1 SGB XI erhalten zugelassene Pflegeheime eine leistungsgerechte Vergütung für die allgemeinen Pflegeleistungen (Pflegevergütung) sowie bei stationärer Pflege ein angemessenes Entgelt für Unterkunft und Verpflegung. Die Abrechnungseinheit für das zugelassene Pflegeheim ist damit der (tagesgleiche) Pflegesatz. Pflegesätze sind nach der Legaldefinition von § 84 Abs. 1 SGB XI die Entgelte der Heimbewohner oder ihrer Kostenträger für die voll- oder teilstationären Pflegeleistungen des Pflegeheimes sowie für medizinische Behandlungspflege und soziale Betreuung. Mit den Pflegesätzen sind alle für die Versorgung der Pflegebedürftigen nach Art und Schwere ihrer Pflegebedürftigkeit erforderlichen Pflegeleistungen der Pflegeeinrichtung (allgemeine Pflegeleistungen) abgegolten. Bei der Vergütung der stationären Pflegeleistungen sind nach § 84 SGB XI folgende Bemessungsgrundsätze zu berücksichtigen (vgl. auch *Griep/Renn* 2000, S. 75 f.):   **858**

- die Pflegesätze sind für alle Heimbewohner nach einheitlichen Grundsätzen zu bemessen,
- die Pflegesätze müssen leistungsgerecht sein,
- die Bildung der drei Pflegeklassen hat der Bildung der Pflegestufen nach § 15 SGB XI zu entsprechen,
- die Pflegesätze müssen der Pflegeeinrichtung die Erfüllung des Versorgungsauftrages bei wirtschaftlicher Betriebsführung ermöglichen,
- ein Gewinn- und Verlustausgleich, ähnlich wie bei Belegungsschwankungen im Krankenhaus, findet nicht statt,
- der Grundsatz der Beitragssatzstabilität ist zu beachten.

Nach § 87 SGB XI vereinbaren die Pflegesatzparteien das von dem Pflegebedürftigen zu tragende Entgelt für Unterkunft und Verpflegung.   **859**

Zur Frage, ob in den Pflegesatzverhandlungen auch tatsächlich leistungsgerechte Vergütungen vereinbart wurden. ist in der Vergangenheit eine empirische Untersuchung durchgeführt worden. In dieser Untersuchung stellte man u. a. fest, dass bei der Leistungserbringung der einzelnen pflegerischen Tätigkeiten „zwischen den Einrichtungen (eine) höchst unterschiedliche durchschnittliche zeitliche Dauer und Häufigkeit" (*Neubauer/Schallermair* 1998, S. 366) vorherrscht. Insgesamt gelangte man zu folgendem Schluss: **860**

„Erst auf der Grundlage derartiger Pflegestandards kann sich eine leistungsgerechte Vergütung entwickeln. Solange aber keine Einigung über die bedarfsadäquate Leistungsmenge und -qualität besteht, geht auch die Forderung nach einer leistungsgerechten Vergütung ins Leere" (*Neubauer/Schallermair* 1998, S. 367).   **861**

Zu diesem Ergebnis der empirischen Untersuchung ist zu bemerken, dass gegenwärtig mit den tagesgleichen Pflegesätzen eine leistungsgerechte Vergütung nicht vereinbart wird. Die gesetzliche Forderung wird damit nicht erfüllt. Es kann wohl davon ausgegangen werden, dass ähnlich wie im Krankenhausbereich zukünftig   **862** die tagesgleichen Pflegesätze durch differenzierte, leistungsorientierte Entgelte, abgelöst werden.

863 Die Höhe der Pflegesätze wird durch Verhandlungen / durch **Verhandlungspreise** festgelegt. Das Pflegesatzverfahren ist im § 85 SGB XI geregelt.

864 Da ein Kalkulationsschema zur Ermittlung der Pflegesätze vom Gesetzgeber nicht vorgegeben wurde, sind die Pflegesatzparteien aufgefordert, ein eigenes Kalkulationsschema zu entwickeln. Der Deutsche Caritasverband (vgl. *Deutscher Caritas-Verband* 1999, S. 136-147) hat ein solches Schema zusammengestellt, an dem sich die einzelnen Einrichtungen orientieren können.

13 Controlling, Marketing und Personalwirtschaft

865 Wie bereits in dargelegt wurde, gehört das betriebswirtschaftliche Denken und Handeln in den Stationären Pflegeeinrichtungen zum festen Bestandteil der Leitungen dieser Einrichtungen – und damit auch die Bereiche des Controllings, des Marketings und der Personalwirtschaft. Die Grundlagen zu diesen Bereichen wurden bereits im Zusammenhang mit der Institution Krankenhaus angesprochen. Deshalb wird in diesem Teil der Schwerpunkt der Ausführungen zu den erwähnten Bereichen auf der praktischen Umsetzung liegen.

866 Zunächst wird auf das Controlling, differenziert nach dem strategischen und dem operativen Controlling, eingegangen. Für das Marketing wird diese Unterteilung in der Gliederung beibehalten. Das Thema „Personalwirtschaft" in den Stationären Pflegeeinrichtungen ist relativ neu. Seit Jahren bzw. Jahrzehnten wird über die Frage der quantitativen Personalbedarfsrechnung diskutiert. Über darüber hinausgehende Themen ist kaum Literatur vorhanden. Deshalb wird in dem Kapitel „Personalwirtschaft" nach der Erörterung einiger Grundlagen auf den Bereich der quantitativen Personalbedarfsrechnung eingegangen.

867 Mit diesem Abschnitt werden die folgenden *Ziele* verfolgt:

- der Anwendungsbezug von Controlling, Marketing und Personalwirtschaft in Einrichtungen der Stationären Pflegeeinrichtungen soll hergestellt werden,
- Möglichkeiten sollen erkannt werden, wie diese Instrumente noch stärker auf den Pflegebereich zugeschnitten werden können.

13.1 Controlling in Stationären Pflegeeinrichtungen

868 Nach der kurzen Erörterung einiger Grundlagen zum Controlling wird in den weiteren Ausführungen auf das strategische und das operative Controlling in der praktischen Umsetzung in den stationären Pflegeeinrichtungen eingegangen.

13.1.1 Einige Grundlagen

869 Nach dem Controlling-Verständnis von *Horak* (1995, S. 109 f.) trennt dieser zwischen dem Controlling im weiteren und im engeren Sinne. Mit dem Controlling im *engeren Sinne* wird ein Subsystem der strategischen und operativen Unternehmensführung mit Servicecharakter bezeichnet. Diese Controllingsicht liegt den

weiteren Ausführungen zugrunde. Zum Servicecharakter zählen auch das Informationsmanagement und der Informationsbedarf in den Stationären Pflegeeinrichtungen. Im Rahmen des Informationsmanagements ist die Aufgabe zu erfüllen, dass Informationen zielgerichtet und wirtschaftlich eingesetzt werden. Der objektive Informationsbedarf der Führungskräfte in den Stationären Pflegeeinrichtungen wird im Wesentlichen mit bestimmt durch die institutionellen Regelungen in diesem Bereich. So ist die Kenntnis über die Entwicklung des örtlichen Pflegemarktes sowie die Information über die Entwicklung von institutionellen Neuregelungen (z. B. Pflege-Qualitätssicherungsgesetz) für die Führungskräfte von entscheidender Bedeutung. Daneben ist es für die Führungskräfte wichtig, dass sie die wirtschaftliche Entwicklung der Vertragsparteien bei den Pflegesatzverhandlungen verfolgen. Dazu zählen allgemein neben der Pflegekasse, der örtliche Träger der Sozialhilfe und die Trägervertretungen der Einrichtung. Dies kann z. B. der Landeswohlfahrtsverband sein. Diese sozio-ökonomischen Informationen sind zu vervollständigen um die betriebszentrierten Daten, wie z. B. die Entwicklung der Personal- und Sachkosten, die Entwicklung der Belegung. Diese betriebszentrierten Daten werden gegenwärtig oft ergänzt um Informationen aus vergleichbaren Einrichtungen im Rahmen eines Betriebsvergleichs. Einen solchen Betriebsvergleich für Stationäre Pflegeeinrichtungen führt seit Jahren die BFS Service GmbH in Köln durch. Für den subjektiven Informationsbedarf ist die Kenntnis „anderer Einrichtungen" wichtig, um das eigene betriebswirtschaftliche Handeln einordnen und bewerten zu können.

13.1.2 Strategisches Controlling

Ausgangspunkt für das strategische Controlling ist zunächst die Umwelt- und Altenheimanalyse. Im Zusammenhang mit der Umweltanalyse ist die kommunale Sozialberichterstattung von Bedeutung. „Aufgabe der Sozialberichterstattung ist (es), über gesellschaftliche Strukturen und Prozesse sowie über die Voraussetzungen und Konsequenzen gesellschaftspolitischer Maßnahmen regelmäßig, rechtzeitig, systematisch und autonom zu informieren" (*Noll* 1999, S. 16). Diese Aufgabenstellung der Sozialberichterstattung gilt auch für die kommunale Sozialberichterstattung. So hat z. B. die Behörde für Arbeit, Gesundheit und Soziales der Freien und Hansestadt Hamburg im Rahmen der kommunalen Sozialplanung 1994 die *Hamburger Sozialberichte zur Altenhilfeplanung* mit den folgenden Teilen veröffentlicht (vgl. *Freie und Hansestadt Hamburg* 1994): **870**

- Teil 1: Ältere Menschen in Hamburg – Soziodemographische Merkmale,
- Teil 2: Gesundheit, Hilfs- und Pflegebedürftigkeit – Versorgungssituationen und -bedarfe,
- Teil 3: Ambulante, teilstationäre und stationäre Versorgung – Strukturen und Bedürfnisse,
- Teil 4: Wohnen und Betreutes Wohnen im Alter,
- Teil 5: Arbeit, Freizeit und Kommunikation im Alter.

Im Teil 3 dieser Beiträge zur kommunalen Sozialplanung wird die stationäre Versorgung behandelt. Dabei wird neben der städtischen Planung in diesem Bereich auf die Bewohner- und Trägerstruktur der Alten- und Pflegeheime in Hamburg eingegangen sowie auf die Wohnsituation in den genannten Heimen, auf die **871** durchschnittliche Verweildauer der Bewohner und auf das Sterben im Heim. In diesem Sozialbericht wurde auch die ältere Bevölkerung in Hamburg zu den Vor- und Nachteilen des Lebens in einem Heim befragt. Die Ergebnisse dieser Befragung wurden ebenfalls in dem Kapitel über die stationäre Versorgung wiedergegeben. Mit Hilfe einer HeimbewohnerInnenbefragung ermittelte man Aussagen zur subjektiven Einschätzung des Gesundheitszustandes und zur Lebenszufriedenheit sowie zu den sozialen Kontakten und den Aktivitäten. Schließlich wurde auf den Pflegebedürftigkeitsgrad der BewohnerInnen sowie auf den Bereich der Sozialhilfe eingegangen. Für das strategische Controlling in Stationären Pflegeeinrichtung ist diese Veröffentlichung ein Beispiel, wie die Kommunale Sozialberichterstattung mit zur Umweltanalyse herangezogen werden kann. Im Rahmen der Unternehmensanalyse kann z. B. herausgearbeitet werden, welche Stärken und Schwächen das Unternehmen hat. Als ein weiteres Instrument des strategischen Controllings kann die Wertkettenanalyse in den stationären Pflegeeinrichtungen eingesetzt werden, um die internen Arbeitsabläufe entsprechend den Zielvorstellungen des Dienstleistungsunternehmens zu gestalten, um damit für die Zukunft gegenüber der Konkurrenz gerüstet zu sein. *Porter* (1996), der sich mit der Analyse der Wertkette in Profit-Unternehmen auseinandersetzte, schrieb dazu: „Jedes Unternehmen ist eine Ansammlung von Tätigkeiten, durch die sein Produkt entworfen, hergestellt, vertrieben, ausgeliefert und unterstützt wird. All diese Tätigkeiten lassen sich in einer Wertkette darstellen [...]. In der Wertkette eines Unternehmens und seiner Art, einzelne Tätigkeiten zu erledigen, spiegeln sich seine Geschichte, seine Strategie, seine Methoden zur Implementierung dieser Strategie und die wirtschaftlichen Grundregeln der Tätigkeiten selbst" (*Porter* 1996, S. 63). Wesentliches Kennzeichen einer Wertkette ist danach die Ansammlung von Tätigkeiten, die in strukturierter Form im Rahmen der Wertkettenanalyse dargestellt werden. Um die Wettbewerbsvorteile eines Unternehmens herauszuarbeiten, steht für Porter die Wertkette und nicht die Wertschöpfung im Mittelpunkt seiner Überlegungen (S. 66). Mit dem Begriff der „Wertschöpfung" wird der Prozess der Wertbildung im Unternehmen durch den Einsatz und die Kombination der Produktionsfaktoren umschrieben.

872 Die Überlegungen von Porter zur Wertkette und zu den Tätigkeiten eines Unternehmens lassen sich auf die Stationären Pflegeeinrichtungen übertragen, wobei einige Besonderheiten zu beachten sind (vgl. dazu *Brater/Maurus* 1999, S. 41 ff.). Mit dem Abschluss des Heimvertrages sichert das Heim zu, pflegerische Leistungen zu erbringen.

873 „Leistungsgegenstand ist [...] nicht eine bestimmte Leistung (wie ‚1 mal Haare schneiden'), sondern eine offene Bereitschaft, ein Versprechen, die konkrete Leistung zu erbringen und ständig zu wiederholen, wenn sie nötig wird. Eigentlich kann man auch gar nicht von einer ‚konkreten Leistung' sprechen, sondern es handelt sich um ein ganzes Leistungsbündel, das aber schwer abgrenzbar und bestimmbar ist, weil Art, Umfang und Häufigkeit der zur Pflege gehörenden Teilleistungen sich erst situativ ergeben können: In der Pflege erfolgt im Idealfall die Leistungserstellung immer als Antwort auf ganz konkrete Situationen, wie sie auch ‚vergeht', sobald diese Situation vorbei ist: jede pflegerische Handlung ist gewissermaßen ein Unikat, das immer wieder neu bedacht, konzipiert und hervorgebracht werden muss und im Augenblick seiner Entstehung auch schon ver-

braucht, konsumiert wird; Pflege hat in diesem Sinne ‚Ereignischarakter', genau wie die Life-Aufführung eines Musikstückes, nur dass bei der Pflege die Noten jedes Mal etwas anders aussehen können" (*Brater/Maurus* 1999, S. 41). Diese (tägliche) Einmaligkeit der pflegerischen Leistung ist bei der Übertragung des Konzepts der Wertkettenanalyse zu beachten, d. h. eine *Normierung von Leistungen* ist damit, wenn überhaupt, nur in *sehr begrenztem Umfang* möglich. In Bezug auf die Leistungen gilt deshalb:

- 1. Ebene: Leistungsangebot des Heimes entwickeln,
- 2. Ebene: Leistungsangebot individualisieren,
- 3. Ebene: Leistungen situativ realisieren.

Die erbrachten Leistungen sind anschließend zu dokumentieren. **874**

Die pflegerischen Tätigkeiten lassen sich nach den Ausführungen von *Brater/* **875** *Maurus* (1999, S. 45 f.) in folgende vier Phasen einteilen:

1. Akquisitionsphase,
2. Eingangsphase,
3. Kontaktphase und
4. Nachkontaktphase.

Diese vier Phasen zählen zu den primären Aktivitäten. Das Management, das **876** Rechnungswesen, die Personalwirtschaft sind zu den unterstützenden Aktivitäten zu rechnen, vgl. dazu Abbildung 99.

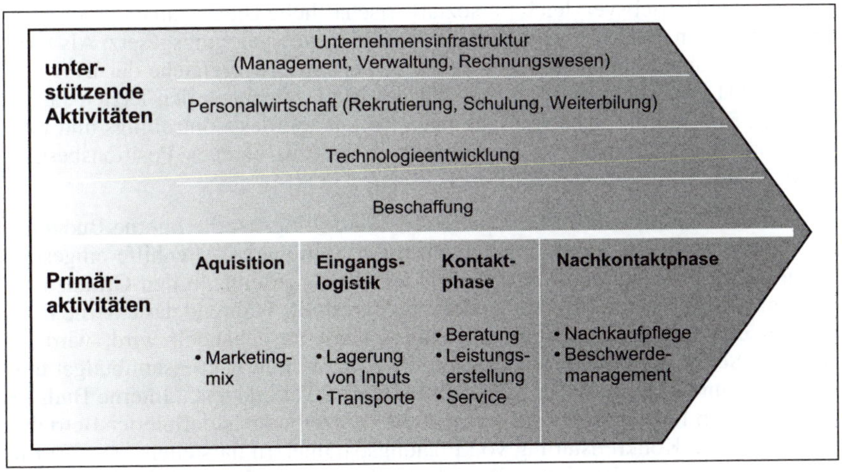

Abb. 99: Die Wertkette für Dienstleistungsunternehmen
Quelle: Brater/Maurus 1999, S. 40

In der Akquisitionsphase wird der Bedarf an pflegerischen Leistungen ermittelt. **877** Daneben wird festgelegt, welches pflegerische Konzept das Altenheim verfolgen will, um diesen Bedarf zu befriedigen. Die Anamnese, das Aufnahmegespräch, die Pflegeplanung für die Bewohner erfolgen in der Eingangsphase. Die konkrete pflegerische Arbeit am und mit dem Bewohner, je nach Situation, wird in der

Kontaktphase vorgenommen. Schließlich erfolgen Arbeiten wie die Dokumentation, die Ermittlung der Bewohnerzufriedenheit in der Nachkontaktphase.

878   Die Wertkettenanalyse im Altenheim kann im Rahmen des strategischen Controllings helfen, jene Tätigkeiten zu identifizieren, die besonders kostenintensiv sind. Sie kann als ein Instrument der Kostenanalyse eingesetzt werden. Daneben kann sie auch im Rahmen der Unternehmensplanung dazu genutzt werden, jene Tätigkeiten zu identifizieren, bei denen die Pflegeeinrichtung gegenüber dem Wettbewerber einen besonderen Vorteil hat. Die Berücksichtigung dieser Vorteile bei der Planung kann mit dazu beitragen, dass das Unternehmen auch für die Zukunft gesichert ist.

13.1.3 Operatives Controlling

879   Ausgangspunkt für Überlegungen zum operativen Controlling können die Daten der Kosten- und Leistungsrechnung sein, die die Stationäre Pflegeeinrichtung nach § 7 PBV zu führen hat. Diese Daten geben z. B. Auskunft für die Entwicklung der Personal- und Sachkosten, über die Entwicklung der Anzahl der Pflegebedürftigen in den jeweiligen Pflegestufen, über die Anzahl der beschäftigten Personen in der Einrichtung. Damit die Einrichtung überprüfen kann, wie sie „ihre" Daten einzuordnen hat, kann durch einen Betriebsvergleich ein Abgleich der Daten erfolgen.

880   Die BFS Service GmbH in Köln (vgl. *Poniwaz* 2002, S. 108 ff.) führt seit einigen Jahren einen Betriebsvergleich für sozialwirtschaftliche Unternehmen durch, u. a. auch für Stationäre Einrichtungen nach dem Pflegeversicherungsgesetz. Als Fazit aus all den Jahren haben sie festgehalten: „Die Betriebsvergleiche der BFS Service GmbH habe sich als Werkzeug für das Management in den letzten Jahren etabliert. Sie sind in vielen Einrichtungen Bestandteil des Controllings und werden jährlich im Rahmen der Umfeldanalyse und zur eigenen Positionsbestimmung ausgewertet" (*Poniwaz* 2002, S. 118).

881   Als ein weiteres Instrument des operativen Controllings ist die Interne Budgetierung anzusehen. Wie dieses Instrument in der Stationären Altenhilfe eingesetzt werden kann, haben *Zapp/Funke/Schnieder* (2000) gezeigt. In den Grundzügen wird ihr Ansatz zur Internen Budgetierung vorgestellt. Während das externe Budget mit den Pflegekassen und Sozialhilfeträgern ausgehandelt wird, wird im nächsten Schritt dieses externe Gesamtbudget in ein internes Gesamtbudget umgewandelt und danach weiter aufgeteilt in interne Teilbudgets. „Interne Budgets sind für einen bestimmten Zeitraum erstellte Einzelbudgets definierter Betriebsstellen, die die Konkretisierung von Planungsparametern darstellen." (S. 35) Ein Einzelbudget einer „definierten Betriebs stelle" ist zum Beispiel das Budget für die Kostenstelle Pflege. Aus diesem Budgetblatt kann der entsprechende Kostenstellenverantwortliche den derzeitigen Stand seines Budgets entnehmen. Dazu werden die Soll- oder Plandaten den Ist-Daten gegenübergestellt und die möglichen Abweichungen besonders ausgewiesen. Ausgangspunkt der Etablierung der Internen Budgetierung sind die Festlegung der Budgetbereiche und der Budgetverantwortlichen. Parallel dazu ist zu prüfen, ob die Kosten- und Leistungsrechnung soweit ausgebaut ist, dass die Interne Budgetierung tatsächlich auch umgesetzt werden kann. Erforderlich ist z. B. ein ausgebautes System der Leistungserfassung in der Einrichtung, das Vorhandensein einer Kostenstellenrechnung. Sind diese Arbeiten bzw. Prüfungen abgeschlossen, sind für die Interne Budgetierung die Leistungsplanungen vorzunehmen. Im Rahmen der Leistungsplanung sind z. B. folgende Fragen zu beantworten:

- Welche Planbelegung wird für das Jahr X angestrebt?
- Wie viel Vollkräfte sind für die Bewältigung dieses Arbeitsumfangs erforderlich?
- Welche Pflegezeit ist für welche Pflegeorganisation notwendig?

Dabei wird die verhandelte Bettenauslastung mitbeachtet. Aus der abgeschlossenen Leistungsplanung ergibt sich im nächsten Schritt die Kostenplanung. Dabei wird getrennt zwischen den Personal- und Sachkosten. **882**

Aus dem monatlichen Budgetbericht hat der Kostenstellenverantwortliche im nächsten Schritt bei einer Abweichung der Soll- und Ist-Daten die notwendigen Konsequenzen zu ziehen. Bei einer dauerhaften Verschiebung der Pflegestufen nach oben hin, kann es bedeuten, dass mehr Personal eingesetzt werden muss, um die pflegerische Arbeit sachgerecht und entsprechend den Zielvorstellungen der Einrichtung zu leisten. Sollten die Sachkostenvorgaben überschritten sein, so hat zunächst eine Ursachenanalyse zu erfolgen. Danach ist zu überlegen, wie eine Angleichung an die Planvorgaben erfolgen kann. Bei der Konzipierung der Internen Budgetierung ist darauf zu achten, dass die Kostenstellenverantwortlichen nur für die Kosten und Leistungen verantwortlich sind, die sie auch tatsächlich beeinflussen können. **883**

Im Rahmen einer abschließenden Betrachtung der Internen Budgetierung für eine Einrichtung für einen Monat können die geplanten Erlöse den geplanten Kosten gegenüber gestellt werden. **884**

Die Daten zeigen der Heimleitung an, wo die Einrichtung in Bezug auf die Interne Budgetierung gegenwärtig steht. Mögliche Handlungsschritte sind aus diesen Daten abzuleiten. **885**

13.2 Marketing in Stationären Pflegeeinrichtungen

Neben dem Controlling ist das Marketing ein weiteres betriebswirtschaftliches Instrument, das zunehmend zur Betriebsführung in den Stationären Pflegeeinrichtungen zur Anwendung kommt. Auch hier wird bei der Erläuterung des Marketing getrennt zwischen der strategischen und der operativen Ebene. **886**

13.2.1 Einige Grundlagen

In den stationären Pflegeeinrichtungen hat sich die Situation mit der Einführung der Pflegeversicherung grundlegend gewandelt. Dieser Wandel kann umschrieben werden mit der Veränderung vom Verkäufer- zum Käufermarkt. **887**

Mit dem Terminus „Verkäufermarkt" umschreibt man die Situation, dass der Verkäufer einer Leistung sich um die Nachfrage nach dieser Leistung nicht sorgen muss, da auf jeden Fall eine ausreichende Nachfrage vorhanden ist. Der Verkäufer hat es in dieser Situation nicht nötig, auf die Wünsche und Vorstellungen **888**

Begriff Verkäufermarkt |307

der Käufer einzugehen. Beim „Käufermarkt" sieht es anders aus: Hier befindet sich der Käufer in der günstigen Situation, aus dem Angebot auszuwählen. Der Verkäufer hat sich den Wünschen der Klienten anzupassen.

889 Diese Situation ist kennzeichnend für den Markt der Stationären Pflegeeinrichtungen. Deshalb hat der Begriff der „Klientenorientierung" eine zentrale Bedeutung erlangt. Den Ausführungen zum strategischen Marketing in den Stationären Pflegeeinrichtungen werden die Thesen des Caritas-Marketing-Teams Pflege vorangestellt. Dieses Team, bestehend aus Mitarbeiterinnen des Deutschen Caritasverbandes, will mit seinen zehn Thesen den örtlichen Caritas Einrichtungen verdeutlichen, warum es in der gegenwärtigen Situation notwendig ist, sich mit dem Thema „Marketing" auseinander zu setzen und in welcher Form dies erfolgen kann.

890 „Zwischen Leitbild- und Marktorientierung – Thesen zum Ansatz des Caritas-Marketing-Teams Pflege":

1. Die Anwendung von Strategien des Marketing in der sozialen Arbeit des Caritas steht im umfassenden Gesamtzusammenhang der Entwicklung und Vermittlung von Qualität – und zwar in einem spezifischen, am Leitbild des Deutschen Caritasverbandes orientierten Sinn. Menschenwürde und Solidarität sind dabei die leitenden Maßstäbe. Der Art. 1 des Grundgesetztes findet als zentrale Aussage im Leitbild des Deutschen Caritasverbandes seinen Niederschlag: „Jeder Mensch ist einmalig als Person und besitzt eine ihm von Gott gegebene unverfügbare Würde" (I Satz 4).

2. Der Begriff und das Instrumentarium des Marketing stammen ursprünglich aus dem Bereich der Wirtschaft und entspringen dort den Erfordernissen, sich im Markt behaupten zu müssen. Darüber hinaus spiegelt Marketing-Orientierung eine grundsätzliche Denkhaltung und Einstellung gegenüber den Kunden wider. Sie geht von Austauschbeziehungen zwischen gleichberechtigten Partnern aus, die auf Freiwilligkeit beruhen. Auf der einen Seite stehen ein objektiver Bedarf und subjektive Bedürfnisse, auf der anderen Seite ein Angebot, das dann angenommen wird, wenn es dem Bedarf und den Bedürfnissen des zu gewinnenden Nachfragers entspricht. Um das Angebot dem Nachfrager bekannt und interessant zu machen, bedarf es der bedürfnis- und zielgruppenorientierten Kommunikation.

3. Marketing-Orientierung als Denkhaltung geht grundsätzlich aus dem Bedarf und den Bedürfnissen des Empfängers. Sie hat die Ausgestaltung einer Austauschbeziehung zum Ziel, die auf möglichst lange Dauer angelegt ist und dem Empfänger eine möglichst optimale Lösung seiner Probleme bietet. Ein solches Denken vom Empfänger her ist grundsätzlich in allen Bereichen sozialer Arbeit notwendig. Denn es geht hier darum, den anderen Menschen als Partner ernst zu nehmen und ihn in seinem Recht auf größtmögliche Selbstbestimmung zu stärken. Ethische Grundlagen dieser Denkhaltung ist die Achtung vor der Einmaligkeit und vor der unantastbaren Würde jedes Menschen und die Solidarität mit ihm.

4. Im konkreten Handeln beinhaltet Marketing ein vielfältiges Instrumentarium zur Analyse bestehender Bedarfe und Bedürfnisse, zur Planung, zur zielorientierten Umsetzung und zur Kommunikation.

5. Als strategisches Instrumentarium ist Marketing gerade für den Altenhilfebereich der Caritas erforderlich, da sich dieser im Wettbewerb mit konkurrie-

renden Anbietern befindet. Daher ergibt sich für ihn die Notwendigkeit, aktiv auf die Nachfrager einzuwirken, um diese für sein Angebot zu gewinnen. Auch hier ist grundsätzlich die Denkbewegung von der Motivation des Empfängers her unabdingbar. Sie äußert sich treffend in dem Satz: „Mit dem Kopf des Kunden denken und mit dem Herzen des Kunden fühlen". Dies gilt gerade für einen Bereich, in dem sich ein Nachfragermarkt entwickelt hat oder zu erwarten ist, dass der bisher vorherrschende Anbietermarkt abgelöst wird. Das bedeutet: Der Markt ist „gesättigt" und die Nachfrager können zwischen mehreren Anbietern frei wählen und diese Wahl entsprechend ihrem Bedarf und – noch mehr – ihren subjektiven Bedürfnissen treffen. „Wett-Bewerb" bedeutet Werben um die Gunst des Kunden.

6. Die Altenhilfe ist ein Arbeitsfeld der Caritas, innerhalb dessen bereits ein Marktwettbewerb herrscht und auf den seitens des Deutschen Caritasverbandes und des Verbandes Katholischer Heime und Einrichtungen der Altenhilfe mit der Gründung des Caritas-Marketing-Teams Pflege erfolgversprechend reagiert wurde. Es verfolgt einen doppelten, in der Realisierung jedoch konvergierenden Ansatz. Zum einen unterstützt es Dienste und Einrichtungen der ambulanten und der stationären Pflege bei ihrem Wettbewerb im Markt; d. h. es berät sie bei der Bereitstellung und Kommunikation eines Produkts, das dem objektiven Bedarf und den subjektiven Bedürfnissen der „Kunden" so entspricht, dass es von diesen angenommen bzw. dem Angebot der Wettbewerber vorgezogen wird. Dabei berücksichtigt es die besondere Bedürfnislage von Pflegebedürftigen bzw. von deren Angehörigen und Mitmenschen. Negativ betrachtet ist dieses Bedürfnis geleitet von der Angst, dass auf Pflege angewiesen zu sein zugleich den Verlust an Selbstbestimmung, personaler Würde und Individualität bedeutet. Positiv gewendet bedeutet dies: die Hoffnung, auch unter den schwierigen Bedingungen der **Pflegebedürftigkeit** ein Leben in Würde und größtmöglicher Selbstbestimmung führen können, und zwar bis zum Ende und einschließlich eines menschenwürdigen Sterbens. Anders gesagt: Im Mittelpunkt steht das Bedürfnis, dass die Vielfalt und Ganzheit menschlicher Personalität nicht auf den Ausschnitt der Pflegebedürftigkeit reduziert wird, sondern in ihrem Anspruch auf Leben – in und trotz der Pflegebedürftigkeit – unterstützt und begleitet wird. In diesem Sinne haben „Pflegekunden" das zentrale Bedürfnis, sich in der Unverletzbarkeit ihres Personseins anvertrauen zu können.

7. Das strategische Grundprinzip des Caritas-Marketing-Teams Pflege besteht darin, in den Pflegediensten und Einrichtungen der Caritas ein Leistungsprofil herauszuarbeiten und zu realisieren, das diesem Bedürfnis nach Menschenwürde und Selbstbestimmung und dem Grundrecht darauf entspricht und das die Betroffenen in der Lösung ihrer jeweiligen individuellen Probleme unterstützt. Dies widerspricht nicht einem marktgerechten Wettbewerb, sondern stellt vielmehr den entscheidenden Punkt dar, der das Leistungsprofil der „Pflegemarke Caritas" von dem Angebot der Wettbewerber unterscheidet. Indem Pflegedienste und -einrichtungen der Caritas mit diesem Angebot um das Vertrauen der „Pflegekunden" auf dem Markt werben, erfüllen sie unmittelbar die ethischen Vorgaben des Leitbilds des Deutschen Caritasverbandes.

8. Die Realisierung dieses Ansatzes hat eine Reihe von Konsequenzen: Sie erfordert erstens eine konsequente Umkehr des Denkens und Handelns – weg

von den normierten Vorgaben institutioneller Abläufe und Prozesse, denen sich pflegebedürftige Menschen zu unterwerfen haben, und hin zu den individuellen Bedürfnissen dieser Menschen, von denen her die Abläufe und Prozesse zu gestalten sind. Sie erfordert zweitens, die Orientierung an Menschenwürde und Selbstbestimmung nicht nur als formelhaften Anspruch vorzutragen, sondern sie in allen Prozessen und Abläufen des Pflegealltags in konkrete Fachlichkeit zu übersetzen. Menschlichkeit als spezifisches Profil der Pflegemarke Caritas bedeutet eine spezifische, neu zu erarbeitende Professionalität, wie sie in dem Begriff „Menschlichkeit als Querschnittsfachlichkeit" treffend ausgedrückt wird. Dieser Ansatz muss sich – drittens – in konkreten Maßnahmen der Produktentwicklung, der Organisationsentwicklung, der Personalentwicklung und schließlich der Kommunikation auswirken.

9. Die Realisierung dieses Ansatzes lässt sich nur in sehr geringem Umfang standardisieren. Sie erfordert eine individuelle Beratung und Begleitung der einzelnen Pflegedienste und -einrichtungen, die von der jeweils örtlichen Situation ausgeht und deren Gegebenheiten in den Beratungs- und Entwicklungsprozess einbezieht. Die Dienstleistung des Caritas-Marketing-Teams Pflege besteht daher in einem Beratungsangebot vor Ort, gegebenenfalls für einen Einrichtungsverbund auf regionaler Ebene.

10. Marketing, übertragen auf den Altenhilfebereich, kann als ein strategisches Managementinstrumentarium betrachtet werden, das auf dem Hintergrund der Kunden- und Bedürfnisorientierung seinen inhaltlichen, methodischen und kommunikativen Beitrag zur Qualitätsentwicklung der Altenhilfearbeit leistet. In diesem Sinne bedingen Marketing und Qualitätsmanagement einander" (*Verband katholischer Heime und Einrichtungen der Altenhilfe in Deutschland e. V.* 2001, S. 5 ff.).

13.2.2 Strategisches Marketing

891   Im personenbezogenen sozialen Dienstleistungsbereich ist es in den letzten Jahren mehr und mehr üblich geworden, dass sich die Einrichtungen in diesem Bereich ein Leitbild gegeben haben. Mit diesem Leitbild soll nach außen und innen dokumentiert werden, welche Mission die Institution mit welchen Mitteln erfüllen will. So kann eine kirchliche Einrichtung in diesem Leitbild schriftlich festhalten, was sie unter „menschenwürdiger Pflege" versteht und wie sie diese Pflege im alltäglichen Handeln verwirklichen will. Dieses Leitbild ist eine Absichtserklärung – auch nach außen und innen. Zur Umsetzung des Leitbildes müssen die Absichtserklärungen in konkrete Unternehmensziele formuliert werden. Das strategische Marketing kann dazu herangezogen werden.

892   Den Veränderungen in der Umwelt der Stationären Pflegeeinrichtungen können die Unternehmensleitungen mit der Entwicklung einer Marketingkonzeption, bestehend aus den Unternehmenszielen, der Marketingstrategie und den Marketinginstrumenten, begegnen.

893   In Deutschland befinden sich die Stationären Pflegeeinrichtungen zum überwiegenden Teil in öffentlicher und freigemeinnütziger Trägerschaft. Von diesen werden eher bedarfswirtschaftliche als erwerbswirtschaftliche Unternehmensziele

verfolgt. Einen Zielkatalog für Stationäre Pflegeeinrichtungen, bei dem das Ober-
ziel „Bedarfsadäquate Betreuung hilfs- und pflegebedürftiger Menschen" verfolgt wird, zeigt die nachstehende Abbildung 100.

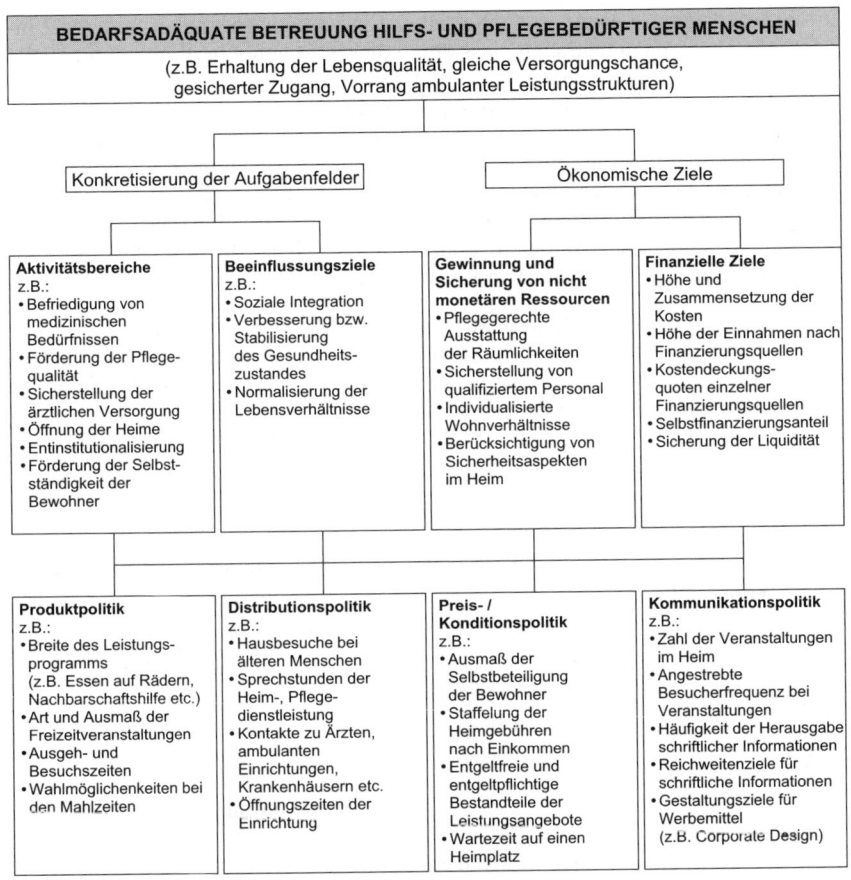

Abb. 100: Zielkatalog für Stationäre Einrichtungen der Altenhilfe
Quelle: Horak/Matul/Scheuch 2002, S. 205

In diesem Zielkatalog sind neben den Aufgabenfeldern die ökonomischen Ziele   **894**
angesiedelt. Damit wird bei dieser Anordnung der Ziele herausgearbeitet, dass
die Einrichtung beide Ziele gleichzeitig verfolgen will bzw. muss. Auf der nächsten Zielebene sind die operativen Marketinginstrumente wie z. B. die Produktpo-
litik angesiedelt.

Als Strategieansätze (vgl. *Sehlbach* 1999) im stationären Altenhilfebereich kann   **895**
auf die Kosten- bzw. Preisführerschaft, die Differenzierung und / oder die Kon-
zentration zurückgegriffen werden. Mit Hilfe von Fusionen oder Kooperationen
von Einrichtungen kann darauf hingewirkt werden, dass durch die damit erzielte
Größe besondere Bedingungen beim Einkauf von Artikeln erreicht werden und

damit ein Kostenvorteil gegenüber Konkurrenten erzielt wird. Die Größe kann auch dazu genutzt werden, um im örtlichen Bereich die politische Einflussnahme zu stärken (z. B. bei einer kommunalen Gebietskörperschaft).

896   Ein differenziertes Leistungsangebot einer Einrichtung gegenüber anderen Einrichtungen kann dazu beitragen, dass durch dieses Angebot bestimmte potentielle Bewohner angezogen werden. Diese potentiellen Bewohner sind dann eher im Bereich zu finden, die über mehr finanzielle Mittel verfügen als der Durchschnitt der Bewohner von Alteneinrichtungen. Die Spezialisierung auf bestimmte Krankheitsbilder oder auf Vorlieben von potentiellen Bewohnern ist im Rahmen der Konzentrationsstrategie anzutreffen, die eher bei kleineren Einrichtungen anzutreffen ist. Diese Einrichtungen können sich z. B. auf die Bewohner spezialisieren, die Alzheimer haben. Oder sie konzentrieren sich auf die Bewohner, die eher eine häusliche, eine familiäre Atmosphäre suchen.

897   Um sich den veränderten Herausforderungen des Marktes zu stellen, hat eine Stationäre Pflegeeinrichtung mehrere Möglichkeiten. Sie kann entweder für die bisherigen Bewohner neue Angebote bereithalten oder versuchen, neue Produkte für bisher nicht angesprochene Bewohner anzubieten, damit diese Bewohner damit gewonnen werden. Die folgende Abbildung 101 zeigt diese Möglichkeiten.

	Kundengruppen	
	bisher	**neu**
bisher	**Marktdurchdringung**	**Marktentwicklung** • Restaurant, Café • Essen auf Rädern
neu	**Horizontale Produktentwicklung** • Kurzzeitpflege • Tagespflege • Nachtpflege **Vertikale Produktentwicklung** • Ambulante Pflege • Hospiz	**Diversifikation** • Spezielle Versorgung gerontopsychiatrisch Erkrankter • Apalliker

(Angebote)

Abb. 101: Differenzierungsmöglichkeiten einer „normalen" stationären Einrichtung
Quelle: Sehlbach 1999, S. 45

898   Für die Unternehmensleitung ist es relativ einfach, im Rahmen der Marktentwicklung neue Produkte für bisher nicht angesprochene Zielgruppen, anzubieten. Dazu zählen die Leistungen eines Restaurants, eines Cafés, das Anbieten von Essen auf Rädern. Mit Hilfe der Produktentwicklung sollen neue Angebote geschaffen werden. Entweder werden mit diesen neuen Angeboten die bisherigen Klienten angesprochen oder auch neue Klienten. Im Rahmen der horizontalen Produktentwicklung können folgende pflegerischen Leistungen zusätzlich angeboten werden:

- Kurzzeitpflege (§ 42 SGB XI),
- Tages- und Nachtpflege (§ 41 SGB XI).
- Auf das Anbieten im vor- und nachgelagerten Bereich der Stationären Pflegeeinrichtungen zielen die Leistungen der ambulanten Pflege (§ 71 SGB XI)
  und die Leistungen des Hospizes (§ 39a SGB V).

Personelle und bauliche Gegebenheiten sind zu prüfen im Rahmen der Diversifi-   **899**
kation, wenn neue Produkte für neue Klienten zum Angebot kommen sollen. Die
Umsetzung dieser Strategien oder auch Teilen davon wird mit zum Erfolg eines
Unternehmens und damit zur mittel- bis langfristigen Bestandssicherung.

13.2.3 Operatives Marketing

Die Preis-, Kommunikations- und Distributionspolitik können als Instrumente im   **900**
operativen Marketing eingesetzt werden (vgl. *Sehlbach* 1999). In den weiteren
Ausführungen wird auf die praktische Anwendung (nur jeweils einige Beispiele)
dieser Instrumente im Bereich der Stationären Pflegeeinrichtungen eingegangen.

In Bezug auf die Zusatzleistungen nach § 88 SGB XI kann die Preispolitik ge-   **901**
handhabt werden. Hier kann die jeweilige Einrichtung überlegen, welche Preise
sie für welche Leistungen verlangt. Gegenüber den Mitbewerbern kann sich die
Einrichtung mit diesen Preisen profilieren und im Ergebnis möglicherweise auch
neue Bewohner gewinnen.

Das operative Marketinginstrument „Kommunikationspolitik" kann die Stationä-   **902**
re Pflegeeinrichtung auf vielfältige Weise einsetzen. Im Rahmen des Corporate
Design (CD) hat die Einrichtung zu entscheiden, wie sie nach außen in Erscheinung treten möchte. Ein entsprechendes Logo bringt dies zum Ausdruck. Die Öffentlichkeitsarbeit, verstanden als alle Maßnahmen, mit denen bei bestimmten
Zielgruppen um Vertrauen und Verständnis geworben wird (vgl. *Meffert/Bruhn*
2000, S. 375), kann mit Hilfe der Pressearbeit, eines Tages der offenen Tür betrieben werden.

Schließlich kann die (Medien-) Werbung eingesetzt werden. „Unter (Medien-)   **903**
Werbung verstehen wir eine absichtliche, im Sinne der Marketing-Ziele gestalte-
te Beeinflussung von bestimmten Zielgruppen über Distanz durch spezifische
(Werbe-) Medien" (*Purtschert* 2001, S. 300). Als Werbemedien in den Einrichtungen der Stationären Pflegeeinrichtungen kommt überwiegend die Anzeigenwerbung (z. B. in Zeitungen und Zeitschriften) oder die Direktwerbung mit dem
Versenden von z. B. Werbebriefen, Spendenbriefen, Mitgliederbriefen.

Im Rahmen der Distributionspolitik spielt die Bewohnerakquisition eine bedeu-   **904**
tende Rolle. Jede Einrichtung hat für sich zu überlegen, wie die vorhandenen Kapazitäten (z. B. die Heimplätze) am besten kontinuierlich und auf Dauer besetzt
werden können. Die Frage ist dabei zu klären, welche Personen und Institutionen
in welcher Form (z. B. Brief, persönliche Ansprache) anzusprechen sind, um das
genannte Ziel zu erreichen.

Die genannten Instrumente sind in der praktischen Umsetzung von den Einrich-   **905**
tungen in einem „Marketing-Mix" einzusetzen. Die Erfolgskontrolle der einzelnen Instrumente hat dabei natürlich auch zu erfolgen.

313

13.3 Personalwirtschaft in Stationären Pflegeeinrichtungen

906 Das Thema Personalwirtschaft in Stationären Pflegeeinrichtungen wird in der betriebswirtschaftlichen Literatur gegenwärtig nicht so umfassend bearbeitet, wie man sich dieses für diesen Bereich wünschen wurde. Ähnlich wie im Krankenhaus steht die Thematik der quantitativen Personalbedarfsplanung im Vordergrund, allerdings für die Krankenhäuser nur in der internen Auseinandersetzung. Für die Stationären Pflegeeinrichtungen ist dieses Thema auch für die Pflegesatzverhandlungen von Bedeutung.

907 In den weiteren Ausführungen wird deshalb nach der Erläuterung einiger Grundlagen auf die Personalbedarfsermittlung eingegangen.

13.3.1 Einige Grundlagen

908 Es ist bereits formuliert worden, dass die Aufgabe der Personalwirtschaft darin besteht den Einsatz des Personals so zu organisieren, dass eine Verschwendung der Ressource Personal nicht gegeben ist. Um diese Aufgabe wahrnehmen zu können, ist es notwendig, dass die Informationsbasis für die Personalwirtschaft geschaffen wird. Diese besteht aus den *vier Bereichen:*

- unternehmerische Arbeitsmarktforschung,
- unternehmerische Personalforschung,
- unternehmerische Arbeitsforschung und
- dem Personalinformationssystem.

13.3.1.1 Zur unternehmerischen Arbeitsmarktforschung

909 Die unternehmerische Arbeitsmarktforschung zielt auf die rechtzeitige Aufdeckung von Angebots- und Nachfragepotentialen je Personalgruppe auf dem externen und internen Arbeitsmarkt (vgl. *Drumm* 2000, S. 84). Zur Umschreibung des externen Arbeitsmarktes in den Stationären Pflegeeinrichtungen wird die Anzahl der beschäftigten Personen genannt (vgl. Tabelle 90).

Tab. 90: Berufsabschlüsse des in Pflegeheimen tätigen Personals

Quelle: Statistisches Bundesamt 2009

	Anzahl	Anteile
Pflegefachkraft (Altenpflege, Kranken- und Kinderkrankenpflege)	187 335	34,4 %
Anerkannte (Alten-, Krankenpflege-)Helferin/Helfer	35 090	6,4 %
Pflegewissenschaftlicher Abschluss an FH oder Universität	1 633	0,3 %
Heilerziehungspflege / Heilpädagoge	2 602	0,5 %
Ergotherapeut	4 784	0,9 %
Sozialpädagogischer / sozialarbeiterischer Abschluss	6 655	1,2 %
Sonstiger pflegerischer oder sozialer Beruf (mit Abschluss)	39 083	7,1 %
Hauswirtschaftlicher Berufsabschluss	23 656	4,3 %
Sonstiger Berufsabschluss	130 010	23,9 %
Ohne Berufsabschluss / in Ausbildung	113 156	20,8 %
Insgesamt	544 004	100 %

Von diesen Personen sind ca. 35 % Pflegefachpersonen. Knapp 25 % verfügen über einen Berufsabschluss, der nicht im Bereich der Gesundheits- oder Sozialberufe anzusiedeln ist. Ein weiteres Fünftel der Beschäftigten verfügt über keinen Berufsabschluss. Im Hinblick auf die beschäftigten Personen in den stationären Pflegeeinrichtungen haben die Einrichtungen die Verordnung über die personelle Anforderungen für Heime (Heimpersonalverordnung) zu beachten. „Im Hinblick auf die Heimpersonalverordnung, nach der in Pflegeheimen mindestens 50 % des in der Pflege beschäftigten Personals qualifizierte Fachpersonen sein müssen, bedarf die Qualifikationsstruktur besonderer Aufmerksamkeit. Zur Fachkraftquote ist nicht nur das Pflegepersonal, sondern auch anderes Fachpersonal in der Betreuung zu zahlen" (*Deutscher Bundestag*, Drucksache 14/8822, S. 255). Zum jetzigen Zeitpunkt kann davon ausgegangen werden, dass immer noch nicht alle Heime die anzustrebende Fachkraftquote erreichen. In den §§ 5 und 6 der Heimpersonalverordnung sind die entsprechenden Bestimmungen festgehalten worden.

910

§ 5
Beschäftigte für betreuende Tätigkeiten

(1) Betreuende Tätigkeiten dürfen nur durch Fachkräfte oder unter angemessener Beteiligung von Fachkräften wahrgenommen werden. Hierbei muss mindestens einer, beimehr als 20 nicht pflegebedürftigen Bewohnern oder mehr als vier pflegebedürftigen Bewohnern mindestens jeder zweite weitere Beschäftigte eine Fachkraft sein. In Heimen mit pflegebedürftigen Bewohnern muss auch bei Nachtwachen mindestens eine Fachkraft ständig anwesend sein.

(2) Von den Anforderungen des Absatzes 1 kann mit Zustimmung der zuständigen Behörde abgewichen werden, wenn dies für eine fachgerechte Betreuung der Heimbewohner erforderlich oder ausreichend ist.

(3) Pflegebedürftig im Sinne der Verordnung ist, wer für die gewöhnlichen und regelmäßig wiederkehrenden Verrichtungen im Ablauf des täglichen Lebens in erheblichem Umfang der Pflege nicht nur vorübergehend bedarf.

§ 6
Fachkräfte

Fachkräfte im Sinne dieser Verordnung müssen eine Berufsausbildung abgeschlossen haben, die Kenntnisse und Fähigkeiten zur selbstständigen und eigenverantwortlichen Wahrnehmung der von ihnen ausgeübten Funktion und Tätigkeit vermittelt.Altenpflegehelferinnen und Alterpflegehelfer, Krankenpflegehelferinnen und Krankenpflegehelfer sowie vergleichbare Hilfskräfte sind keine Fachkräfte im Sinne der Verordnung.

Im Hinblick auf den internen Arbeitsmarkt ist bei den Beschäftigten in den hier betrachteten Einrichtungen zu trennen zwischen *Arbeitnehmern und Nicht-Arbeitnehmern*. „Nicht-Arbeitnehmer sind jene Mitarbeiter, die formal kein Arbeitsverhältnis abgeschlossen haben und Pflegearbeit nicht auf Grund von Erwerbsmotivation leisten" (*Voges* 2002, S. 231).

911

Als Nicht-Arbeitnehmer in der Haupttätigkeit werden Zivildienstleistende, Angehörige von Orden usw., Praktikanten und Helferinnen im sozialen Jahr angese-

912

hen. Vor allem Zivildienstleistende stellen mit eine Personalressource in den Stationären Pflegeeinrichtungen dar. Tabelle 91 gibt eine Übersicht.

Tab. 91: *Personal in der Altenpflege nach Arbeitnehmerstatus*

Quelle: Voges 2002, S. 231

Arbeitnehmer		Nicht-Arbeitnehmer	
Haupttätigkeit	**Nebentätigkeit**	**Haupttätigkeit**	**Nebentätigkeit**
voll- und teilzeitbeschäftigte Pflege(-fach)kräfte, ABM-Kräfte, HzA-Kräfte, Schüler, Auszubildende, Praktikanten	geringfügig Beschäftigte (325-Kräfte), Aushilfen, „freie Mitarbeiter" (Honorarkräfte), Abrufkräfte (Einsatz bei Bedarf)	Zivildienstleistende, Angehörige von Orden und Schwesternschaften, Diakonissen, Praktikanten, Helferinnen im sozialen Jahr	ehrenamtliche Mitarbeiter

913   Das Wirtschaftlichkeitsgebot auf der einen Seite und die Fachkraftquote auf der anderen Seite zwingt die Einrichtungen dazu, den internen Arbeitsmarkt so zu strukturieren, dass in ihm quantitative (z. B. Belegung) und qualitative Schwankungen ohne größere Probleme ausgeglichen werden können. Die Nicht-Arbeitnehmer sowie die geringfügig Beschäftigten und die Aushilfen stellen dabei für die Unternehmensleitung die „disponible Personalressource" dar.

13.3.1.2 Zur unternehmerischen Personalforschung

914   Um Informationen über das Personal zu erhalten und auf der Grundlage dieser Informationen Entscheidungen zu treffen, wird unternehmerische Personalforschung betrieben. Die Wahrnehmung dieser Aufgabe (kontinuierlich und systematisch) dürfte zum gegenwärtigen Zeitpunkt in den Stationären Pflegeeinrichtungen kaum oder überhaupt nicht erfolgen. Eine Erklärung für diesen Umstand mag in der durchschnittlichen Größe der Einrichtungen liegen. Eine weitere Erklärung ist in dem noch nicht ausreichend vorhandenen Problembewusstsein zu suchen, in welchem das Personal *die wichtigste Ressource* ist – und nicht nur der größte Kostenfaktor.

13.3.1.3 Zur unternehmerischen Arbeitsforschung

915   Im Rahmen der unternehmerischen Arbeitsforschung werden die betrieblichen Arbeitsprozesse und Arbeitsbedingungen systematisch untersucht. Daneben nimmt die Arbeitsforschung aber noch eine Gestaltungsaufgabe wahr, in dem sie Vorschläge unterbreitet, wie die Arbeitsprozesse und -bedingungen menschengerecht gestaltet werden können. In den Stationären Pflegeeinrichtungen sind zahlreiche Forschungsarbeiten zu dieser Thematik verfasst worden. „Diese Studien zeigen für die empfundenen Arbeitsbedingungen und Belastungen Pflegender immer wieder ein ähnliches Bild [...]: Ausgeprägte körperliche und psychische Belastungen, hoher Zeitdruck, die Zuständigkeit für eine als zu groß empfundene Zahl von Bewohnerinnen und Bewohner und zu wenig Zeit für die psychosoziale

Betreuung. Aufstiegs-, Karriere- und Qualifikationsmöglichkeiten werden als mangelhaft angesehen, das allgemeine Ansehen der Altenpflege als Beruf wird als zu gering empfunden. Geringe Partizipationsmöglichkeiten sind mit einem ausgeprägten hierarchischen Führungsverhalten verbunden" (*Deutscher Bundestag*, Drucksache 14/ 8822, S. 256). Um auf Grund dieser Ergebnisse eine verbesserte Situation für das Personal zu erreichen, ist auch eine bessere Personalausstattung der Einrichtungen erforderlich. Im Zusammenhang mit der quantitativen Personalbedarfsplanung wird auf dieses Problem eingegangen.

Gegenwärtig und für die Zukunft noch verstärkt, werden wir aber mit der Situation konfrontiert, dass vorhandene freie Personalstellen auf Grund einer internen Budgetierung nicht besetzt werden. Das Argument des Personalmangels aufgrund fehlender Fachkräfte kann somit nicht aufrechterhalten werden, da zeitgleich zu viele Pflegefachkräfte auf dem Arbeitsmarkt zur Verfügung stehen. **916**

13.3.1.4 Personalinformationssysteme

Ein Personalinformationssystem soll die vorhandenen Informationen über das Personal zusammenführen und der Unterstützung von Entscheidungen beim Einsatz des Personals dienen. Ein solches System dürfte in den Stationären Pflegeeinrichtungen, wenn überhaupt, nur in ersten Ansätzen vorhanden sein. **917**

13.3.2 Personalbedarfsplanung

Nach der Schaffung einer annähernd fundierten Informationsbasis für die Personalwirtschaft erfolgt im nächsten Schritt die Personalbedarfsplanung, wobei zwischen der qualitativen und der quantitativen Personalbedarfsplanung getrennt wird. Während die qualitative Personalbedarfsplanung darauf abzielt, die Kenntnisse, Fähigkeiten und Verhaltensweisen des Personals zu ermitteln, die diese für die Zukunft haben sollten um die Ziele des Unternehmens zu erreichen, ist die quantitative Personalbedarfsplanung darauf gerichtet, die Personalmenge zu ermitteln, die erforderlich ist, um das Leistungsprogramm des Unternehmens zu bewältigen. **918**

Für die Stationären Pflegeeinrichtungen ist die qualitative Personalbedarfsplanung z. B. relevant, wenn die Einrichtung neue Aufgaben übernimmt und dafür im ersten Schritt zu ermitteln ist, über welche Kenntnisse, Fähigkeiten und Verhaltensweisen das Personal verfügen muss, um diese Aufgabe zu erfüllen. **919**

Bei den Stationären Pflegeeinrichtungen steht zum gegenwärtigen Zeitpunkt die quantitative Personalbedarfsplanung im Mittelpunkt. Dabei stehen die Einrichtungen vor dem Problem, dass sie zum einen eingebunden sind in die institutionellen, finanziellen und rechtlichen Regelungen von der Kommunalen – bis zur Bundesebene und zum anderen in ihrer Einrichtung „ihre" Pflegetheorie, das von ihnen favorisierte Menschenbild verwirklichen möchten. Die Personalbemessung hat, wenn möglich, den Ausgleich zwischen dem ermittelten Bedarf und den zur Verfügung stehenden Ressourcen herbeizuführen. Die angestrebten **920**

Pflegeziele sind dabei zu beachten. Der Zusammenhang wird aus Abbildung 102 deutlich.

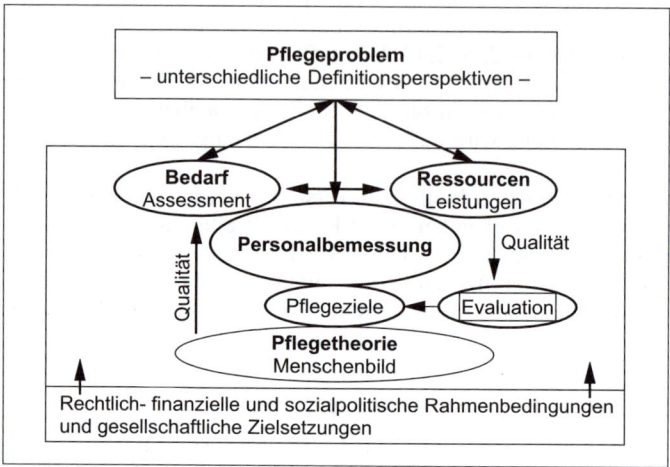

Abb. 102: *Personalbemessungssysteme im Kontext*
Quelle: von Kardorff 2002, S. 6

921 Neben diesen Ausgangs- bzw. Rahmenbedingungen von Personalbemessungssystemen haben diese bestimmte Aufgaben zu erfüllen. Mit ihnen sollen die erforderlichen Ressourcen geplant und zugeteilt werden. Auch zur effektiven Interventionsplanung kann sie herangezogen werden. Die Grundlage bildet sie mit bei der Kostenkalkulation und bei Kosten- und Leistungsvergleichen. Die Personalbemessung erfüllt daneben eine wichtige Aufgabe bei der Frage der Qualität der Leistungserbringung. Schließlich wird mit ihr gegenüber verschiedenen Personen und Institutionen Transparenz hergestellt. Aus der nachfolgenden Zusammenstellung ergeben sich noch einmal die Aufgaben und Funktionen von Personalbemessungssystemen.

- „aufwandsgerechten *Ressourcenbereitstellung* (-planung),
- effizienten (bedarfsbezogenen) *Ressourcenzuteilung* und damit einhergehenden Patientenzuordnung,
- fachgerechten und effektiven *Interventionsplanung* und Maßnahmedurchführung,
- leistungsbezogenen Kostenkalkulation innerhalb eines Rahmenbudgets,
- Bestimmung von Kosten- und Leistungsvergleichen zwischen verschiedenen Anbietern *(Benchmarking),*
- Verbindung mit wissenschaftlich *fundierten Zielvorgaben und Qualitätsindikatoren,* die sich zur Evaluation der *Effekte* von Leistungen beziehungsweise der *Strategien* und *Maßnahmen* (Überprüfung der Zielerreichung) sowie zur *Outcome-Messung* eignen,
- *zur Herstellung verbesserter Transparenz* des Hilfesystems gegenüber Kostenträgern, Öffentlichkeit und Nutzen" (*von Kardorff* 2002, S. 12 f.).

Für das Bundesland Baden-Württemberg ist nach § 75 SGB XI – Rahmenverträ- **922**
ge – vereinbart worden (gültig ab 1.1.2003), dass der durchschnittliche Personalschlüssel im Pflege- und Betreuungsdienst auf 1 zu 2,37 festgesetzt wird. Für die
einzelnen Pflegestufen wurden die folgenden Personalschlüssel vereinbart:

- Pflegestufe 0: 1 zu 4,47
- Pflegestufe 1: 1 zu 3,13
- Pflegestufe 2: 1 zu 2,23
- Pflegestufe 3: 1 zu 1,65.

Wie man den nachfolgenden Tabellen 92 bis 94 entnehmen kann, hat jedes Bun- **923**
desland einen eigenen Personalschlüssel. Daher kann man die Personalausstattung einer Einrichtung in z. B. Brandenburg nicht mit der Personalausstattung in
z. B. Baden-Württemberg vergleichen.

Tab. 92: Personalschlüssel nach Pflegestufe 1 und Länder
Quelle: eigene Darstellung nach Deutscher Caritasverband 2005

Bundesland	Pflegekräfte			Pflegeminuten			
	von	bis	Nachtwache	von	bis	Nachtwache	Mittel
Baden-Würtemberg	1: 3,96	3,13	30,00	66	84	9	84
Bayern	1: 3,00			87			87
Berlin	1: 4,64			56			56
Brandenburg	1: 4,53			60			60
Bremen	1: 4,00			65			65
Hamburg	1: 4,30			61			61
Hessen	1: 4,60			57			57
Mecklenburg-Vorp.	1: 6,00	5,00	30,00	45	54	9	59
Niedersachsen	1: 4,50	3,65		58	72		65
NRW	1: 4,00			65			65
Rheinland-Pfalz	1: 4,30	4,10		61	64		63
Saarland	1: 3,92			67			67
Sachsen*)	1: 4,50			60			60
Sachsen-Anhalt	1: 5,20			52			52
Schleswig-Holstein	1: 6,00	4,05	20,00	44	65	13	68
Thüringen	1: 4,30	3,40		63	80		72

*) Berücksichtigung der geleisteten Jahresarbeitszeit in den sozial-pflegerischen Berufen.

Tab. 93: Personalschlüssel nach Pflegestufe 2 und Länder

Quelle: eigene Darstellung nach Deutscher Caritasverband 2005

Bundesland	Pflegekräfte				Pflegeminuten			
		von	bis	Nachtwache	von	bis	Nachtwache	Mittel
Baden-Würtemberg	1:	2,83	2,23	30,00	92	117	9	114
Bayern	1:		2,25		116			116
Berlin	1:		2,73		96			96
Brandenburg	1:		3,32		82			82
Bremen	1:		2,50		105			105
Hamburg	1:		2,53		103			103
Hessen	1:		3,05		86			86
Mecklenburg-Vorp.	1:	4,00	3,00	30,00	68	91	9	89
Niedersachsen	1:	3,00	2,43		87	108		98
NRW	1:		2,50		105			105
Rheinland-Pfalz	1:	2,90	2,70		90	97		94
Saarland	1:		2,81		93			93
Sachsen *)	1:		3,00		91			91
Sachsen-Anhalt	1:		2,65		103			103
Schleswig-Holstein	1:	4,00	3,05	20,00	65	86	13	89
Thüringen	1:	3,10	2,40		88	113		101

*) Berücksichtigung der geleisteten Jahresarbeitszeit in den sozial-pflegerischen Berufen.

Tab. 94: Personalschlüssel nach Pflegestufe 3 und Länder
Quelle: eigene Darstellung nach Deutscher Caritasverband 2005

Bundesland	Pflegekräfte			Pflegeminuten			
	von	bis	Nachtwache	von	bis	Nachtwache	Mittel
Baden-Würtemberg	1: 2,08	1,64	30,00	126	160	9	152
Bayern	1:	1,90		138			138
Berlin	1:	2,11		124			124
Brandenburg	1:	2,12		128			128
Bremen	1:	2,00		131			131
Hamburg	1:	1,79		146			146
Hessen	1:	2,30		114			114
Mecklenburg-Vorp.	1: 2,50	2,00	30,00	109	136	9	132
Niedersachsen	1: 2,00	1,82		131	144		138
NRW	1:	1,80		145			145
Rheinland-Pfalz	1: 1,90	1,70		138	154		146
Saarland	1:	2,07		126			126
Sachsen *	1:	2,00		136			136
Sachsen-Anhalt	1:	1,70		160			160
Schleswig-Holstein	1: 2,80	2,28	20,00	93	115	13	117
Thüringen	1: 2,30	1,80		118	151		135

*) Berücksichtigung der geleisteten Jahresarbeitszeit in den sozial-pflegerischen Berufen.

14   Zusammenfassung

Die Stationären Pflegeeinrichtungen unterliegen ähnlich wie die Krankenhäuser   **924**
einer Vielzahl von institutionellen Bestimmungen, die sie bei ihrem wirtschaftlichen bzw. ihrem pflegewirtschaftlichen Handeln zu beachten haben. Ausgehend
von der Festlegung, dass die pflegerische Versorgung der Bevölkerung zu gewährleisten ist, muss die entsprechende Pflegeinfrastruktur vorgehalten werden.

Den Sicherstellungsauftrag für diese Aufgabe übernehmen die Pflegekassen. Auf   **925**
der Ebene der Leistungsbereitstellung und der Vorhaltung der entsprechenden
Pflegeinfrastruktur, arbeiten Land und Kommune zusammen. Die kommunale
Ebene übernimmt hier eine wichtige Aufgabe für ihre Bürger.

Mit Hilfe des gesetzlichen Auftrags nach der Trägervielfalt auf der Angebotsseite   **926**
wird sichergestellt, dass die Vielzahl der Träger in Konkurrenz um den Pflegebedürftigen tritt. Eine „innere Beweglichkeit" ist damit auch bei den einzelnen Trägern gefordert, die es vor Inkrafttreten des Pflegeversicherungsgesetzes so nicht
gab.

Bei der Gestaltung des rechtlichen Rahmens für die Stationären Pflegeeinrichtun-   **927**
gen stand für den Gesetzgeber der Krankenhausbereich „Pate". Was dort sich bewährt hatte, wurde übertragen oder so modifiziert, dass es für den Pflegeheimbe-
reich „passte".

Dieser Bereich wird mehr und mehr vom betriebswirtschaftlichen Denken er-   **928**
fasst. Man darf gespannt sein, ab wann es auch hier differenzierte, leistungsorientierte Entgelte gibt. Wünschenswert wäre es m. E., wenn eine stärkere Vernetzung der Pflegewissenschaft mit der betriebswirtschaftlichen Gestaltung stattfinden würde, um so z. B. die Sachwalterrolle für die pflegebedürftigen Menschen
zu übernehmen.

Zwischenzeitlich ist auch für die stationären Pflegeeinrichtungen das Rechnungs-   **929**
wesen zu einem betriebswirtschaftlichen Steuerungsinstrument geworden. Das
betriebliche Handeln wird dadurch nachhaltig beeinflusst. Es liegt in der Hand
der Einrichtungsleitung/Geschäftsführung, ob dieses Instrument die übrigen
Handlungsfelder überlagert, oder gar dominiert, oder ob dieses Steuerungsinstrument neben anderen Instrumenten seinen Platz einnimmt. Zu Wünschen ist die
letzte Variante, dass also das Rechnungswesen in seiner Bedeutung für den betrieblichen Alltag relativiert wird. Das es entscheidend ist für die Existenz oder
Nicht-Existenz eines Unternehmens, steht wohl außer Zweifel.

Dieses Instrument ist sicherlich für diesen Sektor der sozialen personennahen   **930**
Dienstleistungen noch weiterzuentwickeln. Zu denken ist an das Prozessmanagement mit der Prozesskostenrechnung. Die jetzige Kostenrechnung mit der Kos-
tenarten-, Kostenstellen- und Kostenträgerrechnung „zementiert" die bestehenden hierarchischen Strukturen. Das Prozessmanagement mit der Prozesskostenrechnung kann diese überkommenen Strukturen aufbrechen.

Bei der Finanzierung der stationären Pflegeeinrichtungen kommt neben der Pfle-   **931**
gekasse grundsätzlich dem Pflegebedürftigen eine bedeutende Rolle zu. Dies ist
anders als im Krankenhausbereich. Dort finanziert die Krankenkasse die (Be-
triebs-) Kosten des Patienten grundsätzlich in vollem Umfang. Die tagesgleichen

Pflegesätze in den zugelassenen Pflegeheimen sind nach meiner Einschätzung in diesen Einrichtungen eine vorübergehende Erscheinung. Das Ziel, ähnlich wie im Krankenhausbereich, ist auch hier, die Vereinbarung von leistungsorientierten Entgelten. Die Leistungs- und Qualitätsvereinbarung mit den Pflegeheimen nach dem Pflege-Qualitätssicherungsgesetz ist sicherlich ein wichtiger Schritt, um dieses Ziel zu erreichen. Zu wünschen ist, dass diese leistungsorientierten Entgelte auch so konstruiert werden, dass sie sektorübergreifend zur Anwendung kommen, d. h. dass z. B. ein Teil des Entgelts das Krankenhaus für den Patienten erhält und den anderen Teil das Pflegeheim – so wie es der Situation des Patienten / des Pflegebedürftigen am besten entspricht. Hoffen wir, dass es so kommen wird und der Mensch nicht ganz aus dem Blickfeld der Konstruktion der leistungsorientierten Entgelte gerät.

932 In der Folge des Pflegeversicherungsgesetzes hat sich der Pflegemarkt grundlegend gewandelt. Vor allem hatten die Leistungsanbieter zu lernen, mit der neuen Situation umzugehen. Die Vertreter der Trägerorganisationen sowie die Führungskräfte in den Stationären Pflegeeinrichtungen mussten die neuen Regelungen umzusetzen. In diesem Prozess waren auch die Mitarbeiter für die Umorientierung zu gewinnen. Das Stichwort der „Ökonomisierung des Sozialen" machte dabei schnell die Runde. Mit diesem Stichwort wird auch der Einsatz betriebswirtschaftlicher Instrumente in Verbindung gebracht. Zumeist werden diese Instrumente aus dem allgemeinen wirtschaftlichen Bereich und damit aus dem Profit-Bereich, mit einigen Abwandlungen, auf den Non Profit Bereich (auf den Sozialbereich) übertragen. Es fehlen gegenwärtig noch empirische Studien, aus denen zu entnehmen ist, wie z. B. das Controlling, das Marketing, die Personalwirtschaft in Stationären Pflegeeinrichtungen gestaltet werden kann. Diese Studien werden dem besonderen Aufgabenfeld in den genannten Einrichtungen m.E. nur gerecht, wenn sie z. B. die Aufgabe des Controllings aus betriebswirtschaftlicher und pflegewissenschaftlicher Perspektive bearbeiten.

933 Es bleibt eine zukünftige Aufgabe, auch andere wissenschaftliche Disziplinen und deren Erkenntnisse auf diesem Gebiet, in die erwähnten Aufgaben mit einzuarbeiten.

Teil IV: Unternehmen und Markt – Ambulante Pflegeeinrichtungen

Ambulante Pflegeeinrichtungen sind nach § 71 Abs. 1 SGB XI selbstständig **934** wirtschaftende Einrichtungen, die unter ständiger Verantwortung einer ausgebildeten Pflegefachkraft Pflegebedürftige in ihrer Wohnung pflegen und hauswirtschaftlich versorgen.

Nach dieser Umschreibung sind ambulante Pflegeeinrichtungen Unternehmen. **935** Dieses Unternehmen benötigt für die Versorgung der Pflegebedürftigen mindestens eine ausgebildete Pflegefachkraft. Diese Fachkraft trägt die Verantwortung für die Versorgung der Pflegebedürftigen. Die Pflegebedürftigen werden in ihrer Wohnung gepflegt sowie hauswirtschaftlich versorgt. Mit dem Auszug aus dem Gesundheitsbericht für Deutschland (vgl. *Statistisches Bundesamt* 1998, S. 3 15 f.) zu den ambulanten Pflegeeinrichtungen soll auf die Bedeutung der ambulanten Versorgung sowie auf die Entwicklung dieser Dienste aufmerksam gemacht werden:

„Bedeutung ambulanter Versorgung **936**

In den letzten Jahrzehnten hat die ambulante Versorgung von kranken und pfle- **937** *gebedürftigen Personen durch Sozialstationen oder ambulante Alten- und Krankenpflegeeinrichtungen immer mehr an Bedeutung gewonnen. Sowohl die Zahl der Einrichtungen als auch die der Beschäftigten ist deutlich angestiegen. Aussagen zu diesen Entwicklungen sind in Anbetracht der problematischen Datenlage bislang kaum möglich. Abhilfe wird von der im SGB XI vorgesehenen Pflegestatistik erhofft. Mit ihr werden umfangreiche Daten zur Zahl der Pflegeeinrichtungen, zu den Leistungen, Mitarbeitern etc. vorliegen.*

Die wachsende Bedeutung ambulanter pflegerischer Versorgung hat verschiede- **938** *ne Ursachen: Zum einen nimmt die Lebenserwartung der Menschen ... und damit einhergehend die Pflegebedürftigkeit in Privathaushalten zu ... Durch veränderte Einstellungen zur Familie und veränderte Familienstrukturen sinkt im Gegensatz dazu die Pflegekapazität. Auf der anderen Seite wird immer häufiger stationäre Pflege durch ambulante ersetzt. Die sozialpolitische Leitvorstellung, ambulanter Versorgung grundsätzlich den Vorrang vor stationärer zu geben, entspringt humanitären Überzeugungen und wird durch Kostenüberlegungen verstärkt.*

Die Einführung der Pflegeversicherung hat diese Entwicklung weiter begünstigt. **939** *Bis zum Oktober 1996 waren rund 1,5 Mio. Anträge auf ambulante Pflege positiv begutachtet ...*

940 Entwicklung der Pflegedienste

941 *Die ersten Sozialstationen wurden in den siebziger Jahren in Rheinland-Pfalz ge-gründet. Sie sollten ältere Vorgänger wie z. B. die Gemeindekrankenpflege durch Gemeindekrankenschwestern oder Diakonissinnen ablösen. Nach ihrer Erpro-bung breiteten sie sich schnell auf die anderen Länder aus, mittlerweile auch in den Osten.*

942 *Mit den Sozialstationen sollte ein flächendeckendes Netz sozial- und gesundheits-pflegerischer Diensten entstehen, das den gesamten Versorgungsbedarf abdeckt. Sozialstationen waren aufgefordert, mit anderen Diensten verschiedener Träger zu kooperieren, dabei eine koordinierende Rolle zu übernehmen sowie Selbsthil-fegruppen zu initiieren und zu fördern. Dadurch sollen Krankenhaus- bzw. Heim-aufenthalte vermieden oder verkürzt und so der stationäre Sektor entlastet wer-den. Ältere und pflegebedürftige Menschen können in ihrer häuslichen Umge-bung verbleiben und ihre Selbstständigkeit wahren. Insgesamt gesehen hat sich das Konzept der Sozialstationen bewährt ...*

943 *Neben den Sozialstationen entstand eine Vielzahl weiterer ambulanter sozialpfle-gerischer Einrichtungen wie z. B. mobile soziale Dienste, Altenhilfeeinrichtungen und Nachbarschaftshilfen. Ein Teil von ihnen arbeitet mit Sozialstationen zusam-men, ein Teil ist eigenständig, viele sind ausschließlich ehrenamtlich tätig oder arbeiten nur in der hauswirtschaftlichen Versorgung. Tab. 6.7.1 [Tab. 95, Ände-rung der Nummerierung durch die Verfasser] stellt die Entwicklung der ambu-lanten sozialpflegerischen Dienste bei den Einrichtungen der Freien Wohlfahrts-pflege dar.*

Tab. 95: Ambulante sozialpflegerische Dienste der Freien Wohlfahrtspflege

Quelle: BAGFW, Gesamtstatistik der Einrichtungen der Freien Wohlfahrtspflege

Einrichtung	Westen			Deutschland	
	1984	1987	1990	1993	1996
Insgesamt	5 183	5 380	5 788	6 250	6 812
– Gemeindekrankenpflegestationen	2 248	1 995	1 585	1 072	631
– Haus- und Familienpflegestationen	729	889	871	623	599
– Sozialstationen	1 542	1 750	2 140	3 069	3 749
– Dorfhelferinnenstationen	412	400	463	436	430
– mobile soziale Dienste	252	346	729	1 050	1 403

944 *In den Jahren 1984-1996 ist die Zahl der Sozialstationen und der mobilen sozia-len Dienste deutlich angestiegen, die der anderen Einrichtungen hat z. T. erheb-lich abgenommen. Die zwischen den Ländern fortbestehenden, teilweise be-trächtlichen Unterschiede können auch auf die Größe der Einrichtungen zurück-zuführen sein.*

945 *Anfang 1998 gab es nach einer Dokumentation des Verbandes der Angestellten-krankenkassen in Deutschland etwa 11700 nach SGB XI zugelassene ambulante Pflegeeinrichtungen. Dies entspricht einer Dichte von rund 90 Einrichtungen je 100 000 Einwohner über 65 Jahre. Die regionalen Unterschiede sind beträcht-lich und lassen sich nicht immer durch die Altersstruktur erklären ... Länder mit einem relativ niedrigen Altenanteil wie Mecklenburg-Vorpommern oder Bran-*

denburg haben zwar bezogen auf die Bevölkerung über 65 Jahre besonders viele ambulante Pflegeeinrichtungen, diese verfügen aber meist über wenig Personal.

Das Wissenschaftliche Institut der Ortskrankenkassen hat bei 9044 Einrichtungen in 12 Ländern eine Erhebung durchgeführt, die eine Unterscheidung nach dem Träger erlaubt (vgl. Abb. 6.7.1 [Abb. 103, Änderung der Nummerierung durch die Verfasser]*)*   **946**

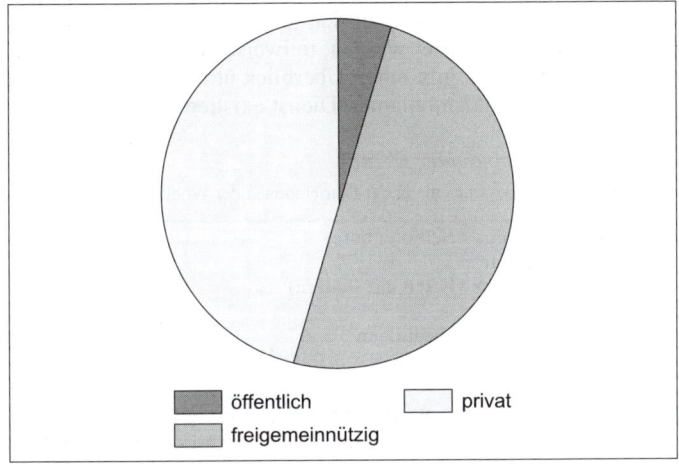

Abb. 103: *Träger ambulanter Pflegeeinrichtungen 1997*
          Quelle: WIdO, Pflegestrukturdatei [1998].

Nach diesen Angaben wird rund die Hälfte der Einrichtungen von frei gemeinnützigen Organisationen betrieben, 46 % waren in privater Hand, lediglich 5 % gehören einem öffentlichem Träger" (Statistisches Bundesamt 1998, S. 315 f.).   **947**

Wie dem Auszug zu entnehmen ist, hat die Bedeutung der ambulanten Pflegeeinrichtungen in den letzten Jahren ständig zugenommen. Die Ursache dafür ist in der steigenden Lebenserwartung der Menschen und der damit verbundenen zunehmenden Zahl von pflegebedürftigen Menschen in Privathaushalten zu sehen. Sozialstationen, die heutigen ambulanten Dienste wurden in den 70er Jahren des letzten Jahrhunderts entwickelt. Sie kamen aus der Tradition der Gemeindeschwestern, die früher ortsgebunden die Versorgung und Pflege der Patienten sicherten. Durch Zusammenschlüsse mehrerer Gemeindeschwestern mehrerer Ortschaften und die Finanzierung durch die jeweiligen Kirchengemeinden und Krankenpflegevereine bildeten sich die ersten Sozialstationen regionsübergreifend. Teilweise existieren auch noch Einrichtungen in öffentlicher Hand, deren Finanzierung über die Gemeinden selbst geregelt wurde.   **948**

Neben den klassischen Sozialstationen in kirchlicher Trägerschaft entwickelten sich nach der Einführung der Pflegeversicherung zusätzlich ambulante Dienste auf privater Ebene. Tabelle 96 zeigt die Verteilung der Trägerschaft am 15.12.2005.   **949**

Tab. 96: Träger der ambulanten Dienste

Quelle: Statistisches Bundesamt 2009, S. 14

	Private Träger	Freigemeinnützige Träger	Öffentliche Träger	Insgesamt
Pflegedienste	6 327	4 457	193	10 977

950 Gleichzeitig kamen neue Angebote zu den ambulanten Diensten dazu, die teilweise durch die Dienste geleistet werden, teilweise aber auch selbstständig vorkommen können. Tabelle 97 gibt einen Überblick über die Angebote, die in Anlehnung an einen oder ohne ambulanten Dienst existieren.

Tab. 97: Angebote auf ambulanter Ebene

Quelle: BAGFW, Gesamtstatistik der Einrichtungen der Wohlfahrtspflege, 2004, S. 39

Beratungsstellen für Senioren / Seniorenbüros	1 018
Stationäre Mahlzeitendienste	274
Ambulante Mahlzeitendienste (Essen auf Rädern)	531
Hausnotrufdienste	589
Ambulante Pflegedienste / Sozialstationen	2 870
Insgesamt	5 282

951 In den weiteren Ausführungen wird zunächst auf einige Aspekte der Unternehmensprozesse eingegangen. Danach wird im Rahmen der Marktzufuhr erläutert, in welchem Umfang aus Sicht der staatlichen Planung ambulante Pflegeeinrichtungen geplant werden. Anschließend wird auf die Nicht-Marktprozesse mit der Marktstruktur und den Marktregeln eingegangen. Die weiteren Ausführungen konzentrieren sich dann auf das Rechnungswesen und die Finanzierung sowie die Personalwirtschaft in ambulanten Pflegeeinrichtungen.

15 Zu den Unternehmensprozessen

952 Vom Unternehmen „Ambulante Pflegeeinrichtung" werden zum überwiegenden Teil pflegerische und hauswirtschaftliche Leistungen angeboten. Das Unternehmen wird häufig in der Rechtsform eines e. V. bzw. einer GmbH geführt. Wird es in der Rechtsform einer GmbH geführt, so kann die Aufbauorganisation wie folgt gestaltet werden (siehe Abbildung 104).

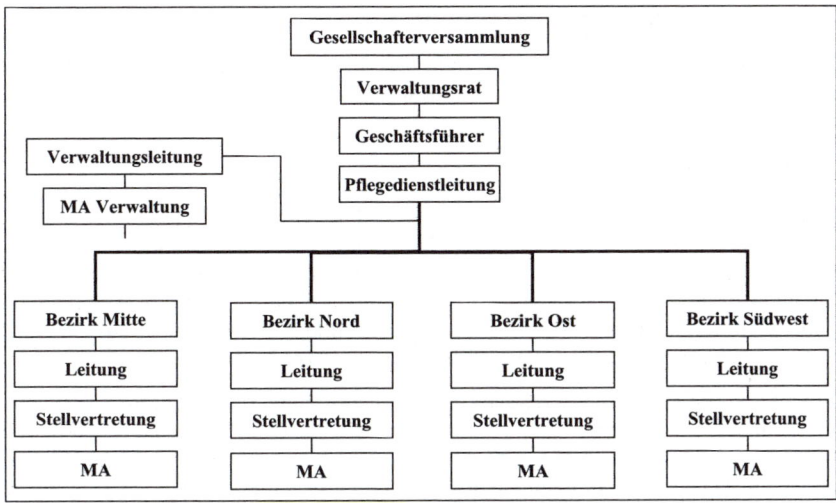

Abb. 104: Aufbauorganisation einer ambulanten Pflegeeinrichtung
Quelle: eigene Zusammenstellung

Die Pflegefachkraft, die Pflegedienstleitung, leitet den ambulanten Pflegedienst. **953**
Sie ist gegenüber dem Geschäftsführer verantwortlich. Der wiederum dem Verwaltungsrat und der Verwaltungsrat gegenüber der Gesellschafterversammlung. Der Pflegedienstleitung ist die Verwaltungsleitung untergeordnet. Die weitere organisatorische Gliederung des ambulanten Pflegedienstes orientiert sich am Regionalprinzip. Die Mitarbeiter werden den einzelnen Bezirken zugeordnet.

Die Differenzierung der Aufbauorganisation ist abhängig von der Größe der am- **954**
bulanten Pflegeeinrichtung. Als klein werden ambulante Pflegeeinrichtungen bezeichnet bis zu einem Umsatz von 500 000 Euro. Die mittlere Größe wird am Umsatz von ca. 1 500 000 Euro festgemacht. Grosse ambulante Pflegeeinrichtungen haben ein Umsatzvolumen, dass darüber hinaus geht.

Die Ergebnisse der Pflegestatistik zeigen (siehe Tabelle 97), dass im Durch- **955**
schnitt ein ambulanter Pflegedienst im Jahr 2003 42 Pflegebedürftige versorgt hat. Je nach Trägerschaft des Pflegedienstes schwankt die Anzahl der zu versorgenden Pflegebedürftigen im Durchschnitt zwischen 32 und 56 Pflegebedürftigen (vgl. *Statistisches Bundesamt*, Deutschlandergebnisse).

16 Marktzufuhr

956 Nach den Grundlagen wird auf ein indikatorengestütztes Planungsmodell für die ambulante Pflege sowie auf einen Landespflegeplan eingegangen.

16.1 Grundlagen

957 Wie bereits erwähnt, setzen sich § 8 und § 9 SGB XI mit der Planung der pflegerischen Versorgungsstruktur auseinander. Wiederum wird am Bundesland Baden-Württemberg gezeigt, wie die Planung auf Landes- und Kreisebene zur ambulanten Pflegeinfrastruktur abläuft. Deshalb soll ebenfalls auf die entsprechenden Bestimmungen, insbesondere auf die §§ 3 und 4 (Rahmenplan auf Landesebene und Kreispflegeplan) des Landespflegegesetzes hingewiesen.

958 Bewußt wurde es vom Gesetzgeber in Kauf genommen, dass mehrere ambulante Pflegedienste im gleichen Einzugsbereich ihre Dienste anbieten. Durch Wettbewerb zwischen den Diensten wird dann entschieden, welcher ambulante Pflegedienst auf Dauer seine Leistungen anbieten kann. Aus marktlichen Überlegungen heraus handeln diese Dienste. Diese Überlegungen führen dann auch dazu, dass diese Dienste ihre Leistungen nicht in den Gebieten anbieten, wo sie voraussichtlich keinen Gewinn erwirtschaften werden. Hier übernimmt dann die Gemeinde, der Kreis im Rahmen des Sicherstellungsauftrags (§ 69 SGB XI) die Aufgabe in Zusammenarbeit mit der Pflegekasse. Im Kreispflegeplan des Landkreises Breisgau-Hochschwarzwald wird deshalb von der flächendeckenden Ausgleichsfunktion der Sozialstationen gesprochen (vgl. *Landkreis Breisgau-Hochschwarzwald 2001, S. 127*).

959 Neben der Versorgung der Pflegebedürftigen haben nach § 16 Landespflegegesetz BW das Land, die Stadt- und Landkreise sowie die Gemeinden die Aufgabe, im Rahmen ihrer Leistungsfähigkeit und nach Maßgabe ihrer Haushaltspläne Maßnahmen zur Versorgung im Vorfeld und Umfeld der Pflegebedürftigkeit zu fördern.

960 Für den Landkreis Breisgau-Hochschwarzwald wird z. B. *Handlungsbedarf* im Vor- und Umfeld der Pflege nach dem Kreispflegeplan in folgenden Bereichen gesehen.

- „Die Versorgung und Betreuung von Demenzkranken.
- Die Entlastung pflegender Angehöriger durchmehr Angebote an Kurzzeitpflegeplätzen.
- Koordinierung, Vernetzung und Abstimmung der unterschiedlichen Hilfs- und Beratungsangebote sowie der Förderung des ehrenamtlichen Engagements" (Landkreis Breisgau-Hochschwarzwald 2001, S. 129).

16.2 Indikatorengestütztes Planungsmodel l zur ambulanten Pflege

961 Das Planungsmodell bzw. die Beispielrechnung zur ambulanten Pflege nimmt ebenfalls Bezug auf die Planungshilfe aus Nordrhein-Westfalen. Zu den drei Berechnungsschritten im Prognosemodell zählen:

- die Basiswertbestimmung,
- die Ermittlung des Veränderungspotentials,
- die Hochrechnung auf zukünftige Perioden.

Die Beispielrechnung ist Tabelle 98 zu entnehmen.   962

Wie der Tabelle 98 zu entnehmen ist, beginnt die Basiswertbestimmung in der   963
Beispielrechnung mit dem Wert 2 345. Dies ist die Anzahl der Personen in der
Kommune A, die Sach- und Kombinationsleistungen empfangen. Zu den Sachleistungen zählt z. B. die häusliche Pflege nach § 36 Abs. 2 SGB XI mit der
Grundpflege und der hauswirtschaftlichen Versorgung. Als Kombinationsleistung wird nach § 38 SGB XI die Kombination von Pflegesachleistung und Pflegegeld gezählt. Die Quote von Geld- und Sachleistungen ist zu ermitteln. Im Beispiel ist das Verhältnis 80:20. Anschließend ist das Veränderungspotential festzulegen. Dies liegt im Beispiel bei 5 v. H. Schließlich erfolgt die Hochrechnung mit
der unteren und der oberen Marge. Im Beispiel wurde errechnet, dass zwischen 2
128 Personen (untere Marge) und 2 736 Personen (obere Marge) Leistungen der
ambulanten Pflege in der Kommune A. in Anspruch nehmen könnten.

Tab. 98: Beispielrechnung ambulante Pflege

Quelle: Ministerium für Arbeit, Gesundheit und Soziales des Landes Nordrhein-Westfalen 1998, S. 27 f.

	Wert/Indikator	Datenquelle	Beispielrechnung	Anwendungen auf den jeweiligen Kreis bzw. die kreisfreie Stadt
1.	Empfänger von Sach- und Kombinationsleistungen in 1997	Ermittlung der Anzahl aus den Auswertungen der Erhebungsbögen „Ambulante Pflegeeinrichtungen"	In Kommune A sind 2 345 Personen Empfänger von Sach- und Kombinationsleistungen = 2 345	Entnehmen Sie die Empfänger von Sach- und Kombinationsleistungen in 1997 aus den Auswertungen der Erhebungsbögen „Ambulante Pflegeeinrichtungen" =
2.	Quote von Geld- zu Sach- und Kombinationsleistungen zum Stichtag 31.03.1997	Ermittlung der Quote von Geld- zu Sach- und Kombinationsleistungen zum Stichtag 31.03.1997 vom MDK oder durch die Pflegekonferenz	Die Quote beträgt für die Kommune A zum Stichtag 3 1.03.1997 80:20 = 80:20	Erfragen Sie die Quote zum Stichtag 31.03.1997 beim MDK oder in der Pflegekonferenz =
3.	Empfänger von Geldleistungen in 1997	Ermittlung der Anzahl der Empfänger von Geldleistungen in 1997 durch Multiplikation – der Empfänger von Sach- und Kombinationsleistungen in 1997 mit der – Quote von Geld- und Sachleistungen zum Stichtag 31.03.1997	In Kommune A ist die Anzahl der Empfänger von Sach- und Kombinationsleistungen mit der Quote wie folgt zu multiplizieren: 2 345 × 80:20 = 9 380	Multiplizieren Sie die Empfänger von Sach- und Kombinationsleistungen (Wert aus Zeile 1 dieser Tabelle) mit der Quote von Geld- und Sachleistungen (Wert aus Zeile 2 dieser Tabelle) ×
4.	Veränderungspotential	Festlegung des Veränderungspotentials auf 5 %	In Kommune A ist die Anzahl der Empfänger von Geld-, Sach- und Kombinationsleistungen in 1997 (Wert aus Zeile 3 dieser Tabelle) mit 0,025 zu multiplizieren und zu runden: (2 345 + 9 380) × 0,025 = 293	Die Anzahl der Empfänger von Geld-, Sach- und Kombinationsleistungen in 1997 (Wert aus Zeile 3 dieser Tabelle) mit 0,025 zu multiplizieren und zu runden: × 0,025 =

5.	Indexwert Die Berechnungen müssen jeweils getrennt mit den Indexwerten für 1998 und 2002 durchgeführt werden, so dass für beide Prognosezeitpunkte gesonderte Bedarfsmargen vorliegen.	Ermittlung des Indexwertes aus der Gewichtungstabelle ambulante Pflege	Der Indexwert beträgt für die Kommune A: **= 1,037**	Entnehmen Sie den Indexwert für ihren Kreis bzw. Ihre kreisfreie Stadt aus der Gewichtungstabelle ambulante Pflege =
6.	Berechnungen:	Ermittlung der Inanspruchnahme aus Zeile 1 dieser Tabelle, des Veränderungspotentials aus Zeile 4 dieser Tabelle und des Indexwertes aus Zeile 5 dieser Tabelle Ermittlung des **unteren Wertes** der Marge durch Subtraktion des Veränderungspotentials von der Inanspruchnahme und anschließender Multiplikation des Ergebnisses mit dem Indexwert Ermittlung des oberen Wertes der Marge durch Inanspruchnahme und des Veränderungspotentials und anschließender Multiplikation des Ergebnisses mit dem Indexwert	Marge = (Inanspruchnahme ± Veränderungspotential) × Index Marge für Kommune A (unterer Wert): $(2\,345 - 293) \times 1{,}037$ **= 2 128** oberer Wert: $(2\,345 + 293) \times 1{,}037$ **= 2 736**	Marge = (Inanspruchnahme ± Veränderungspotential) × Index Marge für Ihren Kreis/kreisfreie Stadt (unterer Wert): (.................. + ...) × = oberer Wert: (.................. + ...) × =

Eine Umrechnung der Marge in „benötigte Pflegekräfte" wird auf der Basis der Ergebnisse der Bestandserhebung möglich. Da noch keine gesicherten Erkenntnisse über den Zeitbedarf in der Pflege vorliegen, kann hilfsweise auf die Betreuungsquote (Zahl der Pflegekräfte pro Pflegebedürftige) der jeweiligen Kommune zurückgegriffen werden.

16.3   Landespflegeplan 2000 Baden-Württemberg: Teil 2: Ambulante Pflege in der Altenhilfe

964   Wie bereits bei den Ausführungen zu den stationären Pflegeeinrichtungen wird in Bezug auf die ambulante Pflege ebenfalls wieder der Landespflegeplan 2000 des Sozialministeriums Baden-Württemberg als Beispiel herangezogen. Im Teil 2 dieses Planes wird auf die ambulante Pflege in der Altenhilfe eingegangen. Im Gegensatz zu den stationären Pflegeeinrichtungen nach SGB XI gibt es im Landespflegeplan keine Bedarfsberechnung für die notwendige Anzahl von ambulanten Pflegediensten. Wie bereits ausgeführt wurde, wird dies durch den „Pflegemarkt" geregelt.

965   Sollte eine Unterversorgung dennoch für z. B. bestimmte Gebiete eintreten, so hat der Staat im Rahmen des Sicherstellungsauftrags die entsprechende Pflegeinfrastruktur bereitzustellen. Das Land Baden-Württemberg gewährt für die ambulanten Pflegedienste keine Investitionsförderung. Diese Förderung bezieht sich lediglich auf Leistungen im Rahmen des § 16 Landespflegegesetz; auf das Vor- und Umfeld der Pflege.

17   Nicht-Marktprozesse

966   Die Nicht-Marktprozesse gelten auch grundsätzlich bei den ambulanten Pflegeeinrichtungen mit dem Unterschied, dass der Pflegebedürftige zuhause zu versorgen ist. Zunächst wird die Nicht-Marktstruktur beschrieben. Im Anschluss daran wird auf die Nicht-Marktregeln für die ambulanten Pflegeeinrichtungen eingegangen.

17.1   Beeinflussung durch die Nicht-Marktstruktur

967   Zur Erfassung der Merkmale der Nicht-Marktstruktur wird ebenfalls auf die Merkmale der Pflegestatistik-Verordnung zurückgegriffen. Um das Angebot der pflegerischen Versorgung zu beschreiben werden bei den ambulanten Pflegeeinrichtungen die Art des Trägers, die Art der Pflegeeinrichtung sowie der Personalbestand erfasst. Die Nachfrage nach der pflegerischen Versorgung lässt sich mit Merkmalen der versorgten Personen umschreiben. Tabelle 99 zeigt die Erhebungsmerkmale.

Tab. 99: Erhebungsmerkmale der Pflegestatistik-Verordnung im Überblick

Quelle: eigene Zusammenstellung nach Pflegestatistik-Verordnung und nach Pfaff 2000

Erhebungsmerkmale für ambulante Pflegeeinrichtungen	Umschreibung der Erhebungsmerkmale
Angebot von pflegerischer Versorgung	
Art des Trägers	Freigemeinnütziger Träger Privater Träger Öffentlicher Träger
Art der Pflegeeinrichtung (Organisation)	Pflegedienst (nur Leistungen nach SGB XI) Pflegedienste mit weiteren ambulanten Leistungen; zum Beispiel häusliche Krankenpflege nach SGB V Pflegedienst als eigenständiger Dienst an zum Beispiel einer Wohneinrichtung

Personalbestand	Geschlecht Beschäftigungsverhältnis (z. B. Vollzeit, Teilzeit) Beschäftigungsumfang im Pflegedienst nach SGB XI Überwiegender Tätigkeitsbereich (z. B. Grundpflege oder Verwaltung) Berufsabschluß (z. B. Altenpfleger)
Nachfrage nach pflegerischer Versorgung	
Versorgte Personen	Geschlecht Geburtsjahr Grad der Pflegebedürftigkeit (Pflegestufe)

17.1.1 Ambulante Pflegeeinrichtungen: ausgewählte Merkmale der Anbieterseite

Es gab am 15.12.2005 in Deutschland 10 977 ambulante Pflegeeinrichtungen. **968** Davon befanden sich 6 327 in privater Trägerschaft, 4 457 in freigemeinnütziger Trägerschaft und 193 in öffentlicher Trägerschaft. Diese Angaben zeigen, dass über die Hälfte der ambulanten Pflegeeinrichtungen sich in privater Trägerschaft befinden.

Fast alle ambulante Pflegeeinrichtungen werden als gemischte Einrichtungen ge- **969** führt, d. h. sie bieten neben den Leistungen nach SGB XI auch noch Leistungen nach z. B. SGB V oder nach dem SGB XII an (vgl. Tabelle 100 und 101)

Tab. 100: Ambulante Pflegedienste nach dem Angebot der Einrichtung 15.12.2007

Quelle: Statistisches Bundesamt 2009

Art der Pflegedienste	Pflegedienste insgesamt	Private Träger	Freigemein-nützige Trä-ger	Öffentliche Träger
Gemischte Einrichtungen	10 866	6 245	4 429	192
Häusliche Krankenpflege oder Haushaltshilfen nach SGB V	10 650	6 122	4 337	191
Hilfe zur Pflege nach BSHG	5 841	3 338	2 429	74
Sonstige ambulante Hilfe-leistungen	4 726	1 988	2 670	68
Als eigenständiger Dienst an einer Wohneinrichtung (Altenheim, Altenwohn-heim, betreutes Wohnen)	1 020	419	574	27
Als eigenständiger Dienst an einer sonstigen Einrich-tung (z. B. Krankenhaus)	216	40	147	29
Eigenständiger Dienst an einem Pflegeheim	633	266	343	24

*Tab. 101: Größe der Dienste nach Trägern – Pflegebedürftige je Pflegedienst;
15.12.2007*

Quelle: Statistisches Bundesamt 2009

Pflegedienste mit ... bis ... Pflegebedürftigen je Pflegedienst	insgesamt	Private Träger	Anteil %	Freigemeinnützige Träger	Anteil %	Öffentliche Träger	Anteil %
1 bis 10	1 023	820	13	185	4,2	18	9,3
11 bis 15	891	725	11,5	153	3,4	13	6,7
16 bis 20	1 045	794	12,5	243	5,5	8	4,1
21 bis 25	1 052	743	11,7	290	6,5	19	9,8
26 bis 35	1 833	1 191	18,8	609	13,7	33	17,1
36 bis 50	1 910	1 022	16,2	850	19,1	38	19,7
51 bis 70	1 484	586	9,3	863	19,4	35	18,1
71 bis 100	1 046	317	5	712	16	17	8,8
100 bis 150	509	104	1,6	397	8,9	8	4,1
151 und mehr	184	25	0,4	155	3,5	4	2,1
Insgesamt	10 977	6 327	100	4 457	100	193	100
Pflegebedürftige je Pflegedienst	43	32		58		45	

970 Der Ländervergleich (s. Tabelle 102) der ambulanten Pflegedienste zeigt, dass die durchschnittliche Anzahl der betreuten Personen bei 43 Personen liegt. Über diesem Durchschnitt liegen die Bundesländer Rheinland-Pfalz, Nordrhein-Westfalen, Niedersachsen, Berlin und Baden-Württemberg.

971 Zusammenfassend lässt sich somit zur Angebotsseite der ambulanten Pflegedienste sagen, dass es im Jahr 2007 ca. 11 000 Einrichtungen gab,

- davon befanden sich ca. 6 300 in privater Trägerschaft, 4 500 in freigemeinnütziger Trägerschaft und der Rest in öffentlicher Hand,
- davon wurde der überwiegende Anteil als gemischte Einrichtungen geführt,
- von denen je Einrichtung im Durchschnitt 43 Pflegebedürftige versorgt wurden.

972 Im Hinblick auf die Trägerschaft zeigt sich, dass die freigemeinnützigen Träger von ambulanten Diensten nur in den Bundesländern Baden-Württemberg und Bayern beherrschend sind. In den übrigen Bundesländern dominieren die ambulanten Dienste, in privater Trägerschaft.

973 Die öffentliche Trägerschaft von ambulanten Pflegediensten ist im Hinblick auf die Anzahl der Dienste unbedeutend.

974 In den ambulanten Pflegediensten waren am 15.12.2007 insgesamt 214 307 Personen beschäftigt, davon 26,3 v. H. (56 354) in Vollzeit und in Teilzeit 70,6 v. H. (151 138). ca. 3,1 v. H. der Beschäftigten entfallen auf Praktikanten, Helfer im freiwilligen Sozialen Jahr sowie auf Zivildienstleistende und Auszubildende (vgl. Tabelle 102).

Tab. 102: Ländervergleich: Situation in den ambulanten Pflegediensten am 15.12.2007

Quelle: Statistisches Bundesamt 2009

Bundesländer	Anzahl	Anzahl der betr. Pflegebedürftigen – je amb. Pflegedienst	Private		Freigemeinnützig		Öffentlich	
			Absolut	In v. H.	absolut	In v. H.	absolut	In v. H.
Baden-Württemberg	974	47,6	405	41,6	525	53,9	44	4,5
Bayern	1710	37,4	860	50,3	830	48,5	20	1,2
Berlin	422	54,3	305	72,3	117	27,7	-	0
Brandenburg	509	40,5	315	61,9	191	37,5	3	0,6
Bremen	116	50,8	69	59,5	47	40,5	-	0
Hamburg	324	38	243	75	79	24,4	2	0,6
Hessen	802	39,1	484	60,3	265	33	53	6,6
Mecklenburg-Vorpommern	397	31,5	214	53,9	182	45,8	1	0,3
Niedersachsen	1047	49,3	636	60,7	389	37,2	22	2,1
Nordrhein-Westfalen	2039	48,1	1186	58,2	836	41	17	0,8
Rheinland-Pfalz	372	52,1	188	50,5	180	48,4	4	1,1
Saarland	121	46,2	79	65,3	40	33,1	2	1,7
Sachsen	913	34,3	618	67,7	289	31,7	6	0,7
Sachsen-Anhalt	467	39,3	309	66,2	151	32,3	7	1,5
Schleswig-Holstein	387	40,9	206	53,2	173	44,7	8	2,1
Thüringen	377	41,1	210	55,7	163	43,2	4	1,1
Deutschland	**10 977**	**43**	**6 327**	**57,6**	**4 457**	**40,6**	**193**	**1,8**

337

Tab. 103: Beschäftigungsverhältnis und Tätigkeitsbereich in den ambulanten Pflegediensten 15.12.2007

Quelle: Statistisches Bundesamt 2009

Beschäftigungsverhältnis / Tätigkeits-bereich	absolut	In v. H.
Personal insgesamt	214 307	100
Vollzeit	56 354	26,3
Teilzeit einschl. GfB	151 138	70,6
Praktikanten / Schüler /Auszubildende	3 530	1,6
Helfer im FSJ	703	0,3
Zivildienstleistende	2 582	1,2
Überwiegender Tätigkeitsbereich		
Pflegedienstleitung	13 753	6,4
Grundpflege	147 973	69
Hauswirtschaftliche Versorgung	29 853	13,9
Verwaltung, Geschäftsführung	11 666	5,4
Sonstiger Bereich	11 062	5,2

975 Die Beschäftigten im ambulanten Pflegedienst sind zum überwiegenden Teil tätig in der Grundpflege (ca. 69 v. H.). Ca. 14 v. H. sind tätig in der hauswirtschaftlichen Versorgung. Die Aufgabe der Pflegedienstleitung wird von 13 753 Personen wahrgenommen. Dies entspricht einem Beschäftigtenanteil von 6,4 v. H. . Der Rest der Beschäftigten entfällt auf die Tätigkeiten in der Verwaltung bzw. Geschäftsführung sowie den sonstigen Bereich.

976 Von den insgesamt 214 307 Beschäftigten in den ambulanten Pflegediensten verfügten ca. 54 v. H. über einen pflegerischen Berufsabschluss. Nur 8,1 v. H. arbeiteten ohne Berufsabschluss im ambulanten Bereich. Über übrige Berufsabschlüsse wie z. B. kaufmännische Ausbildung verfügten ca. 35 v. H. der Beschäftigten. Tabelle 104 gibt einen Überblick über die Verteilung der Berufsabschlüsse.

Tab. 104: Berufsabschluss und Tätigkeitsbereich – insbesondere Pflege; im ambulanten Pflegedienst am 15.12.2007

Quelle: Statistisches Bundesamt 2009

Überwiegender Tätigkeitsbereich im ambulanten Pflegedienst	Staatlich anerkannte Altenpfleger	Staatlich anerkannte Altenpflegehelfer	Gesundheits- und Krankenpflegekräfte	Krankenpflegehelfer	Kinderkrankenpflegekräfte	Pflege insgesamt	Übrige Berufsabschlüsse	Ohne Abschluss	Insgesamt
Pflegedienstleitung	2 418	73	9 793	37	827	13 148	599	6	13 753
Grundpflege	31 252	4 386	56 061	7 819	4 634	104 152	34 875	8 946	147 973
Hauswirtschaftliche Versorgung	271	405	623	641	84	2 024	21 986	5 843	29 853
Verwaltung, Geschäftsführung	584	43	1 892	93	142	2 754	8 496	416	11 666
Sonstiger Bereich	959	103	3 056	108	622	4 848	4 078	2 136	11 062
Insgesamt	**35 484**	**5 010**	**71 425**	**8 698**	**6 309**	**126 926**	**70 034**	**17 347**	**214 307**

17.1.2 Ambulante Pflegeinrichtungen: ausgewählte Merkmale der Nachfrageseite

977   Die Leistungen der ambulanten Pflegedienste werden von den Pflegebedürftigen dann in Anspruch genommen, wenn die Pflegebedürftigkeit durch ein Gutachten des Medizinischen Dienstes der Pflegekasse nach § 14 Abs. 1 SGB XI festgestellt wurde und die Pflegekasse letztlich über die zu gewährende pflegerische Leistung (Pflegestufen) entschieden hat (vgl. hier auch stationäre Einrichtungen Pflegebedürftigkeit). Entsprechend der Entscheidung der Pflegekasse nahmen im Jahr 2005 471 543 Pflegebedürftige Leistungen durch die ambulanten Dienste in Anspruch (vgl. Tabelle 105).

Tab. 105:   Pflegebedürftige nach Pflegestufen in den ambulanten Pflegediensten am 15.12.2007

Quelle: Statistisches Bundesamt 2009

Pflegestufen Pflegebedürftige	I	II	III	Insgesamt
Versorgung durch ambulante Pflegedienste	240 086	172 937	58 520	471 543

978   Fast die Hälfte der Pflegebedürftigen wurde der Pflegestufe I zugeordnet, ca. 37 v. H. der Pflegestufe II und der Rest der Pflegestufe III. Die überwiegende Anzahl dieser Pflegebedürftigen wurde durch Einrichtungen versorgt, die sich in freigemeinnütziger Trägerschaft befanden. Die privaten ambulanten Pflegedienste mit ihrer relativ kleinen Betriebsgröße versorgten ca. 43 v. H. der Pflegebedürftigen (vgl. Tabelle 106).

Tab. 106: Ländervergleich: Situation in den ambulanten Pflegediensten am 15.12.2007; Pflegebedürftige nach Trägern
Quelle: Statistisches Bundesamt 2009

Bundesländer	Anzahl	Pflegebedürftige nach Trägern					
		Private		freigemeinnützig		öffentlich	
		absolut	%	absolut	%	absolut	%
Baden-Württemberg	46 390	10 597	22,8	33 646	72,5	2 147	4,6
Bayern	63 907	19 909	31,2	43 217	67,6	781	1,2
Berlin	22 895	13 966	61	8 929	39	0	0
Brandenburg	20 639	10 128	49,1	10 454	50,7	57	0,3
Bremen	5 892	2 570	43,6	3 322	56,4	0	0
Hamburg	12 312	8 204	66,6	4 020	32,7	88	0,7
Hessen	31 375	13 693	43,6	15 266	48,7	2 416	7,7
Mecklenburg-Vorpommern	12 380	6 325	51,1	6 036	48,8	19	0,2
Niedersachsen	51 646	23 007	44,5	27 229	52,7	1 410	2,7
Nordrhein-Westfalen	98 166	46 053	46,9	51 527	52,5	586	0,6
Rheinland-Pfalz	19 367	5 592	28,9	13 587	70,2	188	1
Saarland	5 592	2 635	47,1	2 912	52,1	45	0,8
Sachsen	31 310	17 018	54,4	14 103	45	189	0,6
Sachsen-Anhalt	18 348	9 535	52	8 458	46,1	355	1,9
Schleswig-Holstein	15 839	6 742	42,6	8 863	56	234	1,5
Thüringen	15 485	7 168	46,6	8 134	52,5	183	1,2
Deutschland	**471 543**	**203 068**	**43,1**	**259 703**	**55,1**	**8 772**	**1,9**

341

979   Die meisten Pflegebedürftigen gab es in den Bundesländern Nordrhein-Westfalen und Bayern. Allerdings relativieren sich die Anzahl der Pflegebedürftigen zur Größe der Bundesländer.

980   Zusammenfassend bleibt festzuhalten, dass durch die ambulanten Pflegedienste ca. 450 000 Pflegebedürftige zu Hause versorgt werden. Die Hälfte dieser Pflegebedürftigen ist der Pflegestufe I zuzuordnen. Tendenziell ist davon auszugehen, dass ab dem 85. Lebensjahr jeder Zweite pflegebedürftig ist.

17.2   Beeinflussung durch Nicht-Marktregeln

981   Im Hinblick auf die Nicht-Marktregeln wird nach den Grundlagen auf den Zusammenhang von Pflegebedürftigkeit und ambulanten Pflegediensten eingegangen. Anschließend erfolgen Ausführungen zu den relevanten rechtlichen Regelungen und zu den Vergütungsverhandlungen für ambulante Pflegedienste.

17.2.1 Grundlagen

982   Um die Leistungen der ambulanten Pflegedienste nach SGB XI in Anspruch nehmen zu können, ist die Pflegebedürftigkeit durch den Medizinischen Dienst der Pflegekasse zu begutachten (§ 18 SGB XI). Im Hinblick auf die ambulanten Pflegedienste gilt u. a., dass nach §§ 3, 43 SGB XI die häusliche Pflege Vorrang hat vor den Leistungen der teilstationären Pflege, der Kurzzeitpflege und der vollstationären Pflege. Mit diesem Grundsatz soll erreicht werden, dass die Pflegebedürftigen möglichst lange in ihrer gewohnten Umgebung bleiben können. Erst danach kommt die vollstationäre Pflege infrage.

983   „Es gelten … auch für die Pflegedienste die gleichen rechtlichen Grundvoraussetzungen wie für die Pflegeheime …:

- selbstständig wirtschaftende Einrichtungen (sachlich, organisatorisch, finanziell abgegrenzt),
- Versorgung der Pflegebedürftigen mit häuslicher Pflege (Grundpflege, Hauswirtschaft),
- ständige Leitung einer ausgebildeten Pflegefachkraft, wobei bei Pflegediensten für behinderte Menschen auch Heilerziehungspfleger/-innen und Heilerzieher/-innen mit Ausbildungsabschluss und 2-jähriger Berufserfahrung als Pflegefachkräfte gesetzlich anerkannt sind (§ 71 Abs. 3 Satz 2 SGB XI),
- Zulassung durch Versorgungsvertrag nach § 72 SGB XI" (*Griep/Renn* 2002, S. 290).

984   Wie die Ausführungen zeigten (siehe Tabelle 100), werden die meisten ambulanten Pflegedienste als gemischte Einrichtungen geführt, d. h., sie bieten neben den Leistungen nach SGB XI auch Leistungen nach SGB V an. In den §§ 132, 132a SGB V wird die Versorgung mit häuslicher Krankenpflege geregelt (siehe auch Tabelle 107).

Tab. 107: Zielsetzungen einiger relevanter Gesetze, Verordnungen und Rahmenverträge für Ambulante Pflegedienste

Quelle: eigene Zusammenstellung

Gesetz/Verord-nung	Zielsetzung/Anwendungsbereich
Sozialgesetzbuch XI: Soziale Pflegever-sicherung	§ 1 Abs. 1 Zur sozialen Absicherung des Risikos der Pflegebe-dürftigkeit wird als neuer eigenständiger Zweig der Sozialversi-cherung eine soziale Pflegeversicherung geschaffen. § 1 Abs. 4 Die Pflegeversicherung hat die Aufgabe, Pflegebe-dürftigen Hilfe zu leisten, die wegen der Schwere der Pflegebe-dürftigkeit auf solidarische Unterstützung angewiesen sind.
SGB XI; Rahmenverträge nach § 75	Abs. 1 Die Landesverbände der Pflegekassen schließen unter Beteiligung des Medizinischen Dienstes der Krankenversiche-rung sowie des Verbandes der privaten Krankenversicherung e. V. im Land mit den Vereinigungen der Träger der ambulanten oder stationären Pflegeeinrichtungen im Land gemeinsam und einheitlich Rahmenverträge mit dem Ziel, eine wirksame und wirtschaftlich pflegerische Versorgung der Versicherten sicher-zustellen.
Pflege-Qualitäts-sicherungsgesetz; Elftes Kapitel SGB XI, §§ 112-120	§ 112 Abs. 2 Die zugelassenen Pflegeeinrichtungen sind ver-pflichtet, sich an Maßnahmen zur Qualitätssicherung zu beteili-gen und in regelmäßigen Abständen die erbrachten Leistungen und deren Qualität nachzuweisen; bei stationärer Pflege erstreckt sich die Qualitätssicherung neben den allgemeinen Pflegeleistun-gen auch auf die medizinische Behandlungspflege, die soziale Betreuung, die Leistungen bei Unterkunft und Verpflegung (§ 87) sowie auf die Zusatzleistungen (§ 88).
SGB V	§ 132 Abs. 1 Versorgung mit Haushaltshilfe Die Krankenkasse kann zur Gewährung von häuslicher Kranken-pflege, häuslicher Pflegehilfe, häuslicher Pflege und von Haus-haltshilfe geeignete Personen anstellen. § 132a Abs. 1 Versorgung mit häuslicher Krankenpflege Die Spitzenverbände der Krankenkasse gemeinsam und einheit-lich und die für die Wahrnehmung der Interessen von Pflege-diensten maßgeblichen Spitzenorganisationen auf Bundesebene sollen unter Berücksichtigung der Richtlinien nach § 92 Abs. 1 Satz 2 Nr. 6 gemeinsam Rahmenempfehlungen über die einheit-liche Versorgung mit häuslicher Krankenpflege abgeben; für Pflegedienste, die einer Kirche oder einer Religionsgemeinschaft des öffentlichen Rechts oder einem sonstigen freigemeinnützi-gen Träger zuzuordnen sind, können die Rahmenempfehlungen gemeinsam mit den übrigen Partnern der Rahmenempfehlungen auch von der Kirche oder der Religionsgemeinschaft oder von den Wohlfahrtsverband abgeschlossen werden, dem die Einrich-tung angehört.

Tab. 107: (Fortsetzung)

Gesetz/Verordnung	Zielsetzung/Anwendungsbereich
SGB XII	§ 1 Aufgabe der Sozialhilfe ist es, den Leistungsberechtigten die Führung eines Lebens zu ermöglichen, das der Würde des Menschen entspricht. Die Leistung soll sie so weit wie möglich befähigen, unabhängig von ihr zu leben; darauf haben auch die Leistungsberechtigten nach ihren Kräften hinzuarbeiten. § 61 Abs. 1 Personen, die wegen einer körperlichen, geistigen oder seelischen Krankheit oder Behinderung für die gewöhnlichen und regelmäßigen wiederkehrenden Verrichtungen im Ablauf des täglichen Lebens auf Dauer, voraussichtlich für mindestens sechs Monate, in erheblichem oder höherem Maße der Hilfe bedürfen, ist Hilfe zur Pflege zu leisten
Pflege-Buchführungsverordnung	Die Rechnungs- und Buchführungspflichten der Pflegeeinrichtungen richten sich nach dieser Verordnung, unabhängig davon, ob die Pflegeeinrichtung Kaufmann im Sinne des Handelsgesetzbuches ist, und unabhängig von der Rechtsform der Pflegeeinrichtung.
Landespflegegesetz Baden-Württemberg	§ 1 Abs. 1 Zweck des Gesetzes ist es, eine bedarfsgerechte Versorgung der Bevölkerung durch eine leistungsfähige und wirtschaftliche pflegerische Versorgungsstruktur zu gewährleisten. Das Gesetz soll zu sozial tragbaren Pflegesätzen beitragen.

985 Im Hinblick auf die Qualität der erbrachten Leistungen gilt auch für die ambulanten Pflegedienste seit dem 1.1.2006 die Qualitätsprüfungs-Richtlinie vom Medizinischen Dienst der Krankenversicherung.

17.2.2 Pflegevertrag und ambulante Pflegedienste

986 Wie bereits ausgeführt wurde, wird durch die Pflegekasse die Pflegebedürftigkeit festgestellt. Danach schließt der Pflegedienst mit dem Pflegebedürftigen nach § 120 Abs. 1 SGB XI einen Pflegevertrag ab. In diesem sind nach § 120 Abs. 3 SGB XI wenigstens Art, Inhalt und Umfang der Leistungen einschließlich der dafür mit den Kostenträgern nach § 89 vereinbarten Vergütungen für jede Leistung oder jeden Leistungskomplex gesondert zu beschreiben.

987 Die Leistungen werden vom jeweiligen Hausarzt durch einen Verordnungsschein angeordnet. Es werden dann jeweils nur die verordneten Leistungen über den Pflegedienst erbracht. Eine Veränderung der Leistungen erfordert ebenso einen veränderten Verordnungsschein. Eine Inanspruchnahme des Pflegedienstes wird als Pflegesachleistung bezeichnet. Tab. 108 zeigt die Entwicklung der Finanzierung von Pflegesachleistungen auf. Die ambulanten Sachleistungsbeträge werden bis 2012 stufenweise angehoben.

Tab. 108: Finanzierung Pflegesachleistungen und deren Entwicklung

Quelle: Bundesregierung, Eckpunktepapier Pflegeversicherungsreform 19. Juni 2007

Pflegestufe	Bisher €	2008	2010	2012
Stufe I	384	420	450	450
Stufe II	921	980	1 040	1 100
Stufe III	1 432	1 470	1 510	1 550

Sollte sich der Zustand des Pflegebedürftigen wesentlich verändern, so hat dies **988** der ambulante Pflegedienst der zuständigen Pflegekasse unverzüglich mitzuteilen.

17.2.3 Gesetze, Verordnungen und Verträge

Aus betriebswirtschaftlicher Sicht sind die folgenden rechtlichen Regelungen von **989** entscheidender Bedeutung, um einen ambulanten Pflegedienst zu leiten. Neben den bereits genannten Bestimmungen ist dies der Rahmenvertrag nach § 75 SGB XI auf der jeweiligen Bundeslandebene. In ihm wird u. a. auf den Inhalt der Pflegeleistungen, auf die Abrechnung der erbrachten Leistungen durch die Pflegedienste, auf die personelle Ausstattung der Pflegedienste sowie die Überprüfung der Notwendigkeit und Dauer der Pflege eingegangen. Neben diesem Rahmenvertrag nach SGB XI ist noch der Rahmenvertrag nach §§ 132, 132a SGB V von besonderer Wichtigkeit. In ihm wird auf jeweiliger Bundeslandebene die Versorgung mit häuslicher Krankenpflege, Haushaltshilfe und häuslicher Pflegehilfe geregelt. Die einzelnen Bestimmungen dieses Rahmenvertrages beziehen sich u. a. auf den Inhalt der Dienstleistung, die Leistungserbringer, Umfang und Dauer der Leistung sowie die Höhe der Vergütung (vgl. Tabelle 109).

Tab. 109: Wichtige rechtliche Bestimmungen für ambulante Pflegedienste

Quelle: eigene Zusammenstellung

Pflegeversicherungsgesetz	Pflege-Buchführungsverordnung	SGB XII – Auszug –	Rahmenvertrag über die ambulante pflegerische Versorgung gem. § 75 Abs. 1 SGB XI für das Land Baden-Württemberg; Stand: 28.02.2003	Rahmenvertrag nach § 132 SGB V über die Versorgung mit häuslicher Krankenpflege, Haushaltshilfe und häuslicher Pflegehilfe Land B-W
1. Kapitel: Allgemeine Vorschriften §§ 1 bis 13 2. Kapitel: Leistungsberechtigter Personenkreis §§ 14 bis 19 3. Kapitel: Versicherungspflichtiger Personenkreis §§ 20 bis 27 4. Kapitel: Leistungen der Pflegeversicherung §§ 28 bis 45 5. Kapitel: Organisation §§ 46 bis 53a 6. Kapitel: Finanzierung §§ 54 bis 68 7. Kapitel: Beziehungen der Pflegekassen zu den Leistungserbringern §§ 69 bis 81 8. Kapitel: Pflegevergütung §§ 82 bis 92a 9. Kapitel: Datenschutz und Statistik §§ 93 bis 109 10. Kapitel: Private Pflegeversicherung §§ 110 bis 111 11. Kapitel: Qualitätssicherung, Sonstige Regelungen zum Schutz der Pflegebedürftigen §§ 112 bis 120 12. Kapitel: Bußgeldvorschrift § 121	§ 1 Anwendungsbereich § 2 Geschäftsjahr § 3 Buchführung, Inventar § 4 Jahresabschluß § 5 Einzelvorschriften zur Bilanz § 6 Aufbewahrung und Vorlegung von Unterlagen § 7 Kosten- und Leistungsrechnung § 8 Wahlrecht für Kapitalgesellschaften § 9 Befreiungen § 10 Ordnungswidrigkeiten § 11 Inkrafttreten und Übergangsvorschriften Anlage 1: Gliederung der Bilanz Anlage 2: Gliederung der Gewinn- und Verlustrechnung Anlage 3a: Anlagennachweis Anlage 3b: Nachweis der Förderungen nach Landesrecht (Fördernachweis) Anlage 4: Kontenrahmen für die Buchführung Anlage 5: Kostenstellenrahmen für die Kosten- und Leistungsrechnung (Muster) Anlage 6: Kostenträgerübersicht (Muster)	§ 1 Aufgabe der Sozialhilfe § 2 Nachrang der Sozialhilfe § 3 Träger der Sozialhilfe § 5 Verhältnis zur freien Wohlfahrtspflege § 48 Hilfe bei Krankheit § 63 Häusliche Pflege § 64 Pflegegeld	§ 1 Inhalt der ambulanten Pflegeleistungen § 2 Formen der Hilfe § 3 Pflegehilfsmittel und technische Hilfen § 4 Beratungseinsätze bei Pflegegeldleistung § 5 Bewilligung der Leistung § 6 Wahl des Pflegedienstes, Pflegevertrag § 7 Organisatorische Voraussetzungen § 8 Qualitätsmaßstäbe § 9 Leistungsfähigkeit § 10 Mitteilungen, Meldepflichten § 11 Wirksamkeit und Wirtschaftlichkeit § 12 Dokumentation der Pflege § 13 Nachweis der Leistungen/Abrechnungsverfahren § 14 Zahlungsweise § 15 Beanstandungen § 16 Datenschutz § 17 Personelle Mindestausstattung eines Pflegedienstes, Sicherstellung der Leistungen, Qualifikation des Personals § 18 Arbeitshilfen § 19 Nachweis des Personaleinsatzes § 20 Prüfung durch die Pflegekassen § 21 Prüfung durch den Medizinischen Dienst der Krankenversicherung § 22 Information § 23 Örtliche Prüfung § 24 Zugang § 25 Mitwirkung des Pflegedienstes § 26 Voraussetzungen zur Durchführung einer Wirtschaftlichkeitsprüfung § 27 Bestellung und Beauftragung des Sachverständigen § 28 Prüfungsziel, Prüfungsgegenstand § 29 Abwicklung der Prüfung § 30 Prüfungsbericht § 31 Prüfungskosten § 32 Prüfungsergebnis § 33 Zielsetzung § 34 Grundsätze zur Festlegung des örtlichen oder regionalen Einzugsbereiches des Pflegedienstes § 35 Inkrafttreten, Außerkrafttreten, Kündigung	§ 1 Geltungsbereich § 2 Inhalt der Dienstleistung § 3 Leistungserbringer § 4 Umfang und Dauer § 5 Wahlrecht § 6 Vergütung § 7 Rechnungslegung § 8 Qualität und Wirtschaftlichkeit § 9 Einigungsausschuß § 10 Datenschutz § 11 Übergangsregelung § 12 Inkrafttreten und Kündigung

Im Rahmen der Aufgabe der Qualitätssicherung sind die Träger der ambulanten **990** Pflegeeinrichtungen nach § 112 Abs. 1 SGB XI für die Gewährleistung der Pflegequalität verantwortlich. Nach § 113 SGB XI sind Leistungs- und Qualitätsnachweise von den ambulanten Pflegeeinrichtungen den Pflegekassen in regelmäßigen Abständen vorzulegen. Mit Zustimmung des Pflegebedürftigen ist nach § 114 Abs. 3 SGB XI der Medizinische Dienst der Krankenkasse und der von den Landesverbänden der Pflegekasse bestellte Sachverständige berechtigt, die Qualität des ambulanten Pflegedienstes in dessen Wohnung zu überprüfen.

Die einzelnen Regelungen zu rechtlichen Bestimmungen zu wichtigen betriebs- **991** wirtschaftlichen Sachverhalten für ambulante Pflegedienste sind der Tabelle 109 zu entnehmen.

17.2.4 Vergütungsverhandlungen

Auch bei den ambulanten Pflegediensten gilt für den Abschluss der Vergütungs- **992** regelungen das Verhandlungsprinzip. Die Grundsätze für die Vergütungsregelung sind im § 89 SGB XI geregelt. Vertragsparteien sind nach § 89 Abs. 2 SGB XI der Träger des Pflegedienstes sowie die Pflegekasse oder sonstige Sozialversicherungsträger oder von ihnen allein oder gemeinsam gebildete Arbeitsgemeinschaften sowie der für den Sitz des Pflegedienstes zuständige Träger der Sozialhilfe.

Auch hier gilt wie im Krankenhaus oder in den stationären Pflegeeinrichtungen **993** der Kontrahierungszwang, d. h., hat der Pflegedienst den Versorgungsauftrag erhalten so hat er das Recht, mit der Pflegekasse die erbrachten Leistungen auch abzurechnen.

Es wird unterschieden zwischen Einzelvergütungsvereinbarungen und kollekti- **994** ven Vergütungsvereinbarungen. Zum gegenwärtigen Zeitpunkt dominieren bei den ambulanten Pflegediensten noch die kollektiven Vergütungsvereinbarungen.

Das Zustandekommen dieser Vereinbarungen zeigt die nachstehende Abbil- **995** dung 105.

Der Abbildung 105 ist zu entnehmen, dass sich die Pflegesatzkommission für die **996** kollektive Vergütungsvereinbarung zum einen aus den Vereinigungen der Pflegeheimträger und zum anderen aus den Verbänden der Kostenträger bilden.

Kommt bei den angestrebten Vereinbarungen eine Einigung nicht zustande, so **997** kann nach § 85 Abs. 5 i. V. m. § 76 SGB XI die Schiedsstelle angerufen werden.

Für die Leistungen nach §§ 132, 132a SGB V werden nach diesen Bestimmungen **998** im Rahmen des Rahmenvertrages (§ 6 Vergütungen; siehe Tabelle 104) Preisvereinbarungen abgeschlossen. Der ambulante Pflegedienst kann danach seine erbrachten Leistungen nach SGB V abrechnen.

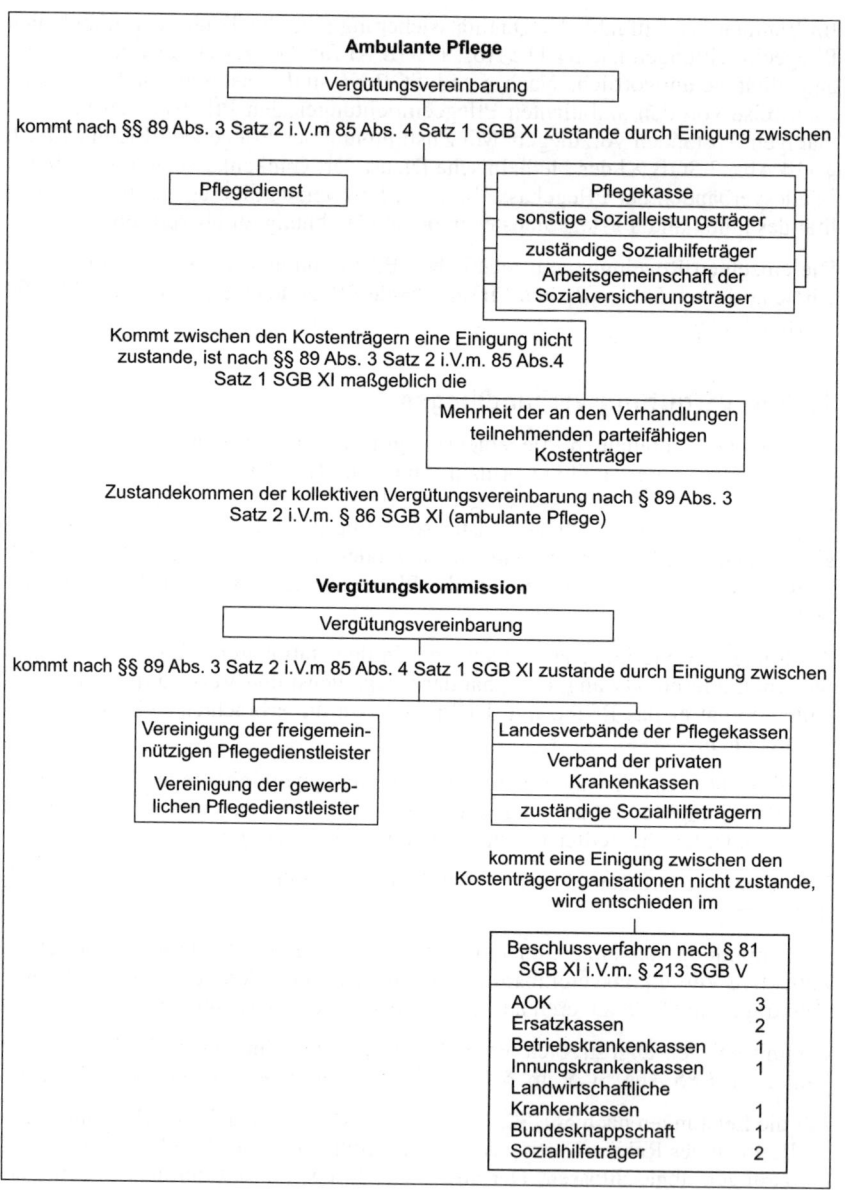

Abb. 105: Zustandekommen der Vergütungsvereinbarungen für ambulante Pflegedienste

Quelle: Griep/Renn 2002, S. 387, 388

18   Rechnungswesen und Finanzierung in ambulanten Pflegeeinrichtungen

Bereits in den Ausführungen zu den stationären Pflegeeinrichtungen wurde auf **999** das Rechnungswesen nach der Pflegebuchführungsverordnung eingegangen, die auch gilt für die ambulanten Pflegeeinrichtungen. Deshalb werden die weiteren Ausführungen zum Rechnungswesen der ambulanten Pflegeeinrichtungen relativ kurz gehalten. Abschließend wird auf die Finanzierung dieser Einrichtungen eingegangen.

18.1   Grundlagen

Im Hinblick auf die Pflegebuchführungs-Verordnung wurde bereits ausgeführt, **1000** dass für die unterschiedlichen Leistungen in den Einrichtungen der Pflegeversicherung auch getrennte Buchungskreise zu führen sind. So rechnet der ambulante Pflegedienst neben der Pflegekasse auch mit der Krankenkasse ab. Dazu kommt noch die

Abrechnung mit dem Pflegebedürftigen selbst, wenn er im Rahmen des Pflege- **1001** geldes bestimmte Leistungen vom ambulanten Pflegedienst „einkauft".

18.2   Internes und externes Rechnungswesen

Für das interne Rechnungswesen ist die Kosten- und Leistungsrechnung von ent- **1002** scheidender Bedeutung. Grundlage für die Entwicklung der Kostenrechnung ist zunächst die Leistungsrechnung. Für die ambulanten Pflegedienste steht die Erbringung der Pflegesachleistung nach § 36 SGB XI im Vordergrund ihrer Leistungserbringung. Diese umfasst nach § 36 Abs. 1 SGB XI die Grundpflege sowie die hauswirtschaftliche Versorgung. Dazu kommen noch Hilfeleistungen nach § 36 Abs. 2 SGB XI. Abbildung 106 zeigt den Umfang der Leistungen.

Anstelle der Pflegesachleistung kann der Pflegebedürftige nach § 37 Abs. 1 **1003** SGB XI ein Pflegegeld beantragen. Die Grundpflege und hauswirtschaftliche Versorgung hat der Pflegebedürftige dann durch eine geeignete Pflegeperson selbst sicher zu stellen. Das Pflegegeld wird bis 2012 angehoben (s. Tabelle 110).

Tab. 110: Pflegegeld durch die Pflegekasse

Quelle: Bundesregierung, Eckpunktepapier Pflegeversicherungsreform 19. Juni 2007

Pflegestufe	Bisher €	2008	2010	2012
Stufe I	205	215	225	235
Stufe II	410	420	430	440
Stufe III	665	675	685	700

Die Pflegesachleistung und das Pflegegeld kann der Pflegebedürftige nach § 38 **1004** SGB XI auch als Kombinationsleistung in Anspruch nehmen.

Die ambulanten Pflegedienste erbringen daneben noch Leistungen nach SGB V, **1005** wie dies bereits erwähnt wurde. Darauf hat der Pflegebedürftige aber nur einen Anspruch, wenn er neben der Pflegebedürftigkeit noch krank ist. Nach § 37

349

Abs. 2 SGB V erhalten Versicherte in ihrem Haushalt oder ihrer Familie als häusliche Krankenpflege Behandlungspflege, wenn sie zur Sicherung des Ziels der ärztlichen Behandlung erforderlich ist. Dieser Anspruch besteht nach § 37 Abs. 3 SGB V nur, soweit eine im Haushalt lebende Person den Kranken in dem erforderlichen Umfang nicht pflegen und versorgen kann.

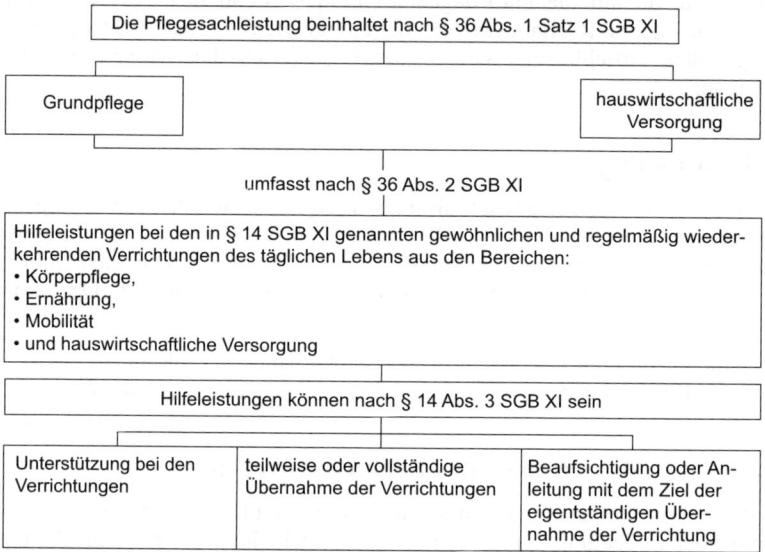

Abb. 106: Inhalt der Pflegesachleistung
Quelle: Griep/Renn 2002 S. 122

1006   Die entsprechend erbrachten Leistungen sind nach dem Kontenrahmen der Pflegebuchführungs-Verordnung zu buchen. Insbesondere gibt es für die ambulanten Pflegedienste die Kontengruppe 40: Erträge aus ambulanten Pflegeleistungen.

1007   Im Kostenstellenrahmen ist die Ziffer 92: Häusliche Pflegehilfe von besonderer Bedeutung für die ambulanten Pflegedienste.

1008   Kostenträger sind nach Anlage 6 der Pflegebuchführungs-Verordnung die in den Vergütungsempfehlungen der Spitzenverbände der Pflegekassen aufgeführten Leistungskomplexe.

1009   Von den Vorschriften der Pflege-Buchführungsverordnung sind nach § 9 Pflegedienste mit bis zu sechs Vollkräften befreit. Ganz oder teilweise können Pflegedienste mit sieben bis zu zehn Vollkräften befreit werden.

1010   Wie der Jahresabschluss nach § 4 PBV insbesondere bei gemischten Einrichtungen nach der PBV aufzustellen ist, ist bereits an anderer Stelle erwähnt worden.

18.3   Finanzierung: Mittelaufbringung und Mittelweitergabe

Die Finanzierung der Leistungen für die ambulanten Pflegeleistungen erfolgt **1011** ähnlich wie für die stationären Pflegeeinrichtungen über die Pflegeversicherungsbeiträge durch die Pflegekasse und durch den Pflegebedürftigen. Sollte der Pflegebedürftige dazu nicht in der Lage, so leistet die Zahlungen der Sozialhilfeträger. Daneben werden die Leistungen nach SGB V über den Krankenversicherungsbeitrag durch die Krankenkasse finanziert.

Eine öffentliche Finanzierung von Investitionen der ambulanten Pflegedienste **1012** besteht in Baden-Württemberg nicht.

Die nachstehende Tabelle 111 zeigt, wie hoch die Gesundheitsausgaben für die **1013** ambulante Pflege in den Jahren 1997 und 2003 nach den verschiedenen Ausgabenträgern war.

Tab. 111: Gesundheitsausgaben für die ambulante Pflege 1997 und 2003 nach
*   Ausgabenträgern*

Quelle: Statistisches Bundesamt 2005

Ausgabenträger	1997 (in Mill. r)	in v. H.	2003 (in Mill. r)	in v. H.
Öffentliche Haushalte	184,00	3,5 %	246,00	3,9 %
Gesetzliche Krankenversicherung	1 964,00	37,8 %	1 948,00	30,5 %
Pflegeversicherung	1 999,00	38,5 %	2 837,00	44,5 %
Gesetzliche Unfallversicherung	2,00	0,0 %	8,00	0,1 %
Private Krankenversicherung	137,00	2,6 %	102,00	1,6 %
Arbeitgeber	110,00	2,1 %	111,00	1,7 %
Private	797,00	15,3 %	1 125,00	17,6 %
Insgesamt	**5 193,00**	**100,0 %**	**6 377,00**	**100,0 %**

Die Tabelle verdeutlicht noch einmal, dass die Gesetzliche Krankenversicherung, **1014** die soziale Pflegeversicherung und die Privaten die größten Ausgabenträger für die ambulante Pflege sind.

Wie bereits erwähnt wurde, stehen bei der Mittelweitergabe die Fragen mit Mit- **1015** telpunkt:

- welches ist die jeweilige Abrechnungseinheit?
- wie wird die Vergütungshöhe pro Abrechnungseinheit gefunden?

Die Frage nach der Abrechnungseinheit wird im § 89 Abs. 3 SGB XI geregelt. **1016** Danach kann die Vergütung nach dem erforderlichen Zeitaufwand, nach dem Leistungsinhalt des jeweiligen Pflegeeinsatzes, nach Komplexleistungen oder in Ausnahmefällen nach Einzelleistungen bemessen werden. Die hauswirtschaftliche Versorgung z. B. darf auch nach Pauschalen vergütet werden.

1017 Gegenwärtig steht z. B. in Baden-Württemberg die Vergütung nach Komplexleistungen im Vordergrund als Abrechnungseinheit. Die Vergütungshöhe pro Abrechnungseinheit (z. B. Leistungskomplexe) wird nach § 89 SGB XI zwischen den Vertragsparteien ausgehandelt. Abb. 107 zeigt den Katalog der Komplexleistungen.

Baden-Württemberg 2003
Festpreise differenziert nach Qualifikation des Personals

1. Große Toilette: Preis für Fachkraft: 20,80 €; Hilfskraft: 14,26 €; Zivi: 7,35 €
2. Kleine Toilette: 13,88 €; 9,54 €; 4,88 €
3. Transfer/An-/Auskleiden: 7,51 €; 5,15 €; 2,63 €
4. Hilfen bei Ausscheidungen: nur Fachkraft 9,22 €
5. Einfache Hilfen bei Ausscheidungen: Hilfskraft: 6,33 €; Zivi 3,27 €
6. Spezielles Lagern: Fachkraft: 4,61 €; Hilfskraft: 3,16 €
7. Mobilisation: Fachkraft: 4,61 €; Hilfskraft: 3,16 €
8. Einfache Hilfe bei der Nahrungsaufnahme: 4,61 €; 3,16 €; 1,61 €
9. Umfangreiche Hilfe bei der Nahrungsaufnahme: 16,19 €; 11,10 €; 5,74 €
10. Verabreichung von Sondennahrung: Nur Fachkraft: 14,21 €
11. Hilfestellung beim Verlassen/Wiederaufsuchen der Wohnung: 6,92 €; 4,77 €; 2,46 €
12. Zubereitung einer einfachen Mahlzeit: 10,19 €; 7,94 €; 4,07 €
13. Essen auf Rädern: 2,20 € für alle Pflegenden
14. Zubereitung einer warmen Mahlzeit: 20,38 €; 15,87 €; 8,15 €
15. Einkauf/Besorgungen (pro angefangene 15 Minuten): 6,11 €; 4,77 €; 2,46 €
16. Waschen, Bügeln, Putzen (pro angefangene 15 Minuten): 6,11 €; 4,77 €; 2,46 €
17. Vollständiges Be- und Abziehen des Bettes: 4,07 €; 3,16 €; 1,61 €
18. Beheizen: 6,11 €; 4,77 €; 2,46 €

Wegepauschalen: Variante 1: 2,94 € pro Hausbesuch (Pflegestufe 1: 1 x/Pflegestufe 2: 2 x/Pflegestufe 3:3 x)
Variante 2: Pauschal monatlich (Pflegestufe 1: 32,17 €/Pflegestufe 2/3: 96,51 €)
Nachteinsätze: Zuschlag von 1,88 €
Sonn- und Feiertage: Zuschlag von 1,07 €
Mehraufwand bei zweiter Pflegeperson: 50 %

Abb. 107: Leistungskomplexe in Baden-Württemberg
Quelle: Deutscher Bundestag 2004, S. 1279

1018 So wird nach diesem Katalog für die Große Toilette 20,80 Euro für die Fachkraft zu berechnen sein; für die Hilfskraft lediglich 14,26 Euro. Für die einfache Hilfe bei der Nahrungsaufnahme sind für die Fachkraft 4,61 Euro zu berechnen; für die Hilfskraft 3,16 Euro.

1019 Jeder einzelne ambulante Pflegedienst schließt mit der Pflegekasse eine Vergütungsvereinbarung nach § 89 SGB XI ab. In ihr wird z. B. für die Pflegedienste in Baden-Württemberg geregelt, dass für die Pflegevergütung für die erbrachten Pflegesachleistungen nach § 36 SGB XI die Preise der erwähnten Leistungskomplexe gelten.

1020 Der ambulante Pflegedienst schließt dann einen Pflegevertrag (siehe Rn. 103 ff.) mit dem Pflegebedürftigen ab über die Leistungen der Pflege, der hauswirtschaftlichen Versorgung sowie ergänzender Leistungen.

1021 Anzumerken bleibt abschließend, dass mit den ambulanten Pflegediensten kein Budget wie im Krankenhaus oder in den stationären Pflegeeinrichtungen ausgehandelt wird.

19 Personalwirtschaft in ambulanten Pflegeeinrichtungen

Von den ca. 200 000 Beschäftigten in den ambulanten Pflegediensten sind knapp 30 v. H. Vollzeitbeschäftigt, der Rest geht einer Teilzeitbeschäftigung nach. Über die Hälfte der Beschäftigten in diesen Diensten haben eine Pflegeausbildung abgeschlossen und zwar mit unterschiedlichen Qualifikationsabschlüssen. In den ca. 10 600 Pflegediensten haben ca. 13 000 Pflegedienstleitungen das Pflegepersonal entsprechend ihrer Qualifikation einzusetzen.
1022

Im Rahmenvertrag zu § 75 Abs. 1 SGB XI ist die personelle Mindestausstattung eines Pflegedienstes sowie die Qualifikation des Personals geregelt. Danach werden entsprechend § 71 Abs. 1 SGB XI die ambulanten Pflegedienste verantwortlich von einer ausgebildeten Pflegefachkraft geleitet.
1023

Durch die Besonderheit der Aufgabenstellung der ambulanten Pflegedienste, die Pflegebedürftigen sind vom Pflegepersonal in ihren Wohnungen aufzusuchen und die Fachkräfte können dort mit unterschiedlichsten Herausforderungen konfrontiert werden, wird es notwendig sein, dass der Personaleinsatz sehr sorgfältig geplant wird. Zu dieser Einsatzplanung kommt noch das Problem, dass zu den Pflegebedürftigen gefahren werden muss. Der Fuhrpark eines ambulanten Pflegedienstes muss auch die Fahrzeuge ständig bereithalten, damit die Fachkräfte zu den entsprechenden Zeiten schnell und sicher zu den Pflegebedürftigen gelangen.
1024

Zunächst wird auf einige Aspekte der Informationsbasis der Personalwirtschaft eingegangen. Anschließend auf die Personaleinsatzplanung .
1025

19.1 Grundlagen

In den ambulanten Pflegediensten wird der unternehmerischen Personalforschung sowie der unternehmerischen Arbeitsforschung eine besondere Bedeutung zukommen. Die bereits erwähnte besondere Aufgabenstellung des ambulanten Pflegedienstes wird es mit sich bringen, dass die Pflegefachkräfte entsprechend ihren Fähigkeiten eingesetzt werden. Für die Führungskräfte bedeutet dies, dass sie zu ermitteln haben, welche Fachkräfte geeignet sind, um die Aufgabe wahrzunehmen. Dies impliziert auch, dass Weiterbildungen angeboten werden, um Fachkräfte weiter- und nachzuqualifizieren für ihre Aufgabe.
1026

Im Rahmen der unternehmerischen Arbeitsforschung ist u. a. zu ermitteln, wie und in welchem Umfang das Personal durch die wahrzunehmende Aufgabe belastet wird. Neben der Arbeit mit den Pflegebedürftigen wird das Personal durch die Fahrt zu den Pflegebedürftigen besonders belastet sein. Deshalb wird es für die Leitung der ambulanten Pflegedienste auch besonders wichtig sein, zu klären, welcher Fuhrpark, welche Pkws angeschafft werden, um die Aufgabe wahrzunehmen.
1027

19.2 Personaleinsatzplanung

Durch die Gestaltung der rechtlichen Rahmenbedingungen und der Vergütungssätze für ihre Leistungen haben die ambulanten Pflegedienste zum einen die
1028

Möglichkeit eine vergütungsorientierte Personaleinsatzplanung vorzunehmen. Dies bedeutet, dass der Personaleinsatz abhängig ist von der Höhe und dem Umfang der vereinbarten Leistungen mit dem Pflegebedürftigen. Mit den Leistungskomplexen (siehe Abbildung 107) werden Standardleistungen vom Pflegebedürftigen „gekauft". Seine individuelle Situation am jeweiligen Tag der Leistungserbringung ist für die Pflegefachkraft nach diesem betriebswirtschaftlichen Vorgehen eher von untergeordneter Bedeutung. Das nachfolgende Beispiel (Abb. 108) zeigt eine solche Berechnung.

Beispiel

Der neue Patient Herr Hugo Müller (aus Schwerin-Mecklenburg-Vorpommern) ist einzuplanen.
Er soll täglich folgende Leistungen erhalten:

- eine Ganzkörperwäsche
- eine Injektion
- einen Verband

Diese Leistungen werden in Kombination durch eine examinierte Krankenschwester erbracht.
Diese kostet laut der Berechnungen 71,78 DM, also fast 72 DM.

Die verantwortliche Mitarbeiterin muß nun nur noch aus der Tabelle die gesamten zur Verfügung stehenden Zeiten ablesen:

Nr.	Leistungen/ Leistungskomplexe PflegeVG	Preis/ Betrag	72	€
1 a	Kleine Morgentoilette	8,50 €	13,3	min
21	Halbe Wegepauschale	0,98 €	1,6	min
Nr.	**Behandlungspflege**			
7	Injektion	4,50 €	6,6	min
12	Verbandswechsel	4,80 €	8,3	min
22	Halbe Wegepauschale	0,93 €	1,5	min
	Gesamt	**20,21 €**	**31,3**	**min**

Für einen Einsatz kann der Pflegedienst insgesamt unter Berücksichtigung aller Leistungsträger (Kranken- und Pflegekassen sowie Privatzahler) 20,71 € berechnen. Dies entspricht bei einem Stundensatz von ca. 40,00 € einem Einsatz von 31,3 Minuten. Zieht man nun von diesem zeitlich möglichen Einsatz die tatsächliche durchschnittliche Fahrtzeit ab, erhält man die reine Pflegezeit:

Gesamt mögliche Zeit	31,3 min
abzüglich durchschnittliche Fahrzeit	4,5 min
= reine Pflegezeit	26,8 min

Die Aussage, daß im Durchschnitt 26,8 Minuten für die reine Pflegezeit verwendet werden kann, ist **sehr vorsichtig** (!!) zu interpretieren.
Allerdings stellt diese Aussage eine klare betriebswirtschaftliche Orientierung dar.

Abb. 108: Vergütungsorientierte Personaleinsatzplanung
Quelle: in Anlehnung an Sießegger 1997, S. 180

Für den einzelnen Einsatz kann der ambulante Pflegedienst insgesamt 20,71 Euro berechnen. In der Umrechnung entspricht dies einem Einsatz von insgesamt 31,3 Minuten. Die reine Pflegezeit beträgt 26,8 Minuten.   **1029**

Neben dieser vergütungsorientierten Personaleinsatzplanung kann der Personaleinsatz aber auch nach dem Pflegeaufwand ermittelt werden. Hierzu wird ähnlich wie im Krankenhausbereich die Nettoarbeitszeit der Pflegekräfte zu ermitteln sein und dann der erforderliche Pflegeaufwand, gemessen in Zeiteinheiten, für die Pflegebedürftigen. Der Pflegeaufwand bildet nach dieser Vorgehensweise die Grundlage, um den Personalbedarf an Pflegefachkräften zu errechnen.   **1030**

Beide Methoden, zunächst top-down dann bottum-up, können nebeneinander angewendet werden. Die bottum-up – Methode zeigt im Vergleich zur anderen Methode auf, wie viel Pflegeaufwand tatsächlich für den Pflegebedürftigen notwendig ist und was an pflegerischen Leistungen nicht erbracht werden kann, da es nicht zu finanzieren ist.   **1031**

20   Zusammenfassung

Im Hinblick auf die Unternehmensprozesse zeigen die Ausführungen zur Aufbau-Organisation, dass deren Gestaltung mit abhängig ist von der Betriebsgröße des ambulanten Pflegedienstes. Wieviel Pflegedienste ihre Dienste anbieten, liegt letztlich an der Entwicklung des Pflegemarktes. Es gibt im Gegensatz zum Krankenhausbereich und zur Stationären Pflege keine staatlichen Vorgaben zur Entwicklung dieses Marktes.   **1032**

Augenblicklich bieten die privaten Träger mehr Dienste an. Die meisten Pflegebedürftigen versorgen dagegen die freigemeinnützigen Träger. In den Bundesländern Baden-Württemberg und Bayern dominieren die freigemeinnützigen Träger das Angebot an ambulanten Pflegediensten. In sämtlichen neuen Bundesländern, bieten zumeist die privaten Träger ihre Dienste an.   **1033**

Für die ambulanten Pflegedienste sind insbesondere die rechtlichen Regelungen in den Rahmenverträgen nach § 75 SGB XI und §§ 132, 132a SGB V von besonderer Wichtigkeit. Vergütungsvereinbarungen werden sowohl als Einzelvergütungsvereinbarung als auch als kollektive Vergütungsvereinbarung abgeschlossen.   **1034**

Beim internen Rechnungswesen ist im Hinblick auf die Leistungsrechnung zu bedenken, dass die ambulanten Pflegedienste sowohl Leistungen nach SGB XI als auch nach SGB V anbieten. Dazu kommen noch die Leistungen, die die Pflegebedürftigen selber zu finanzieren haben.   **1035**

Bei der Aufstellung des Jahresabschlusses ist zu beachten, dass die meisten ambulanten Pflegedienste als gemischte Einrichtungen geführt werden.   **1036**

Im Rahmen der Mittelweitergabe werden keine Pflegesätze sondern Einzelleistungen bzw. Leistungskomplexe vereinbart.   **1037**

Die Personaleinsatzplanung ist für die ambulanten Pflegedienste ein wichtiges betriebswirtschaftliches Instrument zur Steuerung des Unternehmenserfolges. Dabei ist eher davon auszugehen, dass in der Praxis die vergütungsorientierte Einsatzplanung vorherrschend ist.   **1038**

Teil V: Unternehmen und Markt – Stationäre Rehabilitation

Die Aufgabe der Rehabilitation ist im deutschen System der sozialen Sicherung keinem eigenen Zweig zugeordnet. Teilaufgaben finden sich u. a. im Bereich der Krankenversicherung, der Unfallversicherung, der Rentenversicherung und der Arbeitslosenversicherung (§ 6 SGB IX). **1039**

Aufgabe der Krankenversicherung bzw. ihrer Träger ist die Erbringung medizinischer Leistungen zur Rehabilitation. Leistungen der Unfallversicherung werden z. B. bei Arbeits- und Wegeunfällen, Berufskrankheiten, Schulunfällen und Kindergartenunfällen für medizinische, berufliche und soziale Rehabilitation erbracht. Die Rentenversicherung ist für die medizinische und berufliche Rehabilitation zuständig (§§ 15 und 16 SGB VI). Leistungen der medizinischen Rehabilitation sind (§ 26 Abs. 2 SGB IX – keine abschließende Aufzählung): **1040**

- Behandlung durch Ärzte, Zahnärzte und Angehörige anderer Heilberufe, soweit deren Leistungen unter ärztlicher Aufsicht oder auf ärztliche Anordnung ausgeführt werden, einschließlich der Anleitung, eigene Heilungskräfte zu entwickeln,
- Früherkennung und Frühförderung behinderter und von Behinderung bedrohter Kinder,
- Arznei- und Verbandmittel,
- Heilmittel einschließlich physikalischer, Sprach- und Beschäftigungstherapie,
- Psychotherapie als ärztliche und psychotherapeutische Behandlung,
- Hilfsmittel sowie
- Belastungserprobung und Arbeitstherapie.

Daneben sind folgende Leistungen möglich: Leistungen zur Teilhabe am Arbeitsleben, unterhaltssichernde Leistungen, Leistungen zur Teilhabe am Leben in der Gemeinschaft, Frühförderung sowie ergänzende Leistungen. **1041**

In Deutschland existieren im Jahr 2007 etwa 1.240 Vorsorge- oder Rehabilitationseinrichtungen (*Gesundheitsberichterstattung des Bundes* 2009), davon werden mehr als die Hälfte in privater Trägerschaft betrieben. **1042**

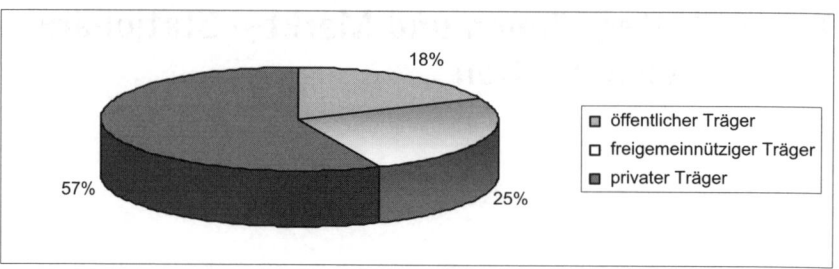

Abb. 109: Träger von Rehabilitationseinrichtungen und Anzahl der Einrichtungen
Quelle: eigene Zusammenstellung

1043   Folgende Ausgaben fielen für Rehabilitation und Teilhabe an:

Tab. 112: Ausgaben für Rehabilitation und Teilhabe nach Kostenträger in Millionen Euro

Quelle: in Anlehnung an Specke 2005, S. 504

	2001	**2002**
Gesetzliche Krankenversicherung	2.674	2.608
Gesetzliche Rentenversicherung	4.782	5.019
Gesetzliche Unfallversicherung	3.375	3.487
Bundesanstalt für Arbeit	2.640	2.768
Integrationsämter	331	342
Gesetzliche Sozialhilfe	9.764	10.185

21   Zu den Unternehmensprozessen

1044   Die Aufbauorganisation einer Rehabilitationseinrichtung ähnelt der eines Krankenhauses, beide dienen der stationären Versorgung von Patienten. Im Gegensatz zum Krankenhaus geschieht dies, (§ 107, Abs. 2 SGB V):

- „um eine Schwächung der Gesundheit, die in absehbarer Zeit voraussichtlich zu einer Krankheit führen würde, zu beseitigen oder einer Gefährdung der gesundheitlichen Entwicklung eines Kindes entgegenzuwirken, oder
- um eine Krankheit zu heilen, ihre Verschlimmerung zu verhüten oder Krankheitsbeschwerden zu lindern oder im Anschluss an Krankenhausbehandlung den dabei erzielten Behandlungserfolg zu sichern oder zu festigen, auch mit dem Ziel, eine drohende Behinderung oder Pflegebedürftigkeit abzuwenden, zu beseitigen, zu mindern, auszugleichen, ihre Verschlimmerung zu verhüten oder ihre Folgen zu mildern (Rehabilitation) (…)."

1045   Dabei stehen sie fachlich-medizinisch unter ständiger ärztlicher Verantwortung und unter Mitwirkung von besonders geschultem Personal (z. B. Physio- und Ergotherapeuten). Das Organigramm in Abbildung 110 verdeutlicht die Ähnlichkeit zu einem Krankenhausbetrieb.

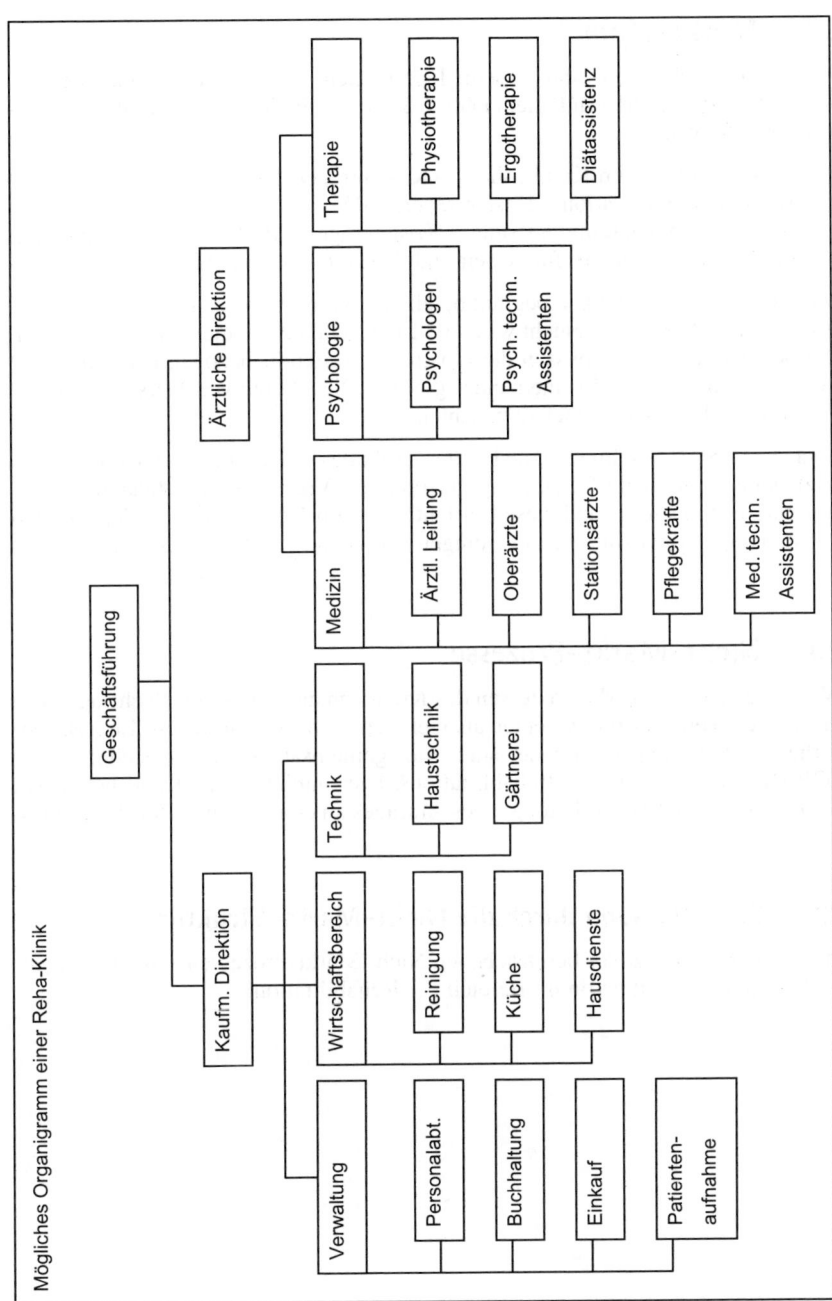

Abb. 110: Aufbauorganisation einer Rehabilitationseinrichtung
    Quelle: in Anlehnung an Müller 2006, S. 9

22 Marktzufuhr

1046 Wie zuvor beschrieben, sind verschiedene Kostenträger für den Bereich der Rehabilitation zuständig. Ein Patient kann z. B. folgende Stationen durchlaufen (*Vömel* 2005, S. 68):

- Akutbehandlung im Krankenhaus – Kostenträger: GKV,
- Anschlussrehabilitation – Kostenträger: GRV,
- Berufliche Wiedereingliederung – Kostenträger: GRV, evtl. in Kooperation mit der Bundesagentur für Arbeit und dem Integrationsamt.

1047 Die Planung der Leistungen beginnt bereits im Krankenhaus – dies auch vor dem Hintergrund, dass hier versucht wird, die Liegezeiten der Patienten zu verringern. Die beteiligten Partner müssen die Leistungen funktionsbezogen feststellen und so planen, dass sie nahtlos ineinander greifen. Die Gebote von Wirksamkeit und Wirtschaftlichkeit sind dabei zu beachten.

1048 Nach § 111 SGB V schließen die Landesverbände der Krankenkassen und der Ersatzkassen einheitliche Versorgungsverträge mit Vorsorge- und Rehabilitationseinrichtungen. Danach sind diese Einrichtungen zur Versorgung der Versicherten mit stationären medizinischen Leistungen zur Vorsorge oder Rehabilitation zugelassen.

23 Nicht-Markt-Prozesse

1049 Wie bei den Nicht-Markt-Prozessen des Krankenhauses wird die Nachfrage nach Leistungen weniger vom Patienten als viel mehr vom Arzt gesteuert. Eine Besonderheit auf regionaler Ebene sind die gemeinsamen Servicestellen (§ 22 SGB IX). Hier beraten die Rehabilitationsträger anbieterneutral und helfen bei der Erstellung und Weiterleitung eines Antrages an den richtigen Rehabilitationsträger.

23.1 Beeinflussung durch die Nicht-Markt-Struktur

1050 In Analogie zu den zuvor beschriebenen Nicht-Markt-Prozessen zeigt die folgende Abbildung die Situation im Bereich der Rehabilitation.

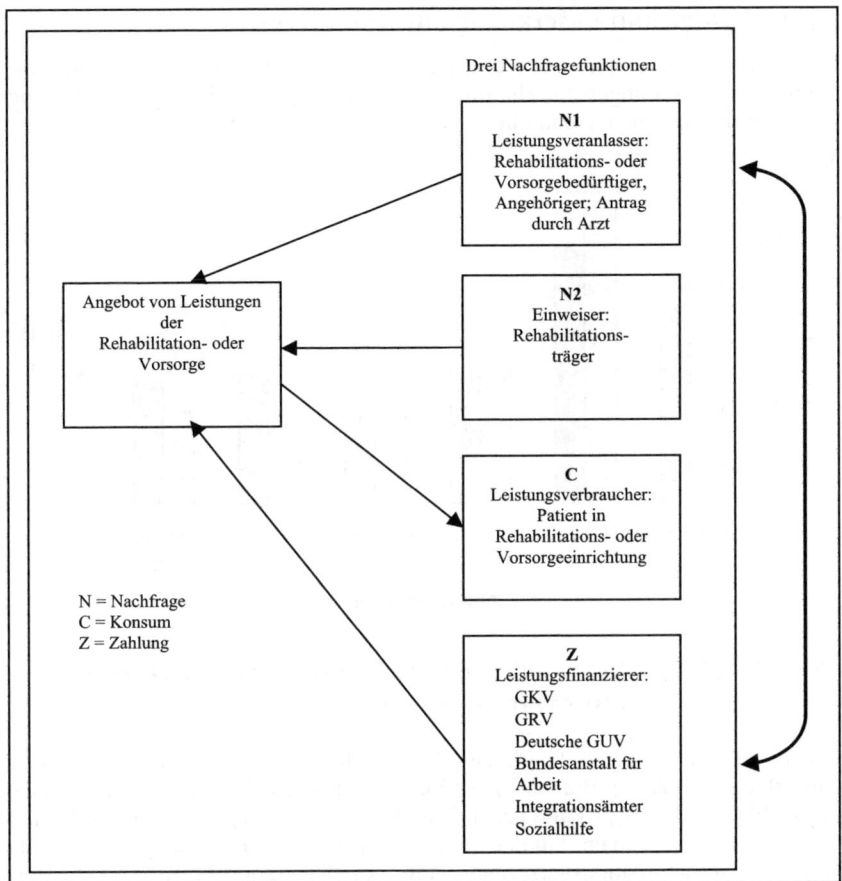

Abb. 111: Nicht-Markt-Prozesse im Bereich der Rehabilitation

Quelle: eigene Zusammenstellung

In der Regel ist auch hier der Patient nicht in der Lage, die Leistungsanbieter zu   **1051**
beurteilen und so nimmt er die Nachfragefunktion nicht unmittelbar ein. Problematisch ist die Wahl der Einrichtung der stationären Rehabilitation. Oftmals wählen die Kostenträger der Maßnahme die Einrichtung nach dem Kriterium „Preis", wobei die Qualität nicht beachtet wird (*Kuge* 2003, S. 80). Diese Tatsache ist u. a. dem Vergütungssystem, das Qualitätsparameter nicht abbildet, geschuldet (*von Eiff et al.* 2004, S. 842). Dazu kommt jedoch auch, dass die Rehabilitationsträger ihre Machtstellung ausnutzen und zunächst die Einrichtungen in eigener Trägerschaft auslasten. Ein Indiz hierfür ist, dass die Auslastung von Einrichtungen in öffentlicher Trägerschaft deutlich höher ist als die von Häusern in privater Trägerschaft (*Borges/Zimolong* 2009, S. 6).

23.2   Ausgewählte Merkmale auf Anbieterseite

1052   Wie auch im Krankenhaus, so wurden auch in Rehabilitations- und Vorsorgeeinrichtungen Betten abgebaut, allerdings in nicht so großem Umfang. Abbildung
112 zeigt dies und den Trend hin zu größere Einrichtungen.

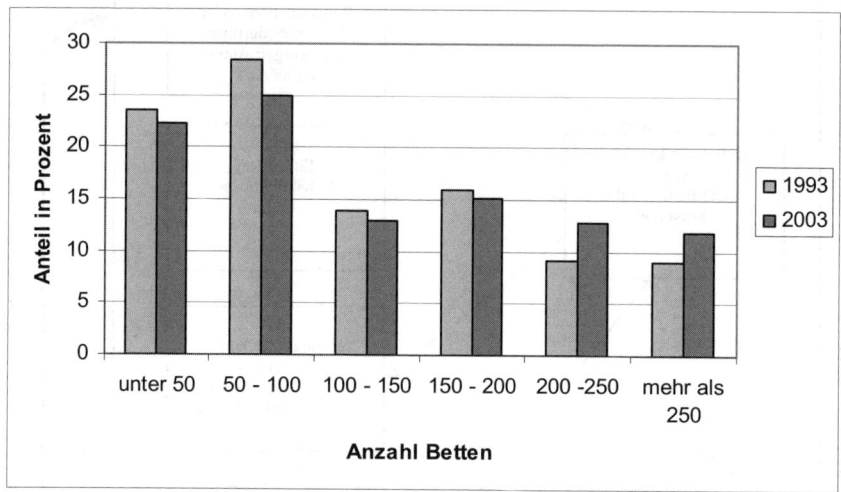

Abb. 112: Rehabilitations- und Vorsorgeeinrichtungen nach Anzahl der Betten
Quelle: Gesundheitsberichterstattung des Bundes

1053   Der Trend geht demnach dahin, dass die einzelnen Einrichtungen wachsen und
mehr Betten vorhalten. Bei sinkender Verweildauer wurden im Vergleich beider
Jahre (1993-2003) mehr Fälle behandelt. Der Bedarf an medizinischer Rehabilitation wird weiter steigen. Studien gehen davon aus, dass bei vollständiger Erfüllung des Rehabilitationsversorgungsauftrages Unterkapazitäten von bis zu
20 Prozent auf Leistungserbringerseite zu erwarten sind (*Lewis* 2009, S. 71).

1054   Der beschrieben Sektor ist ein großer Arbeitsmarkt. Abbildung 113 zeigt, welches Personal in welcher Funktion in Rehabilitations- oder Vorsorgeeinrichtungen eingesetzt wird.

362

Lfd. Nr.	Gegenstand der Nachweisung	Vorsorge- oder Rehabilitationseinrichtungen insgesamt	Vollkräfte im Jahresdurchschnitt													
			Insgesamt[1]	Ärztliches Personal[2]	Nichtärztliches Personal[3]						davon					
					zusammen	Pflegedienst	darunter in der Psychiatrie tätig	med.-techn. Dienst	Funktionsdienst	klinisches Hauspersonal	Wirtschafts- und Versorgungsdienst	technischer Dienst	Verwaltungsdienst	Sonderdienste	sonstiges Personal
								Anzahl							
1	**Einrichtungen insgesamt**	**1.294**	**92.944**	**7.995**	**84.949**	**20.831**	**1.090**	**23.419**	**4.572**	**5.081**	**13.361**	**3.476**	**8.910**	**1.093**	**4.207**
	nach der Bettenzahl														
2	VR bis 49 Betten	289	5.056	396	4.659	1.300	192	1.369	362	152	633	126	407	49	261
3	VR mit 50 bis 99 Betten	319	12.122	860	11.262	3.031	242	2.825	718	599	1.760	399	1.051	262	617
4	VR mit 100 bis 149 Betten	172	11.739	935	10.804	2.690	155	2.919	580	655	1.843	407	1.104	105	500
5	VR mit 150 bis 199 Betten	190	17.951	1.613	16.337	3.494	154	4.444	801	1.130	2.887	869	1.754	193	766
6	VR mit 200 bis 249 Betten	173	19.539	1.870	17.669	4.372	188	5.114	1.001	865	2.622	719	1.997	119	860
7	VR mit 250 und mehr Betten	151	26.538	2.321	24.217	5.944	158	6.748	1.110	1.679	3.615	956	2.597	364	1.203
	nach der Trägerschaft														
8	**Öffentliche Krankenhäuser**	**234**	**18.781**	**1.725**	**17.057**	**3.838**	**246**	**4.573**	**784**	**1.265**	**2.934**	**1.029**	**1.729**	**80**	**824**
9	- in privatrechtlicher Form	47	3.807	321	3.486	1.146	48	1.026	200	127	433	103	280	29	141
10	- in öffentlich-rechtlicher Form	187	14.974	1.404	13.571	2.692	198	3.547	584	1.137	2.501	926	1.450	51	683
11	– rechtlich unselbständig	150	12.041	1.125	10.916	2.124	152	2.912	464	921	2.023	748	1.153	44	527
12	– rechtlich selbständig	37	2.933	279	2.655	568	46	635	120	216	478	178	296	6	156
13	**Freigemeinnützige Krankenhäuser**	**327**	**14.723**	**1.016**	**13.707**	**3.639**	**183**	**3.730**	**998**	**457**	**2.053**	**431**	**1.243**	**284**	**871**
14	**Private Krankenhäuser**	**733**	**59.440**	**5.254**	**54.186**	**13.353**	**661**	**15.116**	**2.790**	**3.359**	**8.373**	**2.016**	**5.937**	**729**	**2.511**
	nach Ländern														
15	Baden-Württemberg	228	14.727	1.293	13.434	3.050	43	3.624	718	882	2.466	528	1.414	158	595
16	Bayern	303	18.092	1.431	16.661	3.944	246	4.375	837	1.255	2.881	723	1.745	106	796
17	Brandenburg	28	3.430	336	3.095	892	33	894	208	65	460	130	321	9	117
18	Hessen	112	9.935	943	8.992	2.137	227	2.485	418	776	1.470	340	914	111	340
19	Mecklenburg-Vorpommern	65	4.814	390	4.424	1.098	39	1.133	250	197	592	195	505	295	159
20	Niedersachsen	146	8.491	724	7.768	1.535	59	2.233	368	460	1.418	380	806	115	453
21	Nordrhein-Westfalen	138	11.874	1.066	10.808	3.266	291	3.083	604	397	1.251	364	1.110	56	676
22	Rheinland-Pfalz	68	4.570	419	4.152	988	45	1.157	312	240	627	191	451	12	173
23	Saarland	22	1.593	154	1.439	373	11	420	84	101	157	49	158	16	80
24	Sachsen	45	5.327	434	4.893	1.398	19	1.449	241	282	619	203	437	63	201
25	Sachsen-Anhalt	20	1.859	161	1.699	450	18	540	89	38	199	70	181	7	125

Lfd. Nr.	Gegenstand der Nachweisung	Vorsorge- oder Rehabilitationseinrichtungen insgesamt	Vollkräfte im Jahresdurchschnitt													
			Insgesamt[1]	Ärztliches Personal[2]	Nichtärztliches Personal[3]					davon						
					zusammen	Pflegedienst	darunter in der Psychiatrie tätig	med.-techn. Dienst	Funktionsdienst	klinisches Hauspersonal	Wirtschafts- und Versorgungsdienst	technischer Dienst	Verwaltungsdienst	Sonderdienste	sonstiges Personal
							Anzahl								
26	Schleswig-Holstein	78	4.817	334	4.483	876	24	1.174	242	276	865	203	506	71	272
27	Thüringen	37	3.016	272	2.743	682	36	770	168	103	353	97	339	43	188
	Stadtstaaten:														
28	Berlin, Bremen, Hamburg	4	400	39	361	144	-	82	33	10	3	3	25	31	32
29	Einrichtungen mit Versorgungsvertrag nach der Bettenzahl	1.112	86.932	7.551	79.381	20.038	944	21.979	4.170	4.809	12.094	3.203	8.346	927	3.814
	davon:														
30	VR bis 49 Betten	214	4.121	317	3.804	1.163	132	1.102	282	133	483	97	310	27	209
31	VR mit 50 bis 99 Betten	263	10.522	768	9.754	2.804	180	2.459	588	506	1.443	341	909	209	496
32	VR mit 100 bis 149 Betten	150	10.650	854	9.796	2.549	133	2.621	481	575	1.651	371	1.008	90	451
33	VR mit 150 bis 199 Betten	171	16.623	1.498	15.125	3.329	154	4.144	774	1.081	2.573	775	1.612	131	705
34	VR mit 200 bis 249 Betten	171	19.330	1.852	17.478	4.333	188	5.071	986	865	2.581	705	1.979	119	840
35	VR mit 250 und mehr Betten	143	25.686	2.262	23.424	5.861	158	6.582	1.060	1.651	3.364	915	2.528	351	1.113
36	Einrichtungen mit Versorgungsvertrag nach der Bettenzahl	182	6.012	443	5.568	793	145	1.440	402	272	1.266	273	564	166	393
37	VR bis 49 Betten	75	935	79	856	137	60	268	80	19	151	29	97	23	52
38	VR mit 50 bis 99 Betten	56	1.600	92	1.508	227	62	366	130	93	318	58	142	53	121
39	VR mit 100 bis 149 Betten	22	1.089	81	1.008	141	23	298	99	81	192	37	96	15	50
40	VR mit 150 bis 199 Betten	19	1.328	116	1.212	166	-	300	27	49	314	94	141	61	61
41	VR mit 200 bis 249 Betten	2	209	17	191	39	-	43	16	-	42	14	18	-	20
42	VR mit 250 und mehr Betten	8	852	59	793	84	-	166	50	29	251	41	69	13	90

1054   *Abb. 113: Vorsorge- oder Rehabilitationseinrichtungen 2004: Personal (umgerechnet in Vollkräfte) nach Typen von Vorsorge- oder Rehabilitationseinrichtungen und Ländern.*

Quelle: Preusker 2007, S. 509-511

1   Ohne nichthauptamtliche Ärzte/-innen und ohne Personal der Ausbildungsstätten.
2   Ohne nichthauptamtliche Ärzte/-innen.
3   Ohne Personal der Ausbildungsstätten.

23.3 Beeinflussung durch Nicht–Marktregeln

23.3.1 Beeinflussungen durch den Gesetzgeber

Für das gesamte Gesundheitswesen stellen Gesetzesänderungen und Änderungen **1055** der Vergütung große Herausforderungen dar. Die Einführung des DRG-Systems und damit die Abkehr von tagesgleichen Pflegesätzen (Ausnahme Fallpauschalen) im Krankenhaus ist eines der Beispiele dafür.

Für Rehabilitationseinrichtungen wesentlich waren u. a. das Beitragsentlastungs- **1056** gesetz und das Wachstums- und Beschäftigungsförderungsgesetz, beide aus dem Jahr 1996. Die Regeldauern bei stationären Kuren wurde von vier auf drei Wochen verkürzt (Ausnahme: Psychosomatik und Abhängigkeitserkrankungen), außerdem dürfen Kuren seitdem i. d. R. nur alle vier statt bisher alle drei Jahre genehmigt werden. Durch das Wachstums- und Beschäftigungsförderungsgesetz sank das Rehabilitationsbudget der Rentenversicherungträger um mehr als eine Milliarde Euro (*Borges/Zimolong* 2009, S. 11).

Da im Bereich der Rehabilitation eine monistische Finanzierung stattfindet, be- **1057** deutet ein Absenken des Budgets immer die Gefahr, dass Investitionen unterbleiben, um die Betriebskosten zu finanzieren.

Ebenfalls massive Auswirkungen haben Gesetzesänderungen, die zwar direkt an- **1058** dere Sektoren betreffen, aber Folgen für die Träger von Rehabilitationseinrichtungen nach sich ziehen. Die Möglichkeit der ambulanten Rehabilitation – eine politisch gewollte Versorgungsform – bedeutet Konkurrenz für Anbieter stationärer Leistungen, sowie auch Krankenhäuser, die als als Konkurrenten zu Rehabilitationseinrichtungen auftreten (*Schwing* 2004, S. 46). Experten rechnen mit einem Anstieg des ambulanten Rehabilitationsanteils auf bis zu 20 Prozent. Da dort die Hotelkomponente fehlt, sinken zunächst auch die Ausgaben pro Patient.

Die Auswirkungen der DRG-Einführung bedürfen noch einer genaueren Untersu- **1059** chung. Die Vermutung, dass Krankenhäuser schneller und kränker in eine andere Versorgungseinheit verlegen, ist zu untersuchen. Im Bereich der Orthopädie scheint es so zu sein, dass der Allgemeinzustand bei Aufnahme in die Rehabilitationseinrichtung schlechter geworden ist (*von Eiff et al.* 2004, S. 841). Das bedeutet gleichzeitig, dass der pflegerische Aufwand zunimmt und die Rehabilitationsfähigkeit des Patienten ggf. abnimmt.

Dieser Mehraufwand am Patienten wird derzeit in der Vergütung nicht abgebil- **1060** det. Um dieser Fehlsteuerung zu begegnen, müsste ein Schweregrad bei der Höhe des Entgelts berücksichtigt werden, weshalb an Rehabilitationsfallpauschalen gearbeitet wird (*Neubauer/Nowy* 2002, S. 180).

23.3.2 Vergütung der Leistungen

23.3.2.1 Aktueller Stand der Vergütung

Abgesehen von Pilotprojekten, in denen Einrichtungen zusammen mit Kranken- **1061** kassen Rehabilitationsfallpauschalen erproben (*Neubauer/Nowy* 2002, S. 179), werden Leistungen der medizinischen Rehabilitation über tagesgleiche Pflegesätze vergütet. Diese werden einrichtungsbezogen zwischen den Rehabilitationsträgern und den Trägern der Einrichtung vereinbart. Wie bereits geschildert, handelt es sich um eine monistische Finanzierung, d. h. mit dem tagesgleichen Pflegesatz werden sowohl die Betriebskosten als auch die Investitionskosten abgegolten.

1062   Dieses Verfahren wurde in der Vergangenheit individuell verändert, z. B. durch Kontingentierungen oder Komplexpauschalen, so dass eine transparente und umfassende Darstellung der Finanzierung nicht möglich ist (*Borges/Zimolong* 2009, S. 12). Ferner ist zu beobachten, dass die Erhöhung der Vergütung seit 1996 hinter der realen Preisentwicklung zurück bleibt, so dass zu vermuten ist, dass viele Einrichtungen vor wirtschaftlichen Problemen stehen, was zu einem Investitionsstau führen wird, bzw. die Einrichtungen zwingt, Investitionstätigkeiten per Bankkredit zu finanzieren. Die Tilgung verteilt sich dann auf einen längeren Zeitraum und belastet die Ergebnisse der Einrichtungen in den Folgejahren.

23.3.2.2 Zukünftige Entwicklungen

1063   Die o. g. Aspekte haben zu Überlegungen geführt, ein pauschalierendes Entgeltsystem – angelehnt an das DRG-System – für die Rehabilitation zu entwickeln und einzuführen. Eine der derzeit angedachten Möglichkeiten stellt das System nach Rehabilitationsbehandlungsgruppen nach Neubauer dar (*Neubauer/Nowy* 2002, S. 179 ff.). Hier werden kostenhomogene Behandlungsgruppen gebildet, was Abbildung 114 zu entnehmen ist.

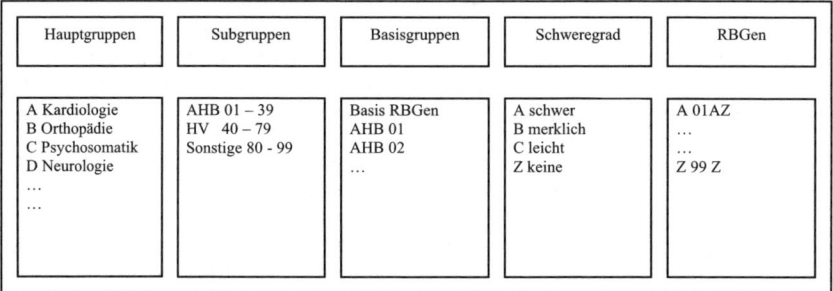

Abb. 114: Systematik der Rehabilitationsbehandlungsgruppen
Quelle: in Anlehnung an Neubauer/Nowy 2002, S. 180

1064   Dieses System lehnt sich an die Systematik des DRG-Systems an und verfolgt ökonomische Homogenität und medizinische Plausibilität als Entwicklungsziele. Die Basisgruppen werden dabei nach Schweregrad unterschieden, um die Fallschwere entgeltwirksam abzubilden.

1065   In dem System der Functional Related Groups wird die Fallschwere aus dem Grad des Rehabilitationsbedarfs des Patienten abgeleitet. Dazu werden die funktionalen Einschränkungen gemessen, z. B. anhand des Funktionalen Selbstständigkeitsindexes (FIM) (*Rapp* 2005, S. 812). Geschieht dieses zu Beginn und Ende des Aufenthaltes, so kann die Statusveränderung des Patienten ermittelt und in die Vergütung des Falles einbezogen werden.

Beiden Systemen gemein ist die Abkehr der pauschalen Vergütung nach Tagen. **1066**
Ein Vergütungssystem, das den Schweregrad der Erkrankung oder den Grad der
Heilung ermittelt und somit Transparenz schafft, eignet sich für einrichtungs-
übergreifende Benchmarks. Grundlage hierfür sind Kennzahlen, die des Weiteren
für Entgeltverhandlungen und als Grundlage des Controllings genutzt werde können (*Bettig/Wermers* 2007, S. 555).

24   Kostenrechnung und Controlling

24.1   Kostenrechnung

24.1.1   Kostenartenrechnung

Aufgabe der Kostenartenrechnung ist es, den in einer Abrechnungsperiode anfal- **1067**
lenden sachzielbezogenen Verbrauch von Gütern nach Arten von Kostengütern
zu erfassen (*Hentze/Kehres* 1999, S. 27). Gleichzeitig dient sie der Vorbereitung
von Kostenstellen- und Kostenträgerrechnung und der Bereitstellung von Informationen (*Haberstock* 1998, S. 55 f.). Innerhalb einer Kostenart darf nur eine pri-
märe Kostengüterart bestimmend sein, dieser Ansatz sollte aus Gründen der Ver-
gleichbarkeit mehrere Abrechnungsperioden beibehalten werden. Sämtliche Kosten sind abzubilden, jedoch sollte nur so weit untergliedert werden, wie wirtschaftlich zu vertreten ist (*Zapp/Torbecke* 2005, S. 10 f.).

Um die Personalkosten beeinflussen zu können, ist eine vertiefte Betrachtung **1068**
notwendig, die Kostenart Personalkosten könnte z. B. wie folgt untergliedert werden:

- Personalkosten Ärztlicher Dienst
- Personalkosten Pflegedienst
- Personalkosten Therapeutische Berufe, ggf unterteilt in
    - Personalkosten Physiotherapie
    - Personalkosten Ergotherapie
- Personalkosten Funktionsdienst
- Personalkosten Diätassistenten
- Personalkosten Arzthelferinnen
- Personalkosten Wirtschafts- und Versorgungsdienst
- Personalkosten Verwaltungsdienst
- Personalkosten Sonderdienste
- Personalkosten Sonstiges Personal
- Aufwendungen für Altersversorgung
- Nicht zurechenbare Personalkosten.

Unter Lenkungsaspekten können einzelne Personalkostenarten weiter untergli- **1069**
dert werden, z. B. in Kosten im Regeldienst, Kosten im Bereitschaftsdienst,
Mehrarbeit oder Urlaubsauszahlungen.

24.1.2 Kostenstellenrechnung

1070 Die Kostenstellenrechnung zeigt auf, wo Kosten angefallen sind und verteilt die in der Kostenartenrechnung erfassten Kosten auf die Leistungsbereiche. Damit soll die Wirtschaftlichkeit dieser Leistungsbereiche kontrolliert und beeinflusst werden, außerdem wird hier die Kostenträgerrechnung vorbereitet (*Hentze/Kehres* 1999, S. 41).

1071 Kostenstellen müssen eindeutig voneinander abgrenzbar und räumlich eindeutig zuzuordnen sein. Die anfallenden Kosten, bzw. die dorthin verteilten Kosten sollten von einem Kostenstellenverantwortlichen beeinflussbar sein, um an diesen Budgetverantwortung delegieren zu können. Dies ist notwendig, wenn ergebnisorientiert dezentral geführt werden soll und kaufmännische Kompetenz und Verantwortung aus dem Bereich der Geschäftsführung an die Leistungsstellen delegiert werden soll (*Bettig* 2005, S. 191 f.).

1072 Das Beispiel in Abbildung 115 verdeutlicht diesen Ansatz für den gesamtstationären Bereich.

Kostenstellenbereich	Kostenstellengruppen	Kostenstellen
gesamt-stationärer Bereich	Medizinische Fachabteilung	Kardiologie
		Orthopädie
	Pflegeleitung	Pflegedienst Kardiologie
		Pflegedienst Orthopädie
		Pflegedienst allgemein
	Psycho- und Sozialdienst	Psycho- und Sozialdienst
	Hotelkomponente	Speisenversorgung
		Diätküche
		Unterbringung
	Kinderbetreuung	Kinderbetreuung
	Sekundärbereiche	Labor
		Röntgen
		EDV

Abb. 115: Kostenstellengliederung am Beispiel gesamtstationärer Bereich
Quelle: in Anlehnung an Zapp/Torbecke 2005, S. 32

24.1.3 Kostenträgerrechnung

1073 Im Rahmen der Kostenträgerrechnung als letzter Stufe der Kostenrechnung werden die anfallenden Kosten auf die Kostenträger verteilt. Kostenträger sind betriebliche Leistungen, durch die Kosten verursacht werden. In der Regel werden Leistungen, die abgesetzt werden, d. h. für die ein Entgelt erzielt wird, als Kostenträger betrachtet, jedoch können auch innerbetriebliche Leistungen als solche gesehen werden, sofern diese erfasst, kalkuliert und z. B. im Rahmen der Profitcenterkonzeption verrechnet werden (*Hentze/Kehres* 1999, S. 88; auch *Bettig* 2005, S. 218).

1074 Aufgaben der Kostenträgerrechnung sind (vgl. auch Rn. 428 ff.):

- Preisermittlung,
- Wirtschaftlichkeitskontrolle sowie
- Planung, Steuerung und Analyse des Leistungsprozesses.

Die Aufgabe der Preisfindung wird für Rehabilitationseinrichtungen von beson- **1075**
derer Bedeutung, wenn Marktpreise existieren, wie dies der Fall sein wird, sofern
zukünftig Rehabilitationsfallpauschalen zur Vergütung angewendet werden.

Die Wirtschaftlichkeitskontrolle im Rahmen der Kostenträgerrechnung ist insbe- **1076**
sondere bei zwischenbetrieblichen Vergleichen durchführbar und kann bei der
Make-or-buy-Entscheidung unterstützen (*Hentze/Kehres* 1999, S. 89). Um das
Leistungsprogramm planen, lenken und analysieren zu können, ist neben der
Kostenträgerstückrechnung eine Kostenträgerzeitrechnung notwendig. Hieraus
ist die kurzfristige Erfolgsrechnung herleitbar (*Zapp/Torbecke* 2005, S. 34).

Als Kostenträger im Bereich der Rehabilitation bieten sich Fallpauschalen, Kom- **1077**
plexpauschalen, Patienten, Pflegesätze und Einzelleistungen an, z. B. ein Bekös-
tigungstag.

24.1.4 Prozesskostenrechnung

Ein Instrument der Kostenrechnung, das im Bereich der stationären Rehabilitati- **1078**
on Anwendung finden kann, ist die Prozesskostenrechnung. Sie verfolgt die folgenden Ziele (*Zapp/Bettig* 2002, S. 279):

* Transparenz und Kontrolle im Gemeinkostenbereich,
* Kalkulation der Dienstleistungen und
* Steigerung der Wirtschaftlichkeit indirekter Leistungsbereiche.

Traditionelle Kostenrechnungssysteme verteilen Gemeinkosten – und damit ei- **1079**
nen hohen Anteil aller Kosten im Dienstleistungsbereich – prozentual über Zu-
schlagsätze (*Zapp/Bettig* 2002, S. 278 f.). Der Ressourcenverbrauch wird zunächst Aktivitäten oder Teilprozessen zugerechnet, diese werden wiederum zu
Prozessen zusammengefasst. Teilprozesse stellen hierbei eine Kette homogener
Verrichtungen innerhalb einer Kostenstelle dar (*Horváth/Mayer* 1993, S. 16). Ein
Prozess umfasst mehrere Teilprozesse und ist eine strukturierte Folge von Verrichtungen (*Zapp/Bettig* 2002, S. 277). Die Abbildung 116 verdeutlicht dies.

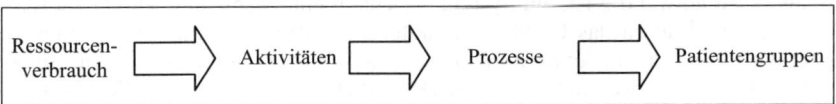

Abb. 116: Stufen der Prozesskostenrechnung
   Quelle: eigene Zusammenstellung

Hierbei werden Ressourcen für die Durchführung von Aktivitäten verbraucht. **1080**
Über Kostentreiber wird dies rechnerisch abgebildet, diese stellen die Messgröße
für die Anzahl von (Teil-) Prozessdurchführungen dar (*Horváth/Mayer* 1993,
S. 16). Danach werden Aktivitäten zu Prozessen zusammengefasst, um den Pati-
enten (-gruppen) Kosten zuordnen zu können. Tabelle 113 zeigt exemplarisch
Aktivitäten und Prozesse im Bereich der Rehabilitation (*Gornas/Lummer* 2005,
S. 522).

Tab. 113: Exemplarische Aktivitäten und Prozesse in der stationären Rehabilitation

Quelle: in Anlehnung an Gornas/Lummer 2005, S. 522

Prozesse	Aktivitäten
Prozesse der allgemeinen Verwaltung	• Aktivitäten allgemeiner Leistungsaufgaben • Aktivitäten des Personalwesens • Aktivitäten der Buchhaltung • Aktivitäten des Controllings • …
Pflegerische Prozesse	• Aktivitäten der Pflege • Aktivitäten der Abteilungsleitung
	• anteilige Aktivitäten aus Vorprodukten
Prozesse im Hotel	• Aktivitäten des Zimmerservices • Aktivitäten der Abteilungsleitung • anteilige Aktivitäten aus Vorprodukten

1081   Ermittelte Prozesskostensätze, die sich nach Aggregation ergeben, erfüllen im Rahmen der Zeitrechnung die Aufgaben der betrieblichen Lenkung und der Kostenkontrolle sowie im Rahmen der Kalkulation die Aufgaben der leistungsgerechten Kostenzuordnung und der Preisbildung (*Zapp/Bettig* 2002, S. 286).

1082   Die Implementierung einer Prozesskostenrechnung schafft aufgrund ihrer Aufwendigkeit keine kurzfristigen Erfolge und setzt eine funktionierende Kostenträgerrechnung voraus. Die Überarbeitung der Kosten- und Leistungsrechnung bietet aber gerade vor dem Hintergrund einer möglichen Einführung neuer Entgeltformen die Chance, Transparenz im Kostenbereich zu schaffen, um hierauf aufbauend das Betriebsgeschehen optimieren zu können.

24.2 Controlling

1083   Controlling hat u. a. die Aufgabe der systembildenden Koordination, d. h. die Gestaltung und den Aufbau eines Planungs-, Kontroll- und Informationsversorgungssystems (*Horváth* 2003, S. 8 ff.). Das bedeutet, dass ein geeignetes Berichtswesen notwendig ist, ein System der Unternehmensplanung aufgebaut werden muss und durch das Controlling laufend Koordination und Umsetzungsbegleitung zu leisten ist (*Bettig* 2007, S. 82). Nach Weber zählt zu den Controllingaufgaben auch die Realitätssicherung (*Weber* 2004, S. 45 ff.). Tabelle 114 zeigt den konkretisierten Aufgabenbereich des Controllings – in Anlehnung an den Krankenhaussektor.

Tab. 114: Aufgaben des strategischen und operativen Controllings einer
Rehabilitationseinrichtung

Quelle: in Anlehnung an Straub 1997, S. 82

Aufgaben im strategischen Bereich	Aufgaben im operativen Bereich
Mitwirkung an der Ausarbeitung und Gestaltung eines Einrichtungsleitbildes unter Berücksichtigung des Versorgungsauftrages und des Zielsystemes	Interne Budgetierung und Definition von Sollgrößen für die Controllinginhalte
Organisation von Betriebsvergleichen auf Abteilungsebene	Festlegung von Maßnahmen zu den Controllinginhalten
Externe Informationsbeschaffung und Analyse der Umweltanforderungen	Einsatzplanung, Ablaufplanung, Projektcontrolling, Hilfe bei der Koordinierung des Wirtschaftsplanes der Einrichtung auf der Grundlage der Teilpläne der Abteilungen
Interne Informationsbeschaffung: Ist-Werte aus dem operativen Controlling als Feedback-Schleife, Soll-Ist-Vergleiche auf strategischer Ebene, Stärken-, Schwächen- und Potentialanalyse, Interpretation der Daten und Beratung der einzelnen Teams in der Einrichtung	Erfassung der Ist-Werte, Berichtswesen, Kosten- und Leistungsrechnung, Abgleich mit der strategischen Planung, Aufbau ergänzender Kennzahlen- und Indikatorensysteme
Steuerung der strategischen Planung und Ermittlung der strategischen Erfolgspotentiale	Durchführen von Soll-Ist-Vergleichen, Abweichungsanalysen, Hochrechnung für die zu erwartenden Jahresergebnisse
Ableitung von Schlussfolgerungen und Empfehlungen für einzuleitende Maßnahmen als Entscheidungsgrundlage für Strategien	Information der Mitarbeiter und der Öffentlichkeit über Ziele und die erreichten Ergebnisse
Bestimmung strategischer Sollgrößen als Vorgaben für das operative Controlling	
Steuerung der Öffentlichkeitsarbeit	

Nach Einführung eines auf Fallpauschalen basierenden Entgeltsystems werden **1084**
Kennzahlenvergleiche und Benchmarks für Rehabilitationseinrichtungen an Bedeutung zunehmen. Transparenz über Leistungsfähigkeit und Kosten kann dazu dienen, Kooperationen zu schaffen, eine leistungsgerechte Vergütung (z. B. im Rahmen von IV – Komplexpauschalen) zu erreichen (*Baumbach* 2008, S. 639) und bei der Kreditvergabe Bonität nachzuweisen (*Bettig/Wermers* 2007, S. 559). Ein strukturierter Vergleich (ggf. mit anonymisierten Daten) mit anderen Einrichtungen erhöht die Aussagekraft im Vergleich zu einem Mehrjahresvergleich von nur einer Einrichtung (*Bettig/Wermers* 2007, S. 555).

Kennzahlen aus dem Bereich der Bilanz sowie Gewinn- und Verlustrechnung **1085**
sind z. B.:

- Erträge (aus …),
- Aufwendungen,

- Materialintensität,
- Personalintensität usw.

1086 Die einzelnen Fachbereiche/Abteilungen können anhand des Schweregrades verglichen werden, des Weiteren sind die Kennzahlen:

- durchschnittlich belegte Plätze,
- Nutzungsgrad,
- Personalkosten je Dienstart je Patient usw.

1087 von besonderem Interesse. Voraussetzung für einen solchen Benchmark ist ein hoher Erklärungsgrad der Eingruppierung in einem Fallpauschalen-System und somit eine geringe Varianz in Bezug auf entstehende Kosten (*Rapp* 2004, S. 815). Einrichtungen müssen trotz eines erwarteten steigenden Bedarfs an Rehabilitationsleistungen (*Kuge* 2003, S. 7) effiziente Strukturen schaffen, um im Wettbewerb bestehen zu können.

Glossar

Ablauforganisation
Die Ablauforganisation bezieht sich auf den organisatorischen Prozess der Aufgabenerfüllung im Unternehmen.

Abrechnungseinheit
Abrechnungseinheit für die zugelassenen Pflegeheime ist der tagesgleiche Pflegesatz.

Äquivalenzziffernkalkulation
Ein weiteres Verfahren der Divisionskalkulation ist die Äquivalenzziffernkalkulation. Sie kommt dort zur Anwendung, wo im Unternehmen mehrere Produkte hergestellt werden. Diese Produkte sind zwar gleichartig, sie verursachen aber unterschiedliche Kosten. Die artverwandten Produkte werden mit Hilfe von Äquivalenzziffern in ein bestimmtes Verhältnis gesetzt.

Äußere Finanzierung
Im Mittelpunkt der äußeren Finanzierung, der Mittelaufbringung, steht die Frage nach der Finanzierung des Pflegeversicherungsschutzes.

Akkreditierung
Eine allgemein anerkannte Instanz (Person oder Organisation) bescheinigt einer anderen Instanz (Organisation oder Person) das Erfüllen einer besonderen fachlichen Anforderung (z. B. nach einer Prüfung). Durch diese Prüfung dürfen dann besondere Leistungen erbracht werden.

Allgemeine Krankenhäuser
Nach der Definition des Statistischen Bundesamtes sind dies die Krankenhäuser, die über Betten in vollstationären Fachabteilungen verfügen, wobei die Betten nicht ausschließlich für psychiatrische und neurologische Patienten vorgehalten werden.

Art des Trägers
Bei den Krankenhäusern wird zwischen Krankenhäusern in öffentlicher, in freigemeinnütziger und in privater Trägerschaft unterschieden.

Audit
Systematischer, unabhängiger und dokumentierter Prozess zur Erlangung von Nachweisen und deren objektiver Auswertung, um festzustellen, inwieweit Auditkriterien erfüllt wurden (DIN EN ISO 9000:2000, 3.9.1) In Bezug auf das Qua-

litätsmanagement werden Audits (Befragungen, Einsicht in Dokumentationen) durchgeführt, um die Umsetzung der Qualitätskriterien zu überprüfen.

Aufbauorganisation
Mit der Aufbauorganisation wird der formale Aufbau, die Ausstattung mit Rechten und Pflichten in der Organisation umschrieben.

Aufgabenanalyse
Ausgangspunkt aller organisatorischen Überlegungen ist die Aufgabenanalyse. Aufgaben können nach unterschiedlichen Gesichtspunkten gegliedert werden.

Aufgabensynthese
Die Zusammenfassung von Teilaufgaben bezeichnet man als Aufgabensynthese.

Aufwand/Ertrag
Das Netto- oder Reinvermögen eines Betriebes wird durch Aufwendungen und Erträge verändert.

Ausgaben/Einnahmen
Der Geldvermögensbestand eines Betriebes wird durch Ausgaben und Einnahmen verändert.

Ausschließbarkeit
Ein privates Gut besitzt die Eigenschaft der Ausschließbarkeit im Konsum, wenn ein potenzieller Nutzer vom Konsum eines Gutes ausgeschlossen werden kann. Diese Ausschlussmöglichkeit ist eine notwendige Bedingung, um einen Preis für die Nutzung eines Gutes erheben zu können.

Auszahlung/Einzahlung
Der Zahlungsmittelbestand eines Betriebes wird durch Ein- und Auszahlungen verändert.

Baurecht
Das öffentliche Baurecht regelt Fragen zum Einfügen eines Bauvorhabens in die örtliche Umgebung sowie Fragen zu baugestalterischen und zu baukonstruktiven Anforderungen.

Befreiungsvorschriften
Die Pflege-Buchführungsverordnung (PBV) enthält im § 9 Abs. 1 und Abs. 2 Regelungen, welche Einrichtungen von den Vorschriften der PBV befreit sind. Diese Einrichtungen haben den § 9 Abs. 3 zu beachten. Dort wird geregelt, dass die „befreiten" Einrichtungen eine vereinfachte Einnahmen- und Ausgabenrechnung zu führen haben. Die Befreiungsvorschriften gelten allgemein für kleinere Einrichtungen (gemessen an der Vollkräftezahl, an der Anzahl der Plätze). Mittlere Pflegeeinrichtungen können sich unter bestimmten Voraussetzungen von den Vorschriften der PBV befreien lassen.

Benchmarking
Intention: „Lernen von dem Besten". Die eigene Produktion von Dienstleistungen und Gütern wird gegen den Besten dieser Branche in Relation gezogen und ein evtl. Handlungsbedarf in Bezug auf Verbesserungen, Anpassungen definiert. Ziel ist dabei in der Zukunft den Besten zu übertreffen.

Betriebliches Rechnungswesen
Mit dem Begriff „Betriebliches Rechnungswesen" werden alle Verfahren umschrieben, die dazu dienen, das betriebliche Geschehen zahlenmäßig abzubilden. Danach kann die Planung, Kontrolle und Steuerung des Betriebes erfolgen.

Betriebsvergleich
Bei einem Betriebsvergleich werden Unternehmen anhand von Kennzahlen gegenübergestellt. Mit diesem Vergleich sollen Aussagen über die allgemeine und die wirtschaftliche Situation des Unternehmens gewonnen werden.

Bilanz
Die Bilanz ist eine Vermögenszusammenstellung des Betriebes. Sie wird stichtagsbezogen (z. B. 31.12.) aufgestellt. Getrennt wird zwischen der Aktiv- und der Passiv-Seite.

Controlling
Controlling kann als ein mehrdimensionaler Begriff verstanden werden. Im weiteren Sinne kann es als eine ziel-, zukunfts- und serviceorientierte Denkhaltung der Unternehmensführung verstanden werden. Im engeren Sinne ist es ein Subsystem der strategischen und operativen Unternehmensführung mit Servicecharakter.

Diversifikation
Die Strategie der Diversifikation zielt darauf ab, das bisherige Leistungsprogramm zu überprüfen und möglicherweise auszuweiten, um mit neuen Angeboten in neuen Märkten präsent zu sein. Bei der horizontalen Diversifikation erfolgen Leistungsneuentwicklungen auf der gleichen Wirtschaftsstufe. Die vertikale Diversifikation zielt auf vor- und nachgelagerte Wirtschaftsstufen ab. Von der lateralen Diversifikation wird ausgegangen, wenn keine oder nur eine lockere Verbindung zu den bisherigen Märkten besteht.

Divisionskalkulation
Bei der einfachen Divisionskalkulation werden die Gesamtkosten einer Periode durch die Leistungen dieser Periode dividiert. Als Ergebnis erhält man die Stückkosten.

Eigenbetrieb
Rechtsform ohne eigene Rechtspersönlichkeit. Betriebe in dieser Rechtsform sind wirtschaftlich selbstständig, aber rechtlich unselbstständig.

Ein- und mehrgliedrige Einrichtungen
Eingliedrige Pflegeeinrichtungen sind Einrichtungen, die ausschließlich entweder ambulante, teilstationäre oder voll-stationäre Pflege erbringen. Mehrgliedrige Pflegeeinrichtungen (z. B. Pflegeheim in Kombination mit einer Sozialstation) sind Einrichtungen, die gleichzeitig mehrere Arten von Pflegeleistungen erbringen (z. B. vollstationäre Pflege und häusliche Pflege).

Einzelwirtschaftstheorie der Institutionen
Der Ansatz der Einzelwirtschaftstheorie der Institutionen ist von *Dieter Schneider* (Bochum) erarbeitet worden. Ausgangspunkt für seine wirtschaftlichen Überlegungen ist die Einkommensunsicherheit der Menschen. Diese Einkommensunsicherheit kann durch die Bildung von Institutionen reduziert werden. Der weite Begriff der Institutionen bezieht sich auf Regel- und Handlungssysteme. Einzel-

375

wirtschaften wie Betriebe tragen mit ihren Regel- und Handlungssystemen dazu bei, dass Menschen ihre Einkommensunsicherheit reduzieren können.

Empirische Strategieforschung
Die empirische Strategieforschung untersucht, wie der Unternehmenserfolg erklärt werden kann, um im nächsten Schritt Handlungsempfehlungen beim strategischen Vorgehen zu geben. Als Instrumente gelten: das Lebenszykluskonzept, das Konzept der Erfahrungskurve, das PIMS-Projekt, die Substitutionszeitkurve.

Entscheidungsorientierter Ansatz
Ein mit dem Namen *Edmund Heinen* (München) verbundener Ansatz, der die betrieblichen Entscheidungen/die Entscheidungssituationen in den Mittelpunkt seiner Betrachtung stellt.

Entscheidungsrechte
In den Unternehmen ist auch die Frage zu klären, wer mit welchen Kompetenzen ausgestattet wird. Entscheidungsrechte sind zu verteilen.

Externer Faktor
Bezeichnung für den Abnehmer einer Dienstleistung. Im Gegensatz zu den internen Produktionsfaktoren entzieht sich der externe Faktor der autonomen Disponierbarkeit durch den Produzenten.

Externes Rechnungswesen
Das externe Rechnungswesen umfasst die Daten der Finanzbuchhaltung mit dem Jahresabschluss.

Faktortheoretischer Ansatz
Ansatz der Betriebswirtschaftslehre, der mit dem Namen *Erich Gutenberg* (Köln) verbunden wird. Für *Gutenberg* stand die Produktivitätsbeziehung, der Einsatz von Mensch und Maschine zur Erzielung eines optimalen Ertrages im Mittelpunkt seiner Überlegungen.

Freigemeinnützige Träger
Damit werden die Einrichtungen umschrieben, die ideelle Zwecke verfolgen und im Sinne der Abgabenordnung als gemeinnützig anerkannt sind.

Frühwarnsystem
Als Frühwarnsysteme bezeichnet man spezifische Informationssysteme. Deren Aufgabe besteht darin, durch Informationen rechtzeitig auf Ereignisse aufmerksam zu machen, die mit hoher Wahrscheinlichkeit auf die Entwicklung des Unternehmens Einfluss nehmen können.

Gemischte Einrichtungen
Gemischte Einrichtungen sind Einrichtungen, die neben den Leistungen nach SGB XI auch andere Leistungen, z. B. Eingliederungshilfe, erbringen.

Geschäftsfeld
Unter einem Geschäftsfeld versteht man einen Teil des Marktes, in dem das Unternehmen agiert. Dieses Geschäftsfeld ist durch eine spezielle Wettbewerbssituation gekennzeichnet.

Gewinn- und Verlustrechnung
Die Gewinn- und Verlustrechnung gibt Auskunft über den Periodenerfolg (z. B. 1.1. bis 31.12.) eines Betriebes nach Art, Höhe und Quelle. Sie ist eine zeitraumbezogene Rechnung.

Güter, meritorische
Mit diesem Begriff werden diejenigen privaten Güter umschrieben, die nach Eingriff in die Konsumentensouveränität durch den Staat bereit gestellt werden, weil es bei einer privatwirtschaftlichen Regelung zu einer allgemein nicht akzeptablen Versorgung der Bevölkerung kommen würde.

Heimpersonalverordnung
Die Heimpersonalverordnung ist auf Grund einer Ermächtigung im Heimgesetz erlassen worden. Sie enthält u. a. Regelungen zur Eignung des Heimleiters, zur Eignung der Beschäftigten im Pflegeheim, zur Fort und Weiterbildung.

Hill-Burton Formel
Nach der Hill-Burton-Formel wurde in der Vergangenheit die in einem Bundesland für erforderlich gehaltene Krankenhausbettenzahl errechnet. Sie setzt sich aus den Komponenten Einwohnerzahl, Krankenhaushäufigkeit, Verweildauer und Nutzungsgrad der Betten zusammen.

Informationsbasis für die Personalwirtschaft
Als Informationsbasis der Personalwirtschaft können die unternehmerische Arbeitsmarktforschung, die unternehmerische Personalforschung, die unternehmerische Arbeitsforschung und das Personalinformationssystem angesehen werden.

Inkrementalmodell
Vertreter des Inkrementalmodell wie Mintzberg kommen auf Grund empirischer Ergebnisse zu dem Schluss, dass die Entstehung von Strategien eher unregelmäßig, dezentral, nicht einem Muster folgend, geschieht.

Innerbetriebliche Leistungsverrechnung
Mit Hilfe der innerbetrieblichen Leistungsverrechnung sollen die innerbetrieblichen Leistungsströme möglichst verursachungsgerecht den Kostenstellen zugeordnet werden. Für die Verteilung (nach Umlageschlüsseln) der Gemeinkosten ist die innerbetriebliche Leistungsverrechnung von Bedeutung

Innere Finanzierung
Im Mittelpunkt der inneren Finanzierung, der Mittelverwendung, steht die Frage der Finanzierung der Leistungsanbieter. Dabei ist zu klären, welche Abrechnungseinheit ausgewählt werden soll und wie die Vergütungshöhe zu ermitteln ist.

Interne Budgetierung
Das externe Budget einer Unternehmung wird in interne Budgets umgewandet. Die Interne Budgetierung ist ein betriebswirtschaftliches Planungs- und Kontrollinstrument. Die einzelnen Budgets werden auf organisatorische Teileinheiten aufgeteilt.

Interne Revision
Aufgabe der Internen Revision ist es, die Korrektheit von Prozessen und die Einhaltung von Zielen zu überwachen. Kennzahlen: Um die wirtschaftliche Situation

eines Unternehmens beurteilen zu können, kann auf betriebswirtschaftliche Kennzahlen zurückgegriffen werden. Diese Kennzahlen stellen aggregierte wirtschaftliche Daten dar und werden nach bestimmten Kriterien gebildet.

Internes Rechnungswesen
Das interne Rechnungswesen umfasst den betrieblichen Leistungsprozess mit der Kosten- und Leistungsrechnung.

Jahresabschluss
Nach § 4 PBV haben die Pflegeeinrichtungen einen Jahresabschluss vorzulegen. Dieser besteht aus der Bilanz, der Gewinn- und Verlustrechnung sowie dem Anhang einschließlich der Anlagen- und Fördernachweise.

Käufermarkt
Mit dem Terminus „Käufermarkt" wird die Situation auf dem Markt umschrieben, dass der Käufer in der Lage ist, aus dem ausreichend vorhandenen Angebot auszuwählen. Der Verkäufer der Leistungen hat auf die Wünsche und Vorstellungen der Käufer einzugehen, da er sonst seine Leistungen nicht verkaufen kann.

Konkurrentenanalyse
Ein Unternehmen hat im Rahmen einer Wettbewerbsstrategie eine Konkurrentenanalyse durchzuführen mit dem Ziel, die eigenen Fähigkeiten gegenüber den Konkurrenten zu maximieren. Die Ziele für die Zukunft, Annahmen, gegenwärtige Strategie und Fähigkeiten sind die vier Elemente der Konkurrentenanalyse.

Kontenrahmen
In Anlage 4 zur KHBV ist der Kontenrahmen für die Krankenhäuser geregelt. Die einzelnen Konten des Krankenhauses lassen sich nach dem Kontenrahmen den Kontenklassen 0 bis 8 zuordnen.

Kooperation
Mit dem Begriff der Kooperation wird die Zusammenarbeit mit anderen Einrichtungen umschrieben.

Kosten/Leistungen
Im Rahmen der betrieblichen Leistungserstellung werden die Leistungen mengenmäßig erfasst. Die anschließende Bewertung dieser Leistungen spiegelt die Kosten eines Betriebes wieder. Die zugelassenen Pflegeeinrichtungen haben nach § 7 PBV eine Kosten- und Leistungsrechnung zu führen. Diese umfasst neben der Kostenarten- und Kostenstellenrechnung auch die Kostenträgerrechnung.

Kostenartenrechnung
In der Kostenartenrechnung werden alle anfallenden Kosten im Betrieb systematisch gegliedert.

Kostenstellenrechnung
In der Kostenstellenrechnung werden die Kostenarten den einzelnen Kostenstellen zugeordnet.

Kostenträgerrechnung
Die Kostenträgerrechnung gibt Auskunft darüber, welche Kosten für den einzelnen Kostenträger (z. B. Patient) im Rahmen des Behandlungsprozesses angefallen sind.

Krankenhaus-Buchführungsverordnung (KHBV)
Die rechtlichen Bestimmungen zur Buchführungspflicht der Krankenhäuser sind in der Krankenhaus-Buchführungsverordnung geregelt.

Krankenhausfinanzierung
In der dualen Krankenhausfinanzierung werden die Betriebskosten von den Krankenkassen finanziert und die Investitionskosten von den Ländern.

Krankenhausfinanzierungsgesetz
Das Krankenhausfinanzierungsgesetz kann als die rechtliche Grundlage („das Grundgesetz") für die Krankenhauswirtschaft angesehen werden.

Krankenhausleistungen
Krankenhausleistungen nach § 2 Abs. 1 Bundespflegesatzverordnung umfassen insbesondere ärztliche Behandlung, Krankenpflege, Versorgung mit Arznei-, Heil- und Hilfsmittel, die für die Versorgung im Krankenhaus notwendig sind, sowie Unterkunft und Verpflegung.

Kreispflegeplan
Stadt- und Landkreise haben Kreispflegeplane entsprechend den örtlichen Bedürfnissen und Gegebenheiten zu verabschieden. Er enthält u. a. Aussagen zu Bestand, Bedarf und erforderliche Maßnahmen zur Bedarfsdeckung.

Landespflegegesetz
Im Landespflegegesetz werden Fragen zur bedarfsgerechten Versorgung der Bevölkerung durch leistungsfähige und wirtschaftliche pflegerischen Einrichtungen geregelt.

Landespflegeplan
Der Landespflegeplan (er wird z. B. in Baden-Württemberg vom Sozialministerium erlassen) umfasst u. a. Grundsatze und Ziele für eine bedarfsgerechte, leistungsfähige und wirtschaftliche Versorgung der Bevölkerung. Er bildet den Rahmen für die Kreispflegepläne.

Leistungs- und Qualitätsvereinbarung
Ein Instrument des PQsG ist die Leistungs- und Qualitätsvereinbarung (LQV). Der Gesetzgeber sieht die LQV als Bindeglied zwischen dem Versorgungsvertrag der Einrichtung und der Vergütungsvereinbarung. Ab 1.1.2004 kommt es erst dann zur Vergütungsvereinbarung, wenn eine entsprechende LQV abgeschlossen worden ist.

Management und Leadership
Nach *Hinterhuber/Krauthammer* liegt der Unterschied zwischen den Begriffen im Zeithorizont. Management bezieht sich auf den „Nahbereich" und heißt konkrete Ziele vereinbaren. Leadership bezieht sich auf das Kommende. Es besteht in der Auseinandersetzung mit den drei Säulen: a) wer führen will, muss Visionen haben, b) er muss Vorbild sein und c) er muss Werte schaffen.

Marketing
Mit dem Begriff des Marketing werden alle Aktivitäten des Unternehmens umschrieben, die sich auf aktuelle und potenzielle Märkte beziehen. Mit diesen Aktivitäten sollen die Bedürfnisse der Kunden befriedigt werden um letztlich die Unternehmensziele zu erreichen.

Marketinginstrumente
Marketinginstrumente wie z. B. die Leistungspolitik, die Kommunikationspolitik werden eingesetzt, um die Marketingziele zu erreichen.

Marketingkonzeption
Eine Marketingkonzeption besteht aus den Unternehmenszielen, den Marketingstrategien und den Marketinginstrumenten.

Marketing-Management
Das Marketing-Management bemüht sich um die zielorientierte Gestaltung aller marktgerichteten Unternehmensaktivitäten.

Marketingmix
Als Marketingmix bezeichnet man den Einsatz der Marketinginstrumente in unterschiedlicher Form und Ausprägung.

Marktorientierter Ansatz
Nach dem marktorientierten Ansatz von Porter kann der Unternehmenserfolg vom Markt her erklärt werden.

Morbiditätsorientierte Krankenhausplanung
Die morbiditätsorientierte Krankenhausplanung wurde erstmals im *Stadtstaat Hamburg* angewandt. Bei der Planung der Bettenzahlen wurden auch die Krankheitsdaten der Bevölkerung mit berücksichtigt.

Nicht-Markt-Struktur
In der Gesundheitsökonomie wird beim Gesundheitsmarkt von einer Nicht-Markt-Struktur ausgegangen. Die Nachfragefunktion teilt sich in drei Bereiche auf: für den Patienten trifft der Arzt (Sachwalter) die Nachfrageentscheidung nach Gesundheitsleistungen, der Patient konsumiert die Leistungen und die Krankenkasse zahlt die Leistungen.

Öffentliche Betriebswirtschaftslehre
Gegenstand der Öffentlichen Betriebswirtschaftslehre ist der Betrieb im öffentlichen Sektor. Zwischen drei Betriebstypen trennt die Öffentliche Betriebswirtschaftslehre: die Öffentliche Verwaltung, die Öffentlichen Unternehmen sowie die Non-profit-Organisationen.

Öffentliche Träger
Einrichtungen, die sich in der Trägerschaft von Öffentlichen Gebiets- oder Personenkörperschaften befinden. Öffentliche Gebietskörperschaften sind Bund, Länder und Gemeinden.

Operatives Controlling
Ziel des operativen Controllings ist die kurzfristige Sicherung der Wirtschaftlichkeit des Unternehmens.

Organisationsbegriff
In der Betriebswirtschaft kann zwischen einem instrumentellen und einem institutionellen Organisationsbegriff getrennt werden. Ersterer sieht die Organisation als Führungsinstrument. Der andere Begriff sieht die Organisation aus der Perspektive des Gesamtsystems.

Organisationsproblem
Aus der Sicht bestimmter Autoren (*Picot/Dietl/Franck*) besteht das Organisationsproblem in Unternehmen in Koordinations- und Motivationsproblemen.

Organisationsstruktur
Damit werden die gesamten organisatorischen Regeln eines Unternehmens bezeichnet, die von ihm selbst geschaffen werden.

PDCA-Zyklus
Der PDCA-Zyklus, steht für den „**P**lan-**D**o-Check-Act"-Regelkreis. Kernpunkt eines internen Qualitätsmanagment ist die Umsetzung von Qualitätsstraegien. Bei der Planung (Plan) werden die Qualitätsziele oder auch Qualitätsmerkmale festgelegt, danach kommt die praktische Umsetzung (Do) durch Anwendung von z. B. Standards. Im dritten Schritt wird ein Soll-Ist-Vergleich zwischen den Festlegungen und der den Ergebnissen der praktischen Umsetzung durchgeführt (Check). Bei Abweichungen von der Zielsfestlegung wird versucht das Ist mit dem Soll-Zustand in Einklang zu bringen, durch z. B. Standardüberarbeitungen (Act). Daraufhin beginnt der Regelkreis wieder von vorne.

Personalbedarfsplanung, qualitativ
Die Ermittlung derjenigen Kenntnisse, Fähigkeiten und Verhaltensweisen des Personals für die Zukunft ist Gegenstand der qualitativen Personalbedarfsplanung.
Personalbedarfsplanung, quantitativIm Rahmen der quantitativen Personalbedarfsplanung soll diejenige Personalmenge ermittelt werden, die erforderlich ist, um das geplante Leistungsprogramm zu bewältigen.

Personalbemessungsverfahren
Die Ermittlung des Personalbedarfs in Einrichtungen erfolgt nach bestimmten Personalbemessungsverfahren. Der Personalschlüssel (die Personalbemessung nach Anhaltszahlen) gibt an, für wie viel Pflegebedürftige eine Pflegefachkraft zuständig ist. Die Zahl der erforderlichen Fachkräfte für eine Einrichtung wird mit Hilfe des Personalschlüssels ermittelt.

Personalbeschaffungsplanung
Die Personalbeschaffungsplanung zielt darauf ab, geeignetes Personal rechtzcitig zur Erfüllung der Aufgaben bereitzuhalten.

Personalinformationssystem
Informationen aus den Bereichen der Arbeitsmarkt-, der Personal- und der Arbeitsforschung sowie der Organisationsforschung werden im Personalinformationssystem gespeichert und verarbeitet.

Personalstrategie
Die Personalstrategie kann als funktionale Teilstrategie eines Unternehmens verstanden werden. Sie ergibt sich aus der Gesamtstrategie eines Unternehmens und hat die gesamte Personalwirtschaft eines Unternehmens zum Gegenstand.

Personalwirtschaft
Personalwirtschaft zielt darauf ab, den Einsatz des Personals so zu organisieren, das eine Verschwendung der Ressource Personal nicht stattfindet.

Personalzuweisung
Bei der Personalzuweisung ist zu prüfen, ob die Anforderungen der Stelle mit den Kenntnissen und Fähigkeiten des Kandidaten für die Stelle übereinstimmen. Daneben ist darauf zu achten, welche sozialen Nebenbedingungen mit der Stellenbesetzung durch den Kandidaten verbunden sind.

Personenbezogene soziale Dienstleistungen
Der Bereich der personenbezogenen Dienstleistungen, deren Leistungserbringung durch qualifiziertes Fachpersonal aus dem sozialen Bereich erfolgt.

Pflegebedürftigkeit, Stufen der Pflegebedürftigkeit
Der Begriff der Pflegebedürftigkeit ist in § 14 SGB XI formuliert worden. Die Stufen der Pflegebedürftigkeit erheben sich aus § 15 SGB XI. Pflegebedürftig sind nach § 14 SGB XI Personen, die wegen einer körperlichen, geistigen oder seelischen Krankheit oder Behinderung für die gewöhnlichen und regelmäßig wiederkehrenden Verrichtungen im Ablauf des täglichen Lebens auf Dauer, voraussichtlich für mindestens sechs Monate, in erheblichem oder höherem Maße der Hilfe bedürfen.

Pflege-Controlling
Das Pflege-Controlling (operatives und strategisches Pflege-Controlling) dient der Unterstützung des Pflegemanagements in der Unternehmenssteuerung der pflegerischen Arbeiten im Krankenhaus.

Pflegeheimverzeichnis
Das Pflegeheimverzeichnis weist nach § 3 Landespflegegesetz Baden-Württemberg die bedarfsgerechten Pflegeheime eines Landes aus.

Pflege-Qualitätssicherungsgesetz (PQsG)
Das Pflege-Qualitätssicherungsgesetz (PQsG) ist zum 1. Januar 2002 in Kraft getreten. Die Kernziele dieses Gesetzes bestehen in der Sicherung und Weiterentwicklung der Pflegequalität sowie in der Stärkung der Verbraucherrechte. Dieses Gesetz ist im Zusammenhang mit dem neuen Heimgesetz und den dortigen Regelungen zu sehen.

Pflegerische Versorgungsstruktur
Die Vorhaltung der pflegerischen Versorgungsstruktur fällt in die Verantwortung der Länder (§ 9 SGB XI). Vorzuhalten ist dabei eine Versorgungsstruktur, die leistungsfähig und wirtschaftlich ist so wie zahlenmäßig ausreicht.

Pflegesätze
Pflegesätze sind nach § 84 Abs. 1 SGB XI die Entgelte der Heimbewohner oder ihrer Kostenträger für die voll- oder teilstationären Pflegeleistungen des Pflegeheimes sowie für medizinische Behandlungspflege und soziale Betreuung.

Pflegesatzverfahren
Die Verfahrenvorschriften zu den Fragen der Festsetzung der Art, Höhe und Laufzeit der Pflegesätze sind im § 85 SGB XI grundsätzlich geregelt.

Pflegestatistik-Verordnung
Die Verordnung zur Durchführung einer Bundesstatistik über Pflegeeinrichtungen sowie über die häusliche Pflege (Pflegestatistik-Verordnung) regelt u. a. Fragen zu den Erhebungsmerkmalen, der Auskunftpflicht, der Periodizität und der

Berichtszeit. Die als Bundesstatistiken durchgeführten Erhebungen erfolgen über Pflegeeinrichtungen und Pflegegeldleistungen.

Pflegewirtschaftslehre
Teilgebiet der Besonderen Betriebswirtschaftslehre. Gegenstand der Pflegewirtschaftslehre sind die Institutionen, in denen qualifizierte Pflege erbracht wird.

Planbetten
Planbetten sind die im Krankenhausplan eines Bundeslandes einem Krankenhaus zugewiesenen Betten.

Plankrankenhäuser
Krankenhäuser, die in den Krankenhausplan eines Landes aufgenommen sind.

Planungsmodell
Vertreter des Planungsmodells wie Ansoff gehen bei der Beantwortung der Frage, wie Strategien entstehen, davon aus, dass hierzu bestimmte Teilschritte systematisch durchlaufen werden. Die strategische Planung zählt zu diesem Modell.

Portfolio-Analyse
Die Fachabteilungen eines Krankenhauses können als strategische Geschäftseinheiten aufgefasst werden. Im Rahmen der Portfolio-Analyse können die Chancen und Risiken dieser Geschäftseinheiten durch ein System von bestimmten Faktoren (z. B. Marktwachstum, Marktanteil) geordnet werden.

Privatwirtschaftliche Träger
Diese Einrichtungen verfolgen mit der Leistungserbringung erwerbswirtschaftliche Zwecke.
Produkt der PflegeinstitutionenDas Produkt der Pflegeinstitutionen, die pflegerischen Leistungen, können nicht direkt, sondern nur über Indikatoren beschrieben werden. Als solche Indikatoren gelten z. B. der Behandlungsfall, die Menge des eingesetzten Personals. Häufig wird mit Inputfaktoren der eigentliche „Output" beschrieben.

Prozesskostenrechnung
Mit Hilfe der Prozesskostenrechnung sollen die anfallenden Gemeinkosten verursachungsgerechter den cinzelnen Prozessen (z. B. Behandlungsablauf) zugeordnet werden.

Qualitätssicherung
Alle geplanten, standardisierten und systematisch durchgeführten Tätigkeiten um die Erreichung von Qualitätszielen zu überprüfen.

Regiebetrieb
Rechtsform ohne eigene Rechtspersönlichkeit. Betriebe in dieser Rechtsform sind organisatorisch, wirtschaftlich und rechtlich unselbstständig.

Ressourcenorientierter Ansatz
Nach dem ressourcenorientierten Ansatz von Werner felt kann der Unternehmenserfolg über das Marktgeschehen hinaus durch die jeweils spezifische Ressourcenausstattung eines Unternehmens erklärt werden.

Rivalität im Konsum
Ein privates Gut besitzt die Eigenschaft der Rivalität im Konsum, weil verschiedene potentielle Nutzer des Gutes miteinander um die Nutzung konkurrieren.

Sachwalter
In der Gesundheitsökonomie wird mit diesem Begriff das besondere Beziehungs- und Vertrauensverhältnis des Patienten zur Entscheidung des Arztes ausgedrückt. Der Arzt ist Sachwalter des Patienten.

Schiedsstelle
Gemäß § 76 Abs. 1 SGB XI bilden die Landesverbände der Pflegekassen und die Vereinigungen der Träger der Pflegeeinrichtungen im Land die Schiedsstelle. Sie entscheidet z. B. bei Nichteinigung der Vertragsparteien über die Rahmenverträge nach § 75 SGB XI; bei Nichteinigung über eine Pflegesatzvereinbarung nach § 85 Abs. 5 SGB XI.

Sicherstellungsauftrag
Der Staat hat nach § 1 KHG den Sicherstellungsauftrag, d. h. er hat zu gewährleisten, dass für die Bevölkerung eine ausreichende Versorgung mit Krankenhausleistungen vorhanden ist. Nach § 69 SGB XI haben die Pflegekassen im Rahmen ihrer Leistungsverpflichtung eine bedarfsgerechte und gleichmäßige, dem allgemein anerkannten Stand medizinisch-pflegerischer Erkenntnisse entsprechende pflegerische Versorgung der Versicherten zu gewährleisten. Die Vorhaltung der entsprechenden Einrichtungen fällt in die Kompetenz der Länder.

Sozialberichterstattung
Die Sozialberichterstattung ist die systematische und regelmäßige Berichterstattung über gesellschaftliche Strukturen und Prozesse sowie über Voraussetzung und Konsequenzen gesellschaftspolitischer Maßnahmen.

Spezialisierung
Eine mögliche Krankenhausstrategie kann in der Spezialisierung bestehen. Hier geht es dann darum, sich auf eine bestimmte Aufgabe zu konzentrieren.

Stationäre Pflegeeinrichtungen
Stationäre Pflegeeinrichtungen (Pflegeheime) sind nach § 71 Abs. 2 SGB XI selbstständig wirtschaftende Einrichtungen, in denen Pflegebedürftige unter ständiger Verantwortung einer ausgebildeten Pflegefachkraft gepflegt werden, ganztägig (vollstationär) oder nur tagsüber oder nur nachts (teilstationär) untergebracht und verpflegt werden können. Die quantitative Erfassung dieser Einrichtungen erfolgt nach den Erhebungsmerkmalen der Pflegestatistik-Verordnung.

Stelle
Die kleinste organisatorische Einheit ist die Stelle. Auf dieser Stelle sind bestimmte Aufgaben wahrzunehmen.

Strategie
Strategie kann allgemein als die Planung von Handlungen umschrieben werden, wobei in die Handlungen auch mögliche fremde Handlungen, etwa der Konkurrenz, einbezogen werden.

Strategische Planung
Im Rahmen der strategischen Planung werden für das Unternehmen Ziele formuliert und festgelegt und im nächsten Schritt auch festgelegt, wie diese Ziele zu erreichen sind.

Strategischer Managementprozess
Der strategische Managementprozess erfolgt in drei Schritten: strategische Analyse, Strategieformulierung, Strategieauswahl.

Strategisches Controlling
Ziel des strategischen Controllings ist die Ermittlung der Erfolgspotenziale des Unternehmens und damit verbunden die langfristige Existenzsicherung des Unternehmens.

Systemorientierter Ansatz
Hans Ulrich (St. Gallen) hat bei der Ausarbeitung die ses Ansatzes auf die Systemtheorie zurückgegriffen. Der Betrieb wird als System betrachtet.

Szenario-Technik
Zur Abschätzung der langfristigen Entwicklung kann sich die Unternehmensführung der Szenario-Technik bedienen. Mit Szenarien werden mögliche Zukunftsbilder in der Spanne von besten bis schlechtesten Erwartungen einer Unternehmung gezeichnet.

Trägerschaft
Die Pflegeeinrichtungen werden in freigemeinnütziger, öffentlicher oder privater Trägerschaft geführt. Die Rechte und Pflichten der Pflegeeinrichtungen sind im § 11 SGB XI geregelt. Nach § 11 Abs. 2 SGB XI sind die Vielfalt der Träger von Pflegeeinrichtungen zu wahren sowie deren Selbstständigkeit, Selbstverständnis und Unabhängigkeit zu beachten. Freigemeinnützige und private Träger haben Vorrang gegenüber öffentlichen Trägern.

Unterkunft und Verpflegung
Grundsätzlich hat der Pflegebedürftige die Entgelte für Unterkunft und Verpflegung nach § 87 SGB XI zu tragen.

Unternehmerische Arbeitsforschung
Die menschliche Arbeit im Unternehmen mit ihren spezifischen Bedingungen ist Gegenstand der unternehmerischen Arbeitsforschung.

Unternehmerische Arbeitsmarktforschung
Die Exploration des unternehmerischen Arbeitsmarktes ist Ziel der unternehmerischen Arbeitsmarktforschung.

Unternehmerische Personalforschung
Mit Hilfe der unternehmerischen Personalforschung sollen alle erhebbaren und zulässigen Daten über das Personal zusammen getragen werden.

Verkäufermarkt
Der Terminus „Verkäufermarkt" umschreibt die Situation auf dem Markt, dass der Verkäufer einer Leistung sich um die Nachfrage nach dieser Leistung nicht sorgen muss, da ausreichend Nachfrage vorhanden ist.

Versorgungsauftrag
Der Versorgungsauftrag richtet sich an das einzelne Krankenhaus. Er ergibt sich aus dem Landeskrankenhausplan für die Plankrankenhäuser.

Versorgungsgebiete
Den Krankenhäusern wird bei der Krankenhausplanung ein bestimmtes Aufgabenspektrum zugewiesen. Beim Leistungsstufensystem wird getrennt zwischen Krankenhäusern der Grundversorgung, der Regelversorgung, der Zentralversorgung und der Maximalversorgung.

Versorgungsvertrag
Der Versorgungsvertrag ergibt sich durch eine Vereinbarung zwischen dem Krankenhaus und den Landesverbänden der Kostenträger. Mit ihm wird der Inhalt der erforderlichen Krankenhausbehandlung für die Versicherten nach dem SGB V konkretisiert.

Vertrauen
Vertrauen ist aus ökonomischer Perspektive ein Mechanismus, um unsichere Erwartungen zu stabilisieren.

Wahlleistungen
Nach § 22 Bundespflegesatzverordnung zählen zu den Wahlleistungen die wahlärztlichen Leistungen und die nichtärztlichen Wahlleistungen.

Weisungsrechte
Nach der Verteilung der Aufgaben, der Verteilung der Entscheidungsrechte ist die Frage zu klären, wer darf wem welche Weisungen erteilen. Dies kann im Rahmen der Einlinienorganisation so erfolgen, dass nur der unmittelbar Vorgesetzte der nachgeordneten Kraft Weisungen erteilen kann. Bei der Mehrlinieorganisation erhält die nachgeordnete Kraft von mehreren fachlich spezialisierten Vorgesetzten ihre Weisungen.

Wertkette
Jedes Unternehmen, gleich welcher Art, produziert ein bestimmtes Produkt bzw. mehrere Produkte. Um diese Produkte herzustellen und zu vertreiben, müssen in den Unternehmen bestimmte Tätigkeiten erbracht werden. Nach M.E. Porter lassen sich alle Tätigkeiten eines Unternehmens in einer Wertkette darstellen.

Wertschöpfung
Mit Wertschöpfung wird allgemein der Wertbildungsprozess in Unternehmen aufgrund der Kombination der Produktionsfaktoren verstanden.

Zertifizierung
Ist ein Verfahren, in dem ein (unparteiischer) Dritter schriftlich bestätigt, dass ein Erzeugnis, ein Verfahren oder eine Dienstleistung vorgeschriebene Anforderungen erfüllt (DIN EN ISO 45020: 04.94).

Zugelassene Krankenhäuser
Zugelassene Krankenhäuser sind die nach § 108 SGB V erwähnten Krankenhäuser: Hochschulkliniken; Krankenhäuser, die in den Krankenhausplan eines Landes aufgenommen wurden; Krankenhäuser, die einen Versorgungsvertrag abgeschlossen haben.

386

Zugelassene Pflegeeinrichtungen

Gemäß § 72 Abs. 1 SGB XI dürfen die Pflegekassen ambulante und stationäre Pflege nur durch Pflegeeinrichtungen gewahren, mit denen ein Versorgungsvertrag besteht (zugelassene Pflegeeinrichtungen).

Zusatzleistungen

Zu den Zusatzleistungen nach § 88 SGB XI zählen besondere Komfortleistungen bei Unterkunft und Verpflegung sowie zusätzliche pflegerisch-betreuende Leistungen. Diese Zuschläge hat grundsätzlich der Pflegebedürftige zu zahlen.

Literatur

Adam, H. / Henke, K. D.: Ökonomische Grundlagen der gesetzlichen Krankenversicherung, in: Schulin, B. (Hrsg.): Handbuch des Sozialversicherungsrechts. Band 1: Krankenversicherungsrecht (S. 113 ff.), München 1994.

Alber, J. / Schölkopf, M.: Seniorenpolitik, Amsterdam 1999.

Andrews, K.: The Concept of Strategy, Homewood 1971.

Ansoff, H.: Corporate Strategy, New York 1965.

AOK-Bundesverband (Hrsg.): Übersicht über die für 2006 geltenden Landesbasisfallwerte in den einzelnen Bundesländern – Datenstand: 30.11.2006, Bonn 2006.

AOK-Bundesverband (Hrsg.): Übersicht über die für 2007 geltenden Landesbasisfallwerte in den einzelnen Bundesländern – Datenstand: 12.04.2007, Bonn 2007.

AOK-Bundesverband (Hrsg.): Übersicht über die für 2008 geltenden Landesbasisfallwerte in den einzelnen Bundesländern – Datenstand: 03.07.2008, Bonn 2008.

Arnold, U. / Maelicke, B. (Hrsg.): Lehrbuch der Sozialwirtschaft, Baden-Baden 2009.

Badelt, C. / Österle, A.: Grundzüge der Sozialpolitik. Allgemeiner Teil: Sozialökonomische Grundlagen, Wien 1998.

Badelt, C. (Hrsg.): Handbuch der Nonprofit Organisation, Stuttgart 2002.

BAGFW: Gesamtstatistik der Einrichtungen der Wohlfahrtspflege, 2004. Online verfügbar: www.bagfw.de.

BAnz: Bundesanzeiger, Nr. 242 (S. 16 896), Köln 2005.

Bauer, R.: Personenbezogene soziale Dienstleistungen, Wiesbaden 2001.

Baumbach, C.: Reha-DRG: Chance für ein Benchmarking. Pitzer Kliniken erproben qualitäts- und kostenorientierten Leistungsvergleich mit RBG-Fallgruppierungssystem, in: f&w, 6/2008, S. 637-640.

Betriebswirtschaftliches Institut der Bauindustrie (Hrsg.): BWI-Bau-Informationen, Düsseldorf 2004.

Bettig, U.: Konzeption eines Qualitätscontrollings für die Stationäre Altenhilfe, Frankfurt a. M. 2007.

Bettig, U.: Budgetkonzepte als Grundlage für eine centerorientierte Lenkung, in: Zapp, W. (Hrsg.): Kostenrechnung und Controllinginstrumente in Reha-Kliniken (S. 190-230), Lohmar 2005.

Bettig, U. / Wermers, R.: Controlling mit Vergleichszahlen im Johanniter-Krankenhaus Genthin-Stendal: Unterstützung durch den DKI-Management-Report, in: das krankenhaus, 6/2007, S. 555-560.

Bleicher, K.: Betriebswirtschaftslehre – Disziplinäre Lehre vom Wirtschaften in und zwischen Betrieben oder interdisziplinäre Wissenschaft vom Management?, in: Wunderer, R. (Hrsg.): BWL als Management- und Führungslehre (S. 91 ff.), Stuttgart 1995.

Bleicher, K.: Das Konzept Integriertes Management, Frankfurt a. M./New York 1996.

Bofinger, W.: Verordnung über die Rechnungs- und Buchführungspflichten von Krankenhäusern (Krankenhaus-Buchführungsverordnung – KHBV. Kommentar.), in: Dietz, O. / Bofinger, W. (Hrsg.): Krankenhausfinanzierungsgesetz, Bundespflegesatzverordnung und Folgerecht. Kommentare, Bd. 2. (S. 45 ff.), Wiesbaden 1999.

Bofinger, W. / Dörfeldt, D.: Personalbedarf im Krankenhaus, Arbeitshandbuch, Wiesbaden 2001.

Bofinger, W. / Dörfeldt, D. / Tauch, J.G.: Personalbedarf im Krankenhaus. Arbeitshandbuch, Wiesbaden 2007.

Borges, P. / Zimolong, A.: Gutachten zur aktuellen und perspektivischen Situation der Einrichtungen im Bereich der medizinischen Rehabilitation, 2009. Online verfügbar: http://www.gebera.com/download/Gutachten-med-Reha.pdf.

Brater, M. / Maurus, A.: Das schlanke Heim, Hannover 1999.

Braun, G.: Konzept des integrierten Krankenhausmanagements, in: Führung + Organisation, 1/1998, S. 23 ff.

Brede, H.: Grundzüge der Öffentlichen Betriebswirtschaftslehre, München 2001.

Breyer, F. / Zweifel, P. / Kifmann, M.: Gesundheitsökonomie (4. Aufl.), Berlin/Heidelberg/New York 2003.

Bruckenberger, E.: Dauerpatient Krankenhaus, Freiburg 1998.

Bruckenberger, E.: Gedeckelte monistische Krankenhausfinanzierung oder monistische Mittelverteilung?, in: Krankenhausumschau, 1994, S. 841 ff.

Bruckschen, K.-H.: Der Einfluß leitender Ärzte auf den technologischen Fortschritt im Krankenhaus, München/Mering 1995.

Bruhn, M.: Marketing. Grundlagen für Studium und Praxis, Wiesbaden 1999.

Büssing, A.: Von der funktionalen zur ganzheitlichen Pflege, Göttingen 1997.

Büssing, A: Ambulante Pflege: Arbeitsorganisation, Anforderungen und Belastungen, in: Berichte aus dem Lehrstuhl für Psychologie der TU München, Bremerhaven 2000.

Büssing, A.: Erfassen von Interaktionsarbeit in der Altenpflege, in: Berichte aus dem Lehrstuhl für Psychologie der TU München, Bericht Nr. 60, TU München 2001 a.

Büssing, A.: Rahmenbedingungen in der stationären Altenpflege, in: Berichte aus dem Lehrstuhl für Psychologie der TU München, Bericht Nr. 57, TU München 2001 b.

Büssing, A.: Arbeitsbedingungen, Interaktionsarbeit und Qualität der Arbeit in der stationären Altenpflege, in: Berichte aus dem Lehrstuhl für Psychologie der TU München, Bericht Nr. 58, TU München 2001 c.

Büssing, A.: Erfassen psychischer und physischer Belastungen in der ambulanten Pflege, in: Berichte aus dem Lehrstuhl für Psychologie der TU München, Bericht Nr. 67, TU München 2002 a.

Büssing, A.: Interaktionsarbeit im Altenpflegeheim und in der Schule, in: Berichte aus dem Lehrstuhl für Psychologie der TU München, Bericht Nr. 64, TU München 2002 b.

Büssing, A.: Psychische Belastungen und Beanspruchungen in der ambulanten und stationären Pflege, in: Berichte aus dem Lehrstuhl für Psychologie der TU München, Bericht Nr. 69, TU München 2003.

Büssing, A. et al.: Psychischer Stress und Burnout in der Krankenpflege. Untersuchungen zum Einfluss von Anforderungen, Hindernissen und Spielräumen, in: Berichte aus dem Lehrstuhl für Psychologie, Bericht Nr. 21, TU München 1995.

Bundesarbeitsgemeinschaft der Freien Wohlfahrtspflege e. V. (Hrsg.): Gesamtstatistik der Einrichtungen der Freien Wohlfahrtspflege, Bonn 1993.

Bundesarbeitsgemeinschaft der Freien Wohlfahrtspflege e. V. (Hrsg.): Gesamtstatistik der Einrichtungen und Dienste der Freien Wohlfahrtspflege, Berlin 2001.

Bundesarbeitsgemeinschaft der Freien Wohlfahrtspflege e. V. (Hrsg.): Gesamtstatistik der Einrichtungen und Dienste der Freien Wohlfahrtspflege, Berlin 2006.

Bundesarbeitsgemeinschaft für Rehabilitation (Hrsg.): Rehabilitation und Teilhabe (3. Aufl.), Köln 2005.

Bundesministerium für Arbeit und Sozialordnung (Hrsg.): Bericht über die Entwicklung der Pflegeversicherung, Bonn 1998.

Bundesministerium für Arbeit und Sozialordnung (Hrsg.): Zur Situation und Entwicklung der Pflegeberufe in der Bundesrepublik Deutschland. IAB-Projekt 4-419V „Arbeitsmarkt für Pflegeberufe" [Hans Dietrich], Bonn 1994.

Bundesministerium für Familie, Jugend, Frauen und Soziales (Hrsg.): Kostensparendes Bauen qualitätsvoller Altenhilfeeinrichtungen, Berlin 2004.

Bundesministerium für Gesundheit (Hrsg.): Wirkungen der Pflegeversicherung. Schriftenreihe des Bundesministeriums für Gesundheit – Band 127, Bonn 2000.

Bundesrat (Hrsg.): Verordnung über die Rechnungs- und Buchführungspflichten der Pflegeeinrichtungen (PflegeBuchführungsverordnung-PBV), Drucksache 502/95, Bonn 1995.

Bundesregierung: Reform zur nachhaltigen Weiterentwicklung der Pflegeversicherung, 2007. Online verfügbar: www.bundesregierung.de.

Bundessteuerblatt: Teil I: AfA-Tabelle für allgemein verwendbare Anlagegüter, Bonn 1997.

Burmann, S. / Wehner, S. / Malzahn, J.: Kliniken in Not, in: Gesundheit und Gesellschaft, Ausgabe 6/2008, 11. Jahrgang.

Buzell, R.D. / Gale, B.T.: Das PIMS-Programm. Strategien und Unternehmenserfolg, Wiesbaden 1989.

Chandler, A.: Strategy and Structure, Cambridge 1962.

Coenenberg, A. G.: Kostenrechnung und Kostenanalyse (2. Aufl.), Landsberg 1993.

Corsten, H.: Dienstleistungsmanagement, München/Wien 1997.

Danner, K.-P.: Die Investitionsregelungen der Länder, in: Altenheim, 2/1998, S. 22-30.

Dau, D. H. / Düwell, F. J. / Haines, H. (Hrsg.): Sozialgesetzbuch IX: Rehabilitation und Teilhabe behinderter Menschen. Lehr- und Praxiskommentar, Baden-Baden 2009.

Deutscher Bundestag (Hrsg.): Zweiter Bericht über die Entwicklung der Pflegeversicherung, Drucksache 14/5590, Bonn 2001.

Deutscher Bundestag (Hrsg.): Dritter Bericht über die Entwicklung der Pflegeversicherung, Drucksache 15/4125, Berlin 2004.

Deutscher Bundestag: Vierter Bericht zur Lage der älteren Generation in der Bundesrepublik Deutschland: Risiken, Lebensqualität und Versorgung Hochaltriger – unter besondrer Berücksichtigung demenzieller Erkrankungen, Drucksache 14/8822, Berlin 2002.

Deutscher Bundestag: Beschlussempfehlung und Bericht des Ausschusses für Gesundheit (14. Ausschuss) zu dem Gesetzentwurf der Bundesregierung – Drucksachen 16/10807, 16/10868 – Entwurf eines Gesetzes zum ordnungspolitischen Rahmen der Krankenhaus- finanzierung ab dem Jahr 2009 (Krankenhausfinanzierungsreformgesetz – KHRG), Drucksache 16/11429, Berlin 2008.

Deutscher Caritasverband (Hrsg.): Die Pflege-Buchführungsverordnung, Freiburg 1999.

Deutsche Krankenhausgesellschaft (Hrsg.): Hinweise der DKG zum Rechnungswesen der Krankenhäuser, Düsseldorf 1992.

Deutsche Krankenhausgesellschaft (Hrsg.): Grundsätze und Hinweise der DKG zur Internen Budgetierung, Düsseldorf 1995.

Deutsche Krankenhausgesellschaft (Hrsg.): Bestandaufnahme zur Krankenhausplanung und Investitionsfinazierung in den Bundesländern (Stand: November 2004), Düsseldorf 2004.

Deutsche Krankenhausgesellschaft (Hrsg.): Bestandaufnahme zur Krankenhausplanung und Investitionsfinazierung in den Bundesländern (Stand: Juli 2009), Düsseldorf 2009 b.

Deutsche Krankenhausgesellschaft (Hrsg.): Zahlen, Daten, Fakten 2004/2005, Düsseldorf 2005.

Deutsche Krankenhausgesellschaft (Hrsg.): DKG aktuell. Dokumentation. DKG-Bestandsaufnahme zur Krankenhausplanung und Investitionsfinanzierung in den Bundesländern (Auszug) (Stand: April 2007), Düsseldorf 2007.

Deutsche Krankenhausgesellschaft (Hrsg.): Anlage zum DKG Rundschreiben Nr. 137/2008 vom 30.05.2008 -Bestandsaufnahme zur Krankenhausplanung und Investitionsfinanzierung in den Bundesländern (Stand: Juni 2008), Düsseldorf 2008.

Deutsche Krankenhausgesellschaft (Hrsg.): Foliensatz Krankenhausstatistik (Auszug) (Stand: Januar 2009), Düsseldorf 2009 a. Online verfügbar: http://www.dkgev.de/media/file/6485.Foliensatz_Krankenhausstatistik_20090831.pdf.

Dietrich, H.: Pflege als Beruf, in: Materialien aus der Arbeitsmarkt- und Berufsforschung, Nr. 1, Nürnberg 1995.

Dietrich, H. / Stooß, F. (Hrsg.): Wege zur Verbesserung des Ansehens von Pflegeberufen. Zwei Studien zum Problembereich [BeitrAB 180], Nürnberg 1994.

Dietz, O. / Bofinger, W.: Krankenhausfinanzierungsgesetz, Bundespflegesatzverordnung und Folgerecht. Kommentar, Bd. 1, Wiesbaden 1997.

DIN 13080: Gliederung des Krankenhauses in Funktionsbereiche und Funktionsstellen (Juni 1987).

DIN 13080. Beiblatt 2: Gliederung des Krankenhauses in Funktionsbereiche und Funktions stellen (Oktober 1999).

DIN 277: Grundflächen und Rauminhalte von Bauwerken im Hochbau. Teil 1 (Juni 1987).

DIN 277: Grundflächen und Rauminhalte von Bauwerken im Hochbau. Teil 2 (Juni 1987).

Dörner, D.: Die Logik des Mißlingens, Hamburg 2001.

Drumm, H. J.: Personalwirtschaft, Berlin u. a. 2000.

Drumm, H. J.: Personalwirtschaftslehre (2. Aufl.), Berlin/Heidelberg/New York 2002.

Edling, H.: Der Staat in der Wirtschaft, München 2001.

Eichhorn, P. (Hrsg.): Verwaltungslexikon (2. Aufl.), Baden-Baden 1991.

Eichhorn, S. (Hrsg.): Handbuch Krankenhaus-Rechnungswesen (2. Aufl.), Wiesbaden 1988.

Elkeles, T.: Arbeitsorganisation in der Krankenpflege – Zur Kritik der Funktionspflege, Frankfurt a. M. 1991.

Freie und Hansestadt Hamburg. Behörde für Arbeit, Gesundheit und Soziales (Hrsg.): Hamburger Sozialberichte zur Altenhilfeplanung. Teil 1, Teil 2, Teil 3, Hamburg/Dortmund 1994.

Gerste, B. / Monka, M.: Die Pflege-Personalregelung 1993-1995: Vom Pflegenotstands- zum Leistungsindikator für den stationären Bereich, in: Arnold, M./Paffrath, D. (Hrsg.): Krankenhaus-Report 96 (S. 155-170), Stuttgart u. a. 1996.

Gerste, B. / Rehbein, L.: Der Pflegemarkt in Deutschland, Bonn 1998.

Gesundheitsberichterstattung des Bundes: Online verfügbar: http://www.gbe-bund.de.

Gornas, J. / Lummer, M.: Das einfache ABC der Reha-Klinik-Kosten: Kostencontrolling in der Rehabilitation – dargestellt am Beispiel der Eggeland-Klinik Bad Driburg, in: f&w, 5/2005, S. 521-524.

Greulich, A. / Thiele, G.: Marketing im Krankenhaus, in: Greulich, A. / Thiele, G. (Hrsg.): Fallstudien zur Krankenhausbetriebswirtschaftslehre. Teil III (S. 137-162), Heidelberg 1999.

Greulich, A. et al.: Balanced Scorecard im Krankenhaus, Heidelberg 2002.

Griep, H. / Renn, H.: Pflegesozialrecht, Bd. 1 und 2, Freiburg im Breisgau 2000.

Gronemann, J.: Besonderheiten des Jahresabschlusses für Krankenhäuser in der Rechtsform der GmbH, in: Eichhorn, S. (Hrsg.): Handbuch Krankenhaus Rechnungswesen: Grundlagen – Verfahren – Anwendungen (S. 215-255), Wiesbaden 1988.

Haberstock, L.: Kostenrechnung I. (10. Aufl.), Berlin 1998.

Haubrock, M.: Grundsätzliche Überlegungen zur Materialwirtschaft, in: Haubrock, M. / Peters, S. / Schär, W. (Hrsg.): Betriebswirtschaft und Management im Krankenhaus (S. 116-124), Berlin/Wiesbaden 1997.

Haubrock, M. / Meiners, N. / Albers, F.: Krankenhaus-Marketing, Stuttgart/Berlin/ Köln 1998.

Haubrock, M. / Peters, S. / Schär, W. (Hrsg.): Betriebswirtschaft und Management im Krankenhaus, Berlin/Wiesbaden 1997.

Heimmindestbauverordnung: Verordnung über bauliche Mindestanforderungen für Altenheime, Altenwohnheime und Pflegeheime für Volljährige, Berlin 2003. Online verfügbar: http://www.ing-stoeckel.de/bund/heimminv.html.

Heinen, E.: Industriebetriebslehre, Wiesbaden 1976.

Henke, K. D.: Die Finanzierung von Gesundheitsleistungen, in: Andersen, H. H. / Henke, K. D. / v.d. Schulenburg, J. M. (Hrsg.): Basiswissen Gesundheitsökonomie, Bd. 1, einführende Texte (S. 135-152), Berlin 1992.

Henke, K. D.: Die Kosten der Gesundheit und ihre Finanzierung, in: Zeitschrift für die gesamte Versicherungswissenschaft, 1993, S. 97-122.

Hentze, J. / Kehres, E.: Kosten- und Leistungsrechnung in Krankenhäusern, Stuttgart/Berlin/Köln 1996.

Hentze, J.; Kehres, E.: Kosten- und Leistungsrechnung in Krankenhäusern: Systematische Einführung (4. Aufl.), Stuttgart 1999.

Herder-Dorneich, P.: Sozialökonomik, Baden-Baden 1994.

Herholz, H.: Zertifizierung und Akkreditierung von Leistungserbringern im Gesundheitswesen, in: Landesärztekammer Hessen / Kassenärztliche Vereinigung Hessen (Hrsg.): Hessisches Ärzteblatt (S. 168-170), Leipzig 2002.

Hinterhuber, H.H.: Strategische Unternehmensführung. Band I. Strategisches Denken, Berlin/New York 1989.

Hinterhuber, H. H. / Krauthammer, E.: Leadership – mehr als Management (4. Aufl.), Wiesbaden 2005.

Höflacher, S.: Die Einzelwirtschaftstheorie der Institutionen als Grundlage für eine ökonomische Theorie der Nonprofit-Unternehmung, in: Hauswirtschaft und Wissenschaft, 1/1999, S. 3 ff.

Holzmüller, H. H. / Scharitzer, D.: Marketing für Gesundheitsorganisationen, in: Heimerl-Wagner, P. / Köck, C. (Hrsg.): Management in Gesundheitsorganisationen (S. 339-376), Wien 1996.

Hopfenbeck, W.: Allgemeine Betriebswirts- und Managementlehre, Landsberg 2000.

Horak, C.: Controlling in Nonprofit-Organisationen, Wiesbaden 1995.

Horak, C. / Matul, C. / Scheuch, F.: Ziele und Strategien von NPO's, in: Badelt, C. (Hrsg.): Handbuch der Nonprofit Organisation (S. 197-223), Stuttgart 2002.

Horsch, A. / Meinhövel, H. / Paul, S. (Hrsg.): Institutionenökonomie und Betriebswirtschaftslehre, München 2005.

Horváth, P.: Controlling (9. Aufl.), München 2003.

Horváth, P. / Mayer, R.: Prozesskostenrechnung – Konzeption und Entwicklung, in: Kostenrechnungspraxis, Sonderheft 2/1992, S. 15-28.

Hungenberg, H.: Strategisches Management in Unternehmen, Wiesbaden 2001.

I+G Gesundheitsforschung GmbH & Co, BASYS GmbH (Hrsg.): Zukunftsorientierte Praxisstudie für die Krankenhausplanung in Nordrhein-Westfalen, Augsburg/München 2000.

Institut für Qualität und Wirtschaftlichkeit im Gesundheitswesen:. Jahresbericht, Köln 2005.

Jacobi, H.-F.: Neuorientierung indirekter Funktionen, in: Bullinger, H.-J. / Warnecke, H. J. (Hrsg.): Neue Organisationsformen im Unternehmen (S. 499 ff.), Berlin/ Heidelberg/New York 1996.

Jung, H.: Allgemeine Betriebswirtschaftslehre, München/Wien 2001.

Kalbitzer, M.: Pflege-Controlling, in: Fischer, H. et al.: Management Handbuch Krankenhaus, Beitrag 2055, Heidelberg 1998.

Kanter, R.M.: The change masters, New York 1983.

Kanter, R.M. / Stein, B. / Jick, T.: The challenge of organizational change. How companies experience it and leaders guide it, New York 1992.

Katholischer Krankenhausverband Deutschlands (Hrsg.): Pflegequalität und Pflegeleistungen I. Zwischenbericht zur ersten Phase des Projektes „Entwicklung und Erprobung eines Modells zur Planung und Darstellung von Pflegequalität und Pflegeleistungen", Freiburg/Köln 2001.

Keun, F.: Einführung in die Krankenhaus-Kostenrechnung, Wiesbaden 1999.

Kieser, A. (Hrsg.): Organisationstheorien, Stuttgart/Berlin/Köln 1999.

Klie, T.: Pflegeversicherung (6. Aufl.), Hannover 2001.

Keun, F. / Prott, R.: Einführung in die Krankenhaus-Kostenrechnung (6. Aufl.), Wiesbaden 2006.

Knorr, K. E. / Klaßmann, R.: Steuern, frei-gemeinnützige Trägerschaft, in: Fischer, H. et al. (Hrsg.): Managementhandbuch Krankenhaus, Beitrag 2540, Heidelberg 2000.

Knorr, K-E. / Wernick, J.: Rechtsformen der Krankenhäuser, Düsseldorf 1991.

Köninger, H.: Kalkulation der deutschen DRG-Relativgewichte, in: Thiele, G. (Hrsg.): Einführung der DRGs in Deutschland (2. Aufl.), Heidelberg 2003.

Krankenhaus Umschau (Hrsg.): Bundespflegesatzverordnung „95 inkl. 1., 2., 3. und 4. Änderungsverordnung mit Krankenhausfinanzierungsgesetz, Pflegepersonalregelung, Stabilisierungsgesetz, Beitragsentlastungsgesetz, Kulmbach 1996 a.

Krankenhaus Umschau (Hrsg.): Stabilisierungsgesetz 1996 aktuell: Vierte Verordnung der Bundespflegesatzverordnung und Verordnung zur Änderung der Pflege-Personalregelung sowie Klarstellung des BT-Gesundheitsausschusses zu den Sondertatbeständen. Mit den Kernaussagen von DKG, GKV und BMG zur Umsetzung des Stabilisierungsgesetzes 1996, Kulmbach 1996 b.

Kuge, A.: DRG – Was ändert sich für die Rehabilitation? Die Reha-Klinik der Zukunft wird patientenspezifische Preise berechnen und in der Pflege aufrüsten, in: f&w, 3/2003, S. 277-280.

Küpper, H.-U.: Beschaffung, in: Bitz, M. et al. (Hrsg.): Vahlens Kompendium der Betriebswirtschaftslehre, Bd. 1 (3. Aufl.) (S. 203-262), München 1993.

Kunze, H. / Kaltenbach, L. (Hrsg.): Psychiatrie-Personalverordnung – Psych-PV, Berlin 1992.

Landau, K. (Hrsg.): Arbeitsbedingungen im Krankenhaus und Heim, München 1991.

Landau, K. / Stübler, E. (Hrsg.): Die Arbeit im Dienstleistungsbetrieb, Stuttgart 1992.

Landkreis Breisgau-Hochschwarzwald: Kreispflegeplan, Freiburg im Breisgau 2001.

Landtag von Baden-Württemberg (Hrsg.): Zukunft der stationären Altenpflege in Baden-Württemberg, Drucksache 13/233 vom 17.09.2001, Stuttgart 2001.

Lange, F.: Formeln und Berechnungen für Pflegedienstleitungen, Melsungen 1997.

Lebok, U.: Die Auswirkungen der demographischen Entwicklungen in Deutschland, Berlin 2000.

Lenzen, H.: Kriterien für die Beurteilung der Wirtschaftlichkeit von Krankenhäusern, Thun/Frankfurt a. M. 1986.

Lewis, P.: Bedarf an medizinischer Rehabilitation nimmt zu. Rehabilitative Leistungen werden teurer durch zunehmende Chronizität und medizinisch-technischen Fortschritt, in: f&w, 1/2009, S. 67-71.

Limacher, H.: Krankenhaus-Bauplanung, Zürich 1992.

Lombriser, R. / Abplanalp, P. A.: Strategisches Management, Zürich 1998.

Maelicke, B. (Hrsg.): Strategische Unternehmensentwicklung in der Sozialwirtschaft, Baden-Baden 2002.

Meffert, H.: Marketing, Wiesbaden 2000.

Meffert, H.: Marketing Management. Analyse, Strategie, Implementierung, Wiesbaden 1994.

Meffert, H. / Bruhn, M.: Dienstleistungsmarketing, Wiesbaden 2000.

Ministerium für Arbeit und Soziales Baden-Württemberg (Hrsg.): Teil- und voll-stationäre Angebote, Stuttgart 2001. Online verfügbar: http://www.sm.baden-wuerttemberg.de/de/Teil-_und_vollstationaere_Angebote/8104.

Ministerium für Arbeit und Soziales Baden-Württemberg (Hrsg.): Krankenhausplan 2000 Baden-Württemberg – Rahmenplanung – Teil 2 : Planrelevante Krankenhäuser – Verzeichnis der zugelassenen Krankenhäuser (Stand: 01. Januar 2009), Stuttgart 2009.

Ministerium für Arbeit, Gesundheit und Soziales Nordrhein-Westfalen (Hrsg.): Indikatorengestütztes Planungsmodell zur Pflegeinfrastruktur, Düsseldorf 1998.

Mintzberg, H.: Die Strategische Planung, München/Wien 1995.

Mintzberg, H.: The Structuring of Organizations, New Jersey 1979.

Mintzberg, H.: Pattern in Strategy Formation, in: Management Science, 24/1978, S. 44 ff.

Mohr, F. / Kröger, J.: Grundlagen der Personalbedarfsermittlung im Krankenhaus, Düsseldorf 1993.

Mohr, V.D. / Bauer J. et al. (Hrsg.): BQS-Qualitätsreport 2005, Düsseldorf 2006.

Moos, G.: Der Arbeitsmarkt für Pflegeberufe, Bayreuth 1995.

Morra, F.: Wirkungsorientiertes Krankenhausmanagement, Bern/Stuttgart/Wien 1995.

Moss Kanter, R.: Bis zum Horizont und weiter, München/Wien 1998.

Moss Kanter, R.: Global denken, lokal handeln, Weltklasse erreichen, Wien/Frankfurt 2000.

Mühge, G.: Die Pflege-Buchführungsverordnung, in: Junkers, G. / Moldenhauer, B. / Reuter, U. (Hrsg.): Pflegeversicherung. Konsequenzen für die Reorganisation, Finanzierung und Qualitätssicherung (S. 108-118), Stuttgart 1996.

Müller, D.: Pflege in Einrichtungen der medizinischen Rehabilitation: Eine explorative Untersuchung über ihre Voraussetzungen, Inhalte und Perspektiven, Frankfurt am Main 2000.

Müller, M.: Personal-Management im „Unternehmen" Krankenhaus, Wien 1996.

Müller, T.: QM-Element 4: Mitarbeiter, 2006. Online verfügbar: http://www.reha-qm.de/resources/02_$23Mitarbeiter_15-07-06_TM_V2.pdf.

Müllerstewens, G. / Lechner, C.: Strategisches Management, Stuttgart 2001.

Murken, A. H.: Krankenhausgeschichte, in: Fischer, H. et al. (Hrsg.): Management Handbuch Krankenhaus, Beitrag 1480, Heidelberg 1995.

Neubauer, G.: Anforderungen an ein leistungsorientiertes Krankenhausentgeltsystem, in: Das Krankenhaus, 3/2000, S. 163-167.

Neubauer, G.: Kriterien zur Bewertung und Auswahl eines Krankenhaus-Vergütungssystems, in: Das Krankenhaus, 10/1998, S. 578-581.

Neubauer, G. / Demmler, G.: Leistungssteuerung im Krankenhaus, Landsberg/München/Zürich 1989.

Neubauer, G. / Nowy, R.: Das DRG-System erfordert Fallpauschalen in der Rehabilitation: Wenn das neue Abrechnungssystem kommt, dürfen die nachstationären Versorger nicht die Verlierer sein, in: f&w, 2/2002, S. 179-181.

Neubauer, G. / Schallermair, C.: Das Leistungsgeschehen in der stationären Altenpflege, in: DOK, 11-12/1998, S. 363-367.

Noll, H.-H.: Die Perspektive der Sozialberichterstattung, in: Flora, P. / Noll, H.-H. (Hrsg.): Sozialberichterstattung und Sozialstaatsbeobachtung (S. 13-28), Frankfurt/New York 1999.

o.V.: Allgemeinpflege. Arbeitshilfe für die Planung und Beurteilung von Pflegeeinheiten, in: Die Bauverwaltung, 8/1994, S. 390-392.

Oeldorf, G. / Olfert, K.: Materialwirtschaft (7. Aufl.), Ludwigshafen 1995.

Ordon, C. / Verbarg, A. / Winnefeld, M.: Auswirkungen auf die AHB der BfA nach Einführung des DRG-Systems im Krankenhaus, in: Die Angestellten Versicherung, 1/2005, S. 30-38.

Ottnad, A. / Wahl, S. / Miegel, M.: Zwischen Markt und Mildtätigkeit, München 2000.

Pantenburg, S.: Marketingstrategien freigemeinnütziger Unternehmen im Altenhilfesektor, Baden-Baden 1996.

Patt, C.: Die strategische Planung als Komponente eines Controllingsystems im Krankenhaus, Frankfurt u. a. 1996.

Penrose, E.: The Theory of the Growth of the Firm, Oxford 1959.

Petersen, H.-G.: Sozialökonomik, Stuttgart/Berlin/Köln 1989.

Pfaff, H.: Einführung der Pflegestatistik, in: Wirtschaft und Statistik, 7/2000, S. 516 ff.

Picot, A.: Informationswirtschaft, in: Heinen, E. (Hrsg.): Industriebetriebslehre (9. Aufl.), Wiesbaden 1991.

Picot, A. / Dietl, H. / Franck, E.: Organisation. Eine ökonomische Perspektive, Stuttgart 1997.

Poniwaz, E.: 5 Jahre Betriebsvergleiche für sozialwirtschaftliche Unternehmen – Benchmarkingprojekte in der Praxis, in: Maelicke, B. (Hrsg.): Strategische Unternehmensentwicklung in der Sozialwirtschaft (S. 108-119), Baden-Baden 2002.

Porter, M. E.: Wettbewerbsstrategie, Frankfurt a. M 1995.

Porter, M. E.: Wettbewerbsvorteile, Frankfurt/New York 1996.

Porter, M.E.: Diversifikation – Konzerne ohne Konzepte, in: Harvard Manager 4/1987, S. 3049.

Preusker, U. K.: Lexikon Gesundheitsmarkt: Die Gesundheitswirtschaft in Stichworten und Zahlen, Heidelberg 2007.

Preusker, U. K.: Kompass Gesundheitsmarkt 2006: Zahlen – Daten – Fakten, Heidelberg 2006.

Pümpin, C.: Strategische Erfolgs-Positionen. Methodik der dynamischen strategischen Unternehmensführung, Bern 1992.

Pümpin, C. / Geilinger, U.: Strategische Führung, Aufbau strategischer Erfolgspositionen in der Unternehmenspraxis, in: Die Orientierung, 76/1988.

Purtschert, R.: Marketing für Verbände und weitere Nonprofit-Organisationen, Bern/Stuttgart/Wien 2001.

q-m-a.de: Definitionen – QM-Darlegungs-/Zertifizierungs-Systeme (Stand: 26.10.2005). Online verfügbar: http://www.q-m-a.de/6qmsysteme/0index/view (Abgerufen: Januar 2006).

Quaas, M.: Der Versorgungsauftrag des Krankenhauses – Inhalt und Grenzen der gesetzlichen und vertraglichen Leistungsverpflichtungen, in: Medizinrecht, 1/1995, S. 54 ff.

Quaas, M.: Der Versorgungsvertrag nach dem SGB V mit Krankenhäusern und Rehabilitationseinrichtungen, Düsseldorf 2000.

Raffée, H.: Gegenstand, Methoden und Konzepte der Betriebswirtschaftslehre, in: Bitz, M. et al. (Hrsg.): Vahlens Kompendium der Betriebswirtschaftslehre, Bd. 1 (S. 1 ff.), München 1993.

Raffée, H. / Fritz, W. / Wiedmann, K. P.: Marketing für öffentliche Betriebe, Stuttgart/Berlin/Köln 1994.

Rapp, B.: DRGs in der Rehabilitation: Sinnvolles Abrechnungsinstrument oder administrative Zusatzbelastung?, in: Krankenhaus Umschau, 10/2005, S. 812-815.

Rauschenbach, T. / Schilling, M.: Soziale Dienste, in: Böttcher, W. / Klemm, K. / Rauschenbach, T. (Hrsg.): Bildung und Soziales in Zahlen, Weinheim/München 2001.

Reichard, C.: Interdependenzen zwischen Öffentlicher Betriebswirtschaftslehre und Public Management, in: Bräunig, D. / Greiling, D.(Hrsg.): Stand und Perspektiven der Öffentlichen Betriebswirtschaftslehre (S. 47 ff.), Baden-Baden 1999.

Richter, R. / M. Wipp: Die Zeit läuft! Teil 1 zur Umsetzung des PQsG: Die Leistungs- und Qualitätsvereinbarung (LQV), in: Altenheim, 1/2002, S. 16-20.

Riedl, J.: Strategie und Personal, Wiesbaden 1995.

Rieger, H.-J.: Werbung von Ärzten, Kliniken und Sanatorien, in: Fischer, H. et al. (Hrsg.): Management Handbuch Krankenhaus, Beitrag 2830, Heidelberg 2000.

Ripperger, T.: Ökonomik des Vertrauens, Tübingen 1998.

Ritter, U. P. / Hohmeier, J.: Alterspolitik, München/Wien 1999.

Robbers, J.: Versorgungsauftrag, in: Deutsche Krankenhaus Verlagsgesellschaft mbH (Hrsg.): Düsseldorfer Kommentar zur BPflV (S. 49 ff.), Düsseldorf 1995.

Robert Bosch Stiftung (Hrsg.): Krankenhausfinanzierung in Selbstverwaltung. Kommissionsbericht, Gerlingen 1987.

Robert Bosch Stiftung (Hrsg.): Pflegewissenschaft. Grundlagen für Lehre, Forschung und Praxis, Gerlingen 1996.

Röber, M.: Pflegesatzvereinbarungen im Spannungsfeld zwischen Qualität und Wirtschaftlichkeit, in: Fischer, H. et al. (Hrsg.): Managementhandbuch Alteneinrichtungen, Heidelberg 2000.

Roeder, N.: Anpassungsbedarf der Vergütung von Krankenhausleistungen für 2006. Gutachten im Auftrag der Deutschen Krankenhausgesellschaft, Münster 2005.

Rückert, W.: Die pflegerische Versorgung nach dem SGB XI – eine erste Bestandsaufnahme, in: Naegele, G. / Schütz, H. (Hrsg.): Soziale Gerontologie und Sozialpolitik für ältere Menschen, Opladen/Wiesbaden 1999.

Sachverständigenrat für die Konzertierte Aktion im Gesundheitswesen: Gesundheitswesen in Deutschland. Kostenfaktor und Zukunftsbranche. Band II: Fortschritt und Wachstumsmärkte, Finanzierung und Vergütung. Sondergutachten 1997, Baden-Baden 1997/1998.

Sachverständigenrat für die Konzertierte Aktion im Gesundheitswesen: Gesundheitsversorgung und Krankenversicherung 2000. Sondergutachten, Baden-Baden 1995.

Schauer, R.: Rechnungswesen für Nonprofit-Organisationen, Bern/Stuttgart/Wien 2000.

Schlotterbeck, K. / v. Arnim, A.: Landesbauordnung für Baden-Württemberg (LBO), Stuttgart u. a. 1997.

Schneider, D.: Allgemeine Betriebswirtschaftslehre (3. Aufl.), München/Wien 1994.

Schneider, D.: Betriebswirtschaftslehre. Bd. 1, Grundlagen (2. Aufl.), München 1995.

Schöning, B. / Luithlen, E. / Scheinert, H.: Pflege-Personalverordnung, Dresden 1993.

Schreyögg, G.: Organisation, Wiesbaden 1996.

Schwab Marketing GmbH: Krankenhaus-Bauprojekte, München 1995.

Schwan, R.: Organisationskonfiguration und interne Arbeitsmärkte, Maastricht 1993.

Schwing, C.: Wirtschaftsfaktor Rehabilitation: Vernetzungskonzepte zur Integrierten Versorgung sind gefragt, in: Krankenhaus Umschau, 1/2004, S. 46-48.

Sehlbach, O.: Marketing Praxis, Hannover 1999.

Sießegger, T.: Handbuch Betriebswirtschaft. Wirtschaftliches Handeln in ambulanten Pflegediensten, Hannover 1997.

Simon, H. / v. d. Gathen, A.: Das große Handbuch der Strategieinstrumente, Frankfurt/New York 2002.

Skowronnek, O. / Molina, A. V.: Corporate Identity im Rahmen eines prozessorientierten Krankenhaus-Marketing, in: Fischer, H. et al. (Hrsg.): Management Handbuch Krankenhaus, Beitrag 665, Heidelberg 1997.

Söfker, W.: Baugesetzbuch. Textausgabe mit ausführlichem Sachverzeichnis und einer Einführung, München 1999.

Sozialministerium Baden-Württemberg (Hrsg.): Krankenhausplan 2000 Baden-Württemberg. Rahmenplanung. Teil 1: Grundlagen-Verfahren-Ergebnisse. Medizinische Fachplanungen, Stuttgart 2000 a.

Sozialministerium Baden-Württemberg (Hrsg.): Krankenhausplan 2000 Baden-Württemberg. Rahmenplanung. Teil 2: Planrelevante Krankenhäuser. Medizinische Fachplanungen, Stuttgart 2000 b.

Sozialministerium Baden-Württemberg (Hrsg.): Landespflegeplan 2000 Baden-Württemberg. Teil 1: Pflegebedarf in Baden-Württemberg. Derzeitiger Stand und zukünftige Entwicklung, Stuttgart 2000 c.

Sozialministerium Baden-Württemberg (Hrsg.): Landespflegeplan 2000 Baden-Württemberg. Teil 3: Stationäre Pflege in Einrichtungen der Altenhilfe, Stuttgart 2000 d.

Staehle, W.H.: Management, München 1991.

Specke, H. K.: Der Gesundheitsmarkt in Deutschland: Daten – Fakten – Akteure (3. Aufl.), Bern 2005.

Staehle, W. H.: Managementwissen in der Betriebswirtschaftslehre – Geschichte eines Diffusionsprozesses, in: Wunderer, R. (Hrsg.): Betriebswirtschaftslehre und Management- und Führungslehre (S. 3-31), Stuttgart 1994.

Statistisches Bundesamt: Diagnosedaten der Patienten und Patientinnen in Krankenhäusern (einschl. Sterbe- und Stundenfälle) 2003, Fachserie 12, Reihe 6.2.1, Wiesbaden 2005.

Statistisches Bundesamt: Gesundheitswesen. Ausgaben für Gesundheit 1970 bis 1997, Fachserie 12, Stuttgart 2000.

Statistisches Bundesamt: Ausgaben, Krankheitskosten und Personal 2004. Presseexemplar, Wiesbaden 2006.

Statistisches Bundesamt: Grunddaten der Krankenhäuser und Vorsorge- oder Rehabilitationseinrichtungen, Reihe 6.1, Wiesbaden 1998.

Statistisches Bundesamt: Gesundheitsbericht für Deutschland. Gesundheitsberichterstattung des Bundes, Stuttgart 1998.

Statistisches Bundesamt (Hrsg.): Gesundheitswesen: Fachserie 12; Reihe 6.1; Diagnosedaten der Patienten und Patientinnen in Krankenhäusern (einschl. Sterbe- und Stundenfälle) – Erhebungsjahr 2007, Wiesbaden 2009.

Statistisches Bundesamt (Hrsg.): Gesundheitswesen: Fachserie 12; Reihe 6.1; Grunddaten der Krankenhäuser und Vorsorge- oder Rehabilitationseinrichtungen – Erhebungsjahr 1992, Wiesbaden 1994.

Statistisches Bundesamt (Hrsg.): Gesundheitswesen: Fachserie 12; Reihe 6.1; Grunddaten der Krankenhäuser und Vorsorge- oder Rehabilitationseinrichtungen – Erhebungsjahr 1993, Wiesbaden 1995.

Statistisches Bundesamt (Hrsg.): Gesundheitswesen: Fachserie 12; Reihe 6.1; Grunddaten der Krankenhäuser und Vorsorge- oder Rehabilitationseinrichtungen – Erhebungsjahr 1994, Wiesbaden 1996.

Statistisches Bundesamt (Hrsg.): Gesundheitswesen: Fachserie 12; Reihe 6.1; Grunddaten der Krankenhäuser und Vorsorge- oder Rehabilitationseinrichtungen – Erhebungsjahr 1995, Wiesbaden 1997.

Statistisches Bundesamt (Hrsg.): Gesundheitswesen: Fachserie 12; Reihe 6.1; Grunddaten der Krankenhäuser und Vorsorge- oder Rehabilitationseinrichtungen – Erhebungsjahr 1996, Wiesbaden 1998.

Statistisches Bundesamt (Hrsg.): Gesundheitswesen: Fachserie 12; Reihe 6.1; Grunddaten der Krankenhäuser und Vorsorge- oder Rehabilitationseinrichtungen – Erhebungsjahr 1997, Wiesbaden 1999.

Statistisches Bundesamt (Hrsg.): Gesundheitswesen: Fachserie 12; Reihe 6.1; Grunddaten der Krankenhäuser und Vorsorge- oder Rehabilitationseinrichtungen – Erhebungsjahr 1998, Wiesbaden 2000.

Statistisches Bundesamt (Hrsg.): Gesundheitswesen: Fachserie 12; Reihe 6.1; Grunddaten der Krankenhäuser und Vorsorge- oder Rehabilitationseinrichtungen – Erhebungsjahr 1999, Wiesbaden 2001.

Statistisches Bundesamt (Hrsg.): Gesundheitswesen: Fachserie 12; Reihe 6.1; Grunddaten der Krankenhäuser und Vorsorge- oder Rehabilitationseinrichtungen – Erhebungsjahr 2000, Wiesbaden 2002.

Statistisches Bundesamt (Hrsg.): Gesundheitswesen: Fachserie 12; Reihe 6.1; Grunddaten der Krankenhäuser und Vorsorge- oder Rehabilitationseinrichtungen – Erhebungsjahr 2001, Wiesbaden 2003.

Statistisches Bundesamt (Hrsg.): Gesundheitswesen: Fachserie 12; Reihe 6.1; Grunddaten der Krankenhäuser und Vorsorge- oder Rehabilitationseinrichtungen – Erhebungsjahr 2005, Wiesbaden 2006.

Statistisches Bundesamt (Hrsg.): Gesundheitswesen: Fachserie 12; Reihe 6.1; Grunddaten der Krankenhäuser und Vorsorge- oder Rehabilitationseinrichtungen – Erhebungsjahr 2007, Wiesbaden 2008.

Statistisches Bundesamt (Hrsg.): Kurzbericht: Pflegestatistik 1999. Deutschlandergebnisse, Bonn 2001.

Statistisches Bundesamt (Hrsg.): 2. Kurzbericht: Pflegestatistik 1999. Ländervergleich: Pflegebedürftige, Bonn 2001.

Statistisches Bundesamt (Hrsg.): 3. Kurzbericht: Pflegestatistik 1999. Ländervergleich: Pflegeheime, Bonn 2002.

Statistisches Bundesamt (Hrsg.): Bericht: Pflegestatistik 2003. Deutschlandergebnisse, Bonn 2005.

Statistisches Bundesamt (Hrsg.): Bericht: Pflegestatistik 2005. Deutschlandergebnisse, Wiesbaden 2007.

Statistisches Bundesamt (Hrsg.): 3. Bericht: Pflegestatistik 2003. Ländervergleich: Ambulante Pflegedienste, Bonn 2005.

Statistisches Bundesamt (Hrsg.): Gesundheit. Ausgaben 1992 bis 2000. Presseexemplar, Wiesbaden 2002.

Statistisches Bundesamt (Hrsg.): Gesundheit. Ausgaben 2007, Wiesbaden 2009.

Statistisches Bundesamt (Hrsg.): Neue Gesundheitsausgabenrechnung. Gesundheitswesen. Presseexemplar, Wiesbaden 2001.

Statistisches Bundesamt (Hrsg.): Statistisches Jahrbuch 1998, Wiesbaden 1998.

Statistisches Bundesamt (Hrsg.): Statistisches Jahrbuch 2002, Wiesbaden 2002.

Statistisches Bundesamt (Hrsg.): Statistisches Jahrbuch 2006, Wiesbaden 2006.

Statistisches Bundesamt (Hrsg.): Statistisches Jahrbuch 2009, Wiesbaden 2009.

Statistisches Landesamt BW (Hrsg.): Krankenhausstatistik Baden-Württemberg 1997, Stuttgart 1999.

Statistisches Landesamt BW (Hrsg.): Krankenhausstatistik Baden-Württemberg 2003 -Diagnosen, Stuttgart 2005.

Statistisches Landesamt BW (Hrsg.): Statistische Berichte Baden-Württemberg
-Krankenhausstatistik Baden-Württemberg 2007 – Diagnosen, Stuttgart 2008.

Stein, F. A.: Empirische Forschungsansätze für die Öffentliche Betriebswirtschaftslehre, in: Bräunig, D. / Greiling, D. (Hrsg.): Stand und Perspektiven der Öffentlichen Betriebswirtschaftslehre (S. 120 ff.), Baden-Baden 1999.

Steinebach, N.: Verwaltungsbetriebslehre, Regensburg 1991.

Straub, S.: Controlling für das wirkungsorientierte Krankenhausmanagement, Bayreuth 1997.

Tanski, J. S.: Interne Revision im Krankenhaus, Stuttgart 2001.

Thiele, G.: Allgemeine Betriebswirtschaftlehre/Pflegewirtschaftslehre, Stationäre
Einrichtungen (9), Nicht-Marktprozesse/Marktzufuhr, Hamburger Fern-Hochschule, Hamburg 2004 a.

Thiele, G.: Allgemeine Betriebswirtschaftlehre/Pflegewirtschaftslehre, Stationäre
Einrichtungen (10), Rechnungswesen/Finanzierung, Hamburger Fern-Hochschule,
Hamburg 2004.

Thiele, G. / Koch, V.: Betriebswirtschaftslehre. Eine Einführung für Pflegeberufe,
Freiburg 1998.

Thiele, G.: Pflegewirtschaftslehre für das Krankenhaus, Heidelberg 2002.

Thiex-Kreye, M. / von Collas, T.: Interne Budgetierung im DRG-Zeitalter – Beispiel-
hafte Darstellung einer praxiserprobten Methode. In: Doelfs, P. et al. (Hrsg.): Management Handbuch DRGs (6. Aktualisierung), Beitrag B 2112, Heidelberg 2004.

Tuschen, K. H. / Philippi, M.: Leistungs- und Kalkulationsaufstellung im Entgeltsystem der Krankenhäuser, Stuttgart/Berlin/Köln 1995.

Tuschen, K. H. / Quaas, M.: Bundespflegesatzverordnung. Kommentar mit einer
umfassenden Einführung in das Recht der Krankenhausfinanzierung, Stuttgart/
Berlin/Köln 2001.

Ulrich, P.: Betriebswirtschaftslehre als praktische Sozialökonomie. Programmatische
Überlegungen, in: Wunderer, R. (Hrsg.): BWL als Management- und Führungslehre (S. 179 ff.), Stuttgart 1995.

Verband der Angestellten-Krankenkassen/Arbeiter-Ersatzkassen-Verband (Hrsg.):
Gemeinsame Presseinformation. Landesweiter Basisfallwert 2005 für Baden-
Württemberg vereinbart und genehmigt, Stuttgart 2005.

Verband Katholischer Heime und Einrichtungen der Altenhilfe in Deutschland
(Hrsg.): Caritas-Marketing-Team Pflege. Wir pflegen Menschlichkeit. Informationen und Beispiele, Freiburg 2001.

Vereinte Dienstleistungsgewerkschaft (Hrsg.): Infodienst Krankenhäuser, Nr. 29/
2005.

Vömel, U.: Zusammenarbeit der gesetzlichen Rehabilitationsträger, in: Bundesarbeitsgemeinschaft für Rehabilitation (Hrsg.): Rehabilitation und Teilhabe
(3. Aufl.) (S. 68-71), Köln 2005.

Vogel, G. / Schaaf, M.: Soziale Pflegeversicherung SGB XI, München 1995.

Voges, W.: Pflege alter Menschen als Beruf, Wiesbaden 2002.

von Kardorff, E.: Personalbemessungssysteme der Altenhilfe im Kontext, in: von
Kardorff, E. / von Kondratowitz, H.-J. (Hrsg.): Personalbemessung in der Altenhilfe (S. 3-16), Regensburg 2002.

von Eiff, W. / Middendorf, C. / Klemann, A.: Gewinner oder Verlierer? Auswirkungen der DRG-Einführung auf die Rehabilitation, in: Krankenhaus Umschau, 10/
2004, S. 840-844.

Voss, H.: Personalorganisation, Hannover 1999.

Wagener, A.: Allgemeine Vertragsbedingungen (AVB) für Krankenhäuser. Kommentar, Düsseldorf 1994.

Weber, J.: Zur Bildung und Strukturierung spezieller Betriebswirtschaftslehren, in:
Die Betriebswirtschaft, 1/1996, S. 63 ff.

Weber, J.: Einführung in das Controlling (10. Aufl.), Stuttgart 2004.

Welge, M. K. / Allaham, A.: Strategisches Management, Wiesbaden 2001.

Wendel, V.: Controlling in Nonprofit-Unternehmen des stationären Gesundheitssektors, Baden Baden 2001.

Wendt, W. R.: Sozialwirtschaftslehre. Grundlagen und Perspektiven, Baden-Baden 2002.

Werner, B. / Voltz, G.: Unser Gesundheitssystem, Sankt Augustin 1994.

Wernerfelt, B.: A resource-based View of the Firm, in: Strategic Management Journal, 5/1984, S. 171 ff.

Wissenschaftliches Institut der Ortskrankenkasse: Der Pflegemarkt in Deutschland. Ein statistischer Überblick, Bonn 1998.

Wöhe, G.: Einführung in die Allgemeine Betriebswirtschaftslehre (18. Aufl.), München 1993.

Wunderer, R. (Hrsg.): BWL als Management- und Führungslehre, Stuttgart 1995.

Wunderer, R.: Führung und Zusammenarbeit. Eine unternehmerische Führungslehre, Neuwied 2000.

Wunderer, R. / Dick, P.: Personalmanagement – Quo vadis?, Neuwied 2000.

Zapp, W. (Hrsg.): Kostenrechnung und Controllinginstrumente in Reha-Kliniken, Lohmar-Köln 2005.

Zapp, W. (Hrsg.): Prozessgestaltung im Krankenhaus, Heidelberg 2002.

Zapp, W. / Bettig, U.: Die Bedeutung der Prozesskostenrechnung für eine Gestaltung von Prozessen, in: Zapp, W. (Hrsg.): Prozessgestaltung im Krankenhaus (S. 275-297), Heidelberg 2002.

Zapp, W. / Torbecke, O.: Konzeption einer Kostenträgerrechnung in einer Fach- und Rehabilitationsklinik, in: Zapp, W. (Hrsg.): Kostenrechnung und Controllinginstrumente in Reha-Kliniken (S. 5-53), Lohmar-Köln 2005.

Zapp, W. / Funke, M. / Schnieder, S.: Interne Budgetierung auf der Grundlage der Pflegeversicherung, Herne-Wanne 2000.

Zdrowomyslaw, N. / Dürig, W.: Gesundheitsökonomie, München/Wien 1997.

Zdrowomyslaw, N. / Waeselmann, A.: Buchführung und Jahresabschluss, München/Wien 1993.

Zimmermann, H. / Henke, K. D.: Finanzwissenschaft, München 2001.

Zweifel, P.: Eine Charakterisierung von Gesundheitssystemen: Welche sind im Vorteil bei welchen Herausforderungen?, in: Oberender, P. (Hrsg.): Probleme der Transformation im Gesundheitswesen (S. 9-43), Baden-Baden 1994.

Die Autoren

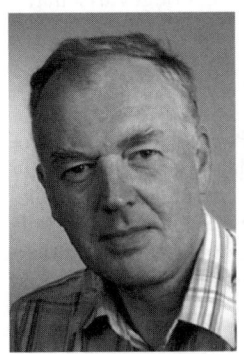

Prof. Dr. Günter Thiele

Jahrgang 1952, Promotion 2004 in Public Health, Diplom-Ökonom, Mag. rer. publ. Assessor des Verwaltungsdienstes, ist Professor für Pflegewirtschaftslehre am Fachbereich Pflege der Katholischen Fachhochschule Freiburg. Arbeitsschwerpunkte sind: Arbeitsmarkt Pflegeberufe, Entwicklung des Bereichs der Sozialen Dienstleistungen, Sozialökonomie, Pflegeökonomie.

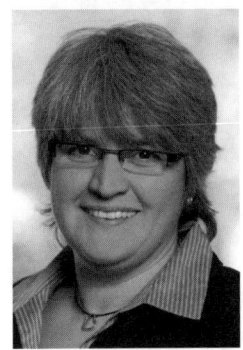

Dr. Monika Roth

Jahrgang 1968, Dipl.-Pflegewirtin (FH), Fachkrankenschwester für Intensivmedizin und ehemalige Pflegedienstleitung und Stabsstelle der Geschäftsführung in der stationären Altenhilfe, ist angestellt in der Gesundes Kinzigtal GmbH und ist dort zuständig für die Geschäftsstellenleitung und Projektmanagement. Freiberuflich tätig als Beraterin für Einrichtungen der stationären Altenhilfe in den Bereichen Pflegeorganisation und Betriebswirtschaft. Freie Dozentin an der Katholischen Fachhochschule Freiburg mit Schwerpunkt der Pflegewirtschaftslehre im stationären Altenhilfebereich. Anfang 2009 promovierte sie im Fachbereich Gesundheitswissenschaften mit dem Schwerpunkt Gesundheitspolitik.

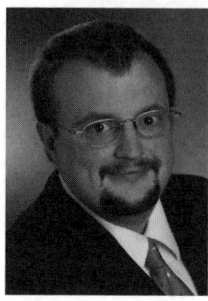

Dr. Volker Büche

Jahrgang 1968, Promotion 2009 in Gesundheitswissenschaften mit Schwerpunkt Management, Dipl.-Pflegewirt
(FH), ehemalige Stationsleitung und Krankenpfleger, ist
angestellt am Universitätsklinikum Freiburg im Geschäftsbereich Immobilienmanagement, Abteilung Bauprojektent-
wicklung und -steuerung.. Der Geschäftsbereich befasst
sich mit der administrativen Vorbereitung und Begleitung
einzelner Bauvorhaben sowie mit der Entwicklung der zukünftigen strategischen Ausrichtung des Klinikums (Mas-
terplanung). Schwerpunkt als freier Dozent an der Katholischen Fachhochschule Freiburg ist die Pflegewirtschaftslehre im Krankenhausbereich.

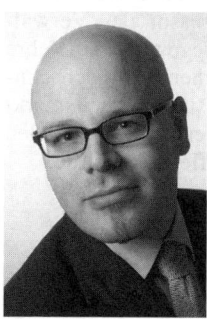

Prof. Dr. Uwe Bettig

Jahrgang 1972, Promotion 2006 in Public Health, Diplom-
Kaufmann (FH), Master of Public Health, ist Professor für
Betriebswirtschaft und Management gesundheitlicher und
sozialer Einrichtungen an der Alice Salomon Hochschule
Berlin. Arbeitsschwerpunkte sind: Controlling in Einrich-
tungen des Gesundheitswesens, Existenzgründungen und
Medizinische Versorgungszentren.

Stichwortverzeichnis

Die Zahlen hinter den Stichworten verweisen auf Randziffern.